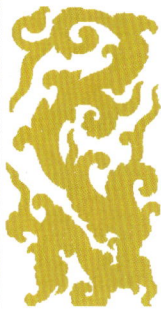

国医大师朱良春入室弟子

# 沈桂祥临证经验实录

沈桂祥 著

邓新华 孙毅 张敏红 龚莉莉 谭晓风 协助整理（以姓氏笔画为序）

中国中医药出版社
·北京·

图书在版编目（CIP）数据

沈桂祥临证经验实录/沈桂祥著；邓新华等协助整理．—北京：中国中医药出版社，2016.2

ISBN 978 – 7 – 5132 – 2805 – 3

Ⅰ．①沈…　Ⅱ．①沈…②邓…　Ⅲ．①中医学 – 临床医学 – 经验 – 中国 – 现代

Ⅳ．①R249.7

中国版本图书馆 CIP 数据核字（2015）第 248000 号

中 国 中 医 药 出 版 社 出 版
北京市朝阳区北三环东路 28 号易亨大厦 16 层
邮政编码　100013
传真　010 64405750
三河市西华印务有限公司印刷
各地新华书店经销

\*

开本 787×1092　1/16　印张 20.25　彩插 1　字数 435 千字
2016 年 2 月第 1 版　2016 年 2 月第 1 次印刷
书　号　ISBN 978 – 7 – 5132 – 2805 – 3

\*

定价　56.00 元

网址　www.cptcm.com

# 卷首语

学习中医这一门技艺，恩师

朱良春国医大师说过三句非常经典的话：

经典是基础

师传是关键

实践是根本

这是中医成才的必由之路！

兹将恩师箴言恭录卷首，以为座右铭。并愿

与中医药同道共勉，努力做一个合格的中医人！

癸巳年冬月　作者　沈桂祥　谨识于青城医庐

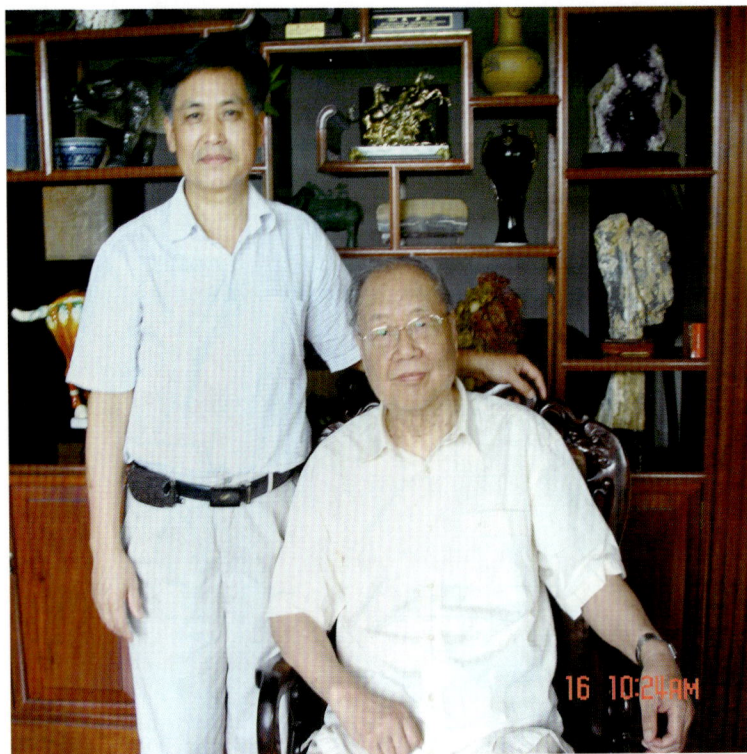

本书作者（左）敬侍恩师朱良春教授（北濠山庄）

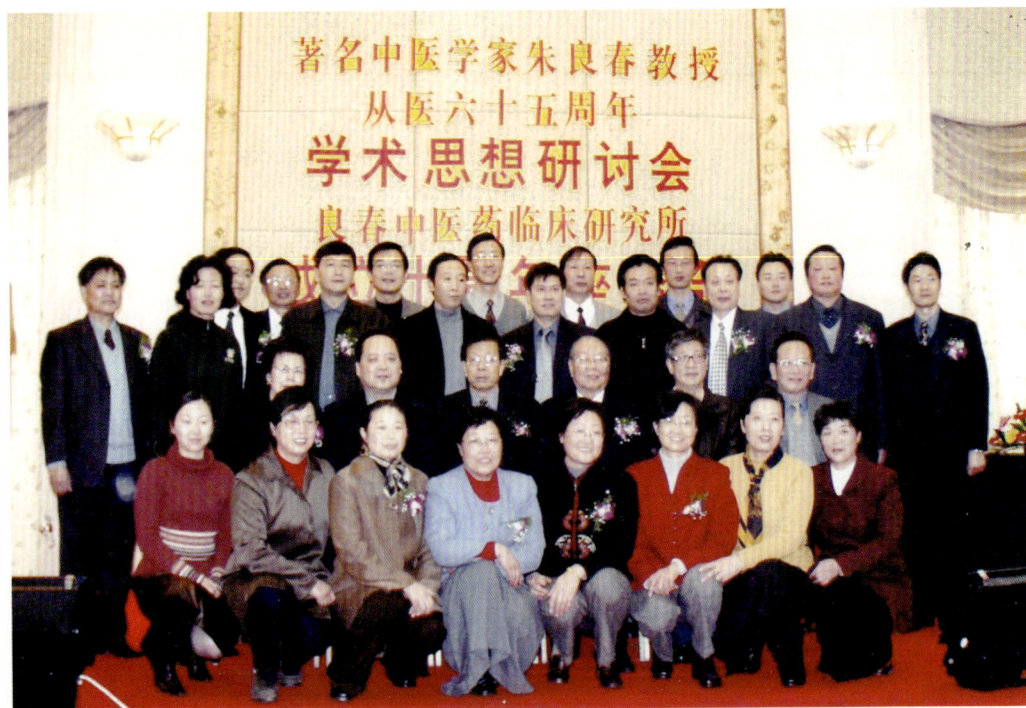

恩师桃李遍天下，师出名门（站后排左一为作者）

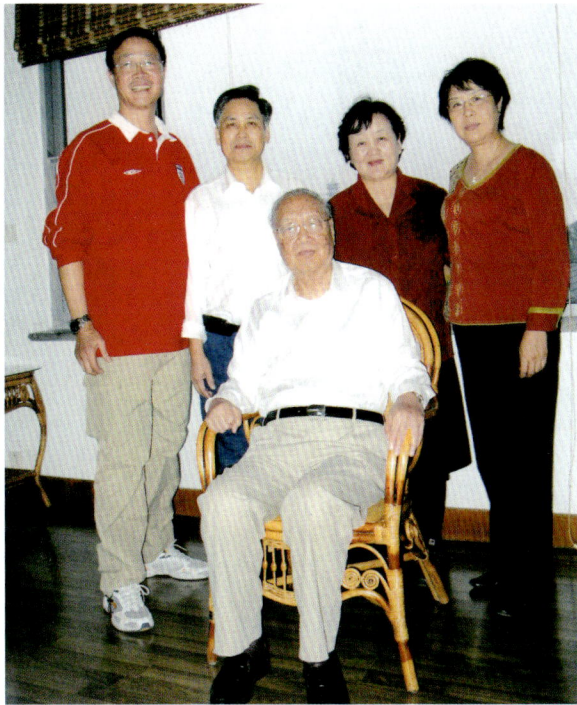

2008年10月1日江苏省太干疗养院侍诊恩师留念
（后排左起为朱又春、沈桂祥、张肖敏、徐淑范）

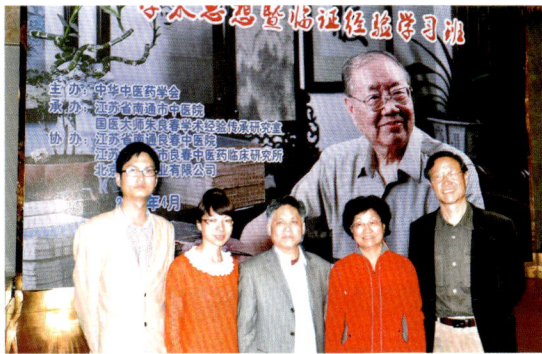

作者率学生参加朱良春学术思想经验学习班
（右起朱又春、朱建华、沈桂祥、张敏红、孙毅）

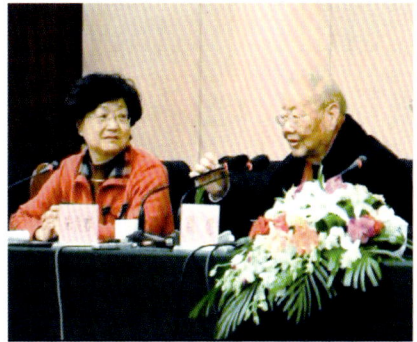

聆听国医大师朱良春教授97岁
高龄与次女朱建华教授论坛答疑

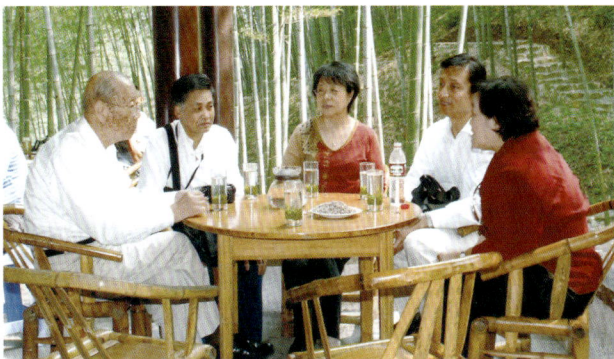

品茗论道（右起为恩师朱良春、沈桂祥、
徐淑范和张肖敏夫妇）

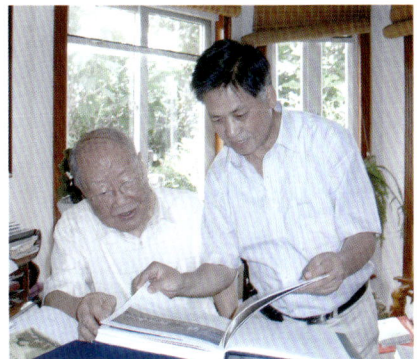

作者（右）向恩师请益

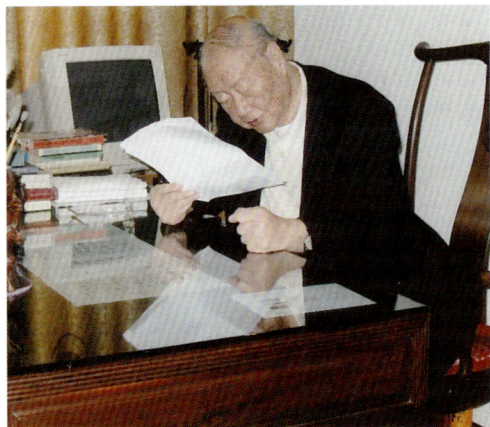
恩师在作者书斋审稿

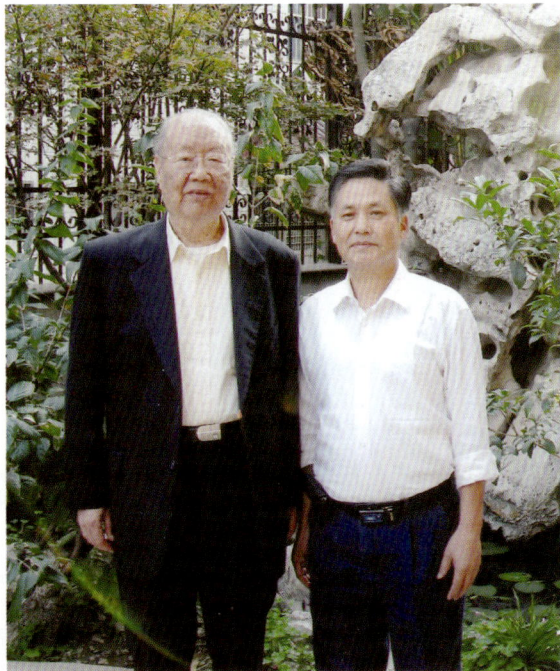
恩师在作者（右）小院合影留念

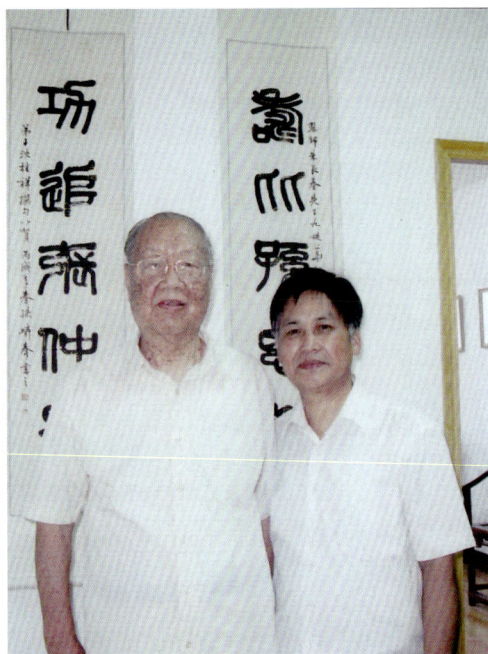
师生情深（右为作者）（南通研究所）

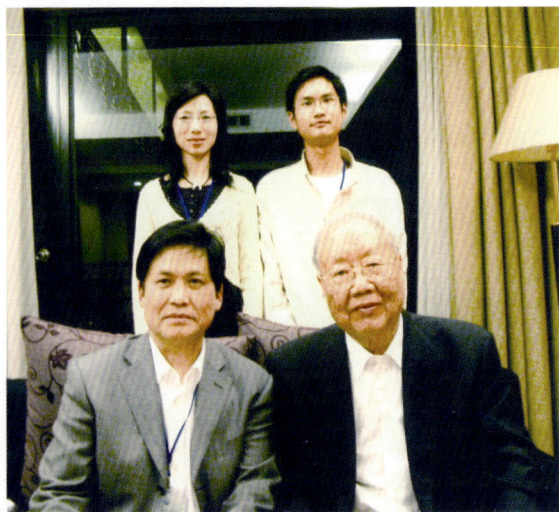
作者（前排左）随恩师东莞讲学合影

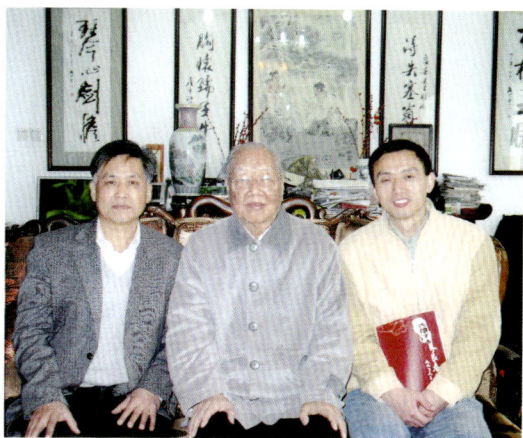

作者（左）带学生谭晓风（右）
看望恩师，聆听教诲

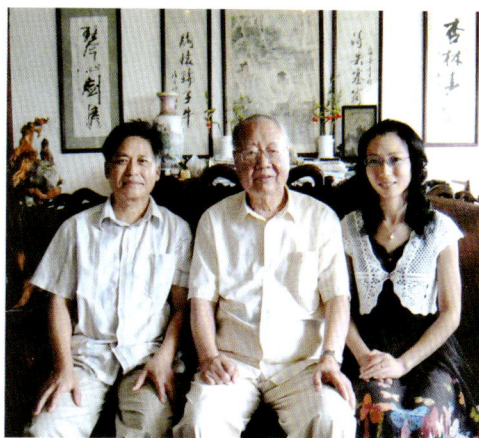

作者（左）携学生张敏红（右）
拜谒恩师，求索请益

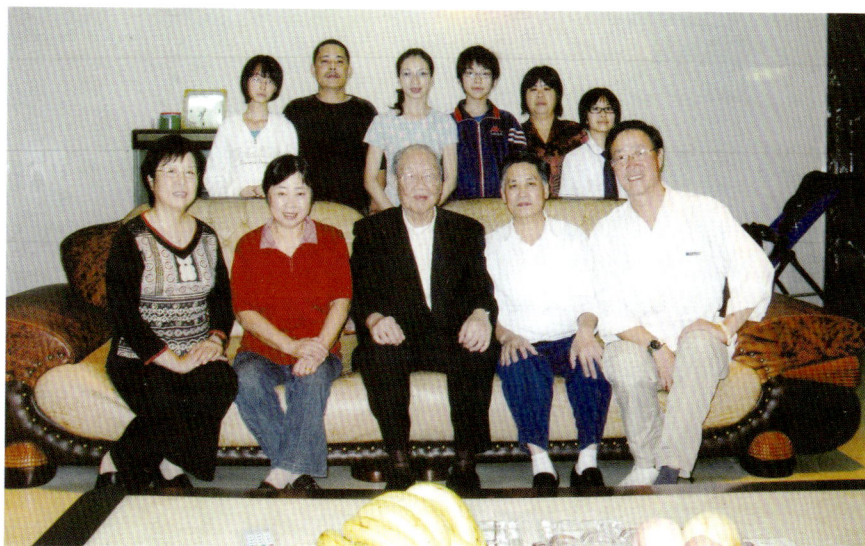

恩师（前排中）率哲嗣又春（右一）、媳淑范（左一）伉俪莅临作者（右二）
家中合影（左二为作者夫人周妙英）

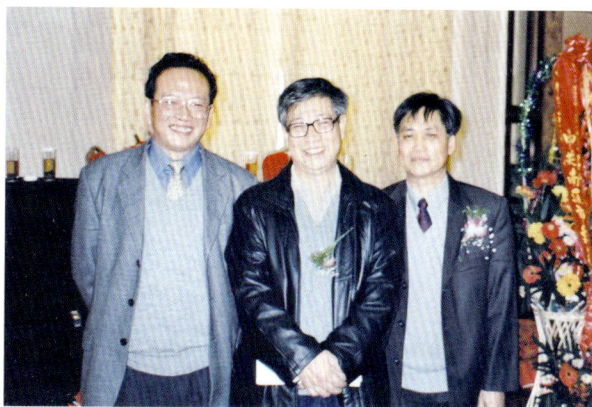

作者（右）与恩师高足何绍奇教授（中）、朱邦贤教授（左）合影

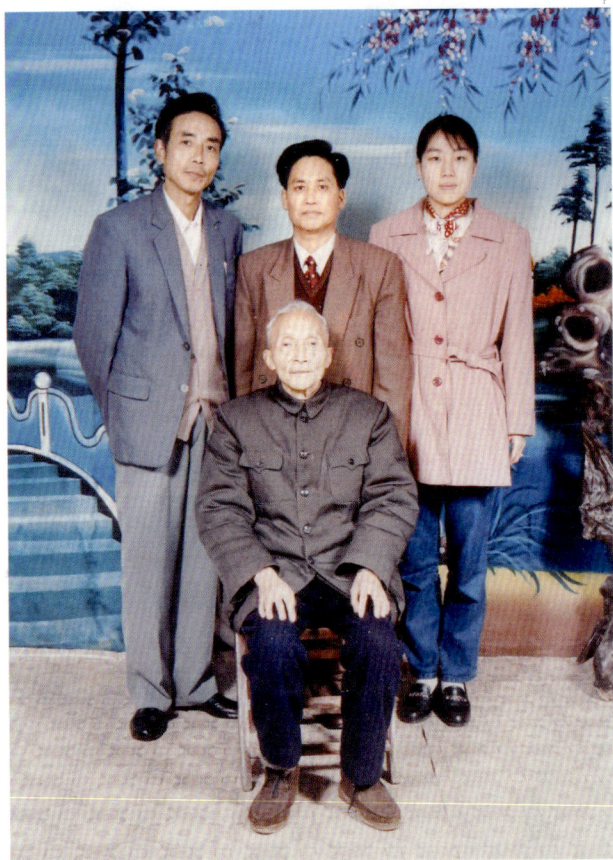

敬侍恩师孙砚孚先生（后排左起孙固、沈桂祥和学生邓新华）

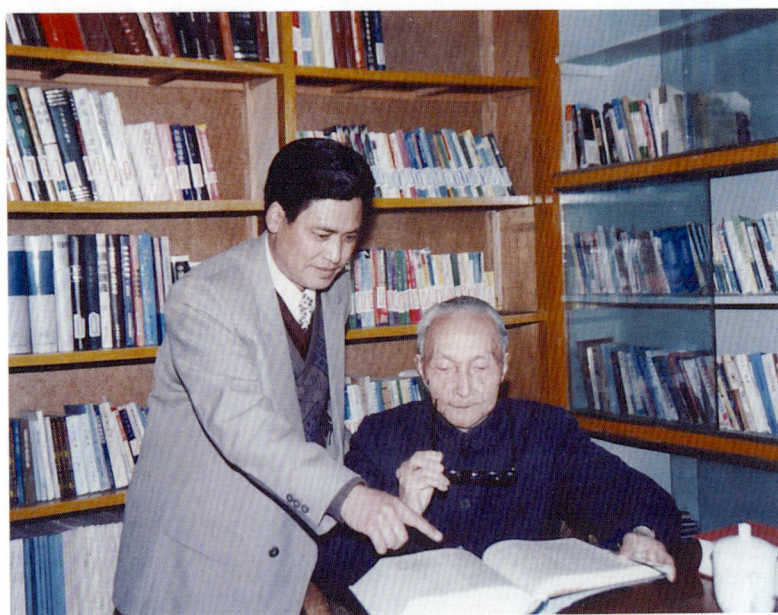

作者（左）向恩师孙砚孚先生请益

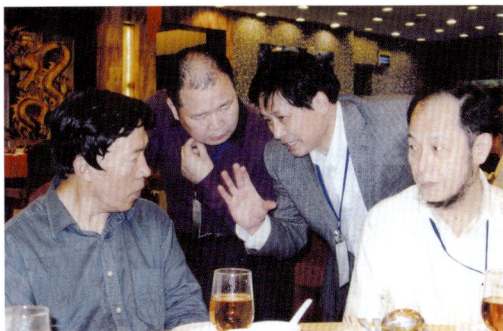

作者（右二）与同道切磋

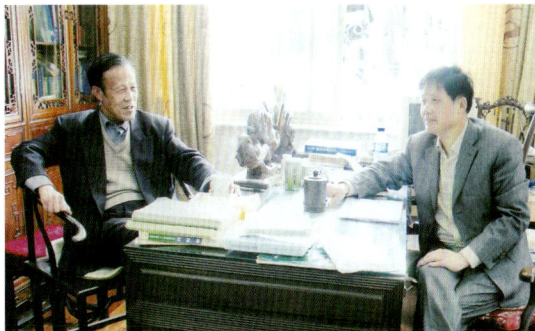

唐尧根先生与作者（右）探讨中医药发展问题

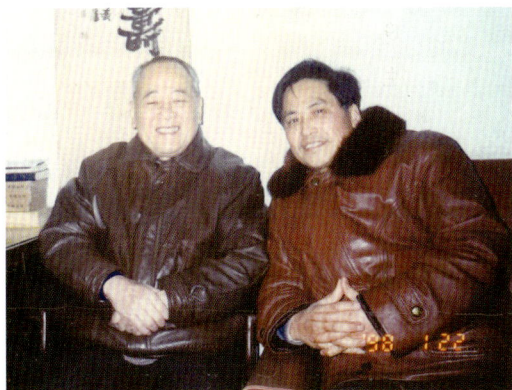

作者（右）与肿瘤专家钱伯文教授合影

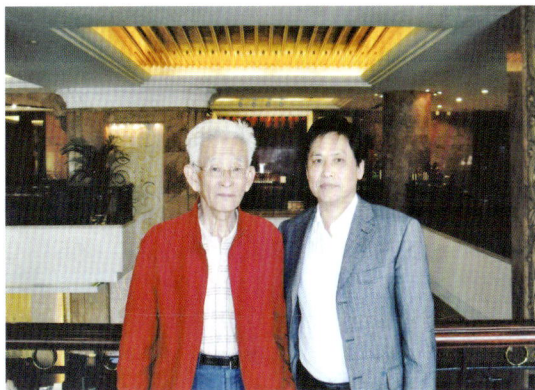

作者（右）与李可老中医合影（东莞）

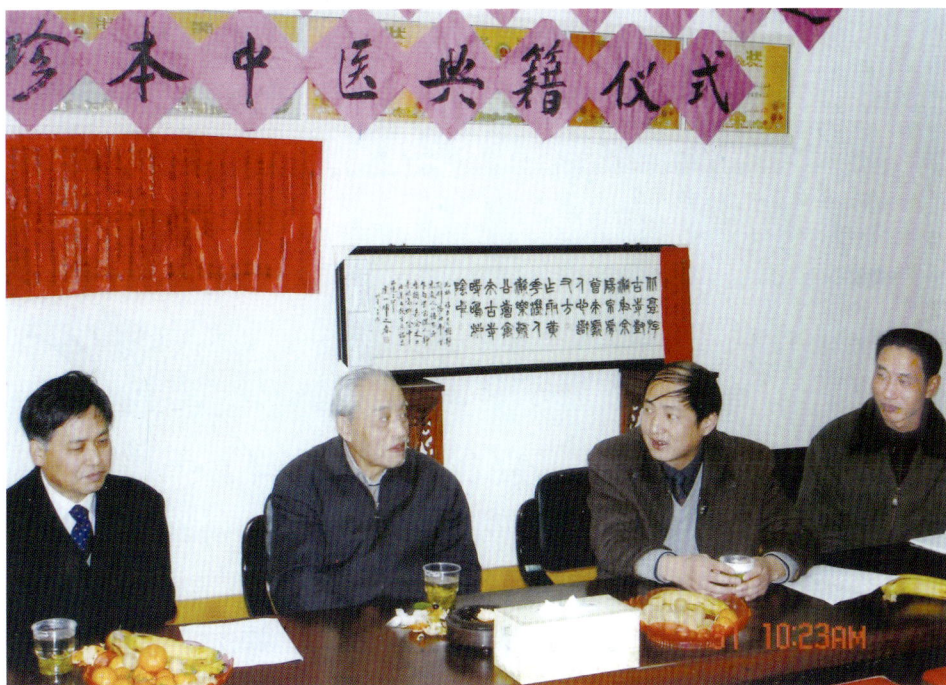

资深学者、常熟名老中医江一平先生（中左）赠书沈桂祥（左一）仪式
（中右为卫生局朱正威副局长，右一为唐晓东院长）

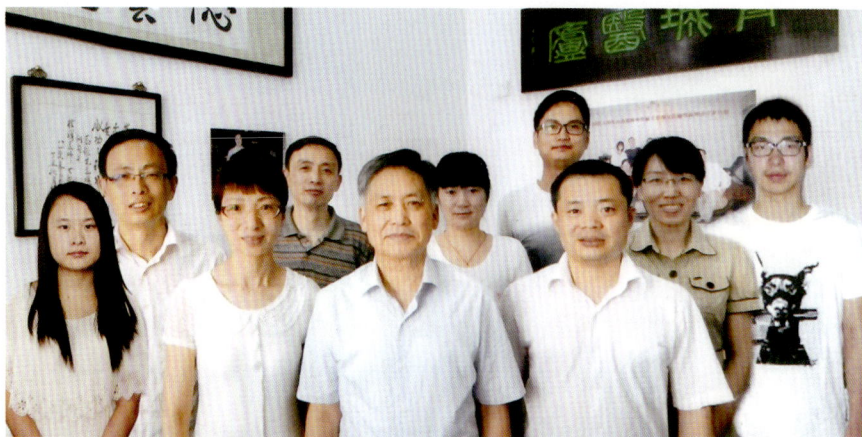
作者（前排右二）和他的学生们

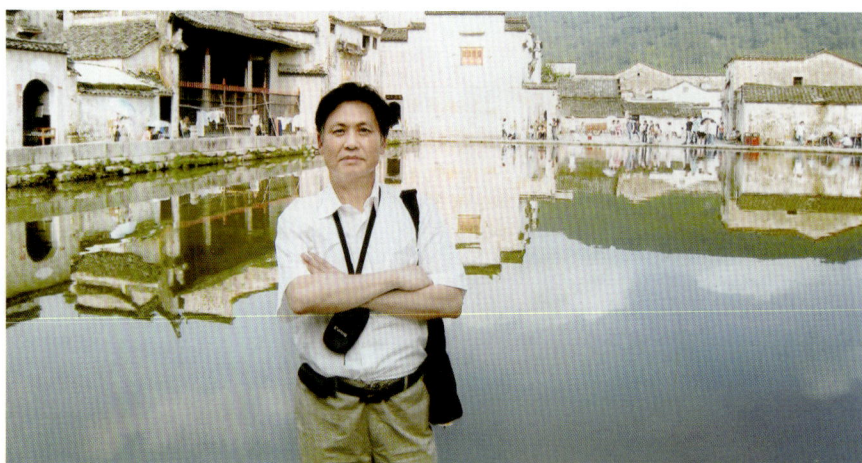
徜徉于山水之间（宏村）

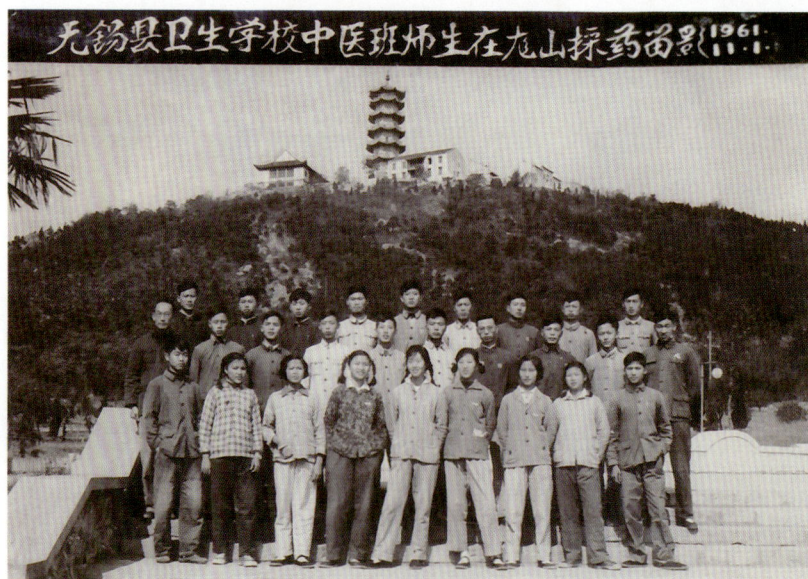
千里之行始于足下
（中排左一为班主任严文朴老师，前排右一为作者）

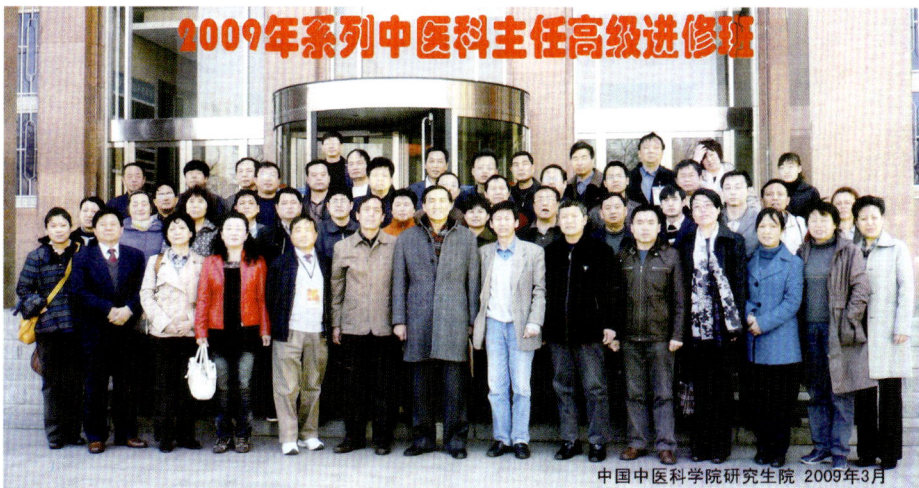

中国中医科学院研究生院 2009 年中医科主任高级进修班合影
（第二排左起第五人为作者）

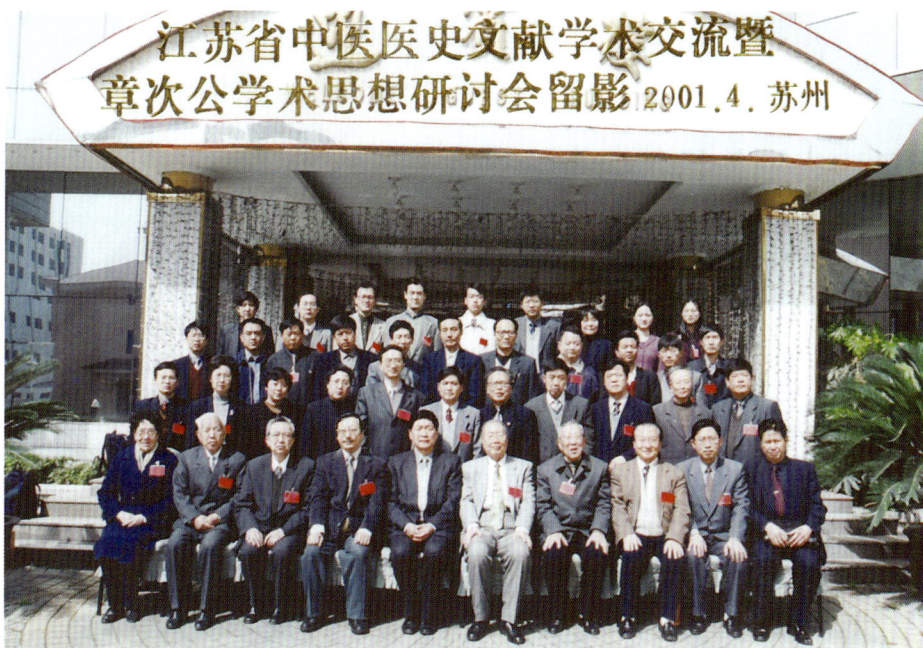

2001 年江苏省中医医史文献学术交流会暨章次公学术思想研讨会合影（苏州）
（第二排右起第六人为作者）

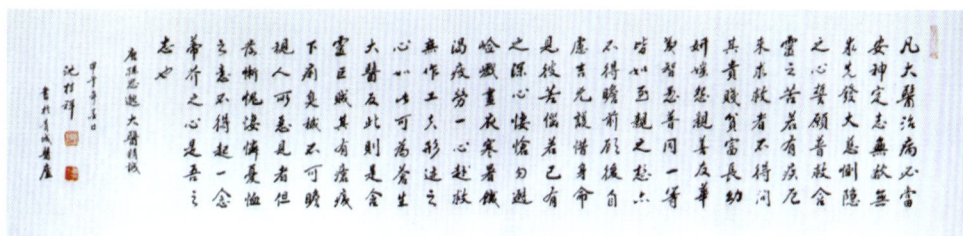

作者敬录《大医精诚》勖勉励志

# 朱 序

　　沈桂祥贤契，勤奋治学，诚笃为人，热爱中医，精研岐黄，求真务实，踏实工作，业绩昭彰，一方良医也。早年毕业于无锡卫校中医班，继又参加北京、上海中医学院本科函授结业，经自学考试获大学专科学历，晋升副高职称，并先后师事无锡市名老中医孙砚孚先生及老朽，执弟子礼甚恭，相互切磋，颇多启悟。博极医源，精勤不倦，疗效卓著，求诊者踵相接。尤为可贵者，长期扎根基层，服务桑梓，对待患者热情周详，常拖班以满足患者之需求，从不厌倦。遇有疑难痼疾，辄翻阅前贤医籍至深夜，或电话与余探讨，其大医精诚，仁者之心，可见一斑。诊余之暇，笔耕不辍，发表论文30余篇，参与主编《中医辨治经验集萃》《古医籍各家证治抉微》等近300万字，积极参加全国性中医学术会议，汲取先进经验，充实提高，曾被选为首届江苏省中医文献专业委员会委员等职，此诚基层中医之楷模，杏林之俊秀也，余甚为赞赏欣慰。

　　顷桂祥贤弟携《沈桂祥临证经验实录》文稿，希为审阅，展览之际，纯正中医之浓郁芬芳，扑鼻而至，令人耳目一新。全书以实践经验为主轴，侧重内妇科常见多发病及疑难杂症，病程记录详尽，辨证施治精当，方药前后呼应，按语剖析入微，说理圆融，疗效确切，且文字精练，无冗词赘言，均言之有据，以理服人，可读性、实用性强，乃一本纯正传统中医实践经验之佳作，传承经验，回归中医，值得中青年中医同道参阅，乐而为之序。

九七叟朱陈甲午春月

# 谢　序

　　沈桂祥副主任中医师，供职于无锡市惠山区前洲镇卫生院，江苏省首届基层优秀中医药工作者，江苏省中医药学会首届医史文献专业委员会委员。早年师从章次公、陆渊雷先生学生无锡名医孙砚孚先生，得其真传；后又拜师问业于章次公先生高足朱良春国医大师，成为其入室弟子。学验俱富，一方名医也。

　　我与桂祥先生相识近 30 载，他勤奋好学，痴迷中医事业，求真务实，不尚空谈，为人处事低调。他所创建的该院中医内妇科，从 20 世纪 90 年代起便是无锡县、锡山市乃至无锡市久负盛名的中医特色专科，以擅治常见病、多发病及疑难杂症饮誉一方。清代陆以湉《冷庐医话》引王晫亭《叶天士小传》谓："（叶天士）年十二至十八，更十七师，闻其人善治某证，即往执弟子礼甚恭，既得其术……故能集众美以成名。"桂祥先生立足基层，博采众长，几十年如一日，孜孜以求、锲而不舍的精神，难能可贵。其成长、成才、成名之路颇多启迪，基层中医是可以大有作为的！而今，老骥伏枥，壮心未已，退休返聘已 13 个年头，诊务繁忙，但仍笔耕不止，不断总结，传承后学，"将肩负重任视为人生使命"（桂祥先生语）。他的敬业和无私奉献精神，是基层中医人的一面旗帜。

　　平时与桂祥先生虽少联系，却每能在中医报纸杂志上读到他的学术经验文章，不胜欣慰。2014 年 11 月 2 日，我应原无锡县、锡山市卫生局老局长唐尧根先生之邀，参加当年无锡县中医药精英骨干品茗座谈，久别重逢，昔日风华正茂的中青年中医朋友，如今多已年逾古稀，壮士暮年了，心中不免感慨唏嘘！倍感扶持振兴中医、传承经验绝学时不我待，责无旁贷。临别，桂祥先生双手递我《沈桂祥临证经验实录》书稿索《序》。

　　拜读大作，洋洋数十万言，钦敬之情油然而生。全书以中医内科、妇科验案为主体，兼收少数学术文章和一些弥足珍贵的医史文献资料。书中一个个鲜活的案例，凝聚了桂祥先生行医 50 余年的临证心得与精华，内容丰富，行文流畅。其恩师朱良春国医大师的朱笔评按，更是画龙点睛，增添了医案的可读性。桂祥先生不愧是章次公先生"发皇古意，融会新知"和国医大师朱良春教授"经典是基础，师传是关键，实践是根本"忠实而优秀的践行者。《沈桂祥临证经验实录》很好地体现了中医辨证辨病思想，并有所发展创新，结合西医学知识，在辨证的基础上明确疾病的诊断，以病为纲，病证结合，辨证论治，对中医理论与西医学知识结合运用进行了十分有益的探索。是书突出了"中体西用"的指导思想，体现了目前中医临床现代化发展的基本方向，从中可以看到桂祥先生深厚的学术功底和丰富的临床经验。《沈桂祥临证经验实录》是一本纯正的中医临床经验佳作，获益良多，足资中医同道参考借鉴。

前几年我有幸与国医大师陆广莘交往探究，其每发宏论，皆令人折服，所言"中医学不能拜倒在'科学'的脚下"，振聋发聩，为医者敬！中医药学对生命的认识和理念越来越被国际医学界所重视，现代医学重新考问医学的目的，走向整合医学和个性化医学的时代。鉴此，中医人更应坚守特色和传统，精研经典，发古义，融新知，重师承，传薪火，在传承中创新。桂祥先生躬身践行，撰《沈桂祥临证经验实录》，行古道而发新声，乐为之序。

无锡市卫生局长

甲午年冬日

# 自　序

　　余自诵习《内经》《伤寒论》伊始，历经无锡县卫生学校中医班学习、自学考试读完"我的大学"，习岐黄之术已逾五十余春秋，一路走来，感慨系之。

　　越"文革"十年浩劫，孜孜汲汲，唯医学是务，救死扶伤，立足基层，服务民众，几十年如一日，每看一病，一一记录在案，见证了余之成长历程，并以之积累经验、拓展临床研究之用。但有疑难，辄反复揣摩，翻阅典籍、书本，或向老师、前辈、同道请教，医道渐有长进。

　　余早年师从当代中医药大师陆渊雷、章次公先生门人孙砚孚先生，耳提面命，得其精心栽培；其后又拜师问业于章次公先生高足国医大师朱良春教授，得其呵护关爱和悉心指导点拨，如鱼得水，理论与临床实践取得了质之飞跃。然余愚钝不敏，尚未得老师真传于万一，又深感惶恐不安。

　　朱师曰："中医之生命在于学术，学术之根源在于临床，临床水平之检测在于疗效。"今不揣简陋，将诊务之余所整理发表和未发表的医案及少数其他文稿，结集成册，命之曰《沈桂祥临证经验实录》，以就正于同道。

　　本书以验案为主体，集医案百五十则，皆从五十余年诊案中来，不乏陈年积案印象深刻者，亦多信手拈来之病案，但有所悟所得，便整理入书，分为内科、妇科两大门类。卷首设"思源论道"，彰显水之有源、木之有本也；"验案实录"为余多年临证心得；收录"杂著""医话随笔""医史文献研究"文章若干，自知无补学术，不敢敝帚自珍，聊为余热爱中医并为之执着追求之佐证；另设"薪传录"栏目于后，薪火相传，喜后继有人也。

　　"发皇古义，融会新知"，"宗"中参西，与时俱进，是余铁杆中医坚定不渝之信念，也无疑是提高中医临床疗效之金钥匙。谚云：登高才能远瞩，上一层有一层之见地。余所处基层，见识不广，是书难登大雅之堂，且水平有限，错误难免，祈请提出宝贵意见，不胜企盼之至！

　　余一生甘为振兴中医之"过河小卒"，是书若能对中医同道有所借鉴启迪，平生之愿足矣！

　　愿以此书敬献我的恩师们，并借以汇报。

　　余今年逾古稀，退休返聘已十二载。借改革开放之东风，患者来自全国各地，除汉族同胞外，尚有少数民族兄弟姐妹，常见、多发、疑难杂症各科兼备。乡镇医院为余提供了临床研究之极好平台。农村之广阔天地，是中医药金字塔之基础，基础夯实，则中医药金字塔就不会倾倒，永远屹立于世界东方。

　　本书付梓，承恩师朱良春教授悉心指导、题写书签、赐《序》，并得到师兄嫂朱又春、陈淑范的帮助，谨致谢忱。门人谭晓风、张敏红、龚莉莉、邓新华、孙毅等协助整理文稿，一并致谢。孙辈伊文、仲毅学医，亦做门人谭晓风、张敏红、龚莉莉、邓新华、孙毅等协助了一些辅助工作，附此志念。

沈桂祥

癸巳春月于无锡青城医庐

# 目　录

思

源

论

道

# 章次公先生《乡居治验录》赏析

章次公（1903—1959），名成之，字次公，号之庵，江苏镇江人。我国杰出的中医教育家、临床学家。1955 年应召进京，任卫生部中医顾问、北京医院中医科主任，兼任中央保健局中南海保健医师等职。1959 年 11 月 6 日因肺癌不治，溘然长逝，终年 56 岁。

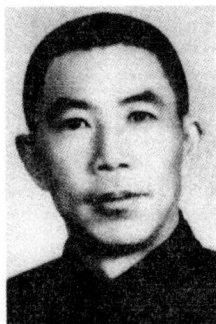

先生早年毕业并任教于上海中医专门学校，师从名医丁甘仁、曹颖甫及国学大师章太炎先生。在沪从事诊疗和教学工作，蜚声医坛。据 1931 年《中国医学院院刊》第 2 期赵锡庠、谢诵穆撰《本级小史》记载，"民国十七年春，王一任、章次公诸先生创中国医学院于上海黄家阙路"，"会武进徐衡之先生鉴国医之否塞不振，蓄志兴学，与渊雷、次公二先生立场既合，同气相应，上海国医学院乃于民国十八年春成立龙华路上"，倡"发皇古义，融会新知"校训。值此纪念章次公先生一百周年诞辰之际，谨将业师孙砚孚先生当年就读上海国医学院时保存完好的《实习观摩集》《杂病医案》油印合订本所载的章次公撰《乡居治验录》原文恭录于此，以飨读者，使次公先生尘封 70 余年的宝贵治痢医案和经验流传于世，补恩师朱良春教授 1999 年 10 月编辑出版的《章次公医术经验集》痢疾门医案收录之未及也。

## 乡居治验录
### 章次公

慈亲见背，村居读礼，谬采虚声者，犹时以医事过问。大港西十字街赵少儒夫人，病赤白痢下凡十余日。体瘦神疲，身热泛恶，家人虑其不治，丐予诊以决之。其人在未病痢下之前，颈际瘰疬破溃，浓水涔涔未已，正气久伤，重以肠辟，恶候已见，病之棘手，不待言矣。（标点为笔者所加）

**赵夫人　（废历）八月十三日晚　章成之制方**

痢有二忌，厥为身热、泛恶，今兼而有之，难治。

生白芍七钱，苦参片三钱，木香后下一钱半，炒金银花三钱，生地榆四钱，黄连一钱，洗当归二钱，血余炭三钱，陈红茶一钱。浓煎频服。

附注：此方白芍、当归意在去其后重，黄连、苦参清肠杀菌，地榆、金银花、血余炭、陈红茶所以止其肠膜出血，木香芳香，吾特取其调味而已。

**赵夫人　十四日晚　二诊**

病略瘥，仍之。

赤、白芍各四钱，地榆炭三钱，白头翁三钱，油当归三钱，金银花炭三钱，血余炭三钱。香连丸入煎，钱半。

附注：此方服后身热尽减，大便已爽利而次数减少。

**赵夫人　十六日　三诊**

热已退，泛恶亦平，在病情确有把握。所堪虞者，体质素羸弱，加以久延床褥，正气不支耳。

炒白芍五钱，炒白术三钱，地榆炭三钱，油当归四钱，潞党参二钱，山楂炭三钱，茯苓四钱，六神曲三钱；香连丸入煎，钱半。

附注：此方服后，略烦闷，未几即舒。

**赵夫人　十八日　四诊**

痢后前人有养阴和胃一法，今师其旨。

干地黄二钱，生白芍三钱，钗石斛钱半，西洋参七分，炒冬术钱半，盐水橘皮一钱，炙甘草八分，扁豆衣钱半，生谷、麦芽各二钱半，陈仓米三钱。

附注：此方服后以糜粥调养而愈。

予治痢好用倪涵初治痢三方，观此一案之用药，实亦不能越其范围也。

**按**：赵夫人痢疾案，病赤白痢旬余，体瘦神疲，身热泛恶，且系结核病患者，颈际瘰疬破溃，脓水涔涔未已。病情凶险，"恶候已见"者矣。先生早年治痢"好用倪涵初治痢三方"，前后凡四诊，服药不过10剂，糜粥调养而愈。案语简洁，重点突出，如初诊仅17字，对痢疾恶候已明确指出，并示明预后。二诊案语仅"病略瘥，仍之"5字，盖药既合拍，毋庸更章矣。三诊虽然热已退、泛恶平，但久延床褥，正气不支，仍属可虑，意在病虽趋向好转，仍应慎重对待，不可丝毫疏忽也。直至四诊，始行履险入夷，养阴和胃，以善其后。仅此一案，便可见先生辨证用药之缜密，既治证，又治病，中西医理结合，可谓丝丝入扣，吉光片羽，弥足珍贵，时至今日，仍有颇多揣摩借鉴之处。

考清人倪涵初，浙江山阴（今浙江绍兴）人，因世医治痢疾多循常规而效不显，故根据痢疾不同阶段，自立三方，多有奇效，撰《倪涵初痢疾三方》。谓痢疾初起，服"初起煎方"；若十日半月外不愈，服"加减煎方"；若延至月余，见脾胃弱而虚滑者，当服"补理煎方"。根据痢疾之特点，又提出了忌温补、大下、发汗、分利之法，并主张清邪热、导滞气、行瘀血、消导疏通大法，不泥于成法，但又不离乎规矩，对治疗痢疾有一定参考价值。赘言补释，以悉倪翁之法，而窥次公先生治痢之要妙也。

倪氏治痢三方"初起煎方"：黄连去芦、条黄芩、生白芍、山楂肉各一钱二分，陈枳壳去瓤、紫厚朴去皮姜汁拌炒、坚槟榔、青皮去瓤各八分，当归、甘草、地榆各五分，桃仁去皮尖研如粉一钱，南木香三分磨兑。水二碗，煎一碗，空心服，渣再煎服。此方或红或白、里急后重、身热腹痛者，俱可服。如单白者，去地榆、桃仁，加橘红四分、木香三分；如滞涩甚者，或加大黄二钱，用酒拌匀，炒，服一二服乃除之。若一剂滞涩已去，不必再服矣。

"加减煎方"：黄连、黄芩、白芍酒炒各六分，山楂肉一钱，橘红、青皮、槟榔、地榆各四分，甘草炙三分，当归五分，桃仁粉六分，红花三分，木香磨兑二分。水二碗，煎一碗，空心服。

"补理煎方"：黄连、条芩酒炒各六分，芍药四分，橘红六分，全当归、人参（无则高丽参、好党参均可）、白术土炒、炙甘草各五分。煎水，空心服，渣再煎服。

（本文发表于2003年5月《中医学家章次公先生百岁诞辰纪念》，并为《章次公医术经验集增补本》收录，2013年10月由湖南科技出版社出版。）

# 章次公谈用虫类药的两封信

## ——纪念章次公先生诞生一百周年

### 孙砚孚口述　沈桂祥整理

余 1937 年 7 月毕业于上海国医学院，亲炙于陆渊雷、章次公诸先生。尝有幸与章次公先生共寝一室一个学期，同室者尚有沈仲圭老师。章次公先生的音容笑貌、言谈举止宛如昨日，朝夕相处，关爱有加。我今垂垂老矣，其课余辅导之章太炎《与汤夫人书》，尚能通篇背诵。情深似海，恩重如山。值此纪念章次公先生百岁诞辰之际，谨以本人过去所写的《章次公谈用虫类药的两封信》及其来信重刊，以缅怀先生对中医药事业发展的丰功伟绩和一代中医药大师的风范。

章先生是擅长虫类药之应用的。早岁我在上海国医学院时，常见他以干蟾皮治疗水肿，又常见他以全蝎治疗顽固难愈之胃痛。而《章次公医案·胃病》中未见有用全蝎的病例，特此提出，以免湮没章先生治胃痛的宝贵经验。

章先生在卫生部工作时，我曾先后以干蟾皮应用于心脏病的疗效，以及慢性肾炎、肝硬化、关节炎等病比较有效的治法请益。他在百忙中于 1958 年 2～3 月分别详细函复。在第二封信中，他还谈了用虫类药治肝病的理论根据和渊源。这两封信是章先生用虫类药的重要资料。

砚孚老弟：

来信询问干蟾皮有强心利尿作用，在我的临床经验上还是有用的，但力量不甚显著而已。我治小孩用蟾皮三钱左右，即能引起呕吐，可能皮中仍残存蟾酥。根据日本人研究，蟾酥主要成分类似毛地黄。六神丸中亦含有蟾酥，无锡先辈华实孚先生用六神丸治心脏病，每服十粒，一天三或四次，老年、小孩则按年龄依次递减。老弟只要将毛地黄药理作用研究一番，对蟾酥之适应证与禁忌证，便能了然。我调京以前，曾在无锡大箕山太湖疗养院工作一个时期，竟没有和老弟见一次面；调京以后，一半临床，一半行政，常有忙乱现象。由于眼目昏花，代笔无人，和从前老同学没有取得良好联系，希望你常来信。

此问近好！

小兄　章次公<br>1958 年 2 月 19 日

砚孚老弟：

来信收到了。关于慢性肾炎，自采用生黄芪、知母、白茅根、冬瓜子皮、葫芦瓢等药之后，颇有显效。对慢性肝炎一病，我过去亦用丹栀逍遥治疗，效力不著。自从运用虫类药物地鳖虫（每日二至三分）与红参（每日量五分至一钱）为粉剂口服，以及配合黄芪、党参、甘草、枸杞等汤剂，每能获验。关节炎一病，颇为顽固，处方当以独活寄生汤、防己黄芪汤及小金丹一至三粒，常能渐渐恢复。

老弟现在无锡县人民医院中医科工作，只要能在临床上努力，发扬革命干劲，定有成绩可言，希老弟好自为之。并祝进步！

章次公

1958 年 3 月 23 日

又：我用虫类药物治疗肝病的理论根据，是祛瘀生新，渊源于张仲景的大黄䗪虫丸及吴鞠通化癥回生丹。老弟可以此类推，如蛴螬、蜣螂均可应用。

（本文刊载于 2003 年 5 月《中医学家章次公先生百岁诞辰纪念》，并为《章次公医术经验集增补本》收录，2013 年 10 月由湖南科技出版社出版。其中孙砚孚著《章次公谈用虫类药的两封信》刊于《中医杂志》1982 年第 6 期。）

# 孙砚孚先生小传

先业师孙砚孚先生，江苏无锡人，1913 年 3 月 1 日出生，卒于 2003 年 6 月 29 日，享年 90 岁。副主任中医师，海内著名医家。1932 年 7 月毕业于上海国医学院，亲炙于当代名医陆渊雷、章次公、曹颖甫诸先生，其融会中西的学术思想，盖得诸师承。

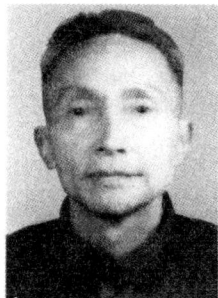

1913 年 3 月 1 日，孙砚孚先生出生于江苏省无锡市东北边远小镇港下，自幼得到良好的家庭教育和培养。少小就读于无锡东林书院，"风声、雨声、读书声，声声入耳，家事、国事、天下事，事事关心"，造就了他的爱国情结，立志报国。少长于东林书院毕业，只身拜师问业于江阴名医许卓云、安徽秋浦中医传习所教师王绶臣先生，学习岐黄之术，立下服务乡梓、济世活人宏愿。其后以优异成绩考入上海国医学院（二年级插班生），于 1932 年 7 月毕业，返乡行医，无论贫苦贵贱、昼夜寒暑、诊金多少，有求必应，赢得了家乡父老的信任和尊敬。

港下小镇处锡城东北一隅，与常熟、江阴边远村镇相邻。其交通闭塞、贫困落后、封建迷信、缺医少药的现状，时刻冲激着他的心灵，矢志为改变家乡面貌、造福人民而努力。

砚孚先生早在考入上海国医学院之前，便想到家乡要发展、要进步，首先要兴办学校。经过一番筹划，1930 年 2 月，他与同乡有识之士孙某一起，个人出资，借孙家坟堂为校舍，办起了单班复式初级小学，取名"私立港下初级小学"。大学毕业返乡，适逢该小学因校舍简陋被当局勒令停办的困境，毅然冒着极大的风险，力排封建迷信势力，以关帝庙为校舍，将泥菩萨抛入河中，使小学得以重建，成为现今的"港下实验小学"前身，开一方"废庙兴学"之先河。新中国成立初期，砚孚先生在地方政府的支持下，又积极筹建"无锡怀东初级补习学校"，被推举为"校董"，并参与学校管理，兼职任教。该校即现今"港下中学"前身。

先生一生热衷社会公益慈善事业，出资办学、建校义举不久，又出资兴办施诊给药局、民众书报社、邮柜、轮船、航班、蚕桑共育室、丧葬殡礼室等，造福乡里。

抗战时期，国家存亡之际，先生拒绝担任日伪伪职；抗战胜利以后，先生意识到只有共产党才能救中国，曾掩护地下党新四军领导人管某在家避难。先生的气节、民族大义和爱憎分明的品格，令人肃然起敬。

先生一生处事低调，常教育晚辈要"清清白白做人，堂堂正正做事"，常以吴玉章诗"春蚕到死丝方尽，人至期颐亦不休，一息尚存须努力，留作青年好范畴"以自勉。

2013 年，砚孚先生百年诞辰之际，当地百姓在互联网上举行了纪念活动，"老梅春深馥郁香，留得清气在人间"。

先生学验俱富，崇尚仲景之学，擅用经方，亦不弃时方，力主消除"寒温纷争"。其学风严谨，一丝不苟，极富革新思想。重视总结经验和参加学术争鸣，其议论每发前人所未发，多真知灼见。当代著名中医学家沈仲圭先生 1979 年 2 月 15 日给砚孚先生的信中说："你学有根底，见解高超，对调胃承气汤与小承气汤的作用，实际是相反，此种理论，非一般中医同志所能道出。"1985 年 1 月 14 日给砚孚先生的信中说："今在《中医杂志》1984 年 12 期'百家园'见有你所撰评议陆九芝'阳明为温热之薮'，写得极好！可见你学识经验，不同凡俗，且持论平允，文笔畅达，如此佳作，不易多觏！文末附录章次公医案，尤为实践证明。"先生重视中医理论与临床研究，学验俱富，由此可见一斑。他提倡理论联系实际，实事求是，撰文《著书立说必须与实践结合》《医学与夸饰》以抨击时弊。其学术经验文章多见于《中医杂志》及省市级期刊。"文革"期间，曾蒙受批斗迫害，粉碎"四人帮"后，大地重光，得以平反昭雪，乃奋笔撰写医学文章，连同以前所写，结集刊印《诊余杂集》及《诊余杂集拾遗》专著存世。先生酷爱文史，国学造诣颇深，经史子集，无不涉猎，仅《资治通鉴》便通读了 3 遍，并要求我诊余通读，尝谓"他山之石，可以攻玉"，其所得常用于临床，恒多佳效。

先生曾任无锡县中医学徒班、无锡县卫生学校中医班、西医学习中医班教师。生前供职于无锡县人民医院、张泾地区人民医院中医科，从医凡 70 载。先生一生为人谦虚谨慎，他在《八十书怀》诗中这样写道：

八十春秋瞬息过，毫无建树愧蹉跎。少壮不学根底浅，老大徒悲学术疏。

诊断未能洞症结，处方自难起沉疴。人民待我多丰厚，我与人民苦无多。

砚孚先生德高望重，行医做人，都为我们树立了榜样。自 1959 年始，我与砚孚先生相从凡 40 余年，耳提面命，使我于中医基础理论及临床实践方面打下了比较扎实的功底，为日后的长足进步，奠定了坚实的基础。

饮水思源，无任思念。

孙砚孚老师墨宝

# 良医寿世　春暖杏林

## ——国医大师朱良春简介

恩师朱良春国医大师，主任中医师，教授。南宋理学家朱熹二十九世裔孙，1917 年 8 月 20 日（农历七月初三）出生于江苏镇江儒里镇，后徙居南通。少年时因患结核病与中医结下不解之缘。1934 年，赴江苏武进孟河学医，拜御医马培之裔孙马惠卿为师，其医滥觞于孟河医家。1936 年 2 月，考入国学大师章太炎为校长的苏州国医专校，抗战开始转入上海中国国医学院学习，于 1938 年毕业。期间师事沪上名医章次公先生，颇得真传，深得章师器重。毕业离沪前，章师赠予镌有"儿女心情，英雄肝胆，神仙手眼，菩萨心肠"16 字的寿山石印章一方，一者嘉许朱师人品和医术，一者勉励朱师作为临床实践、济世活人的座右铭和做人的准则。朱师躬身力行，牢记章师教导，"发皇古义，融会新知"，"自强不息，止于至善"，终于成为苍生大医。弘一法师誉之为"善疗众病"的"大医王"。他以学贯古今之学说，浩荡博大之胸怀，行医 70 余年，至 97 岁高龄时，仍在杏林广播真知，现在仍带教名老中医学术继承人及博士后。良医寿世，春暖杏林，高山仰止。

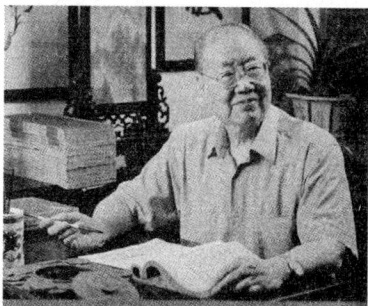

1987 年，朱良春老师被国务院批准为杰出高级专家，暂缓退休；1990 年，被确认为首批全国老中医药专家学术经验继承工作指导老师；1991 年 7 月，国务院颁予政府特殊津贴；1993 年 10 月，被江苏省人民政府授予中医药系统先进工作者称号；2003 年 7 月，获中华中医药学会抗击非典特殊贡献奖；2006 年 12 月，获中华中医药学会中医药传承特别贡献奖；2007 年 10 月，国家中医药管理局授予其全国老中医药专家学术经验继承工作优秀指导老师称号。朱良春老师为南京中医药大学终身教授、上海同济大学特聘教授、广州中医药大学第二临床医学院及长春中医药大学客座教授。历任南通市中医院首任院长（1956～1984 年）、中国农工民主党中央委员、江苏省政协常委暨南通市政协副主席、中华中医药学会第 1 和第 2 届理事暨江苏省分会副会长、南通市科学技术协会副主席等职。现任南通市中医院首席技术顾问、中国癌症研究基金会鲜药研制学术委员会名誉主任、中国中医科学院学术委员会委员暨首席荣誉研究员、中国中医药学会终身理事、国家中医优秀人才培养项目委员会委员、江苏省中医院中医学术首席指导老师、中医教材顾问委员会委员等职。朱良春老师可谓当代中医药学术界

之泰斗。2009年6月19日，人力资源与社会保障部、卫生部、国家中医药管理局授予其"国医大师"称号。

"自古医家出经典。"上自《内》《难》《伤寒》《金匮》典籍，下及清代叶、薛、吴、王和近代各家著述，无不博览，深入研究，提出自己的见解。他学贯中西，与时俱进，早在1962年就主张"辨证与辨病相结合"，精辟地指出："辨证是绝对的，辨病是相对的。"其后，对于急性热病的治疗，又提出"先发制病"的论点。他是章次公先生倡导的"发皇古义，融会新知"实践的典范。

朱良春老师治学严谨勤奋，锐意进取，硕果累累，长期从事痹证、肝病、肾病，特别是风湿病、癌症、肝硬化等疑难重症的深入研究。他自创"肝复丸""益气化瘀补肾汤""夺痰定惊散""仙桔汤"等诸多新方，治疗慢性肝炎及早期肝硬化、慢性肾炎、乙脑极期神昏、慢性痢疾及结肠炎，均有极好的疗效。其中以治疗类风湿性关节炎、骨质增生、强直性脊柱炎疗效显著的"益肾蠲痹丸"最具代表性，曾获首届国际博览会银牌奖及国家中医药管理局科技成果奖。朱良春老师是虫类药研究的巨擘，其《虫类药的应用》《朱良春用药经验集》等书，畅销海内外，曾一版再版。此外，已经出版的著作尚有《传染性肝炎的综合疗法》、《汤头歌诀详解》、《章次公医案》、《朱良春用药经验集》、《章次公医术经验集》及其增补版、《现代中医临床新选》、《中国百年百名中医临床家——朱良春》、《医学微言》、《虫类药的应用》、《朱良春医集》等，限于篇幅，恕不一一赘述。

朱良春老师桃李遍天下，讲学足迹遍及全国各地，曾5次应邀赴日本及新加坡、马来西亚、法国讲学。他是"关于召开'首届著名中医药学家学术传承高层论坛'的倡议"的12位发起人之一，并曾寄语青年后学，"自古医家出经典"，要牢记"经典是基础，师传是关键，实践是根本"三句话，指出了中医成才的必由之路。他培养后学，不遗余力。其学生多为中医精英，而如我在乡镇医院基层工作的，能得到大师的青睐关爱，悉心培养指导，点石成金，感激之情，难以言表。

仁者寿！处江海一隅而名闻天下者，吾师也！

2013年5月1日深夜

# 国医大师朱良春二三事

2012 年，96 岁高龄的国医大师朱良春老师，是当代德高望重的中医药学术界的泰斗。他与已故名医孙砚孚先生都亲炙于当代中医药大师章次公先生。自 20 世纪 80 年代初拜读他的专著《虫类药的应用》初版，并拜读中医期刊上的其他文章和《章次公医案》，便成了他的"私淑弟子"。17 年后，终于有幸成为他的"入室弟子"。一路走来，老师的耳提面命，谆谆教诲，以及对我的扶持体贴关爱之情，感人至深，难以忘怀。

## 一、两件墨宝

在我的书房里，悬挂着老师的两帧墨宝。一幅上书："无一事而不学，无一时而不学，无一处而不学，成功之路也！恭录先远祖朱熹公之训句，与桂祥贤契共勉。"落款是"八十一叟朱良春（阳文印章）。丁丑秋月"（墨宝标点为笔者所加，下同）。墨宝以朱良春老师特有的行草书写，遒劲古拙而流畅。文首钤有"学到知羞"阳文闲章，其下方钤有"良医济世春满人间"阳文印章。另一帧墨宝书曰："医贵乎精，学贵乎博，识贵乎卓，心贵乎虚，业贵乎专，言贵乎显，法贵乎活，方贵乎纯，治贵乎巧，效贵乎捷。录清赵濂语，以此为座右铭，躬身力行，必将成为上工大医。桂祥贤棣鉴之。朱良春（阴文印章）。丙戌夏月年方九秩。"文首"学到知羞"闲章之下，又钤有当年朱良春老师毕业时师祖章次公先生赐予的"儿女性情，英雄肝胆，神仙手眼，菩萨心肠"朱文印章。

1997 年 10 月，当我双手接过第一帧墨宝时，老师说："闲章'学到知羞'，明代张景岳语，就是'学而后知不足'，学无止境，不足知羞，永远不能自满。我刻此章，经常用它警惕自己，防止自满和后退。"我诺诺以应，铭刻在心。10 年后，当我用颤抖的双手接过第二帧墨宝时，难以抑制内心的激动，对老师说："我会努力的，一定不辱师门，不辜负老师对我的厚望。"这更坚定了我的赤诚之心，决心毕生为神圣的中医殿堂添砖加瓦。

思源论道

11

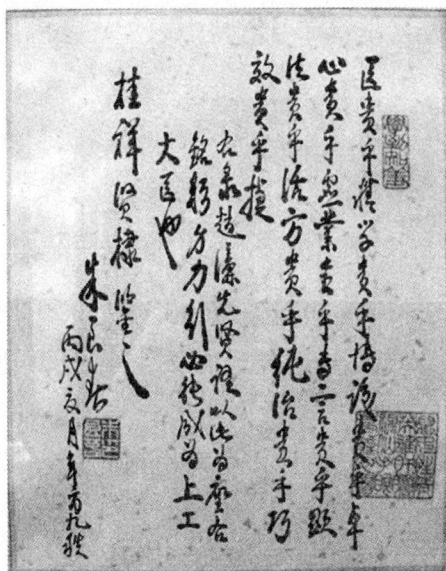

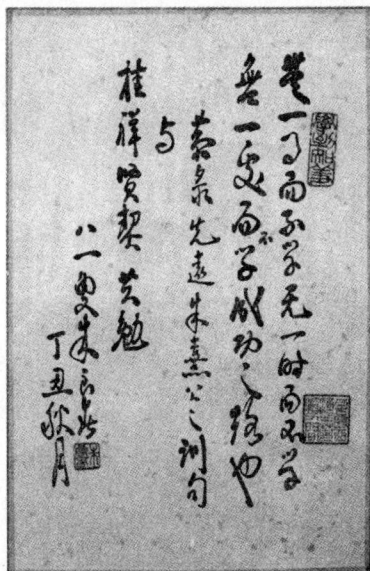

## 二、深夜示教

　　"学到知羞"，"学而后知不足"，我不敢有丝毫懈怠。但有疑问不能解决的地方，常常去信去电向老师求教，老师去信必复，有问必答，有求必应。2007年8月～2009年4月间，我每周应邀至无锡某院为一离休部队首长看病。患者已80岁高龄，入院伊始，因患慢性阻塞性肺气肿、肺心病多年，轻度"脑梗"，喘咳，呼吸衰竭，严重缺氧，行气管切开，使用呼吸机维持呼吸已4个月余，肺部感染，发热汗出已2个月余，嗜睡神糊，多次下病危通知，生命垂危。因气管切开插管、呼吸机呼吸，不能语言交流，病情诊察全凭医者临证把握和家属观察代诉，治疗殊感棘手。经中西医合力救治，西药抗菌消炎、退热、洗肺吸痰和中药清肺泄热、平喘祛痰、开窍醒脑、化瘀通络，三诊后体温渐降，无明显嗜睡，神志基本清醒。及至五诊，二重感染已周许，低热，嗜睡不醒，正气日衰，清阳蒙蔽。六诊经气管镜洗肺痰液大减，热退身凉，脉实滑数不齐，嗜睡不醒、依赖呼吸机呼吸如前。2007年9月8日七诊，热退，整体情况改善，但仍依赖呼吸机呼吸，嗜睡，呼之不醒，脉略数而不齐。呼衰，脑缺氧，或见房颤，心衰已露端倪，恐生遽变，遂电话向朱良春老师求助。老师听完汇报，沉思片刻，根据邪实正虚、阳气衰惫的病情演变，认定"嗜睡是衰竭"，以"发热渐退"至"无发热"、"苔薄舌淡、脉滑数不齐"为辨证着眼点做简要分析，指导用药：改原服至宝丹"凉开"为苏合香丸"温开"，芳香开窍，温散通闭；六神丸解毒、强心、兴奋呼吸中枢，鼻饲送服，且详细交代服药剂量、时间及注意事项；长期发热汗泄，特别是频繁使用双氯芬酸钠栓退热发汗太过，以致伤阴亡阳，气随液脱；强调"要加温药，黄芪要加量，可用红参、附子"。参照老师指令处方，至2007年9月29日午后4时十诊，热退已40余天。当日脱呼吸机已7小时，拟脱机9小时，脱机则苏醒或睡眠，上机则酣睡，呼之能醒，神志清醒，能配合张口示苔、进食等，有应答，但因气管切开尚不能讲话。腹软，或能自主进食，偶能咯痰。大便日一行。1个月后患者病情反复，危在旦夕，老师再次指导用药，认为"舌红不用苏合香丸"，更体现药随症转、辨证用药的灵活性，再次使患者转危为安。老师高超的辨证技艺、用药经验，即所谓"神仙手眼，菩萨心肠"，是我们必须努力学习、传承、发扬光大的。

## 三、海纳百川

老师经验宏富，知识渊博，但他从不自矜，虚怀若谷，兼收并蓄，为我所用，没有门户之见，但有机会，都会毫无保留地向学生传授自己和他人的宝贵经验。他常说："经验不保守，知识不带走。"每次我带着学生去南通看望老师，老师总是在百忙中热忱接待我们。记得2006年7月26日，老师一见到我们，便停下了正在审阅的送审书稿，饶有兴致地向我介绍起任继学教授用土茯苓、刘寄奴治疗肾炎顽固性蛋白尿、隐血的经验。当他得知此前我也曾用土茯苓治疗肾炎蛋白尿取得很好的疗效时，非常高兴。他还向我们介绍，用先针刺、后拔罐的方法能加速治愈带状疱疹，以及用此法治疗自己带状疱疹的切身体验，用大量紫草、蛇蜕止痒，加入辨证方中治愈顽固性湿疹皮损瘙痒的典型病例……让我们满载而归。中医的不传之秘在于剂量。我刚读完仝小林教授的获奖新著《糖络杂病论》，为仝氏苦酸制甜、用30～90g以上大剂量黄连降糖的突破，并以之成功救治糖尿病酮症重危所折服，老师又及时地给我寄来了仝小林教授刚出版的《重剂起沉疴》新书，其中更有日用黄连120g治疗糖尿病酮症酸中毒的文字，让我对于"重剂"有了更加深刻的认识，并对糖尿病等其他重症顽疾的治疗，又上了一个新的台阶。众所周知，老师处方严谨，剂量合理，能用、敢用重剂，他对仝小林教授的创新精神和胆识，也十分推崇。2008年3月，我随老师在广州参加"首届李可老中医学术思想研讨会暨中医急难重症经验高级研修班"，当我和我的学生听罢老师《虫类药治疗疑难杂症的经验体会》学术演讲后，又看到老师端坐在前排专注地听李可老中医讲课，以前老师认真聆听学术报告的情景，又一一浮现在我的眼前。老师的言传身教，让我更加明白了"海纳百川，有容乃大"的道理。

## 四、无微不至

老师对学生关爱有加，无微不至。他随和、平易近人的高贵品格，尤其让人钦敬和感动。2009年7月26日，平素生活俭朴的老师让子女又春、淑范师兄嫂，以及建华、建萍师姐等作陪，在南通颇负盛名的一家江鲜馆设午宴款待我们，老师要我坐在他的身旁。如此礼遇，让学生深感忐忑不安。老师说："难得有机会品尝南通的江鲜特产，不要客气。"并指着盘子一一作了介绍。老师指着我面前的河豚问我："吃过吗？""没吃过，有些怕。""现在都是人工养殖的，没有毒。这里的厨师很有名，不会有毒，放心吃就是。"说完，老师品尝一口作了示范，用公筷夹了条河豚放到我的盘子里，把带刺的皮脱下，仔细地为我把有刺的一面裹在里边，看着我吃下去，生怕伤了我的咽喉。我幼年丧父，老师慈父般的爱护，让我感动得流泪。

## 五、蓬荜生辉

2008年9月30日下午2时许，时年92岁高龄的老师来无锡度假，刚刚下榻江苏省太湖干部疗养院，便兴冲冲地偕哲嗣、又春师兄嫂，特地赶往30公里以外的前洲镇看望我。那天中午11时15分左右，我正在门诊看病，突然接到老师的电话："我刚到无锡，在太湖干部疗养院，能马上过来吃饭吗？饭后一起到你家看看。"喜从天降，待我缓过神来，欣喜若狂，无法抑制内心的激动，蓬荜生辉啊！当时我还有几位外地专程求诊的患者待看，只能看完再走。我匆匆吃过午饭，便同学生一起驱车至无锡，把老师、师兄嫂一行迎回家中。在我的书房里，老师仔细看了我的藏书，询问了我的生活起居，嘱咐我注意休息，并关切地说："看书、写文章、写书不能着急。要注意身体，最好少上一两天班，或者每日上午半天上班，这样便有时间写文章了。经验要总结，和看病一样重要，甚至更重要。"他在我的书房里审阅了我的新稿《浅谈脾胰同源》，建议投《中医杂志》并得以刊载。老师处处为学生着想，关怀备至，让我感到无比温暖，心中的几许惶恐，随之烟消云散。

晚餐后，我随老师一起去了无锡太湖干部疗养院，同室共眠于太湖之畔。夜阑人静，回味老师感人肺腑的话语，体悟人生的哲理，和着拍岸的涛声，进入了梦乡。翌日为国庆节，与张肖敏师姐夫妇、又春师兄嫂一起，陪同老师游览宜兴竹海，论道品茶。下午回锡，老师为慕名求诊者看病，条分缕析，丝丝入扣。4位学生一旁侍诊书方，耳提面命，受益匪浅。其时，我曾就正在治疗的一位被江湖医生失治误治的面瘫病人的情况，向老师和诸师兄姐求教，获益良多。其后，此则老师加了评语的《面瘫验案》，被2011年第9期《上海中医药杂志》"脉案精选"栏目刊载。此亦杏林师生情谊一段佳话。

老师桃李满天下，让他欣慰的是像朱步先、何绍奇、史载祥、张肖敏、陈达灿、曹东义、张琪、方邦江、孙伟、葛惠男，以及老师的子女们等一大批高徒早已脱颖而出，先后成为振兴中医、引领中医药发展潮流的高级人才，还有许多高徒也正在这条道路上努力奋斗。我愚钝不敏，能得到老师如此青睐和眷顾，是非常幸运的事。师者，传道授业解惑也！《走近中医大家朱良春》一书说得好："朱师给我们传道讲学，从入道学医的经历，到拜师随诊的感悟；从对经典的探微钩玄，到融会诸家的发微；从辨证立法的心得，到用药积累的经验；从中医发展大业的思考，到为医济世的行操，无所不及，无所不囊。"殷殷护犊，情深似海，恩重如山。

国医大师朱良春教授永远是我心中的一座丰碑！

仁者寿！衷心祝愿国医大师朱良春教授健康长寿！

（本文发表于《中医文献杂志》2012年第4期）

## 附：朱良春老师的一封信

2008 新年伊始，收到朱老师元旦给我写的一封信，要求学生"尽可能半日工作，半日休整"，因为"读书、写文稿也很重要"，鼓励我写好文章、读好书。老师以振兴中医为己任，既为中医后继有人而感到高兴，又为不能治好病入膏肓的癌症晚期患者而感到"惭汗"，要求我们"还要深入探索，寻找有效方药，方能解决患者更多疾苦，才是一名尽责的好医生"，且要与"桂祥贤契共勉之"。老师对学生要求严格却又不失关爱之情，对自己一刻也不放松的"共勉"精神，让人怎能不为之动容？"天地之大德曰生"，师训永记，常当自省。

兹将老师"新年寄语"一信，附录于此，以飨读者，亦以彰显师门之风！

思
源
论
道

桂祥贤契：贺卡收到，谢谢盛意！

您勤奋学习，刻苦钻研，精神可佩也！您的治验病案，可以整理发表于《中国中医药报》，以广其传。如肝硬化逆转病案数例，即可写成一篇，略加分析，便是一篇好文章。门诊尽可能半日工作，半日休整，读书写文稿，也很重要。《圆运动古中医学》一书，要下功夫，才能读懂、读透。我现在记忆力在下降，读到后边，就忘记前边，感到有些吃力，说明衰退了，毕竟年龄不饶人也！

湖南中医药大学彭坚教授写了一本《我是铁杆中医》，内容生动，简朴实用，颇有启迪，可以一读。他说："临床经验，多来自朱老，学术思想的突破则来自于邓老的鼓励。"他很谦虚，非常务实，是一位中年难得的人才，说明中医后继有人也，可喜！

2007年7月11日中央4台《中华医药》栏目播了我11年前所治的一例淋巴瘤的

病案，引起观众患者的强力反响，纷纷前来求诊，但多为晚期重症，一部分是有所好转、稳定，出现了一些奇迹；但另一部分，则是回天乏术，因为手术、放化疗之后，癌毒弥漫，广泛转移，气阴耗竭，不能进药，虽然改用灌肠、外治，毕竟病入膏肓，爱莫能助，令人黯然，甚感惭汗也！《内经·灵枢》："其未可治者，未得其术也。"说明我们还没深入探索，寻找有效方药，方能解决患者更多疾苦，才是一名尽责的医生，愿与桂祥贤契共勉之。匆复，顺颂

新年愉快，阖家幸福！

朱良春<br>
2008 年元旦

验

案

实

录

# 内科病证验案

## 一、外感时病杂证

### 1. 阴暑感冒验案

乡人尤君，男，48 岁，无锡市装潢小业主。2007 年 8 月 1 日初诊。

暑日炎阳，室外高温作业 2 小时许，大汗淋漓，遽入低温 20℃空调之室，渴饮冰水数杯，入睡 1 小时，遂见形寒发热，无汗头痛。就诊于某市级医院，予输液退热对症处理，翌日汗出而热不退，延今已 5～6 天，索方诊治。测体温 38.3℃，体肤灼热微汗，烦渴而不多饮。诉头痛昏胀，入暮益甚，略咽痛，乏力肢软，纳少，小溲短赤，苔白浮黄，微腻，脉大濡数。

暑为阳邪，其性开泄，暴伤暑热，骤入低温空调室内，饮冷酣睡，腠理闭塞，阴寒冰伏，暑热内迫，卫阳郁闭无以外达，而见无汗发热、头痛身痛、恶寒之症，阴暑感冒也。虽每天输液，发汗退热，奈气阴已伤，且暑必夹湿，汗出而热不退，亦在情理之中。拟清暑益气，养阴祛湿。

西洋参 10g（另炖兑服），生石膏 30g（先煎），知母 10g，淡竹叶 10g，香薷 10g，淡黄芩 15g，大麦冬 30g，鲜芦根 30g，藿香梗、佩兰梗各 12g，苍术 12g，茯苓 15g，金银花 15g，净蝉衣 10g，六一散 20g（包），炙甘草 6g。每日 1 剂，水煎 2 次混合，1 日 3 次分服（如无明确说明，中药煎服法均为每日 1 剂，日煎 2 次混合，1 日 3 次分服）。

3 剂而安，调理 1 周康复。

**按：**暑性炎热升散，耗气伤津，且暑多夹湿，故暑病多热象、湿象，气阴不足并见。方从竹叶石膏汤加减。取竹叶、石膏辛凉甘寒，加知母苦甘性寒，清泄暑热，更以黄芩苦寒助之；西洋参、麦冬、芦根益气养阴生津以助清暑泄热，气阴得复则口渴乏力、肢软、纳少、咽痛诸症可解；取香薷者，以其有"暑日麻黄"之喻，症见汗出头痛且胀，除湿邪蒙首外，疑冰伏之阴寒未彻，乃佐以驱之；藿香、佩兰、苍术芳香化湿，合茯苓淡渗利湿以健脾开胃；金银花、蝉衣清热解毒利咽，赖黄芩以助之；六一散清暑利湿；甘草益气，调和诸药，协同作战，以收佳效。

本案堪称阴暑发热、气阴并亏、暑湿相兼之典型者，是为记。

朱良春老师评按：<sub></sub>徐州尤志

（确为阴暑之症）

**2. 阳虚感冒验案**

陈某，女，52岁，邮递员。1987年9月24日初诊。

形寒、呵欠频频已20年，起于1968年产后血崩。平素易感冒。今因伤风而形寒肢冷、恶寒，呵欠尤加。正当秋分时节，衣着已若入冬情状。发热2天，呵欠连连，言语常不能接续，牙关拘急，双目流泪不止，微汗，头痛，时时咳喘，胸闷，多泡沫痰，夜间口渴，但不欲多饮。既往无喘息病史。13岁月经初潮，有痛经史。1968年产后大出血，经抢救脱险，嗣后停经年余，49岁绝经。生育3胎。苔白糙润，脉沉细略数。

证属阳虚感冒，治宜温中助阳解表，调和营卫，降逆平喘。方从麻黄附子细辛汤合桂枝加厚朴杏子汤加味。

净麻黄10g，熟附片12g（先煎），北细辛4g，川桂枝12g，杭白芍12g，生姜3片，大枣7枚，炙甘草、厚朴各6g，光杏仁（打）、羌活各10g，姜半夏15g。5剂。

10月5日复诊：药后得小汗。呵欠、形寒肢冷、牙关拘急大好；头痛、发热、恶寒、流泪、口渴诸症基本消除，咳嗽气促改善。眠差，脘痞，咳痰白腻。苔白，脉沉细。前方既效，损益再进。

净麻黄6g，熟附片10g（先煎），北细辛4g，川桂枝、杭白芍、厚朴、光杏仁（打）、羌活各10g，姜半夏12g，陈皮6g，砂仁3g（打、后下），酸枣仁15g（打）。5剂。

10月11日三诊：形寒、呵欠、流泪、牙关拘急、咳痰气促诸症悉去。唯见胃脘痞满喜暖依然，前额板掣不舒，四肢欠温，眠仍差。苔白，脉沉。

阳气虽复未盛，仍宜温中扶阳，调和营卫，佐以宁心安神。

熟附片10g（先煎），淡干姜6g，北细辛4g，川桂枝、杭白芍各10g，白芷、姜半夏各12g，陈皮10g，砂仁3g（打、后下），酸枣仁15g（打），夜交藤30g。5剂。

10月30日四诊：上药尽剂，胃脘痞满冷感、额部板掣不舒、眠差告愈，四肢温暖。自虑感受寒邪极深，且邮递工作风霜雨雪常年辛劳，恐有反复，故又自服5剂，以求巩固。前后共服20剂，痼疾新病，荡然无存，喜不自胜。

1年后随访，身体健康，衣着适时，每日骑自行车送邮，风雨如常。虽去岁严冬，形寒、呵欠诸症亦未复作。极少感冒，暑天已能睡篾席纳凉。

**按**：本案起于产后血崩。气血并亏，肾阳衰惫日久，阴寒内盛，阳气闭阻，少火失其正常温煦生化功能，是以形寒呵欠并作，且有聚痰成饮之虞。

呵欠在古医籍中称"欠"。《灵枢·九针》谓："肾主欠。"《金匮要略·腹满寒疝宿食病脉证并治》云："中寒者喜欠。"患者形寒、呵欠频作已20年，脉见沉细，显系少阴阳气衰微现象。今且重感于寒而形寒肢冷、呵欠加重，并见恶寒、头痛、微汗、牙关拘急、双目流泪、咳嗽气促之表证征象，阳虚感冒之证当无疑义；患者平素好感冒，可见卫表素虚，营卫失和已久。

故初以麻黄附子细辛汤温中散寒，助阳解表；合桂枝厚朴杏子汤调和营卫，降逆平喘，亦寓小青龙汤温肺化饮之意。方证合拍，10 剂病去大半。"肾阳主一身之阳气"，肾阳虚惫，损及脾阳，因见脘中寒冷痞满，终以附子、干姜、细辛温中扶阳散寒，脾肾并举，佐半夏、陈皮、砂仁温化痰湿、利气化湿开痞而收全功。

（本案发表于《江苏中医》1989 年第 8 期）

### 3. 阳虚寒战肢厥验案

王某，男，49 岁。2008 年 4 月 15 日初诊。

形寒肢厥、寒战时作 3 年，近作 20 余天。3 年前遭遇车祸，颅脑外伤出血抢救，术后基本康复，唯形寒肢厥、寒战时作，暑天衣着每如寒冬，时有不寐。今值暮春时节，形寒肢厥、寒战已 20 余天，初见腹泻，每日 3～5 次。经私人诊所输液治疗 12 天，病情如故。

刻诊：形盛语怯，面色晦滞，衣帽严实尚哆嗦言冷，无汗，腰膝酸软乏力，略咳，咯痰色白、质稀。食欲素好，能食。大便每日两次，今日 3 次，尚成形。眠尚可。苔薄白，舌淡，脉沉滑。

测体温 34.8℃（口腔），血压 135/94mmHg。血常规检查：白细胞计数 $4.6 \times 10^9$/L，红细胞计数 $4.94 \times 10^{12}$/L，血红蛋白 149g/L，血小板计数 $221 \times 10^9$/L，中性粒细胞 63.2%，单核细胞 9.1%，淋巴细胞 27.7%。

甲状腺功能检测无异常。无高血压、糖尿病史，血糖检测无异常。

患者曾遇车祸，颅脑损伤，气血阴阳损伤逆乱尤甚。痰湿之体，阳虚阴盛，虚寒内生，卫表虚疏，易为外寒所中。脾肾阳虚，初见腹泻，完谷不化，虽补液抗菌消炎，大便溏薄改善，而内寒冰伏，以致气虚语怯、中寒肢厥、寒战，稍感风寒，即见咳嗽、咯痰色白质稀。急宜温中祛寒，益气健脾，助阳解表，调和营卫。于理中汤、麻黄附子细辛汤、桂枝汤诸方中求之。

熟附片 30g（先煎），党参 15g，淡干姜 30g，白术 15g，炙甘草 10g，炙麻黄 10g，北细辛 10g，川桂枝 15g，白芍 15g，茯苓 20g，制半夏 15g，露蜂房 10g，补骨脂 15g，酸枣仁 20g（打）。7 剂。

4 月 22 日复诊：药后得小汗，形寒肢厥、寒战、面色晦滞大好，减毛衣两件。咳止，乏力仍著，见嗳气，胃阳不足，气机不畅。大便如常，日两次，成形。血压 130/88mmHg。苔薄，舌淡，脉滑小弦。阳气已见来复之机，前方稍事损益续进。

熟附片 40g（先煎），党参 15g，淡干姜 30g，白术 15g，炙甘草 10g，补骨脂 15g，露蜂房 10g，炙麻黄 6g，北细辛 10g，川桂枝 15g，白芍 15g，制半夏 12g，青皮、陈皮各 10g，谷芽、麦芽各 15g。12 剂。

5 月 5 日三诊：形寒肢厥、寒战已愈。冬衣尽去，乏力大好，嗳气消失，大便每日两次，成形。苔薄，舌淡转红，脉濡尺沉。阳气来复，还当温中补火，益气扶脾，助气血生化之源，并补益肝肾，固涩精气，调和营卫。加山萸肉、生龙骨、生牡蛎收敛元神以为固本之计。

熟附片40g（先煎），党参30g，淡干姜30g，白术15g，茯苓30g，黄芪30g，露蜂房10g，补骨脂15g，山萸肉20g，川桂枝12g，白芍12g，生龙骨、牡蛎各30g（先煎），炙甘草6g。7剂。

5月13日四诊：阳气初复，卫气犹弱，图一时之欢，行房犯戒，汗泄失精，气阴俱伤，虚邪入内，更伤阳气，形寒肢厥、寒战瘛而复作，无汗，恶寒怕冷，四肢酸软乏力，但不若前之甚耳。大便每日两次，成形。眠差。苔薄，脉濡略数，尺沉。两虚相得，再宗初诊立法处方之意，予温中益气，助阳解表，调和营卫，辅补养阴液以滋汗源，固涩敛津以防汗之太过。汤药温服。

熟附片40g（先煎），炙麻黄6g，北细辛6g，川桂枝12g，白芍12g，大枣7枚，炙甘草10g，淡干姜30g，白术15g，黄芪30g，山萸肉20g，熟地黄15g，大麦冬15g，五味子10g，酸枣仁20g（打）。7剂。

5月18日五诊：诸症悉愈。药后小汗出，阳气复，体力健，纳增，能耐劳作。血压130/86mmHg。苔薄，脉濡滑。宗三诊立法，温阳固本。

熟附片30g（先煎），党参15g，淡干姜20g，白术15g，茯苓30g，黄芪30g，补骨脂15g，山萸肉20g，熟地黄15g，川桂枝12g，白芍12g，生龙骨、牡蛎各30g（先煎），炙甘草6g。7剂，继服7剂。

半个月后康复如初，欣喜不已。入冬以右归丸、理中汤为基础，服膏方一料已两年，形寒肢厥、寒战时作3年夙恙未见复发，痊愈。

**按：** 本案起于颅脑损伤出血，抢救脱险，真气重创，气血阴阳大损，脾肾阳虚殊甚，阴寒内生，温煦、卫外、气化功能下降，而为外寒所中，形寒肢厥、寒战诸症，两诊告捷，却因房劳复作。患者系工商小业主，半露天经营作业，一年四季，饱受风寒暑湿侵袭，早出晚归，可谓苦其心志、劳其筋骨者矣！然尚多熬夜打牌，疏于摄生。阳气者，烦劳则张。《素问·生气通天论》曰，"阳气者，若天与日，失其所，则折寿而不彰"，"阴阳之要，阳密乃固"。阳气若不能"密"，则"阴气乃绝"。《素问·上古天真论》曰："（男子）……五八，肾气衰，发堕齿槁。六八，阳气衰竭于上，面焦，发鬓颁白……"不知护持阳气，或阴损及阳，由虚及损，去"虚劳"则不远矣。改革开放以来，人们生活水平大幅度提高，崇尚物质享受，更有耽于声色者，则如《素问·上古天真论》所说："以酒为浆，以妄为常，醉以入房，以欲竭其精，以耗散其真，不知持满，不时御神，务快其心，逆于生乐，起居无节，故半百而衰也。"明代张介宾有"阳非有余，阴常不足"之论，元代朱震亨有"阳常有余，阴常不足"之说，宜仔细参悟之。

初诊合理中汤、麻黄附子细辛汤、桂枝汤诸方温中祛寒，益气助阳解表，健脾化湿，补脾肾以资化源。佐露蜂房温阳补肾、益肺止咳，补骨脂补火生土止泻、收敛肺气；酸枣仁宁心神，制麻黄不寐之弊。二诊佐青皮、陈皮、谷芽、麦芽，理气和胃健脾。三诊去麻黄、细辛、半夏、青皮、陈皮、谷芽、麦芽。考昔贤张锡纯创来复汤（山萸肉、生龙骨、生牡蛎、生白芍、野台参、炙甘草），谓"山萸肉为救脱第一要药"，"山萸肉味酸性温，大能收敛元气，固涩滑脱"，得生龙骨、牡蛎平肝潜阳，收敛固涩，重镇安神，大能收敛元神以为固本之计；倍党参，加黄芪30g，以加强补气以资化源。四诊参初诊方药，麻黄、细辛小其量；加熟地黄、麦冬养阴生津以资汗源，山萸肉、五味子酸涩收敛防汗出过多伤阳。五诊参三诊用药，方义略。

朱良春老师评按：*得扶阳派之旨，可喜也！*

（得扶阳派之旨，可喜也！）

### 4. 阴虚热郁肌肤验案

冯某，女，66 岁。2008 年 9 月 12 日初诊。

鼻塞周许，体肤灼热、若虫蚁噬咬 3 ~ 4 天。适值中秋时分，尚昼夜裸露，不时抓挠。口不渴，大便二三日一行，体肤多抓痕。苔薄白，脉浮略数。

体温 37.8℃。血常规检查：白细胞计数 $6.5 \times 10^9$/L，红细胞计数 $4.32 \times 10^{12}$/L，血红蛋白117g/L，血小板计数 $143 \times 10^9$/L，中性粒细胞比例 67.7%，单核细胞比例 6.2%，淋巴细胞比例 26.1%。

外因风寒失于表解，热郁肌肤不得外泄；内因体弱阴虚，汗源不足，气血瘀滞，经脉瘀涩不畅，内外相搏，故见体肤灼热、若虫蚁噬咬，裸露挠抓以泄其苦。虽口尚不渴，然大便二三日一行，已有热结津伤之虞。亟当调和营卫，开郁泄热，阻热邪内陷传经之变。

川桂枝 10g，白芍 10g，知母 20g，生石膏 30g（先煎），生姜 3 片，大枣 7 枚，黄芩 20g，牡丹皮 15g，紫草 15g，蝉衣 10g，生地黄 20g，赤芍 10g，炙甘草 6g。5 剂。

2008 年 9 月 17 日二诊：药后得微汗，体肤灼热裸露、若虫蚁噬咬诸症已去。鼻塞通，发热退而未清，体温 37.3℃。溲黄，大便间日一行。苔薄，脉濡。前方加大麦冬15g。继服 5 天痊愈。

**按**：《伤寒论·辨太阳病脉证并治》第 27 条曰："太阳病，发热恶寒，热多寒少，脉微弱者，此无阳也，不可发汗，宜桂枝二越婢一汤。"言表寒里热，郁而不发，应微发其汗，兼清里热；脉象微弱者阳气大虚，不可发汗，示人以规矩。本证外感风寒，体弱阴虚而失于汗解，热郁肌肤不得外泄，已有内陷传经之虞。若热与胃家宿食相合，则成承气汤证；若邪热内陷入血，则成太阳蓄血之证。方用桂枝汤汗解调和营卫，合石膏辛寒清透肌肤郁热，知母、黄芩清热泻火，截断热传阳明之路；生地黄养阴以滋汗源，合赤芍、紫草清热凉血通便；蝉衣甘寒清热，轻浮宣散，清透郁热而为佐使；炙甘草调和诸药。阳气郁勃是寒邪化热的根本病机。《素问·热论》云："人之伤于寒也，则为病热。"王冰认为："寒气外凝，阳气内郁，中外相搏，寒甚生热。"刘完素也说："寒主闭塞而腠理闭密，阳气怫郁不能通畅，怫然内作，故经曰：伤于寒则为病热。"《素问·六元正纪大论》云："火郁发之"，实为"开郁泄热"法则之肇端，此法蕴含了"截断扭转"的治疗思想。

### 5. 外感风寒水湿验案——小续命汤治验

胡某，男，17岁，高一学生。2009年7月13日初诊。

诉期中考试后，自觉左手掌冷有水，循前臂内侧缘上行至左枕侧耳后，终日不断，入寐方罢。且见左耳后枕侧胀滞不适，有拉头发感觉，或见呼吸胸痛。症起已两个月许，精神委顿，无法入静听课，不胜其苦。自幼性格内向，其祖父陪同就诊。患者伸左手示我，谓："掌冷，内有水液存储。"余细审其双手并无二致，左耳枕侧亦无异常。体检均无异常发现。纳眠尚可，二便调畅。禀赋虚赢，出生即人工喂养，体弱瘦小，发育尚可。苔薄白，舌淡，脉小沉紧。

2009年5月20日医院检查报告印象：头颅MRI平扫，脑内未见异常，鼻咽部软组织稍厚。头颅MRA未见明显异常。X线胸片及血、尿检查均无异常。

病情扑朔迷离，自应慎思明辨。就左手掌寒冷、左枕侧耳后胀滞不适、有拉头发的感觉、呼吸或见胸痛而论，则属风邪侵袭留着，营卫气血失调之象。其"自觉掌冷有水液存储，循前臂内侧缘上行至左枕侧耳后"，虽有癔想之嫌，然亦并非空穴来风。盖风寒外侵，四肢筋脉失于舒缓且有寒意，而见掌冷拘急胀滞"有水存储"之感；风水皆寒，风为百病之长，善行而数变，故有"左掌内水液循前臂内侧缘上行"似是而非之觉；"拉头发感觉"当是左枕侧耳后胀滞及轻微疼痛、刺痛之联想；而"呼吸或见胸痛"，为风寒外束，胸阳失展，拘急而痛明证，是本案辨证眼目，苔薄白、舌淡、脉小沉紧是其佐证。治宜祛风散寒，益气和营，予《千金》小续命汤。

炙麻黄10g，防风、防己各10g，川桂枝10g，白芍10g，生姜5片，川芎10g，光杏仁10g（打），淡黄芩12g，党参20g，熟附片15g（先煎），茯苓30g，炙甘草6g。7剂。

2009年7月20日二诊：药后得微汗，胸痛及"水液自左掌心上行左枕后，有拉头发感觉"消失，左侧枕后仍轻微胀痛，仍称"掌中有水"。精神稍振，不能完全入静。纳眠可，二便调。苔薄，脉小沉紧。辨证施治无误，前方加减续进。

炙麻黄10g，防风、防己各10g，川桂枝10g，白芍10g，生姜5片，淡黄芩12g，黄芪30g，熟附片15g（先煎），川芎10g，羌活10g，生龙骨、牡蛎各30g（先煎），茯苓30g，远志肉6g，炙甘草6g。5剂。

2009年7月27日三诊："掌中之水"消失，诸症悉愈。苔薄白，脉小沉。前方损益善后。

北细辛6g，防风、防己各10g，羌活10g，川芎10g，川桂枝10g，白芍10g，生姜5片，大枣7枚，黄芪30g，当归10g，熟附片15g（先煎），生龙骨、牡蛎各30g（先煎），茯苓 30g，远志肉 6g，炙甘草 6g。5 剂。

**按**：《千金》小续命汤所治者，风也。"本方以麻黄汤、桂枝汤为基础，又加防风、防己等祛风通络，以祛外来之风；附子、人参温阳益气，与祛风散寒药同用，有扶正祛邪之功；川芎上行头目，以祛巅顶之风；黄芩苦降以为反佐。"言简意赅，上海中医学院所编的《中医方剂临床手册》作了精辟的归纳。本案后以黄芪易党参，加羌活散寒祛风、胜湿止痛，以加强扶正祛邪之力；加茯苓、远志宁心安神，亦寓健脾利水化痰之意；善后以细辛易麻黄，取其祛风止痛，辛散行水，通彻表里内外，因其风邪侵袭留着，内有"水气"也。本案若单凭"掌冷有水，循左前臂内侧缘上行至左枕侧耳后"，草率断为"癔病"，或简单地以"怪病从痰论治"，恐难收佳效。

朱良春老师评按：*（手写批注）*

（论证辨治，丝丝入扣，行文流畅，说理透达，有章门之风，大家风范也，可喜可贺！）

### 6. 湿温验案之一（湿热并重）

"湿温"是由湿热病邪引起的急性外感热病，四时皆有，但多发生在雨湿较多的夏秋季节，临床以起病迟缓，传变不快，易滞留气分，病程缠绵，以脾胃为病变中心，易阻滞气机为其发病、病理特征。西医学之伤寒病，其发病全程与中医湿温病相类，故属湿温范畴；他如副伤寒、沙门菌属感染及钩端螺旋体病、流行性脑炎、某些肠道病毒感染、夏季流行性感冒等疾病之湿热互结类型，均可归属湿温范畴进行辨证论治。一般而论，湿温辨证应把握湿重于热、热重于湿、湿热并重三种类型，常有湿困日久伤阳和湿热化燥伤阴两种转归。本病极期，气分湿热不仅耗伤阴液，或引动肝风，而且损伤肠络，出现窍闭、动风、动血等证，病情危殆，而以肠络损伤所致大便下血为特征。如进一步湿从寒化，耗伤肾阳，水湿内停，可出现"湿胜阳微"之变证。由于湿性黏滞难解，故本病每有余邪复燃而见复发者。

许某，女，27 岁。1987 年 12 月 5 日初诊。

高热 40℃ 4 天入院。肥达试验：H 1:160，O 1:160，确诊伤寒。用红霉素、氯霉素、激素治疗 9 天，高热不退。今晨体温仍 39℃，遂邀中医会诊。

高热病容，口唇干燥，烦躁，汗出身热不扬，口渴不欲饮，胸脘痞满，恶心，不思食。小便黄赤，热涩不畅。病初大便溏薄。3 天前大便一次，色褐偏干结，以后未见大便，少腹略胀滞。经去半月，带少，无明显异常。

月经史：14，$\frac{5 \sim 7}{45 \sim 50}$。生育史：1 - 0 - 0 - 1。置节育环。

舌红、边缘若杨梅刺状，苔薄黄腻，脉濡数。

高热 4 天入院，确诊"伤寒"。汗出涩手而壮热不退已近两候，大便初溏后闭，小便灼热不畅。四诊合参，阳明之热与太阴之湿互结，留恋气分，弥漫三焦，热结肠胃。证属湿温湿热并重之候。急当清热化湿通腑，方从苍术白虎汤、王氏连朴饮、三仁汤加减化裁。

苍术12g，生石膏60g（先煎），知母12g，黄连6g，生栀子12g，淡黄芩12g，淡豆豉10g，制半夏10g，石菖蒲10g，白蔻仁3g（打，后下），生薏苡仁20g，茯苓12g，厚朴10g，生地黄15g，生大黄6g，滑石20g，鱼腥草30g（后下）。5剂。

1987年12月9日二诊：今日脉静热退身凉，汗止，口微渴欲小饮，胸脘满闷、呕恶日见改善，已略知饥，能寐，精神略振。药后当日傍晚得便，初下燥屎数枚，后溏黏，欠爽利，腹胀遂去，小便清、色淡黄，无热灼、频短，诸恙消失。舌红转淡、杨梅刺状消失，苔薄浮黄露白、腻化，脉缓。

阳明温热得清，太阴之湿见化，腑通尿利，邪有出路，湿热分离，虽逾险境，未入坦途。湿温热清，知饥索食，应少予米汤粥糜养之，循序渐进，谨防"食复"；激素已撤，再予清热化湿，以防反复。

苍术10g，生石膏30g（先煎），知母8g，黄连6g，生栀子10g，黄芩12g，厚朴6g，制大黄5g，茯苓12g，薏苡仁20g，白蔻仁3g（打、后下），谷芽、麦芽各15g，鱼腥草30g（后下）。5剂。

1987年12月14日三诊：湿温已过三候，热退脉静汗止已6天，出险入夷。口不渴，胸脘痞闷、呕恶口苦诸症悉愈，知饥纳香，二便调畅。唯肢软乏力，午后尤甚，傍晚手足不温，夜著，睡眠欠安。苔薄，舌淡，脉濡。

湿温高热稽留，药多苦寒伤阳；湿为阴邪，易伤阳气；壮热多汗，固可伤阴，亦伤阳也。故湿热之邪既去，元气未能骤复，是以肢软乏力，手足不温。亟待补气复原，健脾和中，调和营卫，温通阳气。方从香砂六君子汤、桂枝加附子汤加减。

党参15g，白术12g，茯苓15g，白蔻仁3g（打，后下），陈皮6g，谷芽、麦芽各15g，焦神曲15g，熟附片10g（先煎），川桂枝12g，白芍12g，生姜3片，大枣7枚，生龙骨、牡蛎各30g（先煎），炙甘草6g。5剂，继服5剂。

1987年12月25日五诊：湿温痊愈出院5天。善饥纳增，一日四餐，仍以米粥为主，昨进食少许米饭，倍觉可口，未见脘腹呆滞不适，二便调畅。肢体温暖，寐安。精神体力虽日见递增而尚未恢复，面少华色。今日腰酸，已现经水将行之兆。苔薄，脉濡。益气健脾养血为要。

黄芪20g，白术12g，茯苓15g，川芎6g，当归8g，熟地黄8g，砂仁3g（打、后下），陈皮6g，谷芽、麦芽各15g，熟附片6g（先煎），川桂枝12g，白芍12g，生姜3片，大枣7枚，炙甘草6g。

此后调理近月，康复如初。

**按：**本案初诊，湿热并重。方从苍术白虎汤、王氏连朴饮、三仁汤加减化裁。取重剂辛甘大寒之石膏合苦甘寒之知母清阳明胃热，苍术之苦辛温燥太阴脾湿，黄连、栀子、黄芩之苦寒清泄里热，半夏、厚朴之辛温苦燥湿开痞、降逆和胃，豆豉辛凉宣透郁热，石菖蒲、白蔻仁芳香化浊、醒脾宽胸开痞，薏苡仁、茯苓健脾淡渗利湿，滑石清热利尿祛湿，生地黄清热生津润燥，合厚朴助生大黄（不后下）缓行腑气，鱼腥草清热解毒（报道称有良好的抑制伤寒杆菌的作用）。诸药合用，冀收湿热分消、痞开腑通之效。

二诊药随症转，上方去豆豉、半夏、石菖蒲、生地黄、滑石，石膏减半，知母、厚朴、栀子减量。以制大黄易生大黄并减量以缓其性，与厚朴相伍，则肠道无垢滞之虑，加谷芽、麦芽、焦神曲以健脾消积，鼓舞胃气，白蔻仁、薏苡仁、茯苓、鱼腥草芳香化湿，健脾开胃，清热解毒如前。

三诊湿温四候，已入伤寒恢复期。方用党参、白术、茯苓、甘草补气和中，健脾除湿，促脾胃之运化，补肺脾之元气，白蔻仁、陈皮、谷芽、麦芽、神曲芳香化湿、理气开胃、消食健脾以资气血之化源，以小剂附子温阳，补阳气之不足，赖桂枝、芍药、生姜、大枣、甘草（桂枝汤）调和营卫以通阳气，温四末，取龙骨、牡蛎重镇收涩，宁心神，敛真气也。

五诊取黄芪、白术、茯苓、砂仁、陈皮、谷芽、麦芽补气健脾，开胃消食理气，还以减半附子、减量之桂枝、芍药，合生姜、大枣、甘草调和营卫，温通阳气，加川芎、当归、熟地黄，合芍药补血调经，得砂仁、陈皮、谷芽、麦芽之助而无呆滞碍胃之虞，得黄芪、白术、茯苓之助则气血双补而其效益彰。

"食复"指久病或大病初愈，饮食不节，影响脾胃的消化和吸收，使疾病再次复发。在湿温治疗中，因饮食不当而使湿温高热甫退、余热未清病情反复，甚至出现积滞胃肠，引起肠道出血险症的情况时有发生。因此，矫枉过正，因噎废食，有"饿不死的伤寒"之说，误人不浅。人以"胃气"为本，"有胃气则生，无胃气则死"。热病中后期，应该激发和养护"胃气"，补充水分，适当以稀粥、藕粉、酸奶等富有营养而又容易消化的食物调养，以扶正祛邪。留得一分"胃气"，便有一分生机，对于热病的康复，具有非常重要的意义。

### 7. 湿温验案之二（热重于湿、邪阻膜原）

陈某，男，22岁。1987年12月11日初诊。

因"发热半月，上呼吸道感染、肠炎、伤寒待排"，于1987年12月8日入院，高热不退。今晨肥达试验：H 1:320，O 1:320，诊断"伤寒"，邀中医会诊。

体温40.1℃，发热汗出，口渴欲饮，寒热往来日作，1日数潮。头脑昏胀，口唇干燥，咽痒略咳，咳痰色白，胸闷脘痞，时有恶心。病初大便溏薄，近见不大便4天，少腹间或隐痛，溲热。苔白腐而剥，舌质红，舌端芒刺如梅，脉濡滑数。

湿温，热重于湿，邪阻膜原，表邪未清而里热炽盛，正邪交争，故见寒热往来之象。细辨舌脉，腐苔由湿浊熏蒸而成，苔剥津伤，舌红芒刺如梅，脉濡滑数，湿热互结，高热鸱张，蕴毒伤阴，恐生他变。急当重剂清气泄热解毒化湿，宣透卫表膜原，和解少阳，以为截断扭转之计。方从白虎加柴胡、白虎加银翘、柴胡达原饮化裁。

生石膏90g（先煎），知母15g，生地黄15g，金银花15g，连翘30g，柴胡15g，黄芩15g，制半夏8g，厚朴8g，煨草果4g，生大黄6g，瓜蒌皮10g。光杏仁10g（打），白蔻仁3g（后下），桔梗8g，淡豆豉10g，鲜芦根30g。3剂。

1987年12月14日二诊：首日尽剂，高热渴饮显减，体温38.5℃，寒热往来减轻减少，大便得下，两次，臭秽，有黏滞感，略腹痛。两剂尽，发热汗出、寒热往来显减，渴不多饮，午后体温37.7℃。3日尽剂，热退，体温37℃，寒热往来、胸脘痞闷、呕恶悉解，咽痒咳嗽已瘥。唇燥显减，口渴欲小饮，今晨有饥饿感，饮米汤少许，微汗，午后微汗涩手。大便日一行，量少，无臭秽及滞下腹痛，溲热去。伤寒极期，截断已见效机。舌红转淡，苔白腻腐转薄黄剥脱，舌尖色红有刺，脉转虚大。

高热甫退，余邪未清，恐有反复；湿热耗气伤阴，气阴并亏。还当养阴，清热益气解毒，标本兼顾，以防反复。

生石膏60g（先煎），知母15g，粳米30g（包），西洋参10g（另炖兑服），连翘30g，金银花15g，黄芩15g，栀子10g，白蔻仁3g（后下），生地黄12g，天花粉15g，制大黄5g，厚朴6g，淡竹叶15g，炙甘草5g。3剂。

1987年12月17日三诊：停止补液、使用激素第4天。体温正常，口不渴，知饥，进食米粥，二便调畅。舌淡苔薄，脉和。清热解毒以清余邪，益气养阴，消食健胃醒脾，培护胃气。

黄芩10g，连翘30g，金银花15g，西洋参10g（另炖兑服），天花粉20g，怀山药15g，白蔻仁3g（打、后下），谷芽、麦芽各15g，生鸡内金12g，淡竹叶10g，炙甘草6g。

12月19日查无异常，出院。中药调理半个月，康复。

**按**：湿温热重于湿，邪阻膜原。膜原外通肌肉，内近胃腑，为三焦之门户，实少阳枢机，一身之半表半里。湿热浊邪郁伏膜原，阻遏阳气，不能布达肌肤则恶寒，待阳气渐积，郁极而通，则恶寒消失而见发热汗出；症见舌红芒刺，苔白腐而剥，邪阻膜原，寒热不彻，伤津劫液，恐有热极生风动血、神昏谵语之虞。首诊方从白虎汤加柴胡之柴胡白虎汤（见成都中医学院方剂教研组所编《中医治法与方剂》）、银翘白虎汤（同上）、柴胡达原饮化裁。取常量三倍之石膏合知母、生地黄清热生津护阴，辅金银花、连翘清热解毒；柴胡和解少阳，治寒热往来，热多寒少，领邪外出，有良好的退热作用。师祖章次公先生尝用30～60g大剂柴胡治疗热病，谓其"退热通便，稳当无比"。合黄芩清泄郁热，半夏、厚朴行气化湿，散结除痞，草果、槟榔芳香辟秽，消磨水谷，直达膜原。半夏辛温，厚朴、草果、槟榔虽辛香燥烈，与大剂石膏、知母、生地黄同用，可无辛燥伤阴之弊；用杏仁、白蔻仁、桔梗、豆豉、瓜蒌皮宣肺化湿疏表，化痰理气宽胸。用鲜芦根清热利尿而不伤阴，使邪有出路；生大黄不后下，合厚朴、槟榔缓下热结，釜底抽薪。二诊邪热鸱张之势得以截断。仍以大剂石膏合知母、粳米、甘草加西洋参（白虎加人参汤）清热益气，生津敛汗；连翘、金银花、黄芩、栀子清热解毒；白蔻仁芳香化湿醒脾；以生地黄、天花粉、芦根、竹叶清热生津，且生地黄凉血，天花粉擅清胃热、降心火，芦根、竹叶除烦止呕、清心利尿而不伤阴；制大黄、厚朴清胃肠湿热积滞，合芦根、竹叶利尿令邪有出路。诸药合力冀余邪得清，气阴得复，胃气得醒。三诊以黄芩、连翘、金银花清热解毒以清余邪，以西洋参补肺胃之气阴，怀山药合天花粉养脾胃之阴液，谷芽、麦芽、生鸡内金合白蔻仁消食健运醒脾，以培护胃气，竹叶清心除烦、利尿化湿，甘草和中补气、调和诸药，复原善后。

"湿温三禁"，忌汗、忌下、忌润，言其常也；湿温也有可汗、可下、可润之证，此为言其变也。叶天士说："在卫汗之可也。"湿温忌汗，不可大汗也，大汗伤阳而湿不去，湿邪蒙蔽心神则神昏谵妄，上蒙清窍则耳聋目瞑不言，言其常也。湿温初期，表未解，或卫气同病，微发其汗，湿热因汗而解，此言其变，要在其法。初诊用杏仁、白蔻仁、桔梗、豆豉宣肺化湿疏表，立意在"透"，临证当知通变也；湿温忌下，应是峻下、大下当忌，徒伤正气。叶天士云："湿邪内搏，下之宜轻。"盖因湿浊黏滞难化，非迅猛之力一击所能去也。然宿垢积滞既成，又当遵吴又可"下不嫌早"之训。初诊取生大黄不后下，合厚朴、槟榔缓下热结，釜底抽薪，不拘成法，随证施治，应其变也，亦治病防变，截断扭转之义。湿温忌润，盖湿为阴邪，其性黏滞，妄投柔润养阴之品，两阴相合，锢结不解，邪恋不去，此言其常。今湿温伤阴，舌红芒刺，苔白腐而剥，以清热生津、养阴柔润之生地黄，亦辨证施治之需，治其变也。湿温忌润，湿温可润，皆吴鞠通之言。他在《温病条辨》卷首"凡例"中说："再，法有定而病无定。如温病之不兼湿者，忌刚喜柔；愈后胃阳不复，或因前医过用苦寒，致伤胃阳，亦兼有少用刚者；温病之兼湿者，忌柔喜刚；湿退热存之际，乌得不用柔哉！全在临证者善察病情，毫无差忒也。""湿温三禁"，当圆机活法，灵活变通，切毋胶柱鼓瑟。

湿温两则，距今已20余年。20世纪80年代后期，家乡伤寒流行，另辟隔离病房收住病患。1987年10月某日，医院、药店石膏告罄。中医中药的参与，显著缩短了伤寒疗程，为医院赢得了良好的声誉。数十年来的医药文献数据表明，从伤寒、副伤寒、流脑、乙脑、钩端螺旋体病、流行性出血热，乃至2003年流行的传染性非典型肺炎（SARS）的中医药治疗，无不折射出中医药学强大的生命力，作为中医人，我由衷地感到骄傲。中医之生命在于疗效，继承和弘扬中医学术，与时俱进，责无旁贷，这是每一个中医人的义务，任重而道远。

### 8. 大龄青年麻疹验案

刘某，男，26岁。2002年3月25日初诊。

喷嚏，鼻塞流涕，目泪汪汪，羞明畏光，咳嗽痰稠，发热2～3天。今晨见头面散在红色丘疹，触之碍手，耳后、发际稍多。发热口渴，时有汗出，咳嗽痰黄，溲黄，大便2日未行。纳减。苔薄，舌红，脉滑数。

询得患者自幼未出过麻疹。去冬至春，当地时有麻疹散发。

体温38.8℃。咽充血，双扁桃体Ⅰ度肿大。两肺呼吸音粗糙，无干湿啰音闻及。血常规检查：白细胞计数$8.6 \times 10^9$/L，中性粒细胞比例55%，淋巴细胞比例36%，单核细胞比例9%。

四诊合参，证属麻疹出疹期。感受麻疹时邪病毒，由表入里，内传肺胃，邪正相争，热势起伏，时有微汗，疹毒随疹外透为顺。治宜辛凉解毒，透疹达邪。

升麻10g，葛根15g，蝉衣10g，白僵蚕15g，牛蒡子15g（打），桑白皮20g，光杏仁15g（打），生石膏30g（先煎），金银花20g，连翘30g，淡黄芩30g，玄参15g，赤芍、白芍各10g，炙甘草6g。4剂。

2002年3月29日二诊：自3月25日始，痧疹于颈项、前胸、后背、腹部、四肢、手足心间次第而出，疹点均匀红活，依次隐退，于出疹5天后还净，多皮屑脱落和色素沉着斑；咳嗽诸症随痧疹减退相继减轻消失，脉静身凉。与黄芪生脉饮善后，以调补气阴。

**按：** 麻疹是感受麻疹时邪（麻疹病毒）引起的一种急性出疹性传染病。以6个月至5岁小儿为多见。随着儿童计划免疫接种工作的普及完善，各类传染性疾病得到了有效控制。因麻疹疫苗接种漏失，大龄麻疹患者并不鲜见。余曾会诊花甲老人罹患麻疹一例，实属罕见。

初诊以升麻解肌透疹而解毒，合葛根解肌透疹以生津；蝉衣散风清热，利咽透疹；僵蚕祛风清热透疹，利咽止咳，化痰散结；牛蒡子祛风清热，宣肺祛痰，利咽透疹，解毒通便；桑白皮、杏仁清肺化痰止咳，石膏清泄肺胃之热以生津；金银花、连翘、黄芩清泄肺胃之热以解毒；玄参清热凉血，解毒利咽，滋阴润肠；赤芍清热解毒，凉血散瘀，防热传营血，疹毒内陷；甘草补气和中解毒，调和诸药。

本案属大龄青年患麻疹病之不典型者，病情较轻，病程亦较短，属于麻疹"顺证"。在使用麻疹减毒活疫苗进行预防接种之前，常有麻疹较大流行。根据发病季节和流行情况及患者接触史、典型症状，发热3～4天可见双侧第1臼齿旁颊黏膜灰白斑点（科普利克斑），即可确诊。当年初涉临床，熟背"水、红、花、麻、斑、伤"发热天数出现特征性痘、疹、斑顺序口诀，言水痘、猩红热、天花、麻疹、斑疹伤寒、伤寒病等大致分别在发热第1天、第2天、第3天……出现，以此类推，对于相关的传染病诊断，曾有一定的帮助。

## 二、肺系病证

### 1. 鼻渊验案（鼻窦炎）

涂某，女，14岁。2013年11月9日初诊。

患鼻窦炎2年，不闻香臭，鼻塞头昏重痛，脓涕黄稠，量多。感冒初愈，鼻窦炎因读书辛苦加重，口干苦，烦渴能饮，时有头晕。纳差，恶心，大便干结。苔薄干，舌红，脉滑略数。

鼻窦炎与中医鼻渊相类。盖由风寒或风热之邪侵袭，稽留鼻窦，清阳不展，鼻窍闭塞，水湿瘀热酿脓蕴毒，以致脓涕不绝，清窍闭塞，肺胃热郁。治宜排脓解毒通窍，清热除烦止渴，祛邪以展清阳。桔葛苍耳煎加味。

桔梗30g，葛根30g，苍耳子10g，鱼腥草30g（后下），白芷12g，川芎10g，生石膏30g（先煎），知母10g，生地黄12g，知母20g，连翘30g，黄芩20g，炙甘草6g。

2013年11月23日二诊：予桔葛苍耳煎加味，排脓解毒通窍，清热养阴，头昏重痛脓涕、头晕、烦热口干苦、纳差恶心悉去，涕清白，质稀。易感冒。苔薄，舌淡，脉滑略数。清肃余邪，益气固表，标本兼顾。

桔梗30g，葛根30g，苍耳子10g，鱼腥草30g（后下），白芷12g，川芎10g，知母20g，连翘30g，黄芩15g，黄芪30g，白术15g，防风6g，炙甘草6g。

2014年3月8日，其母特来相告，复诊服药半个月，鼻塞脓涕黄稠、头昏重痛未见再作已3个多月，为前所未见者。

**按**：鼻渊是因邪犯鼻窦，窦内湿热蕴积，酿成痰浊所致，以鼻流浊涕量多为特征的鼻病，包括西医学的急、慢性鼻窦炎。

"桔葛苍耳煎"为先业师孙砚孚先生所创经验方，其哲嗣孙固同学曾整理发表。该方由苍耳散加减化裁而成，对鼻炎有良好疗效，常能根治。初诊取桔葛苍耳煎加味。其桔梗排脓，葛根升清解毒化瘀，苍耳子疏风通窍，白芷通窍止痛、消肿排脓，相须为用，得川芎上行头目、活血祛风止痛，其效益彰；连翘、金银花、黄芩清热解毒以除脓涕；生石膏、知母、生地黄清气除烦，生津止渴通便。邪去正安，纳差恶心、头昏重痛自释。二诊去石膏、知母、生地黄，加玉屏风散益气固表（方解从略）。窃以为方药诚善，女孩正值生长发育时期，真气渐旺，盖亦是容易取效的重要因素。当作中、远期疗效观察，以求根治。

### 2. 鼻鼽验案（过敏性鼻炎）

华某，女，41岁。1998年5月17日初诊。

清涕如漏10年，加重2年。

自1998年春起时作伤风咳嗽，鼻塞流涕，患者习以为常。其后病情渐趋加重，常年嚏涕交作，竟无宁时，10年未愈。1996年春，某市级医院确诊为过敏性鼻炎，予脱敏疗法治疗 1 年无效。

刻诊：头痛当额，入暮益甚，终日流涕不止，向光则甚，绢不释手。恶寒怕风，炎暑不涉空调之室，气交时则状若感冒，鼻塞喷嚏，涕泪交加，虽重衣而涕流如故，苦不堪言。唯纳眠尚可。额窦无压痛，嗅觉亦敏。苔白，舌质淡，脉细。

证类"鼻鼽"而与阳虚感冒相似。盖由肺肾阳衰，津液不化，凝聚为涕使然。方予阳和汤加味，和阳气以散阴凝，固表卫而化涕饮。

熟地黄 30g，鹿角胶 15g（烊冲），肉桂 10g（后下），干姜 6g，白芥子 10g，炙甘草 6g，熟附片 10g，北细辛 10g，麻黄 8g，黄芪 30g，防风 10g，白术 15g，茯苓 30g。日 1 剂，水煎 2 次混和，日 3 次分服。

6 月 2 日二诊：服上方 15 剂，嚏涕递减，或有止时，止则鼻干难受。此非温阳太过，乃鼻腔长期适应浸润之故。原方续进 7 剂。

6 月 11 日三诊：清晨尚见清涕少量，偶见喷嚏，病趋向愈。予阳和汤（药量如前）加黄芪 30g 善后。1 周后诸症悉除，更服 5 剂，随访至今未发。

**按**：鼻鼽是因禀质特异，邪犯鼻窍所致，以阵发性鼻痒、连续喷嚏、鼻塞、鼻涕清稀量多为主要症状，伴有失嗅、眼痒、咽喉痒等症，相当于变应性鼻炎（过敏性鼻炎）。

清涕，饮也，阴凝而成，当以温药和之。初诊、二诊予阳和汤加味。阳和汤本非治饮之剂，然其熟地黄、鹿角胶补血填精，阴中求阳；肉桂、干姜、麻黄、白芥子、甘草，大可温阳化饮；更加附子、细辛、麻黄，寓麻黄附子细辛汤意，以加强温阳散寒、化阴凝、通鼻窍之力；合玉屏风散加茯苓，可固卫表、助气化也。三诊仍予阳和汤加黄芪，和阳气，散阴凝，实卫表也。

（本案以《过敏性鼻炎 10 年治验》发表于《湖北中医杂志》2000 年第 12 期）

**3. 乳蛾验案（化脓性增生性扁桃体炎）**

朱某，男，30 岁。2008 年 8 月 30 日初诊。

乳蛾肿痛，咽喉欠利，自服罗红霉素 20 余天未见改善。口渴，声嘶，咽痒，微有咳喘，大便日一行。无明显畏寒发热。咽红，双扁桃体Ⅲ度肿大，有脓样炎性渗出物，灼热疼痛，吞咽尤甚。苔薄黄，脉弦。

表邪未尽，风邪客肺，故微有咳嗽、咽痒；里热渐炽，风邪化热蕴毒，稽留咽喉肺胃门户，发为乳蛾，恐有热毒浸润周围以成喉痈（并发扁桃体周围脓肿）、脓毒入里败血变证或伏毒痰瘀互结慢性炎变之虞。治宜外解表邪，内清里热，宣肺肃降以止咳平喘，解毒利咽散结以消脓肿乳蛾。予麻黄杏仁甘草石膏汤合清咽散结汤加减。

炙麻黄 6g，光杏仁 12g（打），生石膏 30g（先煎），射干 10g，连翘 30g，金银花 20g，黄芩 20g，山豆根（中药免煎颗粒）10g，青黛 10g（包），蚤休 30g，净蝉衣 10g，白僵蚕 15g，玉蝴蝶 6g，生地黄 15g，炙甘草 6g。水煎，日 1 剂，日 3 次分服。

2008年9月6日二诊：表邪汗解，咳喘平，声嘶改善。虽未见发热，但咽红疼痛仍著，口渴心烦，有汗。双扁桃体Ⅲ度肿大，脓肿未能明显消减。苔薄黄，脉弦滑。热毒留恋上焦咽喉，乳蛾脓肿未退。用药如用兵，集中优势兵力，加强清热解毒利咽之力以杀其势。

金银花30g，连翘30g，黄芩20g，蚤休30g，桔梗10g，生石膏30g（先煎），知母12g，鱼腥草30g（后下），金荞麦45g，山豆根（中药免煎颗粒）30g，青黛10g（包），蝉衣10g，白僵蚕15g，天冬、麦冬各15g，生地黄30g，炙甘草6g。煎服法如前。

2008年9月13日三诊：二诊7天尽剂，咽红肿痛显减，扁桃体尚有Ⅱ度肿大，口不渴，汗止，颌下有胀感，可触及肿大之淋巴结。苔薄，脉滑。祛邪务尽，穷寇宜追，前方击鼓再进。更加虫药搜剔，直捣巢穴，以免瘀毒互结，痼疾难治，养虎遗患。

连翘30g，金银花30g，黄芩20g，蚤休30g，桔梗10g，山豆根（中药免煎颗粒）30g，青黛10g（包），鱼腥草30g（后下），金荞麦45g，蝉衣10g，白僵蚕15g，大麦冬10g，生地黄15g，白芥子15g，炙甘草6g。另：淡全蝎4g（研末），入中药免煎颗粒炮甲片10g、水蛭6g，和匀，入胶囊，日3次分服。

2008年9月27日四诊：咽喉肿痛欠利已去，双扁桃体肿大复原，左颌下略有不适。舌脉如前。效不更方。

2008年10月7日五诊：咽喉肿痛欠利、双扁桃体及左颌下淋巴结肿大均消失。汤药停服。另：淡全蝎3g（研末），中药免煎颗粒炮甲片6g，水蛭3g，和匀，入胶囊，日3次分服。10天为期，以图巩固。

此案随访4年，化脓性肥大性双扁桃体平复痊愈如常，未曾复发。

**按：**初诊以麻杏甘石汤辛凉疏表、宣肺平喘，合自拟清咽散结汤加减清热毒、散痰结、利咽喉。取麻黄辛温宣肺平喘以散表邪，石膏辛甘大寒而清泄肺胃、生津、解肌透邪以清里热，两药配伍，相反相辅相制为用；杏仁味苦微温，助麻黄降气止咳平喘，宣降相因，与石膏相合则清肃协同，甘草益气和中、生津止渴，调寒温于宣降之间；麻黄得射干之助，清热宣肺利咽平喘；石膏得生地黄之助，清热养阴生津利咽；取连翘、金银花、黄芩、山豆根、青黛、蚤休大队清热解毒利咽之药以清解上焦热毒，消肿止痛，消乳蛾脓肿；蝉衣、僵蚕、玉蝴蝶疏风利咽、止痛散结开音，相须为用以治声嘶咽痛、乳蛾增生疼痛，甘草调和诸药为佐药。《本草求真》言山豆根为"解咽喉肿痛第一要药"。余常用山豆根疗急慢性扁桃体炎，且用量在15～30g，疗效卓著，曾治愈某慢性扁桃体炎常年反复发作10余年中西药遍治不愈者。然该药大苦大寒，过量易致恶心呕吐、腹泻胸闷等，改用中药配方颗粒则几无不良反应，若与生姜同用，则更安全。

二诊咳喘平，去射干、麻黄、杏仁。加知母、天冬、麦冬，助石膏清肺胃咽喉之郁热，清心除烦降火、利咽生津养阴之力尤增；桔梗开宣肺气、化痰排脓利咽；鱼腥草、金荞麦清热解毒、利咽消肿，治上呼吸道感染、咽喉肿痛有效，与银翘、黄芩、蚤休、青黛、山豆根等清热解毒药，合力攻克乳蛾脓肿；以桔梗易玉蝴蝶，合甘草排脓利咽。

三诊、四诊里热炽盛已退，前方去石膏、知母、天冬。还取金荞麦、鱼腥草、连翘、金银花、黄芩、青黛、蚤休、山豆根辈清热解毒、祛邪消肿利咽，麦冬、生地黄、桔梗、甘草养阴清热、化痰排脓利咽；加白芥子利气消痰开结，以及虫药全蝎、穿山甲、水蛭搜剔祛风、消痰软坚散结、破瘀化癥，直捣巢穴。五诊虫药减量善后。

对于急性和慢性增生性扁桃体炎热毒或伏毒痰瘀互结者，余每以自拟清咽散结汤辨证施治取效。方由泡射干、山豆根、生地黄、青黛、蚤休、连翘、金银花、黄芩、白芥子、茯苓、桔梗、甘草，以及蝉衣、白僵蚕、淡全蝎、炮甲片、水蛭等虫药组成。

### 4. 梅核气兼喉痹乳蛾验案（咽神经官能症、咽炎、增生性扁桃体炎）

郁某，男，31岁。2008年9月21日初诊。

自幼年始乳蛾反复发作，西医诊断为慢性扁桃体炎而未能治愈。咽喉有异物感，吞吐皆不能去，不断咯咯清嗓已5月余。近益著，终日咯咯清嗓如咳，无痰，咽喉疼痛，影响交往，不胜其苦求诊。

患者从事电脑软件设计工作，创业艰辛，劳心劳力，忧思气结，或有口苦胁胀。平素逸而少动，形丰，好寐。恣啖瓜果零食甜腻之品，更喜饮料可乐代茶提神。

查软腭后缘、咽部充血水肿、色红，后壁滤泡增生，双扁桃体Ⅲ度肿大，表面有瘢痕，呈慢性扁桃体炎急性发作态势。苔薄，脉滑。

证属梅核气而兼喉痹、乳蛾者。痰湿之体，忧思气结，肝气郁滞以致痰气互结而成梅核气；且夙有风热邪毒客于咽喉，乳蛾肿大增生如癥（慢性增生性扁桃体炎），失于治疗，邪热郁闭咽喉而成喉痹。法当行气化滞，除痰散结，解毒消肿利咽，搜风化瘀消癥。与半夏厚朴汤加味。

生半夏20g，生姜3片，厚朴10g，茯苓30g，苏叶10g，净蝉衣10g，白僵蚕15g，桔梗10g，大象贝10g，白芥子12g，黄芩20g，金银花30g，连翘30g，山豆根（中药免煎颗粒）20g，炙甘草6g。7剂，水煎，日1剂，3次分服。另：淡全蝎6g（研末），入胶囊，日3次分服。

2008年9月27日二诊：病情略见改善。咽痛减，咯咯清嗓无痰，咽红。纳好，因咽痛而零食暂停，但瓜果饮料进食未见减少。大便日一行，成形。痰湿之体，嘱饮食宜清淡，少甜腻，戒零食。舌脉如前。前方加苍术12g，厚朴量增至15g，山豆根（中药免煎颗粒）量增至30g，以加强下气消痰化湿、解毒消肿利咽之力。虫药全蝎6g研末，服法如前。

2008年10月11日三诊：咽痛去，略红；双扁桃体肿大缩小，清嗓尚频，但不若前之费力，且有痰涎咯出，佳象也，邪有出路。苔薄，脉滑。痰瘀互结咽喉痼疾，非虫药不为功，增虫类化瘀消癥之品，搜剔软坚散结。

蚤休 20g，连翘 30g，金银花 20g，黄芩 20g，牡丹皮 12g，紫草 20g，生半夏 30g，厚朴 15g，茯苓 30g，苏叶 10g，生姜 3 片，净蝉衣 10g，白僵蚕 15g，大象贝 10g，山豆根（中药免煎颗粒）30g，白芥子 12g，炙甘草 6g。另：淡全蝎 6g（研末），中药免煎颗粒水蛭 3g、炮甲片 10g，和匀，入胶囊，日 3 次分服。

2008 年 10 月 30 日，患者因故未能来诊，由其母代诉求方。谓咽喉异物感轻微，清嗓咳痰偶见。舌脉不详。效不更方，前方续进，7 剂。

2008 年 11 月 8 日四诊：咽喉异物感消失，咯咯清嗓亦愈。软腭红肿消失，咽后壁滤泡减少，扁桃体肿大介于Ⅰ～Ⅱ度之间。喉间痰多。苔薄，脉濡滑。

蚤休 20g，连翘 30g，金银花 20g，黄芩 15g，牡丹皮 12g，赤芍 10g，紫草 15g，生半夏 30g，厚朴 10g，茯苓 30g，生姜 3 片，苍术 15g，大象贝 10g，山豆根（中药免煎颗粒）30g，白芥子 12g，桔梗 10g，炙甘草 6g。另：淡全蝎 6g（研末），中药免煎颗粒水蛭 3g、炮甲片 10g，和匀，入胶囊，日 3 次分服。

2008 年 11 月 15 日五诊：双扁桃体尚轻度肿大，喉间痰涎亦减。苔薄，脉濡滑。

生半夏 30g，生姜 3 片，茯苓 30g，厚朴 10g，苏叶 10g，陈皮 10g，大象贝 10g，山豆根（中药免煎颗粒）20g，桔梗 10g，枳壳 10g，白芥子 12g，白僵蚕 15g，紫草 15g，赤芍 10g，蚤休 30g，炙甘草 6g。另：淡全蝎 6g（研末），中药免煎颗粒水蛭 3g、炮甲片 10g，和匀，入胶囊，日 3 次分服。

2008 年 11 月 22 日六诊：喉间异物感、咯咯清嗓消失后未见再作，肿大之双扁桃体亦近乎恢复正常，痰涎微。停服中药，仍予虫药胶囊日服，以善其后，半月后诸症悉去，告愈。

**按：**患者暑天伏案工作，开空调以消暑气。平素恣啖瓜果甜腻之品，更喜饮料可乐，逸而少动，形丰好寐。痰湿之体，思虑气结，脾虚肝乘，痰气互结而成梅核气证；更兼夙有乳蛾增生肿大（慢性增生性扁桃体炎），邪滞咽喉，痰瘀伏毒互结，病情复杂顽缠而成喉痹，增加了治疗难度，求治于中医，竟获殊功。初诊与半夏厚朴汤加味。取半夏厚朴汤辛苦合用，辛以行气散结，苦以燥湿降逆，使郁气得舒，痰涎得化，则痰气郁结之梅核气自除。以生半夏辛温入肺胃，化痰散结、降逆和胃为君，其功效倍于制半夏，非生者不为功。以厚朴苦辛温，下气除痞，助半夏散结降逆为臣。茯苓甘淡渗湿健脾，助半夏化痰散结；取生姜辛温散结，和胃降逆，制半夏毒；苏叶芳香行气，理肺疏肝，助厚朴行气宽胸，宣通郁结之气，共为佐药（见邓中甲主编《方剂学》）。加黄芩、金银花、连翘、山豆根清热解毒，消喉痹、乳蛾炎性疼痛；加桔梗、蝉衣、僵蚕宣肺利咽、祛风化痰散结；加白芥子之意有二，一以助半夏、厚朴之属化痰行气开郁散结，一助金银花、连翘之属清热消肿利咽，消咽喉充血水肿；甘草调和诸药。另加全蝎以祛风止痉，秉虫类搜剔之性，软坚散结化癥，除喉中异物感，消增生之扁桃体。此后药随症转，生半夏、山豆根加量，参用清热解毒消肿的蚤休及凉血化瘀解毒之牡丹皮、赤芍、紫草，更加全蝎、水蛭、炮甲片虫类药以消痰软坚化瘀消

沈桂祥临证经验实录

癥而收全功。瘀滞化而痰涎出，邪有出路，"咯咯清嗓如咳无痰"，非无痰也；消癥软坚散结，俾扁桃体肿大增生痼疾复常，皆虫药之功也。山豆根为"解咽喉肿痛第一要药"，治疗急慢性扁桃体炎有显著功效（详参前案，以避免不良反应）。余习用生半夏盖得之于师传，治疗重症恶阻、痰核痼疾、噎膈反胃、顽固性失眠等症，屡显卓效。不入虎穴，焉得虎子？言生半夏有毒而畏之，顽疾焉能得愈？生姜杀半夏毒，两药同煎，生半夏已煮成熟半夏，了无毒矣，可放胆使用，尽其材也！

### 5. 久喑验案（声带结节）

郁某，女，41岁，教师。1991年5月20日初诊。

声嘶5年许，加重3天。患者于1986年底起声音渐见嘶哑，工作劳累后加重，翌年夏天至1989年秋，曾先后就诊于无锡某市级医院，均因声带充血水肿、左侧前1/3处结节、声门关闭不全面诊为"左侧声带结节、声门关闭不全"。后数次求治于上海两市级医院，诊断相同，叠经中西医药治疗，声嘶与结节依然，乃建议手术治疗。

近因用嗓过度，3天来声嘶加重，午后益著，甚或不能出声。咽干略红，扁桃体略肿大，渴饮。形丰。舌淡胖有瘀点，苔薄，脉濡细滑数。

证属"久喑"。金破不鸣，金实则亦不鸣。盖由长期用声不当，声带充血水肿，以致气血乖和成瘀。气不化津而生痰，痰血胶结而为"结节"，乃致失音。经云"结者散之"，"坚者削之"，"客者除之"。治宜养阴清热利咽与消痰软坚散结并举，标本兼顾。

生地黄、天花粉各20g，玄参12g，山豆根、桔梗各10g，昆布、生牡蛎（先煎）各30g，夏枯草、象贝母各10g，炮甲片6g，桃仁10g（打）。

上方日服，1个月后渴减，音转润。原方续服近2个月，声音圆润清亮，咽干口渴诸症悉除。1991年8月26日在原市级医院复查，声带结节消失，声门关闭良好，痊愈，患者喜出望外。嘱其注意发声方法并适度用嗓，更服六味地黄丸以图巩固。

**按**：声带结节以双侧对称者为多，单侧少见。本案声嘶为标，结节为本，养阴清热生津而润其喉，清其声，利其气，祛其痰；消痰软坚散结而化其瘀，除其癥，标本兼顾，故能获效。若能加用穿山甲等虫类药物，当能提高疗效。治间适逢暑假，可见"声休"对本病的治疗至关重要，注意适度用嗓和科学发声对治疗和防止复发均有重要意义。

（本案系《消痰软坚散结临床运用举隅》案例之一，发表于《光明中医》1993年第6期）

### 6. 肺热病验案之一（右下肺炎）

王某，女，45岁。2008年8月30日初诊。

发热月余，初见咳嗽胸痛，体温39℃，高热寒战。经村医输液抗菌消炎退热数天，热退未清，体温37.4℃左右，午后略高。否认有肺结核、慢性咳喘病史。

刻诊：咳嗽气喘不甚，轻微胸闷或见，微恶风，咳痰色白微黄。体温37.5℃，肤热涩手，口渴。右下肺呼吸音低钝。今日胸片印象：两肺纹理增粗。血常规检查：白细胞计数 $8.1 \times 10^9$/L，红细胞计数 $4.65 \times 10^{12}$/L，血红蛋白92g/L，血小板计数 $356 \times 10^9$/L，中性粒细胞比例58.3%，单核细胞比例7.8%，淋巴细胞比例33.9%。苔黄，少津，脉浮数。

高热寒战，咳嗽胸痛，疑为肺部感染，经西药抗菌消炎退热，热退未清。风邪病毒侵袭肺卫，失于宣泄清肃，表寒里热虽不甚高却迁延不去，今右下肺呼吸音低钝，似有肺炎失治之嫌，肺部感染尚未痊愈。胸片所以未见炎性阴影，是因肺部炎症已经好转吸收之故。治宜表里双解，宣肃余邪，清热化痰，宽胸利膈。与麻杏石甘汤加味。

炙麻黄10g，光杏仁12g（打），生石膏30g（先煎），桑叶12g，鱼腥草30g（后下），金荞麦30g，淡黄芩15g，桔梗10g，全瓜蒌12g，大象贝10g，炙甘草6g。

2008年9月4日二诊：得小汗热退，体温37℃，恶风去。口渴显减，咳嗽气喘、咳痰亦减，胸闷基本消失。纳稍增。苔薄黄，脉略数。前方加黄芪、北沙参各15g，续进。

2008年9月7日三诊：诸症悉愈。唯纳增未复，眠少安，精神委顿，乏力。苔转薄白，脉濡。拟益气养阴，培土生金，健脾和胃善后，方从麦门冬汤、生脉散、六君子汤化裁。

西洋参6g（另炖兑服），大麦冬20g，五味子10g，川百合30g，粳米15g，大枣12枚，黄芪20g，白术10g，云茯苓12g，砂仁3g（打、后下），制半夏6g，炙甘草6g。

调治半个月康复。

**按：** 自广谱抗生素大行其道以来，大叶性肺炎如咳嗽胸痛、咳铁锈色痰之典型者已很少见，肺炎如"风邪上受，首先犯肺，逆传心包"之"风温"典型者亦难见到。2003年流行之"传染性非典型性肺炎（SARS）"则属中医疫病范畴。本案属普通的"肺部感染（右下肺炎）"，诊断当无疑议，缘由西药治疗之不规范、不彻底，以致邪恋不去，迁延近月，中医药辨证论治无误，故收佳效。《伤寒论》第63条云："发汗后，不可更行桂枝汤，汗出而喘，无大热者，可与麻黄杏仁甘草石膏汤。"今因外邪失于宣泄清肃，而见身无大热、微汗气喘、咳嗽、胸闷、恶风、咳痰，表寒未清，痰热恋肺征象，故师仲景法，仍予麻黄杏仁甘草石膏汤（加味）。盖麻黄与石膏同用，清热宣肺，兼以解表祛邪，麻黄得石膏宣肺平喘而不助热，石膏得麻黄清解肺热而不凉遏；杏仁味苦，降利肺气而平喘咳，与麻黄相配则宣降相因，与石膏相伍则清肃协同；甘草和中益气，调和于寒温宣降清肃之间（见邓中甲主编《方剂学》）。加桑叶宣肺解表；鱼腥草、金荞麦善治肺热痰嗽、肺炎肺痈；合黄芩、桔梗、象贝母、瓜蒌清热化痰、宽胸利膈。二诊加黄芪、沙参补气养阴。三诊取西洋参补气生津，麦冬、五味子酸甘养阴，复肺胃之气阴以清虚热，五味子、百合养阴清心、宁心安神，合粳米、大枣、炙甘草和中养胃补脾，少佐半夏化痰降逆、培土生金；辅以黄芪、白术、茯苓、砂仁，合半夏补气健脾和胃，复气血生化之源而收全功。

做中医要做"铁杆中医"，处处突出和体现中医学"天人合一""整体观念"和"辨证论治"的精髓和长处。辨证是绝对的、根本的，辨病是相对的、参考的。积极运用中医技能治疗常见病、多发病乃至疑难杂症，包括攻克癌症的治疗，但也不能夜郎自大。要学习和了解西医学先进的检测手段和知识，力求宏观与微观、整体与局部的结合和统一，与时俱进，为我所用；对于西医"视""触""叩""听"一般的诊疗技术，也应尽可能地去掌握，作为中医四诊的延伸和补充，这对于提高辨证和辨病的准确性，特别是对基层的中医临床工作者很有好处。中医要振兴，要做到"宗"中而参西（西医学），但切不可本末倒置，喧宾夺主，毁我长城。戒之！慎之！

朱良春老师评按：从述我阗

（论述精辟）

### 7. 肺热病验案之二（老年性肺炎）

郁某，男，68岁，退休教师。2007年4月20日初诊。

受凉后形寒发热半月余。初高热，体温40℃，寒战，自行服用抗炎退热西药1周，仍见入暮发热恶寒而求诊。

恶寒发热，身痛，汗出，口渴，神萎。咽略红，双扁桃体无肿大，不咳，无痰。纳眠较差。体温38.1℃，双肺未闻及明显的干湿啰音，心音无异常。血常规检查：白细胞计数 $11.4 \times 10^9$/L，中性粒细胞比例62.0%，淋巴细胞比例27.8%，单核细胞比例10.2%，红细胞计数 $4.25 \times 10^{12}$/L，血红蛋白146g/L，血小板计数 $161 \times 10^9$/L。无肺结核、慢性支气管炎、高血压、糖尿病病史及其他慢性病病史。苔薄白，脉略数。

此为太阳病桂枝汤证，阳气怫郁，表证未罢，里热又起，复为春令风温侵袭肺卫上焦，恶寒发热、身痛、咽红、汗出、口渴并见。法宜表里双解，开郁泄热，辛凉透表，清热解毒。方取桂枝二越婢一汤意合银翘散化裁。

川桂枝10g，白芍10g，生姜3片，大枣7枚，生石膏30g（先煎），知母6g，金银花20g，连翘30g，薄荷6g（后下），淡豆豉10g，黄芩20g，栀子10g，鱼腥草30g（后下），炙甘草6g。

2007年4月23日二诊：形寒发热已20天许，昨日入院，诊断为"上呼吸道感染，发热待查"。刻诊：恶寒身痛发热减轻，清晨体温37.5℃。仍见汗出口渴，咽痛且红，不咳，无痰。4月22日血常规检查：白细胞计数 $17.0 \times 10^9$/L，中性粒细胞比例61.2%，淋巴细胞比例28.6%，单核细胞比例10.2%，红细胞计数 $4.77 \times 10^{12}$/L，血红蛋白163g/L，血小板计数 $108 \times 10^9$/L。苔白糙，脉数。

表寒虽减，里热尚甚，外邪侵袭肺卫上焦，白细胞计数不降反升，辨证辨病，病情进展，恐有变证。

川桂枝10g，白芍10g，生姜3片，大枣7枚，生石膏30g（先煎），知母6g，金银花20g，连翘30g，黄芩20g，栀子10g，鱼腥草30g（后下），青黛10g（包），山豆根

（中药免煎颗粒）10g，炙甘草6g。

2007年4月26日三诊：昨日午后体温37.8℃，今晨体温37℃，纳眠俱差，微烦。恶寒身痛均去，咳嗽痰少色白质稠。右下肺可闻及湿性啰音。4月25日血常规检查：白细胞计数35.0×10⁹/L，中性粒细胞比例64.7%，淋巴细胞比例25.2%，单核细胞比例10.1%，红细胞计数4.11×10¹²/L，血红蛋白140g/L，血小板计数180×10⁹/L。X线胸片显示：右肺第4前肋行走处见团片状阴影，边缘模糊。诊断：右侧（叶）肺炎。

4月24日B超提示：肝囊肿，胆囊炎，多发性息肉样改变，肝内胆管未见明显扩张，胰腺因肠气多显示不清，脾、肾未见明显异常。苔薄白，脉浮数。

药后表邪已去，里热渐退，汗出口渴心烦减轻。胸片示"团片状阴影，边缘模糊"，西医内科诊断为"肺炎"，昨日方见咳嗽、痰少色白质稠，盖由老年机体反应迟钝，咳嗽反射功能低下，症状常不典型所致。自4月20日初诊至今，体温渐降而白细胞计数反见递增至35.0×10⁹/L，老年肺炎鲜见，堪忧。若以"温病"为辨，病初形寒发热半个月，曾见高热寒战，服用抗炎西药1周后，恶寒发热，身痛汗出，心烦口渴而咳嗽迟见，苔薄白，脉浮数。陈平伯《外感温病篇》谓："风温为病，春月与冬季居多，或恶风或不恶风，必身热，咳嗽，烦渴。"而未见"咳嗽"，则当属风温之不典型者。而叶天士《温热论》尚有"温邪上受，首先犯肺，逆传心包"之诫。慎之！

生石膏30g（先煎），知母6g，黄芩20g，鱼腥草30g（后下），金荞麦30g，金银花20g，连翘30g，青黛10g（包），紫草15g，桔梗10g，枳壳10g，牡丹皮15g，生地黄15g，山豆根（中药免煎颗粒）10g，蝉衣10g，炙甘草6g。

2007年4月30日四诊：热退第2天，咳尚作，纳眠差、烦渴除。血常规检查：白细胞计数18.0×10⁹/L，中性粒细胞比例61.8%，淋巴细胞比例28.0%，单核细胞比例10.2%，红细胞计数4.25×10¹²/L，血红蛋白146g/L，血小板计数140×10⁹/L。苔薄，脉弦滑。原方去知母、牡丹皮、生地黄、山豆根、蝉衣，加桑白皮30g，炙百部30g，法半夏15g，大象贝10g，白僵蚕15g，清肺化痰止咳。

2007年5月7日五诊：诸症悉愈，今日出院。血常规检查正常，白细胞计数恢复至7.0×10⁹/L。咳止，无痰，纳少香，眠尚可。二便调畅。苔糙，脉滑。

桔梗10g，枳壳10g，大象贝10g，大麦冬15g，五味子10g，黄芩20g，金荞麦根30g，法半夏20g，陈皮10g，砂仁3g（打、后下），党参12g，炒莱菔子12g（打），谷芽、麦芽各15g，炙甘草6g。

**按：**《伤寒论·辨太阳病脉证并治》曰："太阳病，发热恶寒，热多寒少，脉微弱者，此无阳也，不可发汗，宜桂枝二越婢一汤。"今仍见发热恶寒、汗出口渴，而与"续自微汗出，不恶寒"之"转属阳明"仅一步之遥，热多寒少，故取桂枝二越婢一汤意开郁泄热，微发其汗，兼清里热，并有所侧重。桂枝二越婢一汤由桂枝、芍药、麻黄、甘草、大枣、生姜、石膏组成，为桂枝汤与越婢汤2:1用量的合方，量小剂轻。方中桂枝汤调和营卫，外散表寒；越婢汤发越郁热，去麻黄者，是为小发其汗；加知

沈桂祥临证经验实录

母以助石膏清里热而兼养阴护津以止烦渴。此其一也。再以"太阴温病"为辨，则"太阴风温、温热、温疫、冬温，初起恶风寒者，桂枝汤主之；但热不恶寒而渴者，辛凉平剂银翘散主之。温毒、暑温、湿温、温疟不在此例"（吴鞠通《温病条辨·上焦篇》）。今高热虽去而桂枝汤证未罢，且见咽红不适，故取桂枝汤，合银翘散之金银花、连翘、薄荷、豆豉，清泄上焦肺卫邪热，解毒利咽，除烦安眠；加黄芩、栀子、鱼腥草清肺卫邪热病毒，以杀其势；更加石膏、知母清气以除烦渴，清泄气分肺胃邪热，朱良春老师"先发制病"之论与姜春华教授当年"截断扭转"之说异曲同工，对于预防急性热病和急危重症的传变与恶化，有积极意义；甘草调和诸药。此其二也。

4天后二诊：入院已2天，虽恶寒身痛、发热减轻，却仍见热多汗少，汗出口渴心烦，咽痛且红，白细胞计数不降反升，病情进展，恐有变证。加山豆根、青黛清热解毒利咽，以观动静。

3天后三诊：确诊肺炎。发热已20余天，清晨虽体温趋常，恐与使用西药激素有关，石膏、知母不宜轻撤，以防体温反弹。老年肺炎患者，体温渐降而白细胞计数竟高至$35.0 \times 10^9$/L者鲜见。方用生石膏、知母、黄芩、鱼腥草、金荞麦根、金银花、连翘、桔梗、枳壳、山豆根、蝉衣、甘草，清肃肺炎里热，解毒利咽，化痰止咳。青黛、紫草相须为用，凉血解毒，防营血之变，亦"先发制病"之意。四诊进入坦途，五诊痊愈善后，方解从略不赘。

老年人机体反应迟钝，肺炎少有典型者，与年轻人、儿童患者有异，本案至胸片确诊方见咳嗽咳痰。何况自抗生素盛行以来，肺炎之典型者已很少见到。本案仅从中医药角度粗略分析，而西医药的诊断治疗作用，理应充分肯定。另者，抗生素的广泛应用，使某些疾病失去了固有的典型表现，不可不知。自金元以后，"伤寒""温病"纷争不断，本案试从"伤寒""温病"两法进行分析。余以为，无论"伤寒""温病"，病名虽异，辨证则一，可以互参。正所谓"观其脉证，知犯何逆，随证治之"而已。

### 8. 哮喘验案（寒哮）

唐某，女，21岁。2000年10月11日初诊。

哮喘因感而发6～7年，每年9～10月份尤甚。

前日当风感寒，哮喘夜间又作，不能平卧，喉间如水鸡声，多泡沫痰涎。今日胸透示：两肺中下野纹理增粗。苔薄白，脉弦数。

寒痰伏肺，遇感而发，痰升气阻，以致呼吸气促而哮鸣有声。证属哮喘之寒哮。射干麻黄汤合小青龙汤化裁，以温肺散寒化饮、化痰平喘。

泡射干10g，炙麻黄10g，北细辛6g，大生姜3片，法半夏12g，川桂枝12g，白芍10g，五味子10g，大枣7枚，葶苈子30g，茯苓30g，炙甘草10g。5剂。

2000年10月17日二诊：药后哮喘平，但昨夜又作，咽痒咳嗽，少痰。两肺可闻及哮鸣音。苔薄白，舌淡，脉虚弦。再从前方加减，以温肺散寒化饮、化痰止咳平喘。

泡射干 10g，炙麻黄 10g，北细辛 6g，大生姜 3 片，法半夏 12g，川桂枝 10g，白芍 10g，大麦冬 12g，五味子 10g，大枣 7 枚，紫菀 10g，款冬花 12g，广地龙 15g，灵磁石 30g（先煎），炙甘草 10g。

2000 年 11 月 13 日三诊：哮喘愈，诸症悉去。劳累后夜间或咳。苔薄，脉细微弦。予阳和汤加味，温阳化饮，补肾填精，益气固卫，纳气平喘，务使精气充足而固其本。

鹿角胶 12g（烊冲），熟地黄 15g，麻黄 8g，白芥子 15g，官桂 10g（后下），淡干姜 6g，炙甘草 6g，黄芪 30g，熟附片 10g（先煎），法半夏 12g，北细辛 6g，五味子 10g。另：净坎炁 2g（研末），入胶囊，日 2 次分服。

2000 年 11 月 20 日四诊：哮喘愈。苔薄，脉细微弦。再予阳和汤固本图治。

鹿角胶 12g（烊冲），熟地黄 15g，麻黄 8g，白芥子 15g，官桂 10g（后下），淡干姜 6g，炙甘草 6g，黄芪 30g，熟附片 10g（先煎），法半夏 12g，北细辛 6g，五味子 10g。另：净坎炁 2g（研末），入胶囊，日 2 次分服。

11 月 28 日后服药半个月停药，于 2002 年 8 月 2 日～9 月 2 日行哮喘冬病夏治，还以阳和汤为主方，加净坎炁 2g，每日 1 剂。当年入秋哮喘未再复发，随访 10 年，亦未见作，健康如常。

**按**：哮喘是一种发作性的痰鸣气喘疾患，止作无时，以夜间发作多见。《金匮要略·痰饮咳嗽病脉证并治》归结于"伏饮"，谓："膈上病痰，满喘咳吐，发则寒热，背痛腰疼，目泣自出，其人振振身𥆧剧，必有伏饮。"描述了哮喘发作时的典型症状。并谓："咳逆倚息不得卧，小青龙汤主之。"《金匮要略·肺痿肺痈咳嗽上气病脉证治》曰："咳而上气，喉中水鸡声，射干麻黄汤主之。"本案师仲景法而不逾矩也。

初诊方用射干、麻黄宣肺平喘，豁痰利咽；细辛、生姜、半夏温肺散邪，化饮降逆平喘；五味子收敛肺气，散中有收，无辛散酸收太过之弊，止咳平喘相得益彰；桂枝温阳化气，辅麻黄以解表行水涤饮，助茯苓以温阳利水化饮；芍药和营，制麻黄、桂枝之汗散；甘草能祛痰止咳，合大枣和中，与葶苈子泻肺涤痰蠲饮同用而无伤正之虑。诸药共奏温肺降逆、止咳祛痰化饮之功。二诊咽痒咳嗽少痰，加紫菀、冬花润肺下气、止咳化痰，地龙缓支气管痉挛，合磁石纳肺气以平喘。三诊、四诊诸症去，哮喘愈，虑其劳累复发，予阳和汤加味固本图治。哮喘本有"夙根"，言有痰也、饮也，虚人多见。

本案因于寒，素体阳虚，痰从寒化，发为"寒哮"。阳和汤本治一切阴疽，其中麻黄专为发越阳气而设，量小，适当增加麻黄之量，用以防治阳虚哮喘等症，亦屡收奇效。方用熟地黄、鹿角胶补血填精，阴中求阳；肉桂、干姜、麻黄、白芥子、甘草，大可温阳化饮平喘；加附子、细辛，麻黄助肉桂温肾阳、补命火，细辛祛风解表、温肺化饮，寓麻黄附子细辛汤意；合半夏化痰，以温阳化痰涤饮；再加黄芪补气固卫，则阳虚感冒可治可防；坎炁甘咸性温，入肺肾二脏，乃补肾填精、纳气平喘、敛汗补虚之上品，助熟地黄、鹿角胶温阳填精补虚。诸药和衷共济，温阳化饮，补肾固卫，纳气平喘。及至翌年 8 月，仍以阳和汤为主方，加坎炁温阳化饮、补肾纳气，凭借"冬病夏治"防病治病的优势，鼓舞正气，增强抗病能力。正所谓"离照当空，阴霾自散"，哮喘顽疾得以根治，当亦在情理之中。大凡哮证证治，发作时以邪实为主，攻邪治标为先；平时以正虚为主，当扶正治本。肾为先天之本、五脏之根，尤以补肾为要，精气充足则根本得固。西医学认为，哮喘多与吸入花粉、烟尘及进食不当食物引起过敏有关。考诸多治疗哮喘之中医方药，多有脱敏平喘止哮功效。

"冬病夏治"是中医学根据自然界变化对人体的影响及气血运行在每个节气的变化而制定的一种治疗方法。根据"春夏养阳"的原则，夏季阳气旺盛，人体阳气也达到四季高峰，尤其是三伏天，肌肤腠理开泄，选取穴位敷贴，药物最容易由皮肤渗入穴位经络，能通过经络气血直达病处，所以在夏季治疗冬病，往往可以取得较好的效果。如果在缓解期服药治疗，能够鼓舞正气，增强抗病能力，从而达到防病治病的目的。

### 9. 支饮（喘息型支气管炎、心功能不全）

陈某，男，71 岁。2011 年 5 月 3 日初诊。

患者因寒温失调，喘咳周许，心悸胸闷，活动、尿后尤著，尚能平卧。咳痰不爽，有泡沫，或竟干咳无痰。无唇绀。平素大便时有溏薄。有喘息病史 8 ~ 9 个月，病起于 2010 年 9 月 20 日外感风寒以后。2011 年 3 月 7 日类作，先后来诊药愈。嗜烟，每天两包，起病后戒烟。有高血压病史 30 余年。

刻诊：干咳，咳痰不爽，量少色白，有少许泡沫，活动气促。两肺呼吸音粗糙，可闻及少许干、湿性啰音。舌红苔薄不匀，微剥，脉弦。

脾肺之气素虚，脾虚及肾，脾不散精，肺失通调，肾失蒸化开阖职能，津液不归正化，聚湿为饮为痰，侵于肺则喘咳咯痰，凌于心则心悸胸闷，流于肠胃则呕恶溏泻。饮停胸肺，咳逆喘息，是为"支饮"。寒饮伤阳，阴随阳消，或寒饮热化伤阴，而见气阴两虚之象。西医拟诊"喘息型支气管炎，心功能不全"。辨证辨病，当以温肺化饮、止咳平喘、益气养阴化痰为治，方从小青龙汤合金水六君煎、生脉饮加减。

炙麻黄 6g，北细辛 10g，川桂枝 12g，生白芍 10g，法半夏 15g，生姜 3 片，五味子 10g，大麦冬 20g，西洋参 6g（另煎兑服），陈皮 10g，茯苓 20g，熟地黄 20g，当归 12g，淡黄芩 20g，鱼腥草 30g（后下），炙甘草 6g。7 剂。

2011 年 5 月 16 日二诊：前投小青龙汤合金水六君煎、生脉饮加减显效。活动后喘息心悸、咳嗽递减，咳痰亦见爽利，渐至咳止痰消气平。唯活动后尚觉微喘胸闷。苔薄，舌红，脉弦。前方黄芩减量为 15g，续进。

验案实录

2011年5月30日三诊：活动喘息心悸基本消失，咳未作，痰净尽，胸闷愈。大便每日2～3次，腹胀，矢气则腹胀去。苔薄，舌色转淡，红褪复常，脉弦缓。喘咳心悸甫平，脾虚腹胀又起，便次增加。药随症转，兼以扶脾助运。

炙麻黄6g，北细辛10g，川桂枝12g，白芍10g，法半夏15g，淡干姜10g，淡黄芩15g，大麦冬15g，五味子10g，党参30g，炒白术15g，茯苓20g，陈皮10g，补骨脂15g，焦山楂、神曲各15g，炙甘草6g。7剂。

2011年6月10日四诊：活动后喘息心悸消失，偶见胸闷，停药尚见咳痰。大便日2次，成形。苔薄，舌淡红，脉濡滑。冠脉瘀滞轻则胸闷，重则心痛，前方加紫丹参30g化瘀通脉。

2011年7月25日五诊：活动后喘息消失，停药近40天，未见复作，唯步速加快、登高则有吸气不足之感。苔薄，脉缓滑。治宜化痰饮、助心阳、益阴血、通心脉，苓桂术甘汤、生脉饮、金水六君煎三方合一，加附子，以善其后。

茯苓30g，川桂枝15g，白术5g，党参30g，大麦冬15g，五味子10g，生姜3片，陈皮10g，制半夏12g，熟地黄15g，当归10g，熟附片20g（先煎），炙甘草6g。10剂。

**按：** 饮停胸肺，属"支饮"之类。《金匮要略·痰饮咳嗽病脉证并治》第12条云："夫患者饮水多，必暴喘满；凡食少饮多，水停心下，甚者则悸，微者短气。脉双弦者，寒也，皆大下后善虚；脉偏弦者，饮也。"第13条云："肺饮不弦，但苦喘短气。"第14条云："支饮亦喘而不能卧，加短气，其脉平也。"第17条云："夫短气，有微饮，当从小便去之，苓桂术甘汤主之，肾气丸亦主之。"可知本案尚属"支饮"较轻浅之证。然气阴并亏，咳嗽痰少、干咳无痰、舌红苔薄微剥，已有化热之虞。张景岳金水六君煎本为"肺肾虚寒，水泛为痰，或年迈阴虚，血气不足，外受风寒，咳嗽呕恶，多痰喘急等症"而设。初诊、二诊以金水六君煎加生脉饮益气养阴，合温肺化饮止咳平喘的小青龙汤，辅黄芩、鱼腥草清热止咳平喘效佳；三诊去归地之滑利腻滞，以党参易西洋参，加补骨脂、白术、山楂、神曲补肾纳气、健脾消食之品，合半夏、茯苓、陈皮杜生痰之源头、助气血之生化；四诊加紫丹参，合生脉饮益气养阴化瘀以通心脉；终以苓桂术甘汤、生脉饮、金水六君煎三方合一善后。随访半年，患者未见感冒、咳喘，活动后心悸气喘胸闷亦愈，疗效满意。且每天傍晚坚持步行锻炼45分钟，路程约3公里，不喘不咳，不悸不闷，康健如初。

### 10. 悬饮验案（慢性支气管炎、胸腔积液）

周某，男，60岁。2003年3月3日初诊。

2003年1月28日因自发性气胸（液气胸）住院18天，出院后17天，胸部平片示：气胸消失，左肋膈角圆钝，有少量积液。患慢性支气管炎、阻塞性肺气肿，咳喘时作，气交寒冷辄发多年。

刻诊：乏力，短气，左胸胁略见胀滞，微咳，痰少色白。诉纳少，眠尚可，能平卧，左侧卧舒。二便如常。苔薄白，舌边多齿痕，脉濡滑数。

证属悬饮。素体虚弱，肺卫阳气失于布达，聚水为饮，悬停胸胁。治宜温阳益气，健脾化饮逐水。

黄芪 30g，党参 15g，白术 15g，茯苓 30g，防己 10g，川椒目 10g，葶苈子 20g，白芥子 12g，炙麻黄 6g，川桂枝 10g，熟附片 10g（先煎），炙甘草 6g。

2003 年 3 月 11 日二诊：自发性气胸愈后，左侧胸膜有少量积液。得微汗、短气乏力、咳喘改善。苔薄白，脉濡滑略数。前方续进。

2003 年 3 月 18 日三诊：食欲、体力基本恢复，胸胁支满、咳喘短气递减，咳痰微黄。苔薄，脉濡滑略数。辨证辨病，虑有热化之象。佐以清肺化痰，宽胸散结。

黄芪 30g，白术 15g，茯苓 30g，炙麻黄 6g，葶苈子 15g，防己 10g，川椒目 10g，白芥子 15g，熟附片 6g，川桂枝 10g，全瓜蒌 12g（打），鱼腥草 30g（后下），炙甘草 6g。

2003 年 3 月 27 日四诊：咳嗽喘息皆平。胸胁满闷显减，偶见左侧胸胁刺痛，盖由胸膜粘连、络脉阻滞所致。大便日一行。苔薄，脉滑软，略数。辅以理气化瘀和络。

黄芪 20g，白术 15g，茯苓 30g，防己 10g，川椒目 10g，葶苈子 30g，旋覆花 12g（包），枳壳 12g，赤芍、白芍各 12g，川桂枝 10g，熟附片 10g（先煎），全瓜蒌 15g（打），鱼腥草 30g（后下），炙甘草 6g。

2003 年 4 月 5 日五诊：昨日 B 超示：双侧胸腔未见积液。今日胸透及胸片示：左胸膜积液消失，胸膜粘连。苔薄，脉细濡。益气扶正，化痰宽胸，化瘀散结，以虫类药搜剔通络消癥。

黄芪 30g，茯苓 15g，旋覆花 12g（包），全瓜蒌 15g（打），枳壳 12g，赤芍、白芍各 12g，当归 12g，生蒲黄 12g（包），地鳖虫 10g，川桂枝 10g，炙甘草 6g。另：淡全蝎 6g，大蜈蚣 3g，水蛭 3g，炮甲片 6g，蕲蛇 6g，共碾细末，入胶囊，日 3～4 次分服。

其后予阳和汤加活血化瘀、搜剔通络之品善后，减少了肺部感染及慢性支气管炎的复发，随访 9 年，液气胸旧疾未见再作。

**按：**痰饮是指体内水液输布运化失常，停积于某些部位的一类病证，由外感寒湿、饮食不节、劳欲所伤引起。《素问·经脉别论》说："饮入于胃，游溢精气，上输于脾，脾气散精，上归于肺，通调水道，下输膀胱，水精四布，五经并行。"水液代谢与肺脾肾三脏相关，而痰饮的形成尤以脾阳不运最为关键。《金匮要略·痰饮咳嗽病脉证并治》说："病痰饮者，当以温药和之。"开后世痰饮治疗之法门，不仅用于痰饮之轻浅者，而于逐饮、利水、发汗之剂，亦均应佐以温药。患者年逾花甲，形质虚寒，肺脾肾阳气衰惫，常年为喘咳所累，突发液气胸险情，经急救住院脱险，遗胸腔少量积液，月余未能吸收，证属悬饮，短气、乏力、胸胁满闷、咳喘未已，正虚邪实，法当扶正祛邪。初诊以附子、桂枝、麻黄温通宣肺平喘化饮，得黄芪、党参、茯苓、白术、甘草益气健脾利水之助，其力益彰；防己、椒目利尿涤饮，葶苈子强心泻肺逐饮，前后分消；白芥子宣肺理气，去皮里膜外之水以除留饮；甘草补气扶脾，调和诸药。全方共奏温阳益气、健脾化饮逐水之功。三诊食欲、体力基本恢复，胸胁支满、咳喘短气递减。咳痰微黄，虑有热化之虞。去党参，减附子之量，加鱼腥草清热解毒抗炎，全瓜蒌清热化痰、利气宽胸散结以减少胸膜炎性渗出。四诊诸症显减，随着胸膜积液的减少，而见胸膜粘连掣痛，加旋覆花、枳壳、赤芍、白芍降气消痰化饮、行瘀通络止痛。五诊胸膜积液消失，去白术、防己、椒目、葶苈、附子，加当归、生蒲黄、地鳖虫养血化瘀、通络止痛，疗胸膜粘连，另取全蝎、蜈蚣、水蛭、穿山甲、蕲蛇"五虫散"散结化瘀通络、消积化癥。此后予阳和汤加活血化瘀、搜剔通络之品善后，取得了比较满意的近远期疗效。

### 11. 肺痨悬饮验案（肺结核、结核性胸膜炎伴胸水）

顾某，男，35岁。2002年8月28日初诊。

结核性胸膜炎，胸水近40天，7月23日抽取胸水1000mL。初高热数天，咳嗽，胸痛，盗汗，乏力，体重减轻。1周后胸片、痰检确诊肺结核、结核性胸膜炎、胸腔积液，抗结核正规治疗1个月，因肝功能损害而停药未再服用，由亲友介绍陪同，求诊中医。

今日胸部正侧位片（结合透视）示：右肺透亮度减低，右下肺及右侧胸壁处见高密度阴影，呈弧形条索状分布，右侧膈肌及肋膈角均被遮盖，立、卧位透视无明显改变。两上肺见斑片状、片絮状模糊阴影，密度不均，心影大小正常范围，左侧肋膈角锐利。印象：①Ⅲ上/上1-2期，②右侧包裹性胸腔积液。建议：治疗后复查；做CT检查，排除其他病变。

患者略显消瘦，疲惫。测体温37.7℃，诉乏力，午后低热，盗汗、咳嗽偶见，咳则胸痛，未见咳血、痰血。微渴，纳眠尚可。大便间日一行，小便微黄。苔薄，脉略数。

肺结核、结核性胸膜炎、胸水属中医学肺痨（痨瘵）、悬饮范畴。劳倦内伤，气血阴精不足，外为"瘵虫"邪毒即结核（分枝）杆菌及其毒力所侵，蚀肺停饮，且因抗结核西药损伤肝脏。法当治痨杀虫、健脾制水、逐水蠲饮，佐护肝降酶。

防己10g，川椒目10g，葶苈子30g（包），生大黄6g，淡黄芩30g，鱼腥草30g（后下），功劳叶30g，蔊草30g，云茯苓50g，生白术15g，砂仁3g（打、后下），大麦冬12g，五味子15g，桃仁泥12g，炙甘草6g。

2002年9月6日二诊：纳减。今日外院B超示：胸水略减少。潮热未清，午后体温37.5℃许。咳嗽、胸痛、盗汗略有改善。活动气促，口微渴。巩膜皮肤无明显黄染，小便微黄，大便已日一行。肝区无明显不适。苔薄，脉数。

"邪之所凑，其气必虚。"劳倦内伤，精血不足。罹患肺痨，病变在肺；脾为肺母，子盗母气则脾虚，脾虚不能上输水谷精微以养肺，脾肺同病；肾为肺子，肺虚肾失滋生之源，或肾虚相火灼金，上耗母气，肺肾同病。再者，脾肾乃后天先天休戚相依，充养互资。终至一损俱损，肺脾肾三脏俱虚，本虚标实。原方加味续进，补肺肾，益气血，培真元，扶正祛邪。并嘱正气渐复，易有所欲，宜远房帏，惜阴精，戒烟酒。

防己10g，川椒目10g，葶苈子30g（包），生大黄6g，淡黄芩30g，鱼腥草30g（后下），功劳叶30g，葎草30g，砂仁3g（打、后下），生白术15g，云茯苓50g，大麦冬12g，五味子15g，桃仁泥12g，炙甘草6g。另：河车粉6g，大蜈蚣（免煎颗粒）4g，和均，入胶囊，日2次分服。

2002年9月20日三诊：乏力、咳嗽胸痛、活动后气急均减，潮热盗汗减轻或见。纳眠进步。今日外院B超、本院胸透示：胸水又见减少。苔薄，脉数。黄芩减半续进。

2002年9月30日四诊：胸水缓慢递减，无盗汗，昨日潮热未见，纳眠好。尚乏力，深呼吸两胁疼痛不适，盖为胸膜增厚、纤维化、粘连使然。苔薄，脉略数。辅软坚化癥之法。

防己10g，川椒目10g，葶苈子30g（包），淡黄芩15g，鱼腥草30g（后下），功劳叶30g，葎草30g，生白术15g，云茯苓50g，白芥子15g，枳壳10g，大麦冬15g，五味子15g，桃仁泥15g，赤芍15g，炙甘草6g。另：河车粉6g，炮甲片10g，大蜈蚣（免煎颗粒）4g，和匀，入胶囊，日3次分服。

2002年10月14日五诊：胸水减少，纳好。停药2天，略见气急，咳嗽，胸痛。苔薄，脉略数。前方加旋覆花、茜草，以行水下气、化瘀通络。

旋覆花12g（包），茜草15g，防己10g，川椒目10g，葶苈子30g（包），鱼腥草30g（后下），功劳叶30g，葎草30g，云茯苓50g，生白术15g，白芥子15g，赤芍20g，枳壳10g，五味子15g，炙甘草6g。另：参三七4g（研末），河车粉6g，大蜈蚣（免煎颗粒）4g，炮甲片10g，和匀，入胶囊，日3次分服。

2002年10月26日六诊：今日外院B超示：胸水递减。气急、咳嗽、胸痛均去。纳好，胁痛、潮热、盗汗、乏力诸症基本消失。肝功能复查正常。苔薄，脉滑。效不更方。

2002年11月19日七诊：今日胸透示：两肺纹理增粗，右侧包裹性积液阴影明显吸收，右侧肋膈部分显影，其活动度减低，心影大小正常范围。前后服药已3个月余。气促、咳嗽、胸痛、低热均瘥，仅见腰酸。肝功能正常，纳旺，体力恢复，患者是业余乒乓球运动员，已能进行乒乓球运动。苔薄，脉滑。茯苓减量为30g，五味子减量为10g，守方再进。

2002年12月5日八诊：B超示：胸水消失。去防己、椒目、葶苈子，加黄芪30g。至12月底停药，前后服药近4个月。

1年后随访，胸透示：两上肺病灶硬结钙化，胸膜增厚，无积水。2012年6月3日某院全胸正位片X线示：两肺纹理增多，两上肺见斑片状及点状钙化影、边缘清，右下肺野外带见片状密度增高影，右侧肋膈角钝，心影大小形态未见明显异常。左肋膈角锐。X线诊断：两上肺陈旧性肺结核，右侧胸膜增厚。随访10年，未见复发。

**按：**肺结核、结核性胸膜炎、胸水属中医学肺痨（痨瘵）、停饮（悬饮）范畴。据《中华人民共和国传染病防治法》，结核病属乙类传染病，应实行严格的管理制度。本案因服用抗结核药致肝功损害停药未再服用，求诊中医，疗效满意。患者正当青壮盛年，劳倦内伤，以致气血阴精不足，外为"瘵虫"邪毒所侵，蚀肺停饮，肺脾肾三脏俱损，且因抗结核西药损伤肝脏，本虚标实。急则治标，初诊以葎草、功劳叶、鱼腥草、黄芩杀菌解毒清肺热，四药都有杀灭结核分枝杆菌的作用。葎草尚能散结、除蒸、利水，朱良春老师常单独用以治疗渗出性胸膜炎、包裹性胸膜炎效佳。功劳叶且能除蒸治潮热，补虚增强体质，止咳止血，促进结核灶钙化。以己椒苈黄汤逐水涤饮，前后分消以治包裹性胸水（悬饮）。防己、椒目导饮于前，清者从小便而出；葶苈、大黄推饮于后，浊者从大便而下。以茯苓、白术、砂仁健脾补肺，制水利水以消停饮。麦冬、五味子养阴敛肺、益胃生津、宁心安神，五味子尚有护肝降酶之功。桃仁化瘀通络止痛，亦止咳嗽。甘草补气，调和诸药。肺痨是有传染性的慢性虚损性疾病，其病在肺，一损俱损，肺脾肾三脏俱病，本虚标实。鉴此，二诊加紫河车、大蜈蚣，以补肺肾，益气血，培真元，扶正祛邪。紫河车培补真元，大蜈蚣也有补肾强壮作用，且对结核分枝杆菌有抑制作用（治疗骨结核有显著疗效）。并叮嘱远房帏，戒烟酒，以利康复。三诊大便通畅，肺热显减，去生大黄，黄芩减半以护阴液。四诊纳好，胸水减少，胸膜粘连显现。去砂仁，加枳壳、赤芍、穿山甲理气通络、化瘀散结除瘕，加白芥子化痰散结，除皮里膜外之水。五诊以旋覆花、茜草治胸水、胸膜增厚粘连之胁痛。《本草纲目》谓："旋覆所治诸病，其功只在行水、下气、通血脉尔。"吾师良春先生说茜草"入络行血，瘀去则络脉宣通，故可取效于久病胁痛者"，"既能活血，又能利水"。两药同用，取旋覆花汤意（去青葱），以茜草代新绛，利水化瘀通络，以治"肝着"胁痛（胁为肝之分野）。六诊胁痛、潮热、盗汗、乏力诸症基本消失，肝功能复查正常。效不更方。至2002年11月19日七诊，诸症悉去，胸水近乎消失。上方减茯苓、五味子量。八诊去防己、椒目、葶苈子，加黄芪（略）。服药至2002年12月底近4个月，胸水消失。1年后随访，两上肺病灶硬结钙化，胸膜增厚，无积水，痊愈。随访10年，未见复发。自20世纪80年代中期以来，结核病疫情明显回升，出现全球性恶化趋势，进行肺结核中西医结合治疗的探索，当有积极的现实意义。

### 12. 喘咳伴肠梗阻重症验案

张某，男，65岁，农民。住院号177。1997年4月21日9时初诊。

患者素有慢性支气管炎喘咳病史，近20年来，每至冬春季节则喘咳反复发作，此次因寒温饮食失宜复发。喘咳、腹胀4天，呕吐、便秘、无肛门排气12小时，于1997

年4月19日收住入院，翌日因病情加重行西医内外科会诊。

体温36℃，脉搏122次/分，呼吸40次/分，血压160/110mmHg；两肺闻及散在干湿性啰音及哮鸣音，叩诊过清音；肠鸣音减弱，腹部胀气，肠型凸显，全腹压痛。血常规检查：白细胞计数$30.4 \times 10^9$/L，中性粒细胞比例89%，淋巴细胞比例11%。胸腹腔X线透视：两肺纹理增粗、紊乱，两肺野透亮度增加；右下腹至左上腹有节段样透亮区及多个小液平面。心电图示：窦性心动过速。

拟诊慢性支气管炎急性发作、阻塞性肺气肿、肠梗阻、高血压，即予吸氧、胃肠减压、药物平喘、抗炎、降压、纠正水及电解质紊乱，解除肠道梗阻为当务之急，但手术又颇棘手，观察1天后，病情加重，遂邀中医会诊。至此，喘咳、腹胀已6天，便秘呕吐、无肛门排气已2天半。

诊见患者呈焦灼不安、惊恐痛苦貌，端坐呼吸，咳逆短气不得卧，口唇紫绀，喉间痰鸣，便秘，无矢气，腹痛阵发性发作，全腹胀大如鼓，肠型隆起，硬满拒按，恶心呕吐，渴不思饮，畏寒。舌黯红瘀紫，苔厚灰腻浊、底白，脉浮紧滑数。

风寒痰浊阻滞于肺而为喘咳，饮食积滞肠胃，气机失于通降而成梗阻。肺与大肠相表里，亟须宣肺平喘以通腑气，通腑开闭以平喘咳。

炙麻黄、生大黄（泡饮）、玄明粉（分冲）各10g，枳实15g，厚朴、莱菔子各20g，杏仁、桃仁各12g，葶苈子、全瓜蒌各30g，生姜3片，生甘草5g。1剂，不应再服。

继续吸氧及胃肠减压。午后1小时巡视病房，患者进头煎已1个半小时，尚无动静，然亦未见呕吐。询得病家误将泡饮生大黄入药煎煮，随即又开生大黄10g，立即冲泡并用胃管徐徐注入。

4月22日复诊：昨日至18时，汤药叠进2剂，得矢气，呕吐已止，入夜腹胀加重，但有肠鸣，及至今晨5时半许，矢气频转，下燥屎10余枚，腹胀减半，可轻轻按压，腹部仍见膨隆；咳痰亦觉爽利，量多色白有泡沫，胸闷、紫绀改善，勉能高枕倚卧，仍见气促痰鸣，焦虑惊恐消失。舌质瘀紫稍减，苔厚黄腻滑浊，脉滑数。虽腑气稍通，痰浊积滞已有化热之象，再拟宣肺通腑、清泄肺胃。

生大黄（泡饮）、炙麻黄、玄明粉（分冲）、陈皮、枳实各10g，杏仁、制半夏、桃仁各12g，生石膏（先煎）、葶苈子、全瓜蒌、厚朴各30g，莱菔子20g，生甘草3g。日2剂，日夜分4次服。中止胃肠减压。

4月23日三诊：昨日解大便2次，溏黑量多，每次约半便盆，今日凌晨3~5时，每小时便下1次，量仍多，质稀溏；咳痰爽利量多，约500mL，色白有泡沫，喘咳减，已能平卧，紫绀显减，仍觉腹满胀气。舌质瘀紫递减，苔厚黄腻滑浊与脉数如前。上方去玄明粉、全瓜蒌，制半夏加至15g，加茯苓20g。每日1剂。中止吸氧。

4月25日四诊：能进食少量米粥。大便日行1~2次，量减少，腹平软，但仍有胀感；喘平嗜睡，紫绀消失，咳未止，痰量减半。苔厚黄腻滑浊渐化，脉滑。拟助脾运而化痰消积。

生大黄5g（后下），厚朴、炙麻黄各10g，葶苈子、桃仁、杏仁各12g，陈皮、枳壳各10g，茯苓、莱菔子各30g，黄芩、苍术各20g，制半夏15g，砂仁4g（后下）。每日1剂。

4月26日五诊：能食米饭。大便日行2次，质软，腹胀减轻；气喘未作，尚见阵咳，日咳痰约200mL。苔糙腻厚，脉滑。上方加鱼腥草30g（后下）以清肺止咳。每日1剂。

4月28日六诊：饮食如常，精神亦佳。大便日行1~2次，质软成形，腹部痞胀全消；阵咳减少，痰量锐减，日30~50mL。苔略厚腻，脉滑。治宜祛痰止咳、运脾祛邪善后。

黄芩、苏子、葶苈子各20g，炙麻黄、陈皮各10g，制半夏15g，砂仁4g（后下），杏仁、桃仁各12g，茯苓、莱菔子、鱼腥草（后下）各30g，炙甘草3g。每日1剂。

5月3日，服药已14剂，喘咳伴肠梗阻重症终得平复而出院。其后门诊调理半个月，咳痰悉愈。

按：本案属喘咳伴肠梗阻急危重症。初诊用麻黄、杏仁、生姜、甘草（三拗汤）宣肺散寒、止咳平喘，得桃仁、葶苈子、全瓜蒌之助，止咳平喘之力更强，开泄肺气以通利大肠。盖桃仁止咳化瘀平喘，葶苈子、全瓜蒌泻肺平喘、化痰利水、散结宽胸、润燥滑肠。用生大黄、玄明粉、枳实、厚朴（大承气汤）峻下热结、润燥软坚、行气消胀、散结开痞除满，得桃仁破瘀通便之助，合力通腑以平喘咳；佐莱菔子消积除胀、降气化痰以平喘。诸药协同，以冀喘咳得平，梗阻得通。二诊虽腑气稍通，痰浊积滞已有热化之象。紧扣病机，加生石膏清泄肺胃之热。石膏合麻黄、杏仁、生甘草（麻黄杏仁甘草石膏汤）宣肺清热平喘。甘草调和诸药，生用亦以清火解毒。陈皮、半夏理气燥湿，化痰止咳，降逆和胃。三诊去玄明粉、全瓜蒌，增半夏量并加茯苓和胃祛痰化饮。四诊生大黄减半，共厚朴、莱菔子消积导滞，合桃仁、杏仁、枳壳以通腑气；麻黄、杏仁、桃仁、葶苈子、莱菔子宣肺平喘、消痰止咳，兼以泻肺化饮。陈皮、枳壳、茯苓、半夏、砂仁理气和胃以健脾运。佐黄芩清肺胃之余热，苍术燥湿健脾以祛痰浊。五诊加鱼腥草清肺化痰止咳。六诊去大黄、黄芩、枳壳，加苏子降气祛痰止咳。

肺与大肠相表里，上病下取，下病上取，通腑以平喘咳，宣肺以开腑闭，当为通变之常法。然斯案危急凶险，全在辨证确切，随症应变，若非表里同治，大剂急投，荡涤三焦，安得化险为夷哉！

（本案发表于《浙江中医杂志》2000年第4期）

## 三、心系病证

### 1. 邪毒犯心验案（病毒性心肌炎）

陈某，男，24岁。2012年6月25日初诊。

1个月前发热咽痛，自购退热消炎药服用，病情无明显改善。以发热汗出、胸闷心悸、心前区疼痛、乏力、纳差入住某院，拟诊病毒性心肌炎，半个月后好转出院。休息1周后上班不支，来诊。

刻诊：乏力易汗，胸闷，时有心悸，心前区刺痛偶见，午后低热，咽干痛，略口渴。小便微黄。大便1~2日一行，干结。无巩膜皮肤黄染，咽暗红，双扁桃体略肿大。苔薄，舌偏红，脉细数，有歇止。

外感温热之邪，内舍于心，心肌及其内膜损伤，遂成病毒性心肌炎，而见发热、胸闷、心悸、心痛诸症。诚如叶天士《温热论》所言，"温邪上受，首先犯肺，逆传心包"，"邪在心则病心痛"，属中医"心悸""心痛"范畴。风温邪毒舍心，虽经治疗，未能尽去，正虚邪恋，气阴并亏，心体受损未复。治当扶正祛邪，养阴益气，清热解毒，通络止痛以复心体。方予加减复脉汤合生脉饮加清热解毒、活血化瘀、养心通脉之品。嘱卧床休息。

太子参30g，大麦冬15g，五味子10g，生地黄15g，阿胶12g（烊冲），麻仁10g，生白芍12g，金银花20g，连翘30g，黄芩20g，淡豆豉10g，赤芍15g，丹参30g，生龙骨、牡蛎各30g（先煎），知母10g，炙甘草6g。

2012年6月30日二诊：药尽剂，乏力易汗、胸闷、时有心悸、心前区刺痛、午后低热、咽干痛、略渴、溲黄、便干病情减轻。舌、脉尚无明显改善。前方续进。

2012年7月7日三诊：低热退，乏力、易汗改善，能起床稍事活动。胸痛、咽干口渴诸症显减。纳稍增。小便不黄，大便日一行。苔薄，舌淡，脉濡细无歇止。

川桂枝6g，赤芍、白芍各12g，炙甘草10g，生龙骨、牡蛎各30g（先煎），生地黄15g，大麦冬20g，五味子10g，党参30g，牡丹皮15g，丹参30g，金银花20g，连翘30g，全瓜蒌15g（打）。

2012年7月16日四诊：病毒性心肌炎病情基本消失。大便日一行，略溏。苔薄，脉濡细无歇止。上方去全瓜蒌，加茯苓20g，健脾宁心安神。

此后随症加减调治月许痊愈，恢复工作。

**按**：病毒性心肌炎是因病毒感染而引起的以心肌细胞变性、坏死与间质单核细胞浸润为主要病变的心脏疾病，可局限于心肌的某一部位，或波及整个心肌、心包及心内膜。临床表现为心悸、乏力、气短、胸闷、心律失常、心脏增大等，严重者可出现心力衰竭。中医学认为，该病为邪毒犯心所致，病因病机为外来邪毒侵入肺系之咽喉或胃肠，繁衍聚毒，渗入营血，直犯心体而发，属"心悸"（包括古之怔忡）、"心痛"

之范畴（以上见田德禄主编《中医内科学》）。本案初诊、二诊方用太子参、大麦冬、五味子、生地黄、阿胶、麻仁、生白芍、知母、甘草养阴清热、益气复脉；金银花、连翘、黄芩清热解毒，豆豉透邪以清郁热余邪；赤芍、丹参、郁金凉血化瘀、通络止痛以解胸闷；生龙骨、牡蛎镇心安神定悸以佐复脉。三诊加桂枝，合甘草温补心阳、通心脉；与复脉汤、生脉饮及生龙骨、牡蛎、金银花、连翘、牡丹皮、丹参诸药协同，养心阴，补心阳，通心脉，去心毒，复心体而主血脉。四诊加茯苓健脾宁心安神。

**2. 心动悸脉结代验案（频发室性房性早搏）**

柳某，女，58岁。2011年5月25日初诊。

素体虚寒，易感冒，偶有心前区隐痛。2010年元旦晨练，突发心慌悸动、胸闷不能自已，面色苍白，汗出肢冷，惊恐异常。同伴见状，扶持打车及时送医院急诊。此后心电图监护报告诊断：房性早搏单发，时或成对出现，部分未下传；室性早搏单发，二联律，部分为插入性；T波改变；阵发性心动过速。此后心悸怔忡早搏频发，劳累、精神紧张发作尤甚，眠差易醒，多惊梦，服西药（药物不详）未见好转。除继续西药治疗外，遂又就诊于资深名老中医，坚持服用中药11个月无明显好转，仍见早搏胸闷、心悸怔忡频发，经介绍来诊。有高脂血症、高血压、冠心病病史。空腹血糖偏高（6.2mmol/L）。

刻诊：惊悸心慌阵作已3天，神倦，频繁早搏，胸闷，偶见心前区刺痛，情绪紧张，昨夜服安定2片勉强入睡。面色略显苍白，肢冷。纳好。二便调畅。苔白、舌淡有紫气，边多齿痕，脉细濡涩，结代不齐。

素体阳虚，心脉瘀阻，故见心前区痹痛。一年半前冬天每日晨练汗出气泄，阳虚寒凝，气虚血瘀，心脉瘀阻益甚，心失所养，神无所依，发为惊悸，心动数无序，不能自主；胸闷心痛诸症加重。虽经中药调治，阳虚寒凝、气血瘀滞未复。急当益气温阳复脉，化瘀通痹，镇惊养心安神。炙甘草汤去麻仁合桂枝甘草龙骨牡蛎汤加味。

炙甘草20g，生姜5片，川桂枝15g，党参20g，大麦冬20g，阿胶12g（烊冲），生地黄15g，大枣7枚，黄芪50g，熟附片30g（先煎），酸枣仁50g（打），五味子10g，生龙骨、牡蛎各30g（打、先煎），炙远志10g，茯苓30g，紫丹参30g，紫石英20g（先煎）。另：中药免煎颗粒水蛭6g，参三七粉3g，入胶囊，日3次分服。7剂。并嘱除降血压西药按时服用及速效救心药物备用外，停服一切其他药物和保健品，以观察疗效。

2011年6月1日二诊：药后寐安，脉和，早搏显减，心前区疼痛未作。体位改变早搏尚见。病情渐趋稳定。原方稍事损益，调治至7月27日五诊，惊悸怔忡、频发房性室性早搏未见再发。心电图检查报告：正常心电图。此后停药观察至2013年3月初，健康如常。

**按：** 心悸包括惊悸和怔忡，是指患者自觉心中悸动，惊惕不安，不能自主，或脉见参伍不调的一种病证。惊悸发病每与情志因素有关，多呈阵发性，实证居多，但也有内虚因素。怔忡多由久病体虚、心脏受损所致，无精神因素亦可发生，常持续心悸，心中惕惕，不能自控，活动后加重。其主要由于气血、阴阳亏虚，或邪毒、痰饮、瘀血阻滞心脉，致心失濡养，心脉不畅，心神不宁所致，常以邪毒侵心、心脾两虚、阴虚火旺、心阳不振、水饮凌心、心血瘀阻、痰浊阻滞、心虚胆怯等分型论治。心悸发作时常伴胸闷、气短，甚至眩晕、喘促、心痛、汗出肢冷、晕厥（见田德禄主编《中医内科学》）。心悸初起，治疗及时，则较易恢复。若失治误治，病情可由轻转重，由实转虚。年迈体衰，心病入肾，真气亏损者治疗较难，恢复亦慢。西医学中心律失常、心功能不全、神经官能症等，凡以心悸为主要表现者，均可参考辨证论治。《内经》虽有"心澹澹大动"（《素问·至真要大论》）及"心怵惕"（《灵枢·本神》）类似惊悸、怔忡的描述，至张仲景《伤寒杂病论》出，才有了"惊悸"病名；及至宋代严用和的《济生方·惊悸怔忡健忘门》中方首先出现"怔忡"病名。《金匮要略·惊悸吐衄下血胸满瘀血病脉证治》之"寸口脉动而弱，动则为惊，弱则为悸"，指出了惊悸的发病原因和审证求因的方法；《伤寒论·辨太阳病脉证并治》谓"伤寒，脉结代，心动悸，炙甘草汤主之"，则明言对"心阴阳气血亏虚，失其所养，鼓动无力，则见脉结代、心动悸之证"的证治。本案初诊取炙甘草甘温益气，养心复脉定悸，辅党参、大枣补气益胃，助气血生化之源；阿胶、生地黄、麦冬补心血、养心阴以充养心脉；桂枝、生姜辛散，温通心阳以利心脉（炙甘草汤去麻仁）；又桂枝、甘草温通心阳，龙骨、牡蛎重以镇怯，涩以敛汗（桂枝甘草龙骨牡蛎汤）；加附子补火助阳强心，助桂枝、生姜温通心脉；黄芪助党参甘温益气，扶正帅血，行滞通脉，助炙甘草补气养心复脉；加五味子合党参、麦冬（生脉散）益气养阴生脉，亦以制桂枝、附子、生姜之温热辛散而无伤阴之虞；紫石英镇心温阳，《本草纲目》谓"紫石英上能镇心，重以祛怯也，下能益肝……故心神不安，肝血不足……宜之"，助龙骨、牡蛎镇心安神；酸枣仁养心益肝安神，麦冬、五味子、茯苓、远志养阴宁心安神，丹参活血散瘀通脉以治心痛、清心安神；虫药水蛭活血破血以消死血，合参三七活血通络散瘀以通心脉、疗心痹，且无伤正之弊。全方合力以奏温阳复脉通痹、镇惊安神宁心之功。《伤寒论》"炙甘草汤"对于脉结代、心动悸之证，辨证准确，常常效如桴鼓。前医辨证用药大致无误，投炙甘草汤之所以无效，在于剂量。汉之一两，约等于今之15.625g，按仲景炙甘草汤甘草四两、桂枝三两换算，则甘草62.5g，桂枝46.8g。因方中另加温热药附子30g、甘温补气药黄芪60g，故将甘草、桂枝分别减量为20g和15g，取得了明显的疗效。而前医仅甘草6g，桂枝9g而已。另者，本案患者劳累、精神紧张发作尤甚，眠差易醒，多惊梦，素体阳虚，心脉瘀阻，心前区痹痛，这些都是引起"心动悸，脉结代"频发的诱因。只有标本兼顾，改善体质，消除诱因，方能减少发作，巩固疗效。本案亦为运用复法治疗复杂难治病症的又一例证。

### 3. 厥心痛验案（完全性右束支传导阻滞、心绞痛）

费某，男，57岁，干部。2012年3月1日初诊。

患完全性右束支传导阻滞10年。2004年11月，因心肌下壁缺血引起心肌梗死、心绞痛、心肌痉挛，经抢救脱险，此后常因工作劳累复发，胸痛彻背，心痛如锥，胸部憋闷，心悸，面色苍白，全身冷汗淋漓。春节后发作已3次，病情较既往为轻，时间短暂，仅数分钟，舌下含服速效救心丸片刻缓解。

刻诊：面色㿠白，肢冷。诉时见心区刺痛，胸痛彻背，胸闷，心悸。纳眠尚可。大便日一行，干结，时有秘结数年。素体阳虚畏冷。无高血压、糖尿病史。血压120/84mmHg。苔薄白，舌淡衬紫，舌下静脉紫蓝、粗大绽裸，脉迟缓，沉弦细涩，有歇止。

素体阳虚，阴寒内盛，胸阳不展，气血痰湿凝滞，寒凝心脉，瘀阻不通则痛，心肌缺血缺氧，是以见心痛、胸闷心悸、脉迟、面白肢冷之症。证属"厥心痛"，与西医心绞痛、心肌梗死之类病证相类。《医门法律·阴病论》有"厥心痛……去真心痛一间耳"之说，切勿轻忽。治当温阳益气、通滞化浊、通脉化瘀止痛。方予血府逐瘀汤合麻黄附子细辛汤加减，加虫药以通心脉、散结化瘀。

桃仁15g（打），红花10g，赤芍15g，川芎10g，当归15g，生地黄12g，桔梗10g，枳壳10g，丹参30g，川桂枝15g，红参6g（另炖兑服），熟附片15g（先煎），炙麻黄6g，北细辛6g，炙甘草10g。另：参三七3g，水蛭3g，炮甲片5g，共研细末，入胶囊，日3次分服。

2012年3月22日二诊：胸痛、胸闷显著减轻，精神亦振，大便日一行，质软。血压124/82mmHg。苔薄白，舌淡紫，舌下静脉曲张、色紫蓝，脉迟缓，沉弦细涩，有歇止。上方续进（虫药如前）。

2012年4月6日三诊：心痛未作，偶见胸闷。病情显减。苔薄白，舌淡红，舌下血管绽裸，脉迟缓，无歇止，沉弦细涩，左甚。近天气多雾霾温湿，气压偏低，略有胸闷。外湿与内湿痰浊同气相应，气机不畅，故见胸闷。前方去桔梗，加石菖蒲30g，制半夏15g，开心窍，化痰湿，宽胸醒神。

2012年4月12日四诊：胸闷、心绞痛均未见作。大便日一行，质软。血压120/84mmHg。苔薄，脉细弦缓。上方续进（虫药如前）。

2012年5月3日五诊：苔薄，脉细和，迟缓脉消失。

当归12g，赤芍15g，川芎10g，桃仁15g（打），红花10g，枳壳10g，丹参30g，葛根15g，川桂枝15g，红参6g（另炖兑服），熟附片15g（先煎），炙麻黄6g，北细辛6g，炙甘草8g。另：参三七3g，水蛭3g，炮甲片3g，共研细末，入胶囊，日3次分服。

此后随症加减调治2个月，渐至2~3日服药1剂，停药后病情稳定。

按：因心脉挛急或闭塞引起、以膻中部位及左胸膺部疼痛为主症的一类病证，统称心痛。轻者仅感胸闷如窒，呼吸欠畅；重者突然疼痛如刺如灼如绞，面色苍白，大汗淋漓，四肢不温。心痛病名最早见于《内经》，并以"厥心痛""真心痛""卒心痛"区分心痛轻重缓急。"真心痛"为心痛重症，"厥心痛"为心痛轻症，"卒心痛"为心痛来势之急者。《内经》对心痛的临床表现和病因病机也均有深刻的认识。西医学冠心病之心绞痛、心肌梗死属中医学之"厥心痛"和"真心痛"范畴。目前认为冠心病心绞痛属厥心痛或胸痹心痛，而冠心病心肌梗死属真心痛或心厥。21世纪课程教材《中医内科学》则统称为"心痛"。（以上见田德禄主编《中医内科学》）

对于心痛急危重症而言，时间就是生命，《中医内科学》要求医者必须遵循的治疗原则是：心痛发作首当急救，待病情稳定后再辨证论治。要明辨阴寒、痰浊、血瘀、气滞之标实，分清气、血、阴、阳不足之本虚。祛邪治标常以芳香温通、通阳活血化瘀、宣痹涤痰为主，扶正固本常以益气养阴、温阳补气、养血滋阴、补益肝肾等为法。总的治则不外补、通二义。血府逐瘀汤是活血祛瘀的代表方。本案取血府逐瘀汤（去柴胡、牛膝）活血化瘀、行气止痛，以治厥心痛。初诊、二诊方用桃仁、红花、赤芍、川芎活血化瘀，治心脉瘀滞，以当归、生地黄、丹参补血活血助之，枳壳、桔梗调气行滞，气行血行，得桂枝温通心阳化气之助，其效益彰。俾心脉得通，心肌得养，心痛心悸能愈；附子助（回）阳救逆、散寒止痛，桂枝、附子相合，犹如"离照当空，阴霾自散"，俾胸中阴寒痰湿得除，气机得宣，心痹痼疾能医；取红参、附子益气回阳固脱，以防心脉瘀阻厥脱，配麻黄、细辛、桂枝、甘草以治脉来迟缓结代，盖用麻黄附子细辛汤类方治疗迟脉，疗效确实，信而有证；参三七合水蛭、穿山甲化瘀血，通心络，止心痛，散结消脂（痰）。三诊、四诊、五诊方解从略。

临床证实，中西医结合救治此类病症可以提高疗效。

### 4. 胸痹验案

周某，男，86岁。2010年4月22日初诊。

胸闷，胸痛彻背，或见夜半醒寤1周。夙有痰饮，或咳或喘，短气不足以息，尿少。恶水不欲饮。大便量少日一行，尿少，跗肿、按压凹陷不起。有冠心病史数年，心前区或有疼痛，心电图检查见ST－T段改变。苔薄白腻，舌淡，寸关脉细而数，尺沉细微弦，有歇止。

胸中阳气不运，阴邪搏击，气机不畅，水饮痰涎壅滞胸中，发为胸痹，致胸闷，胸痛彻背，夜不安寐，咳喘，短气不足以息，大便量少，尿少跗肿。恶水不欲饮者，心下有水饮也。仲景曰："（脉）阳微阴弦，即胸痹而痛。"又曰："胸痹，不得卧，心痛彻背者，瓜蒌薤白半夏汤主之。"通阳泄浊，化痰降逆，利尿化饮。兼有冠心病心脉瘀阻或痛，法当兼顾。

全瓜蒌20g，薤白头15g，白酒适量（同煮），法半夏20g，川桂枝15g，生龙骨、牡蛎各 30g（先煎），猪苓、茯苓各 30g，丹参 30g，石菖蒲 15g，炙甘草 6g。

2010 年 5 月 3 日二诊：胸闷、胸痛彻背药后未作，能寐，短气稍减。偶有咳喘，咳则吐稀痰少许。下肢水肿稍减。舌脉如前。心胸阳虚，阴乘阳位，相互搏击而成胸痹。痰浊稍减而饮邪未去。再拟宣痹通阳，泄浊化饮，化瘀以通心脉。

上方去白酒，加白术 15g、光杏仁 12g（打），续进。寓茯苓杏仁甘草汤治饮阻气滞胸痹、苓桂术甘汤蠲饮之意。

2010 年 5 月 10 日三诊：胸闷、胸痛彻背药后未作。短气、咳喘基本消失，下肢凹陷性水肿显减，尿增，口微渴，饮邪欲化，佳象也。苔薄，舌淡，寸关脉细，尺沉细微弦，偶有歇止。胸阳渐展，痰浊阻滞渐消，饮邪渐化，肺气宣降渐趋正常。前方损益，扶正祛邪。

全瓜蒌 15g，薤白头 12g，法半夏 15g，光杏仁 12g（打），川桂枝 12g，生龙骨、牡蛎各 30g（先煎），猪苓、茯苓各 30g，白术 12g，党参 20g，大麦冬 15g，丹参 30g，石菖蒲 15g，炙甘草 6g。

至 2010 年 5 月 20 日，胸闷、胸痛彻背不能安寐、短气不足以息、或咳或喘、尿少、跗肿诸症悉愈，未见再作。同年 11 月 15 日因心绞痛入院治疗 5 天，缓解出院后来诊，随症调治而安。

**按：**诸阳受气于胸中而转行于背，胸阳不振，津液不能输布，凝聚为痰，痰阻气机，故胸部闷痛甚则胸痛彻背，发为胸痹；痰浊阻滞，肺气宣降失常，而见咳唾、喘息、短气诸症；脉沉弦或紧、舌苔白腻皆胸中痰浊积聚之象。故治宜通阳散结，行气化痰之法。"胸痹三方"之瓜蒌薤白白酒汤主治胸阳不振，气滞痰阻之胸痹证；瓜蒌薤白半夏汤主治胸痹而痰浊较甚，胸痛彻背，不能安卧者；枳实薤白桂枝汤主治胸痹证，气结在胸，胸满而痛，甚或气从胁下上逆抢心，舌苔白腻，脉沉弦或紧者。本案胸痹而痰浊较甚，胸痛彻背不能安寐，故予瓜蒌薤白半夏汤通阳散结、行气祛痰加味为治。该方由瓜蒌薤白白酒汤加半夏而成。方取瓜蒌甘寒入肺，涤痰散结，理气宽胸，《本草思辨录》认为，"结胸胸痹，非此不治"；薤白辛温，温通滑利，通阳散结，行气止痛，《灵枢·五味》有"心病宜食薤"之说，《本草求真》亦谓其"胸痹刺痛可愈"；佐辛通温散之白酒适量，以增行气通阳之力。加半夏主治胸痹而痰浊较甚，胸痛彻背，不能安卧；加桂枝、甘草、生龙骨、生牡蛎温通心阳，宁心安神，复脉；心脉瘀塞，痰阻气机，佐丹参养血活血、化瘀通络，石菖蒲化痰除痞、芳香开窍醒神，心痛胸闷可除；尿少跗肿，饮也，桂枝通阳化气，合猪苓、茯苓利水化饮。《金匮要略·痰饮咳嗽病脉证并治》云："夫短气，有微饮，当从小便去之，苓桂术甘汤主之，肾气丸亦主之。"二诊：气化不行则尿少留饮，故取苓桂术甘汤健脾渗湿利水（亦寓五苓散意）、温化痰饮。因偶见咳喘，咳吐稀痰少许，加杏仁，取茯苓杏仁甘草汤治饮阻气滞胸痹。三诊：瓜蒌、薤白、半夏、桂枝减量；加党参、麦冬补气养阴，以扶其正。田德禄主编《中医内科学·心痛篇》所附"胸痹"谓："纵观《金匮要略·胸痹心痛短气病脉证治》全篇，可以体会凡以瓜蒌、薤白为主所组成的方剂，则专为胸痹而设，目的是宣痹通阳，该法则亦为今之治疗心痛的重要法则之一。其他如方中瓜蒌、薤白与桂枝、枳实、生姜并用的，则为胸痹与心痛或短气合并证候而设。至于以乌、附为主所组成的方剂，则是专治沉寒痼冷的胸痹、心痛证。"此类胸痹、心痛而兼有心脉瘀阻的患者本虚标实，劳累、情绪波动、紧张、恼怒及寒冷、吸烟、饮酒、饱餐，稍有不慎，极易诱发心绞痛（厥心痛）、心肌梗死（真心痛），应该竭力避免诱发因素，以防不测，并应常备芳香温通药物，如速效救心丸、麝香保心丸、西药硝酸甘油制剂药物，以便应急使用，并及时做相关检查加以鉴别，挽救生命。

**体会：**胸痹心痛之脉，"阳微阴弦"，诊脉应当辨别太过与不及。因为一切疾病的发生都离不开邪盛与正虚两个方面。胸痹、心痛之"阳微阴弦"脉象，即是太过与不及的具体征象。"阳微"是上焦阳气不足，胸阳不振之象；"阴弦"是阴寒邪盛，痰饮内停之征。两者同时并见，说明胸痹、心痛的病机是上焦阳虚，阴邪上乘，邪正相搏而成。而阳微之"阳"与阴弦之"阴"，当以"寸脉为阳，尺脉为阴"为是（以上见何任著《金匮要略临证发微》）。仔细领会仲景《金匮要略·胸痹心痛短气病脉证治》"师曰：夫脉当取太过不及，阳微阴弦，即胸痹而痛，所以然者，责其极虚也。今阳虚知在上焦，所以胸痹心痛者，以其阴弦故也"纲领性条文的深刻含义，对于认识胸痹心痛的病因病机和辨证治疗，是很有帮助的。"胸痹"病在胸廓而不在心脏，"真心痛"病在心脏而不在胸廓，表现预后各异，要加以鉴别，以免贻误病机。

尝读高等医药院校教材《中医内科学》（第五版）"各论"之"胸痹"篇，沿袭张仲景《金匮要略·胸痹心痛短气病脉证治》将"心痛"列入"胸痹"范畴论述，虽有与悬饮、胃脘痛、真心痛之"类证鉴别"，却未能将"心痛"另立篇章。普通高等教育"十五"国家级规划教材《中医内科学》在"各论"中立"心痛"篇，分证论治，当是教材编写之进步，而将"胸痹"病附于"心痛"篇后，过于简略，似有矫枉过正之嫌。

### 5. 心肺衰竭救治验案

李某，男，80岁。部队离休干部，住某医院老干部病房。2007年9月8日初诊。

慢性阻塞性肺气肿、肺心病多年，喘咳，呼吸衰竭，行气管切开、吸氧，赖呼吸机呼吸已5个月余；二重感染已月余。

8月31日洗肺后无发热，痰量大减。胃管灌注进食如常，大便日1~2次、质软，腹胀显减。然嗜睡神昏难醒。血压143/87mmHg，或见房颤。苔薄，舌淡，脉滑数不齐，有歇止。

前诊中药施清肺泄热、平喘祛痰、开窍醒脑、化瘀通络之法（方药略）。中西医合力救治，现热退身凉脉实，然嗜睡不醒如前，病危，全程监护中。

热虽退，但神昏呼之不醒，脉滑数不齐，呼衰、心衰已露端倪，恐生遽变。遂向朱良春老师电话求助，以救垂危。朱老说："用药很好。如肺部尚有炎症，仍可用鱼腥草、金荞麦。化痰开窍，可用石菖蒲20～30g，已用广郁金、胆星、莱菔子、蒌皮仁很好；嗜睡是衰竭，可用红参、附子；六神丸强心肺，3小时1次，每次10丸，苏合香丸1/2丸化服（灌注）。前用至宝丹'凉开'无误，药随证转，现应改用'温开'为是，要加温药。黄芪要加量，可用红参。"朱老作了简要分析，并对处方用药一一作了交代，听罢，时间已是晚上八点半。参照老师指令处方，另加白术，合茯苓、半夏健脾化痰燥湿，以绝生痰之源。

白术15g，茯苓30g，制半夏20g，石菖蒲30g，广郁金15g，炒莱菔子30g（打），瓜蒌皮、瓜蒌仁各10g，鱼腥草30g（后下），金荞麦30g，红参10g（另炖兑服），牡丹皮15g，丹参15g，桃仁泥10g，红花10g，黄芪50g，厚朴15g，炙甘草5g。另：苏合香丸（每丸3g），1/2丸溶化，鼻饲灌注，6小时1次；六神丸10粒，鼻饲灌注，3小时1次。

2007年9月15日二诊：呼衰，心衰，二重感染。吸痰多，曾见短暂发热，体温37.3℃3～4天。静滴青霉素，低热清。大便干结或秘，腹胀。昏睡改善，呼之能醒。房颤未见。苔薄，脉滑数，或有歇止。

前方加生大黄10g（后下）、虎杖30g续进；苏合香丸、六神丸用量服法如前。

2007年9月22日三诊：体温36.7℃。神志渐清，呼之醒，睁目，嘱张嘴示苔皆能配合。9月20日脱呼吸机四个半小时，21日两小时，今日两个半小时。苏醒。上呼吸机则酣睡，呼之能醒。腹胀著，大便干结，日3～4次，今日2次。苔薄，脉滑数。

方药拟就，电话请老师审定。老师说："莱菔子可减量，因其破气，鱼腥草可不用，厚朴亦可减量。生大黄可不用，还用瓜蒌仁。"遵嘱，方药如下：

茯苓30g，白术15g，制半夏20g，石菖蒲30g，广郁金20g，炒莱菔子10g（打），葶苈子20g，牡丹皮15g，丹参15g，熟附片10g，黄芪30g，金荞麦30g，瓜蒌仁20g（打），厚朴10g，红参10g（另炖兑服），炙甘草6g。另：苏合香丸（每丸3g），1/2丸溶化，鼻饲灌注，6小时1次；六神丸10粒，鼻饲灌注，1日3次。

2007年9月29日16时四诊：热退月许。今日脱呼吸机已7小时，拟脱机9小时，脱机则苏醒，上机则酣睡，呼之能醒。神志清醒，能配合张口示苔、进食等，有应答，但因气管切开尚不能讲话。无腹胀，饮食好，或能配合喂食，偶能咳痰。大便日一行。血压135/85mmHg，心率109次/分。已撤病危通知。苔薄润，脉细濡滑略数。病情大好，由逆转顺之象显矣。

熟附片15g（先煎），红参10g（另炖，日3次兑服），广郁金20g，石菖蒲30g，瓜蒌仁30g（打），桃仁泥10g，红花10g，牡丹皮15g，丹参15g，麦冬15g，五味子10g，葶苈子20g，制半夏20g，白术15g，茯苓30g，川桂枝10g，炙甘草10g。另：苏合香丸（每丸3g），1/2丸溶化，鼻饲灌注，6小时1次；六神丸10粒，鼻饲灌注，1日3次。

此后，能脱机呼吸6～9小时，吸痰量减少。无发热，神志清，嗜睡明显改善，呼之可醒，苏醒时间逐渐延长。能配合喂食，鼻饲灌注次数减少。大便1~2日一行，或有腹胀。

1个月后因肺部感染，病情反复，呼衰，心衰，房颤，无血压，经中西医全力救治脱险，中医救治方药如前。电话中朱老师说："预后不良，衰竭。肺部感染，用金荞麦，可加至50~60g，石菖蒲20g以上，舌红不用苏合香丸。"遵嘱，第二次转危为安。上下午间歇苏醒5~6小时，有悲伤表情，欲哭无泪。至2007年11月30日，感染热退34天。

2008年4月22日，因再次感染，终因肺、心、肝、肾多脏器衰竭而亡。

**按：**本案系中西医合作救治，仅就中医药层面做简要分析。

2007年8月1日（初诊）发热汗出而喘，辨证为"痰热壅肺"，方用麻杏石甘汤加味。此后热退复升，心脉脑络缺氧，神昧嗜睡不易呼醒；不能配合喂食吞咽，改由胃管灌注食糜进食，按之心下胀满，间歇发热，汗出热退身凉，脉弦滑，予柴胡桂枝汤合麻杏甘石汤加味，体温渐降，无明显嗜睡，神志基本清醒。

及至8月27日，二重感染已周许，低热，嗜睡不醒，正气日衰，清阳蒙蔽。方用黄芪补气扶正，合地龙、丹参、三七、水蛭平肝活血通络，至宝丹、石菖蒲、广郁金芳香化痰、开窍醒脑；麦冬、五味子、丹参养阴以通心脉；余药集清热解毒、消痰利气、宽胸醒脑、泄肺通便于一炉。又经气管镜洗肺痰液大减，热退身凉脉实，然嗜睡不醒如前，且见房颤。及至2007年9月8日，无发热，嗜睡难醒，或见房颤。舌淡，脉滑数不齐，有歇止。恐生心肺衰竭遽变，求助于老师。

纵观邪实正虚、阳气衰惫的病情演变，朱老认定"嗜睡是衰竭"。以"发热渐退"至"无发热"及"苔薄舌淡、脉滑数不齐"为辨证着眼点指导用药：改原服至宝丹"凉开"为苏合香丸"温开"；因长期发热汗泄，特别是频繁使用双氯芬酸钠栓退热发汗太过，以致伤阴亡阳，气随液脱，强调"要加温药，黄芪要加量，可用红参、附子"。

考苏合香丸是温开的代表方剂，其芳香化浊、疏畅气机、开窍醒神作用很强，适用于寒闭或痰浊阻滞的闭证，今之冠心苏合丸即从此方化裁而来。1个月后老师认为"舌红不用苏合香丸"，更体现药随证转、辨证用药的灵活性。

六神丸为治疗咽喉肿痛、痈疽疔疮的圣药。老药新用，治疗呼衰、心衰、休克卓有成效。其中牛黄清热解毒，芳香开窍，利痰镇惊；蟾酥攻毒消肿、辟恶通窍、强心；麝香不唯芳香开窍，而且有强心、健脑、化瘀之功；冰片不仅消肿止痛，而且芳香开窍；珍珠镇惊坠痰；雄黄解毒辟秽。六药相须协同，量小效宏。遵嘱而行，另加白术，合茯苓、半夏，杜生痰之源。

至9月22日，神志清醒，睁目，有应答，能配合张嘴看苔；9月29日，热退月许。神志苏醒，有应答，但因气管切开尚不能说话。当日脱呼吸机呼吸已7小时，脱机多苏醒，配合喂食显著进步，有脱险之象。如斯险境前后两次，皆由老师指导点拨化险为夷，其高超的辨证技艺、用药经验，可见一斑。但患者此后终因年老体衰，多脏器衰竭而亡，实属无奈。

（本案以《朱良春指导救治心肺衰竭案》为题，刊载于《中国中医药报》2012年8月17日"学术与临床验案赏析"栏目）

**6. 顽固性不寐验案（失眠、抑郁焦虑症）**

钱某，女，42岁。干部。2012年11月6日初诊。

患抑郁焦虑不寐凤恙10余年，服进口抗抑郁药已8年。日服盐酸文拉法辛缓释片225mg、米氮平片45mg镇静安眠，入睡4～5小时，但醒后无法再眠。时有心慌悸动。近做年度例行体检，心率每分钟99次。精神倦怠，昏沉恍惚，脱发。工作压力巨大，常年心力透支，焦虑不寐，依赖药物支撑，抑郁伤感，甚或悲伤欲哭，不胜其苦。昨夜无眠，经同事介绍来诊。

刻诊：面少华色，眼圈略显晦暗。头昏恶心，胸闷胁胀太息，情绪低落。饮食不思。大便两天未行。适经前周许。苔薄，脉细弦数。

月经史：月经无明显异常。末次月经2012年10月1日前后来潮，5天经净。无腹痛腰酸。15岁初潮，月经周期40余天一行，量中等，5～6天经去。经前或见轻微乳胀。生育史：1-0-0-1，顺产。未置节育环。平素带下无异常，或有轻微异味。

寐本乎阴，神其主也，神安则寐。今见忧郁焦虑不寐，悲伤欲哭，且适值经前周许，治当疏肝理气解郁调经、养心安神。重剂半夏治"目不瞑"。方从柴胡疏肝散、甘麦大枣汤、酸枣仁汤加重剂半夏化裁。

柴胡12g，香附15g（打），枳壳10g，川芎10g，白芍12g，当归10g，生栀子12g，大枣12枚，淮小麦30g，炙甘草12g，酸枣仁30g（打），生龙骨、牡蛎各30g（先煎），五味子10g，制半夏50g，茯神20g，远志10g，肉苁蓉20g。5剂。

2012年11月19日二诊：药后睡眠显著进步，晚9时入睡已5个晚上，每晚入睡7～8小时，醒后能够入眠，间有睡眠稍差时。未见心慌悸动，心率85次/分。心情愉悦，告多年来睡眠从未有如此舒适者，头脑无昏沉感。悲伤欲哭未再现，胸闷胁胀太息亦去，精神倦怠困乏、面色晦滞明显改善。大便间日一行，偏干。血压116/84mmHg。末次月经15日前后来潮，5天经去，无明显异常。经前乳胀1天。苔薄，脉细弦。神安能寐，心悸、脏躁病情未见。前方损益续进。

柴胡12g，香附15g（打），枳壳10g，川芎10g，当归10g，白芍12g，大枣12枚，淮小麦30g，炙甘草12g，酸枣仁50g（打），生龙骨、牡蛎各30g（先煎），五味子10g，制半夏60g，茯神20g，远志10g，肉苁蓉30g。

上方调治月许，纳香眠安。白天抗抑郁镇静西药盐酸文拉法辛缓释片225mg已逐渐递减、停服，晚上米氮平片减量，服30mg。其后因感冒自行停服中药20天后，睡眠尚可，无明显不适。至2013年1月7日前后，因故又见眠差无睡意，再次来诊，仍从原法复方，重用半夏调治而愈。

**按**：情志抑郁，以致不寐。气郁、血郁、痰郁、湿郁、热郁、食郁是为"六郁"，而以气郁为先，其余诸郁才能形成。《景岳全书·不寐》云："寐本乎阴，神其主也。神安则寐，神不安则不寐；其所以不安者，一由邪气之扰，一由营气之不足耳。有邪者多实，无邪者皆虚。"久郁化火，郁、瘀、痰、火扰乱心神，是引起失眠最常见的病理因素。不寐原因虽多，总与五脏阴阳失调及阴血不足有关，但其主要责之心、肝二脏。本案患者由郁证而致不寐。除常规应用疏肝解郁、宁心养血安神方药外，重用半夏30g以上，取得了满意疗效。《灵枢·邪客》中半夏汤治"目不瞑"，胃中有邪，阳跷脉盛，卫气行于阳而不交于阴者，"饮以半夏汤一剂，阴阳已通，其卧立至"。半夏功擅交通阴阳彰彰明甚。《本草纲目》载半夏除"目不得瞑"。现代药理学已证实，法半夏对中枢神经有良好的镇静和安定作用。文献有以120g半夏加入辨证方中治愈失眠10年的报道。余于不寐之难愈者，恒加重剂半夏30~60g，或以生半夏30g以上入煎，辄效。本案初诊取柴胡、香附、枳壳疏肝调气、解郁除烦，合川芎开肝经血郁，白芍、甘草柔肝缓急，合当归养血亦以调经；甘草和中缓急，合小麦养心安神，大枣补虚和中、养心安神以治脏躁之悲伤欲哭；重用半夏祛痰宁心、交通阴阳，治"目不瞑"，合茯神健脾宁心安神、益心脾而安神志，远志祛痰阻、开心气、宁神志、交通心肾，则开痰郁；酸枣仁、五味子养心安神、交通心肾以治心悸失眠，龙骨、牡蛎镇心安神、潜阳固阴；佐肉苁蓉补肾阳、益精血、润肠通便。方药协同，冀郁解、心宁、神安、寐酣。二诊去栀子，半夏、酸枣仁加量，以求进一步改善；苁蓉加量，以加强补肾益精、润肠通便之力。

### 7. 电击后不寐验案

吴某，女，37岁，某村办厂工人。1984年10月16日初诊。

1个半月前因电钻作业失慎触电，幸及时切断电源而神识未完全丧失，感头晕。当时仅去医院做电灼外伤处理，后觉口渴咽干，烦躁，失眠，眩晕；当月经行后期、量少。外院以"神经衰弱"或"精神分裂症"治之。虽经补液及口服安定、利眠宁、氯丙嗪、谷维素、人参五味子糖浆等药物治疗而无显效，遂停药求诊。

诉入夜躁扰不安，乃至通宵不眠已20天。

诊见左手掌侧和右前臂外侧有黄豆大小电灼瘢痕两处。

面色无华，精神委顿，神识恍惚，眩晕，两眼干涩，眼睑频跳不能合目，口渴难耐，喜饮，食欲锐减，大便干结。当月经行后期量少，3天即去。舌红，苔少无津，脉细略数。

证属不寐。殆由电击火邪为患，灼烁阴液，耗损营血，血不养心，心不藏神，神无所依，遂致水火不济，阴虚阳亢，躁扰不安，彻夜不寐。两眼干涩、口渴咽干喜饮、舌红少津、大便干结、脉细略数是阴液损耗，心肝火旺之征；眩晕、神识恍惚、面色无华、经行后期量少乃精血亏损之象，且血虚无以濡养筋脉，是以筋脉拘急、眼睑跳动；饮食锐减，盖由胃阴损伤、心脾亏损使然。亟须养血滋阴、交通心肾而安神志。

生地黄、熟地黄各 20g，当归 10g，阿胶 10g（烊冲），制首乌 12g，川百合 30g，黄连 3g，酸枣仁 30g（打），夜交藤 30g，代赭石 30g（先煎），生白芍 30g，炙甘草 10g，太子参 20g。

方用生地黄、熟地黄、阿胶、当归、首乌滋肾水，养心阴，补营血，壮水制火，使水火相济；黄连清心火，百合、酸枣仁、夜交藤宁心安神；代赭石重镇安神，亦寓平肝潜阳之意；白芍、甘草酸甘化阴，疏肝缓急；太子参益气生津而护胃阴，以资化源。

10 月 22 日二诊：失眠好转，每晚已能入睡 5 小时许，但昨停药一天，尚欠安泰。言词清晰，精神略振，眼睑跳动偶作，眩晕减轻，胃纳稍增，口渴咽干显减，大便顺畅。舌色转淡，津始还，苔渐生，脉细软。

前方既效，遂稍事增减。加磁石 30g，茯神 15g，以宁心安神。药后安然入眠，前后计 15 剂，病即霍然。11 月底随访，患者已正常上班，面色红润，精神饱满，纳香眠安，一如常人。

（本案发表于上海中医学院函大《中医函授》1986 年第 3 期）

### 8. 从心肝论治抽动秽语综合征验案

余某，男，14 岁，学生。2007 年 3 月 5 日初诊。

频频突发不自主眨眼、撮嘴、面肌抽动等怪异动作 3 个月许。学习成绩下降，注意力常不能集中，西医治疗无效。祖父系退休小学教师，忧心如焚，陪同来诊。

刻诊：皱眉、眨眼频作。余无明显异常。纳好，眠少，二便均调。苔薄，脉细。

风胜则动，善行数变。"诸风掉眩，皆属于肝。"频频突发不自主眨眼、撮嘴、面肌抽动等现象，为心神失养无主，注意力分散，属西医之"抽动秽语综合征"。排除遗传、中枢神经系统的器质性损伤和递质系统异常、感染及免疫因素，社会、心理因素是其重要的原因。法当从心肝论治，并予心理疏导。

双钩藤 20g（后下），白芍 15g，蝉衣 10g，白僵蚕 15g，淡黄芩 10g，熟地黄 15g，大麦冬 10g，五味子 10g，茯神 15g，炙远志 5g，生龙骨 30g（打、先煎），珍珠母 30g（打、先煎），炙甘草 5g。另：淡全蝎 3g（研末），入胶囊，日 3 次分服。

2007 年 3 月 10 日二诊：不自主皱眉眨眼、撮嘴抽动明显减少，作业能按时完成。祖父喜出望外，督促陪同再次来诊。效不更方。

2007 年 3 月 16 日三诊：频发不自主皱眉眨眼、撮嘴抽动等怪异动作基本消除。苔薄，脉细。前方加夏枯草 10g，击鼓再进。

此后，用柴胡 10g 易钩藤以疏肝，加当归 10g，合白芍、熟地黄养血柔肝善后，怪病得愈，皆大欢喜。其祖父多次称谢，盛赞中医药之神奇。

**按：**抽动秽语综合征是以突然发生的、不自主的、快速重复的肌肉抽动，同时伴突然发声、秽语为特征的常见病。西医学认为其与遗传因素、中枢神经系统的器质性损伤、中枢神经递质系统异常、精神因素、感染及免疫因素有关，常可见皱眉、眨眼、斜视、撮嘴、摇头、缩颈、甩臂、挺胸、扭腰等，尤以头颈部怪异动作为多见。"风性主动"，"风者善行而数变"，《素问·至真要大论》曰："诸风掉眩，皆属于肝。"《素问·宣明五气》曰："五气所生病……肝为语。"《素问·灵兰秘典论》说："心者，君主之官也，神明出焉。"《灵枢·邪客》说："心者，五脏六腑之大主也，精神之所舍也。"心无所主则行动言语错乱，故当从心肝治之。患者家庭、学习环境良好，无不良陋习。今之教育，皆为应试，学生心理、生理负荷超常，致有是症，合理调整休息、活动、课业、娱乐、睡眠至关重要。本案伊始，以钩藤平肝息风止痉，白芍、甘草柔肝缓急，蝉衣、僵蚕、全蝎祛风止痉以止抽搐，黄芩配白芍清热疏肝缓急，熟地黄、麦冬、五味子、茯神、远志补血滋阴、清心除烦、宁心安神，生龙骨、珍珠母平肝潜阳、镇心安神，炙甘草补中益气、调和诸药。要在终以柴胡疏肝调畅气机，加当归补血养心以图本也。

### 9. 奔豚气病验案（神经官能症）

陶某，女，34 岁。2007 年 1 月 23 日初诊。

寒从足起，上冲心下，月作已 3 次，昨日发作欲死致厥，面色苍白，约 1 分钟后复苏如常人。心悸怔忡、胸闷由来已久，惊恐、寒冷则著。大便日 1~2 次。纳好，眠不沉。

刻诊：胸闷，惊悸，时或呕水泛恶。询得月经以时下，末次月经为 2007 年 1 月 3~9 日，无明显异常。苔白，舌淡，脉微细，沉弦。

心阳心气素虚，时作惊悸，心火不能下济肾水，寒水之气内盛，引动冲气上逆至心下，发作奔豚；素体阳虚，时作心悸怔忡，呕水泛恶，内有水饮。予桂枝加桂汤合茯苓桂枝甘草大枣汤加味，调和阴阳，平冲降逆，培土制水。

川桂枝 15g，白芍 12g，生姜 3 片，大枣 12 枚，肉桂 10g（后下），炙甘草 6g，茯苓 30g，制半夏 20g，白术 12g，熟附片 10g，五味子 10g，丹参 20g，酸枣仁 20g，生龙骨、牡蛎各 30g（先煎）。

7 剂尽剂，寒气上冲心下未作，心悸怔忡亦平，纳增眠安，四肢温暖。再服 7 剂以巩固之。随访 1 年未发，痊愈。

**按：**《金匮要略·奔豚气病脉证治》云："师曰：奔豚病，从少腹起，上冲咽喉，发作欲死，复还止，皆从惊恐得之。"又说："气从少腹上冲心……桂枝加桂汤主之。""发汗后，脐下悸者，欲作奔豚，茯苓桂枝甘草大枣汤主之。"患者"冲气上逆至心下"，"呕水泛恶"，内有水饮，与茯苓桂枝甘草大枣汤条之水动于下，无有出路，以致"脐下悸者，欲作奔豚"机理相同。

初诊方用桂枝加桂汤调和阴阳、平冲降逆治奔豚气上冲心。其桂枝一则振奋心阳、降逆平冲，二则合白芍偕姜、枣、草调和阴阳营卫；加肉桂温肾纳气，使寒水返于下焦。合茯苓桂枝甘草大枣汤以平冲降逆、培土制水治欲作奔豚。其茯苓、桂枝一则通阳化水，以防逆气；二则交通心肾，治心动悸。合甘草、大枣加白术培土制水从中焦论治，生姜、茯苓化饮止呕恶。加半夏止呕化饮力增；加附子回阳救逆，助心阳以复脉；加五味子、丹参、酸枣仁宁心安神，更加龙骨、牡蛎镇惊安神定悸，寓桂枝加龙骨牡蛎汤意。14 剂愈。

## 四、脾系病证

### 1. 胃切除术后呃逆验案

朱某，男，38 岁。本院外科病区 305 床。1991 年 1 月 21 日初诊。

胃溃疡大出血胃切除术后呃逆 4 天。自术后插胃管伊始，呃逆频急，每分钟数十次。曾用氯丙嗪、654 - 2、杜冷丁等针药无效。现胃管拔除半天，呃逆不减，持续频呃阵发加剧邀诊。苔满白、中根略厚，脉沉滑。

胃病多年，胃溃疡突发大出血行胃切除手术，脏腑、气血损伤虚馁，气机逆乱，胃气冲逆动膈，呃呃不止。虚实夹杂，治当标本兼顾。针刺中药并进，温中降气和胃，平冲止呃，缓急解痉和中，以求速效。

针刺：侧卧位，取穴膈俞（双）、胃俞（双），平补平泻。15 分钟后呃止，留针半小时。

中药处方：

熟附片 10g（先煎），党参 12g，白术 10g，淡干姜 6g，炙甘草 6g，刀豆子 15g（打），公丁香 10g，淡吴茱萸 3g，旋覆花 12g（包），代赭石 30g（先煎），生白芍 30g，姜半夏 20g，砂仁 3g（打、后下），谷芽、麦芽各 15g。

**按：** 呃逆以气逆上冲、呃呃连声、声短而频、不能自制为主症，古称"哕"，又称"哕逆"。此证中医责之于胃气上逆动膈。《灵枢·口问》说："谷气入胃，胃气上注于肺。今有故寒气与新谷气，俱还入于胃，新故相乱，真邪相攻，气并相逆，复出于胃，故为哕。"该文阐发了中上二焦产生呃逆的病理机制。呃逆可分寒呃、热呃、气呃、痰呃、虚呃等证，可因饮食不节、情志不和、正气亏虚引起。在治疗上，《灵枢·杂病》说："哕，以草刺鼻，嚏而已；无息而立迎引之，立已；大惊之，亦可已。"对呃逆之轻者，至今仍有实用价值。《金匮要略·呕吐哕下利病脉证治》更有寒呃橘皮汤主之，虚热者橘皮竹茹汤主之，实热者"视其前后，知何部不利，利之愈"的记载，为后世划分寒热虚实辨证施治奠定了基础。西医学认为，呃逆是由膈肌痉挛性收缩所引起的吸气运动不能顺畅完成，吸气起始即因声门突然关闭而终止的一种现象，可由胃肠神经失调引起。呃逆一证，轻浅者易治。若在急性或慢性病之严重阶段出现，常是病势转向危重的一种表现，谓之"土败胃绝"，预后欠佳，应高度警惕。本案术后体虚，呃逆声高频急，虚实夹杂。针刺膈俞、胃俞，考血会膈俞主治呕吐、呃逆、气喘、咳嗽、吐血、潮热、盗汗，有下气和胃降逆宣肺、调理气血阴阳的功能；胃俞主治胸胁痛、胃脘痛、呕吐、腹胀、肠鸣，为胸胁、脘腹病痛效穴。膈俞、胃俞合用并刺，止呃逆效神，屡试屡验。另取理中汤党参、白术、甘草、干姜甘温益气、扶阳温中，加附子补火助阳；丁香、吴茱萸温胃透膈、温中止呃；代赭石、旋覆花、半夏重镇和胃、降逆消痞，芍药、甘草缓急解痉，制膈肌痉挛而治呃；砂仁温中行气醒脾，谷芽、麦芽消积健脾。药3剂，针刺1次，15分钟后呃逆即止，继服汤药3剂收功。

**2. 饮气痞验案（慢性胃炎、胃瘫）**

孔某，女，29岁。2008年12月13日初诊。

纳少呕恶，食入即吐，脘痞，或见胀痛，病起半年，加重月余，辗转来诊。患者形体修长，语怯。平素饮食不节，饥饱无常。半年前因进食口角，生气恼怒，遂见脘痞胁胀，恶心呕吐，初未介意，逐渐恶闻油腻，进食减少，食入呕吐，口不渴，气臭秽。时有脘痞嗳气，或见胀痛吞酸。大便溏薄，日1～2次，肠鸣辘辘。体重日见减轻，肢冷乏力，于是强制进食，1日5餐，量少，食后仍见恶心呕吐。所幸睡眠尚好，勉能支撑。停经已3个月，尿TT阴性。近查肝肾功能、血尿常规无明显异常。有胃病及胃病家族史。苔薄，脉濡滑，不耐按。

素体脾胃虚弱。因于情志失调，肝胃不和，寒热互结，升降失常，中焦痞塞，上为呕吐，下作溏泻，病起已半年之久。脾气日见虚弱，胃不能受纳，脾不能健运，饮食不充肌肤，虽日进5餐，日渐消瘦羸弱，肢冷乏力。呕而不渴，口有异味，肠间水声辘辘，大便溏薄，是为内有水饮食滞明证。宜予生姜泻心汤加味，以辛开苦降，和胃补脾，温阳化饮，降逆止呕。以病论之，除"胃炎""结肠炎"外，属"胃瘫"。

生半夏20g，生姜3片，黄连6g，黄芩20g，干姜6g，吴茱萸6g，党参15g，白术15g，枳壳10g，熟附片15g（先煎），茯苓20g，砂仁3g（打、后下），生鸡内金15g，大麦芽30g，炙甘草6g。

2008年12月29日二诊：恶心、脘痞、胁胀显减，进食无呕吐，食欲稍增，仍少食多餐。大便日一行，成形略松散。语怯，不能持久说话，肢冷乏力。苔薄白，脉濡滑，不耐按。脾胃之气已见复苏之象，再宗前法，辨证辨病，加蒲公英清胃杀菌。

生半夏20g，生姜3片，黄连6g，黄芩20g，干姜10g，吴茱萸6g，党参15g，白术、白芍各15g，熟附片20g（先煎），茯苓20g，砂仁3g（打、后下），生鸡内金15g，大麦芽30g，蒲公英30g，炙甘草6g。

2009年1月8日三诊：恶心、脘痞、胁胀消失，纳香能食，无厌油腻感，已能啖肉食荤腥，一日三餐。大便日一行，便溏瘥，成形。四肢渐温，体力恢复，体重亦见增加。苔薄白，脉濡滑，耐按。再予清肝和胃、补中益气。

黄芪30g，党参20g，白术、白芍各15g，熟附片20g（先煎），茯苓20g，砂仁3g（打、后下），生半夏15g，淡干姜10g，生姜3片，粉葛根30g，黄连6g，吴茱萸6g，蒲公英30g，黄芩15g，炙甘草6g。

**按**：生姜泻心汤是减半夏泻心汤干姜之量，加生姜而成，主治"饮气痞"，加强了降逆止呕化饮的功能。半夏泻心汤是治疗寒热互结之"心下痞"的代表方，由半夏、黄芩、干姜、黄连、人参（或党参）、甘草、大枣组成，主治"痰气痞"。"呕而肠鸣、心下痞"为半夏泻心汤和生姜泻心汤的共有主症，所不同者，生姜泻心汤兼有水饮。"渴"与"不渴"是水饮辨证眼目，"呕而渴者"为水饮欲解，"呕而不渴"为水饮不化。患者纳少痞胀、恶心呕吐，且厌油腻荤腥，呕而不渴，故宜用生姜泻心汤开痞化饮、降逆和胃。水、湿、痰标异本同，甘能助湿中满，故弃大枣不用。半夏生用，除湿化痰、降逆止呕之力倍增，生姜杀半夏毒，为止呕圣药，能宣散水饮，半夏合干姜散痞气之结，黄连、吴茱萸、黄芩降胃气之逆亦以止呕，半夏、生姜、干姜、黄芩、黄连合用，辛开苦降，散水饮，治水饮互结之痞；黄连、吴茱萸合方，名左金丸，黄连清泻肝火胃火，吴茱萸辛散，疏泄肝经郁热之气，令肝气条达，郁结得开，辛开苦降以肝胃同治，痞满呕恶吞酸得治；以党参、甘草、白术补气温中，合附子、茯苓温阳健脾利水；白术、枳壳同用，健脾理气，消痞行滞，砂仁、鸡内金、麦芽理气消积健脾，调和肝脾，俾无土壅木郁之虞。诸药合用，共奏辛开苦降、益气和胃、消痞止呕、健脾止泻之功。二诊加蒲公英者，助黄连、黄芩清胃热，杀幽门螺杆菌效佳，亦治本之道；三诊加黄芪、葛根益气升阳健脾，脾胃双调之意。"胃瘫"多见于胃部手术以后，因残胃炎、吻合口炎等原因所致胃排空功能紊乱，出现胃脘胀痛、恶心、呕吐等症。患者夙有胃炎，又因进食恼怒，"胃瘫"殆由植物神经功能紊乱引起，"木克土"也。

### 3. 胃痞验案（慢性糜烂性胃窦炎伴萎缩）

华某，男，41岁，私企业主。2007年9月16日初诊。

多年胃病史，胃脘痞胀隐痛不适时作，食后著，无节律性，甚或胃脘不适莫可名状。无明显反酸。近日头晕，神倦，纳少，嘈杂，轻微恶心，口腻干苦。大便时溏已多年，近见日2~3次，有不尽感，初成形，后松散，无腹痛。有胃癌家族史。

2007年9月4日，无锡市某院胃镜诊断：慢性糜烂性胃窦炎（中度）伴萎缩。病理送检标本：胃黏膜针帽大组织两块。镜检片示：胃黏膜表面上皮完整，腺体大小不一，部分萎缩，肠化，固有层中量急慢性炎细胞浸润，并见淋巴滤泡形成。9月6日病理诊断：慢性糜烂性胃窦炎（中度）伴急性浅表活动及灶性萎缩；幽门螺杆菌阳性。血压90/70mmHg。苔黄薄腻，脉濡细滑略数。

患者创业艰辛，起居生活无常，且多应酬，脾胃运化升降失调。复为外邪（幽门螺杆菌）侵染，病情迁延，伤气损络。气滞则痞胀或痛，络瘀则痛。今见苔黄薄腻、口腻干苦、脉濡细滑略数、大便溏薄，证属"胃痞"之脾虚湿热型。久病必虚，久病必瘀，虚实夹杂。姑予辛开苦降、清热利湿以杀菌祛邪、理气和胃、化瘀通络、消痞止痛，冀邪去而正安，少佐益气养阴、消积化滞之品。嘱注意休息，饮食有节，"热无灼灼，寒无苍苍"，怡悦情志，克服紧张恐惧心理，毋急毋躁，康复可期。

黄连 8g，黄芩 20g，制半夏 15g，生姜 3 片，蒲公英 30g，葛根 30g，马齿苋 30g，砂仁 3g（打、后下），佛手片 10g，失笑散 15g（包），徐长卿 15g，生白芍 20g，太子参 15g，生鸡内金 15g，炙甘草 4g。

此后守方续进，或稍事损益，总不离乎辛开苦降、清热利湿、益气和络大法，致湿热渐化。然湿性黏滞缠绵，且患者仍每有会客饮酒应酬，病情常多反复，神倦疲惫。

及至 2007 年 12 月 28 日十诊，面少华色、肢软乏力稍有改善，胃脘已无明显不适，食欲显著增加，食后或有脘胀，偶见隐痛。口苦消失，微干。大便日一行，偶二行，成形。苔薄少津，脉细弦。

邪去则正安，得陇望蜀，补气养阴和胃，化瘀通络，扶正以祛邪，是其时矣。辅苦辛法消痞健运，苦寒杀菌以绝后患。

黄芪 30g，莪术 15g，失笑散 15g（包），白术 15，白芍 15，大麦冬 15g，佛手片 10g，徐长卿 15g，生鸡内金 15g，玉蝴蝶 10g，黄连 6g，黄芩 15g，蛇舌草 30g，制半夏 10g，生姜 3 片，炙甘草 6g。另：中药免煎颗粒淡全蝎 6g，参三七粉 3g，日 2 次分服。

守法加减，调服至 2008 年 3 月 16 日，面有华色，神采奕奕，纳眠均好。脘痞胀痛、隐痛，以及口苦微渴、便溏诸症尽释，继服月许停药。至 2008 年 7 月 4 日，市某院胃镜复查，示食管、贲门未见异常，胃底、胃体黏膜光整，色泽正常，未见肿物与溃疡。胃窦部黏膜呈斑片状充血，幽门圆，开放好，十二指肠球部未见异常。胃镜诊断为"慢性浅表性胃炎"，顽症得以逆转，额手称幸。

**按：**是案之初，属中医"胃痞"脾胃湿热型而兼血瘀者，虚实夹杂。药用黄连、黄芩、半夏、生姜辛开苦降，寓半夏泻心汤意。连、芩清热解毒燥湿杀菌，平降胃气之上逆；半夏、生姜辛散开痞，燥湿和胃降逆；蒲公英清热解毒，助连、芩杀菌祛邪；葛根、马齿苋清热利湿以升阳健运，亦助杀菌；砂仁、佛手片、失笑散寓丹参饮意，佛手易檀香，失笑散易丹参，疏肝理气，化瘀通络止痛；徐长卿善行气消胀，合生白芍理气缓急止痛；太子参清补，益气养阴，合生鸡内金消积健脾，消补兼施，补而不滞；甘草调和诸药。全方融清热解毒、化湿杀菌、行气化瘀、和胃消痞、补气消积于一炉，祛邪以安正。其后，湿热渐去，虽虚象明显，但胃脘痞胀隐痛渐见消失，胃纳进增，脾气已现恢复之象。药用黄芪补气，合莪术化瘀消积除癥，补而不滞，冀萎缩、肠化、增生逆转，黄芪合失笑散，益气化瘀通络和胃；麦冬滋阴润燥养胃，合黄芪气阴双补以扶正祛邪，合半夏润燥相济、养阴和胃；白术、白芍合用，柔肝补脾，调和肝脾；佛手片、失笑散，疏肝理气，化瘀通络止痛，徐长卿行气消胀，合生白芍、炙甘草理气缓急止痛，肝、脾、气、血共济，相得益彰；鸡内金消积健运，玉蝴蝶养阴护膜消炎；黄连、黄芩、蛇舌草清热解毒、杀菌祛邪，合半夏、生姜、甘草还取半夏泻心汤意，辛开苦降，和胃消痞；参三七祛瘀生新，合全蝎搜剔逐瘀通络止痛。诸药合方，共奏扶正祛邪，推陈致新，修复逆转萎缩、肠化、增生异常之功。守法加减调服，终获痊愈。

**感悟：**萎缩性胃炎属中医"胃痞"范畴。久病多虚，久病多瘀。其痞、胀、痛三大主症，皆与脾气虚弱，无以帅血而致血瘀有关；脾胃虚弱，运化失司而成湿邪食积阻滞，亦致痞胀、满闷、疼痛；正虚邪入，幽门螺杆菌（Hp）长期入侵，助长了痞、胀、痛、瘀的进展和程度；邪实正虚，恶性循环，从量变到质变，由慢性胃炎到萎缩性胃炎、肠上皮化生、异型增生乃至胃癌。各种胃炎、消化性溃疡、胃癌，与幽门螺杆菌的感染密切相关，是各种胃病的元凶，且多热化，成为湿热内蕴的病理基础，湿热内蕴的环境又为幽门螺杆菌的大量繁殖提供了条件，影响气机升降，成为加重血络瘀阻的重要因素。根治幽门螺杆菌对于治疗和防止各种胃病的复发，有着极其重要的意义，邪去则正安，是中医"祛邪（以）扶正"的重要法则。中药黄连、黄芩、蒲公英、蛇舌草、败酱草、马齿苋、连翘、金银花等清热解毒药物，对于幽门螺杆菌都有很强的杀灭作用，尤以黄连、黄芩为最，这正是经方"半夏泻心汤"类方治"心下痞"证千百年有效的真谛。这些中药联合、交替使用能提高疗效，且不易引起耐药性。萎缩性胃炎正虚邪实，以虚为本，虚实夹杂，表现不一，各证型之间不能截然分开，唯各有侧重而已。情志精神因素对脾胃病的进退影响很大，要重视心理疏导，消除、克服患者紧张的精神状态，怡悦情志，常可收事半功倍之效。用药须兼顾疏肝调气，务使肝气平和，方无"克脾"之虞。证治宜从整体考虑，孰先孰后，孰轻孰重，主次分明，才能获得理想疗效，令顽症逆转。至于选方用药，当遵循业师朱良春教授"以'久病多虚''久病多瘀'为依据，各有侧重，虚实兼顾，力求补而不滞，滋而不腻，祛邪而不伤正，理气而不耗阴。一旦药中肯綮，则需坚持服药，不宜轻易更方"之论，作为治疗萎缩性胃炎的准绳。

### 4. 心下痞验案（胃溃疡型腺癌术后）

支某，男，47岁，浙江省嵊州私企业主。2010年5月8日初诊。

病史摘录：患者因脘腹及其偏左反复隐痛10余年，加重两月余，经胃镜、病理诊断"胃溃疡，胃癌"，于2009年4月3日在浙江省某医院行胃大部切除手术。术中见胃窦大弯侧溃疡直径约1.5cm大小，质硬，未侵出浆膜外；系膜根部未及肿大淋巴结；盆腔、大网膜、腹膜、肝脏等处未见明显转移病灶。行根治性胃远端2/3切除术。术后病理检验示：胃切除标本，溃疡型，中分化腺癌，部分黏液腺癌，浸润至黏膜下层，未见淋巴结转移（0/10），切缘阴性。又因左下腹疼痛、大便溏泄一年半久久不愈，于2009年8月6日又在该医院肠镜检查诊断"轻度左半结肠炎"。虽经中西医治疗，脘腹痞胀疼痛、大便溏泄未愈。于2010年5月1日再次经浙江省某医院行胃镜检查，诊断：

①残胃炎。②吻合口炎伴缝线残留。检查描述："胃大部切除术后，呈毕氏Ⅱ式手术后残胃，吻合口通畅，黏膜充血、水肿明显，可见一较长的缝线残留，缝线残留处黏膜可见糜烂面，触之质软，未见溃疡和赘生物，残胃黏膜红白相间，以红为主，表面光滑，未见溃疡，收缩好。"病理检查报告：（吻合口）小块黏膜慢性炎。

因溃疡型腺癌术后脘痞恶心、嗳气反酸、眠差及慢性泄泻辗转求治未果来诊。诉胃切除术后脘痞，食后嗳气，或见恶心、反酸、眠差已一年余；肠鸣、左下腹时或刺痛隐痛逾一年半，大便溏薄，偶见不消化物，无黏液及血性物，或有痔血。有慢性结肠炎史。偏胖，喜甜腻食物、鲜果。已戒除烟酒。

刻诊：恶心，反酸，有轻微心下痞胀感。脘腹平软，轻按无压痛。略渴，口苦。肠鸣，大便溏薄，日1~2次，时见左下腹刺痛隐痛。苔薄腻微黄，脉细缓。

胃溃疡型腺癌行胃大部切除术后残胃炎、吻合口炎；慢性左半结肠炎。寒热互结中焦，升降失调之证，更加胃切除术损伤，气血瘀滞，素体脾弱湿胜，运化失常，故见脘痞嗳气、恶心反酸、腹痛肠鸣、大便溏薄等症，乃至眠差，胃不和则卧不安也。治宜辛开苦降，方从半夏泻心汤加减化裁，和胃降逆，健脾止泻。

黄连8g，淡黄芩20g，制半夏20g，淡干姜10g，淡吴茱萸6g，蒲公英30g，蛇舌草30g，葛根30g，马齿苋50g，失笑散20g（包），白术12g，茯苓30g，赤芍、白芍各15g，炙甘草6g。

2010年5月15日二诊：药后脘痞改善，嗳气减少，无恶心及反酸，是以纳增，杂食牛奶、生冷水果。肠鸣仍著，大便日2次，溏薄。苔薄腻微黄，脉细缓。嘱饮食有节，宜清淡，忌生冷，减少水果进食。前方续进。

2010年5月24日三诊：纳好，知饥，眠进步。胃脘无不适，饭后嗳气显减，恶心反酸未见。肠鸣尚著，大便日一行，偶两行，少实，无不消化物。或有脾曲处隐痛。苔薄白，脉细缓。前方去赤芍，加仙鹤草继服。

2010年6月7日四诊：知饥，纳好，饭后尚见嗳气一二声，恶心反酸未见，胃脘不适消失。左腹脾曲处尚或有隐痛，肠鸣著。大便日一行，偶见两行，尚少实，松散。苔薄白，脉细缓。胃热渐清，脾阳素虚渐现。上方去蒲公英、蛇舌草，加熟附片、补骨脂，以加强温阳扶脾健运之力。

黄连8g，淡黄芩20g，制半夏20g，淡干姜10g，淡吴茱萸6g，葛根30g，失笑散20g（包），白术12g，茯苓30g，白芍15g，仙鹤草30g，熟附片15g（先煎），补骨脂15g，炙甘草6g。

2010年6月21日五诊：胃脘无不适；左下腹尚或有不适，大便晨起一次，成形，肠鸣亢进大好。前方去葛根，加砂仁、谷芽、麦芽，以理气和胃健脾。此后，守方续服。

2010年8月12日八诊：纳好，知饥。餐后嗳气一二声，轻浅，对于术后残胃而言当近乎正常。左下腹偶见轻微坠痛，肠鸣趋常无亢进。大便成形，晨一行。于8月10

日在浙江某医院胃镜诊断：胃大部切除术后（毕氏Ⅱ式），吻合口炎，残胃炎。吻合口通畅，黏膜充血、水肿轻浅，未见溃疡和赘生物，残胃黏膜红白相间，表面光滑，未见溃疡，收缩好。

2010年8月30日九诊：纳好，知饥，左下腹已无不适，大便每晨一行，成形，肠鸣正常；眠安。诸症悉愈。前方加生薏苡仁30g，间日1剂，半月后停药。嘱饮食有节，起居有常，忌生冷、辛辣、烟酒，保持心情愉悦。1年后胃镜复查无明显异常。

**按**：《金匮要略·呕吐哕下利病脉证治》曰："呕而肠鸣，心下痞者，半夏泻心汤主之。"本为上有呕吐，下有肠鸣，中有痞塞、满而不痛而设，用以散结除痞、和胃降逆，与本案颇为合拍。患者胃切除术损伤，气血瘀滞，元气大伤，饮食失调，外邪（幽门螺杆菌）羁留不去，是以"残胃炎、吻合口炎"及肠鸣泻利迁延不愈。初诊、二诊方用半夏辛温为君，散结除痞，降逆止呕，臣以干姜之辛热温中散寒，黄连、黄芩之苦寒泄热开痞，寒热平调，辛开苦降；以白术、茯苓易人参、大枣补气扶脾健运兼以止利；吴茱萸散寒止痛，疏肝下气，合黄连为左金丸，辛开苦降，止呕恶吞酸，《药鉴》称此"乃吞吐酸水神方"，吴茱萸兼制芩连之苦寒，与干姜相合，温阳以治久泻腹痛；加蒲公英、蛇舌草、马齿苋清热解毒，助黄芩、黄连祛邪解毒杀菌，燥湿而健脾运；甘草和中补气，调和诸药。今加蒲公英、蛇舌草清热解毒抗癌，助芩连以清热和胃，祛邪杀菌解毒；加葛根助白术、茯苓益气升清降浊，健脾止泻；失笑散活血散瘀，疗残胃、吻合口迁延之创伤，瘀去新生，亦治左下腹固定之刺痛隐痛，通则不痛；赤芍、白芍化瘀缓急，合甘草和胃治腹痛。三诊方去赤芍，加仙鹤草。仙鹤草"能行能止"，补虚扶正，祛邪止泻，且有较强的抗癌功效，朱良春老师常用仙鹤草100～150g煎汤代水，加入辨证方中，治疗食管癌、胃癌、肺癌、胰腺癌、乳腺癌等；对浅表萎缩性胃炎伴肠化也有非常明显的疗效，既能抗菌、消炎、杀灭幽门螺杆菌，又有修复黏膜、促进再生的双重作用（见《朱良春用药经验集》）。四诊去蒲公英、蛇舌草，加熟附片，合干姜、补骨脂温阳扶脾健运。五诊以后（从略），病情渐入坦途，胃脘无不适，左下腹轻微不适偶见，大便成形。至九诊康复，疗效满意。

**感悟**：仲景五泻心汤治疗"心下痞"证，各有所主。半夏泻心汤治疗"痰气痞"，生姜泻心汤治疗"饮气痞"，大黄黄连泻心汤治疗"火热痞"，附子泻心汤治疗"寒热痞"，甘草泻心汤治疗"客气上逆痞"。半夏泻心汤是治疗心下痞证的代表方，由半夏、干姜、黄连、黄芩、人参（党参）、大枣、甘草组成。主治寒热互结中焦，升降失调之"呕而肠鸣，心下痞者"，今已几乎成为治疗急慢性胃炎、消化性溃疡、慢性肠炎、消化不良、慢性胆囊炎、慢性胰腺炎通用之方，"若痛者可加用芍药甘草汤，反酸可加左金丸，大便秘结可加用大黄，胃火盛者加蒲公英、重用黄连"，加减如神。见何任主编的《金匮要略临证发微》、朱世增主编的《刘渡舟论伤寒》，很有指导意义。自1982年发现幽门螺杆菌以来，治疗各种胃病取得了突破性进展。而中药黄连、黄芩对幽门螺杆菌有很好的杀灭作用，而尤以黄连为最，配伍其他一些清热解毒中药则有更强大的协同杀菌作用。但这些药性味苦寒，大剂应用有"苦寒伤胃"之嫌。伍以干姜、生姜、甘草、大枣，则甘温护胃，可无苦寒伤胃之虑。杀灭和根治幽门螺杆菌能加速溃疡及糜烂黏膜的愈合，并对该病的预防和减少复发具有十分积极的意义。

### 5. 胃脘痛验案之一（嘈杂）

沈某，男，58岁。2008年12月22日初诊。

脘胁痞痛，嘈杂善饥时作10余年。

脘胁痞痛，嘈杂善饥，莫可名状，食后2小时著，近停服西药后尤加，进食倍常，三四碗仍无饱感，食已即饥，夜半常须加餐，进食痛减。时有反酸，口微苦。否认有糖尿病史。大便色黄，日1~2次，或软溏。有上消化道出血病史及慢性结肠炎史。2008年12月16日无锡市某院电子胃镜诊断：浅表性胃炎。血糖检测：空腹4.5mmol/L，餐后2小时6.8mmol/L。苔黄，舌红，脉小弦滑数。

肝胃失和，脘胁痞胀疼痛；肝火胃热，嘈杂善饥吞酸。脾气久虚，大便软溏，况"饮食自倍，肠胃乃伤"。得食痛减，乃虚实夹杂之证。治宜清热疏肝和胃。予左金丸合泻心汤加减，辛开苦降。

黄连10g，吴茱萸6g，黄芩20g，制半夏20g，生姜3片，蒲公英30g，肉桂6g（后下），生白芍20g，煅瓦楞子30g（先煎），茜草15g，炒延胡索15g，佛手片10g，怀山药15g，马齿苋30g，炙甘草6g。

2009年1月3日二诊：食后2小时饥饿、隐痛、喜食显减。乏力改善，无反酸。大便色黄，日一行，少实。测外周空腹血糖4.5mmol/L，餐后2小时血糖未测。苔薄黄，舌红转淡，脉虚弦。久痛入络，虑有十二指肠溃疡之虞。未雨绸缪，前方损益再进。

黄连10g，吴茱萸6g，黄芩20g，蒲公英30g，制半夏20g，生姜3片，肉桂6g（后下），生白芍20g，佛手片10g，乌贼骨20g，茜草15g，大象贝10g，茯苓20g，炙甘草6g。另：白及6g，参三七3g，研末，日3次调服。

2009年1月13日三诊：食后2小时嘈杂饥饿显减，隐痛消失，未见反酸。口淡不苦。大便色黄，日一行，偶两行，成形。苔薄，舌淡，脉虚弦。

肝火胃热渐平，虚寒之象渐显。药随证转。

黄连8g，吴茱萸6g，黄芪20g，肉桂6g（后下），生白芍20g，乌贼骨20g，茜草15g，蒲公英30g，黄芩20g，制半夏20g，生姜3片，茯苓20g，大象贝10g，炙甘草6g。另：白及6g，参三七3g，研末，日3次调服。

2009年1月31日四诊：脘痞嘈杂如饥递减，食后3小时进食两三片饼干即舒。反酸愈。进食常量，无异常饥饿感。小腹或胀，大便日一行，成形。苔薄白，舌淡，脉虚弦。

黄连 8g，吴茱萸 6g，黄芪 20g，肉桂 6g（后下），生白芍 20g，乌贼骨 20g，茜草 15g，蒲公英 30g，黄芩 20g，砂仁 3g（打、后下），茯苓 20g，大象贝 10g，白术 15g，枳实 10g，炙甘草 6g。另：白及 6g，参三七 3g，研末，日 3 次调服。

2009 年 2 月 12 日五诊：反酸愈，嘈杂如饥基本消失，毋须夜半加餐。午后 3 小时尚进饼干 3 片。纳好。便溏少实。苔薄，脉弦滑。守方调治至 5 月底，诸症消失，临床治愈（未做胃镜复查），停药。

**按**：证属胃脘痛、嘈杂。本案病延 10 年，本虚标实，寒热错杂。初因停服西药，病情反弹，嘈杂善饥吞酸、脘胁痞胀疼痛加重，饮食倍常，肝火胃热之证。故予左金丸清泻肝火以和胃降逆制酸。重用黄连苦寒泻火为主药，佐吴茱萸辛温开郁散结，下气降逆，既可制黄连苦寒，又可助黄连降逆止呕，为典型的相反相成对药；黄连、黄芩与半夏、生姜、甘草合用，取泻心汤意，辛开苦降，和胃降逆；芩连合蒲公英、马齿苋，苦寒泻火解毒，杀菌；合肉桂、白芍，取建中汤意，缓急止痛，肉桂亦缓芩连之苦寒，加佛手、延胡索、茜草疏肝和胃、理气化瘀止痛；煅瓦楞子治肝胃不和，制酸止痛；怀山药、马齿苋补脾健运止大便溏泄；甘草调和诸药。二诊、三诊，病情递减。去煅瓦楞子，以乌贼骨与茜草相合，出于四乌贼骨一藘茹丸方，今亦为止血化瘀、制酸止痛收敛的经验对药，乌贼骨合象贝母（乌贝散），制酸止痛尤佳；白及、参三七护膜化瘀通络，防出血之变；茯苓渗湿健脾，黄芪合肉桂、白芍补气温中，缓急止痛。四诊加白术、枳实健脾消痞，守方调理 3 个半月，前后治疗达 5 个月，方得临床治愈。电子胃镜诊断"浅表性胃炎"，轻描淡写，仅供参考。

### 四乌贼骨一藘茹丸方

《内经》十三方之一，见《素问·五脏别论》。由乌贼骨、藘茹（茜草）、雀卵、鲍鱼（石决明肉）组成。取乌贼骨 4 份，藘茹 1 份，为末，雀卵为丸，每丸如小豆大，鲍鱼加水煎煮，取其汁。空腹时用鲍鱼汁送服，功能益精补血、止血化瘀，"味腥气秽，善走奇经"，是一张通补奇经之祖方。

### 6. 胃脘痛验案之二（糜烂性胃炎、胃角息肉样隆起）

高某，男，44 岁。2007 年 8 月 31 日初诊。

胃脘饥痛喜按，得食则舒，发作有时已 5 个月。伴痞胀嗳气，反酸口苦。大便日 1～2 次，色黄，成形，不爽。性情刚烈，急躁易怒。西药治疗至今已 5 个月，服奥美拉唑、克拉霉素等未果。刻诊饥痛喜按、嗳气、口苦诸症如故，大便日 1～2 次，或见滞下。3 年前有上消化道出血病史。2007 年 8 月 13 日外院胃镜检查诊断：浅表性胃窦炎急性期，伴糜烂，胃角息肉样隆起 5mm×5mm。苔薄，舌淡，脉小弦。

寒邪客胃，饥饱失常，劳倦过度，脾阳受损，胃失和降而成虚寒型胃脘痛；更兼性情刚烈易怒，脾虚肝侮，火郁吞酸加重。治宜温中补虚缓急以和胃，辛开苦降以杀菌制酸、化瘀通络止痛。

黄芪15g，肉桂10g（后下），生白芍20g，黄芩20g，黄连6g，吴茱萸6g，制半夏20g，干姜10g，蒲公英30g，败酱草30g，乌贼骨20g，茜草15g，炒延胡索20g（打），柴胡10g，苏叶、苏梗各10g，炙甘草6g。另：参三七4g，生大黄1g，共研细末，入胶囊，日3次分服。

2007年9月8日二诊：脘胀、饥痛、嗳气、口苦显减。大便日一行，无滞下感，爽利。昨应酬熬夜，胃脘饥痛又作，进食饼干后缓解。今晨口苦。苔薄，舌淡，脉小弦。药后小效，仍宗前法。加炮甲片软坚化瘀散结以消胃角息肉样变。并嘱少应酬，不喝酒，注意饮食宜忌，心平气和，保证足够睡眠休息时间。

黄芪20g，肉桂10g（后下），生白芍20g，淡黄芩20g，黄连6g，吴茱萸6g，蒲公英30g，败酱草30g，乌贼骨20g，茜草15g，制半夏20g，淡干姜10g，象贝母10g，炒延胡索20g，大麦芽15g，炙甘草6g。另：参三七4g，生大黄0.5g，共研细末，加中药免煎颗粒炮甲片10g，和匀，入胶囊，日3次分服。

2007年9月14日三诊：胃脘饥痛未作。口苦除，嗳气减。大便色黄，日一行，成形，无滞下感。苔薄白，脉细缓。前方去延胡索，续进。

2007年9月21日四诊：胃脘饥痛未作，嗳气消失，无明显泛酸。大便日一行，成形。苔薄白，脉细缓。病情递减，渐入坦途，前方加白术10g，茯苓15g，守方续进。

10月16日八诊：电子胃镜诊断浅表性胃炎。糜烂、胃角息肉样隆起消失，痊愈。嘱服香砂养胃丸2个月善后。

2014年春陪同胃病朋友来诊，身体壮实健康，告胃病根除，从未复发。

**按：**本案胃镜诊断"浅表性胃窦炎急性期，伴糜烂，胃角息肉样隆起5mm×5mm"，西药治疗5个月未效。究其原因，未做正规治疗当是主要因素。此外，应酬饮酒，喜辛辣、生冷，饥饱无常，性情刚烈亦为不可忽视的原因。B超、CT、MRI、胃镜等声像、影像及内窥镜检查，可以帮助辨证辨病，但仍当本着"有者求之，无者求之"的精神，以患者症状表现为主。通常"胃脘饥痛喜按，得食则舒，发作有时"当是十二指肠炎症或溃疡的典型症状，也正是"虚寒型胃脘痛"辨证的着眼点，不能因为胃镜检查无此相关描述而忽视之。幽门螺杆菌感染是各种胃炎及胃、十二指肠溃疡乃至胃癌的元凶。实践证明，中药黄连、黄芩、蒲公英、败酱草、连翘、金银花、白花蛇舌草、半枝莲等清热解毒药有良好的杀灭幽门螺杆菌作用，而以黄连为最（6~10g），且以联合应用为好，泻心汤是其代表方，临床体会优于西药，无毒副作用，使用是安全的。黄连、吴茱萸（左金丸）辛开苦降，为治脘痞必用之方。原方黄连与吴茱萸之量为6：1。根据症状、口渴与否，苔、舌、脉之变化而调适之，切勿拘泥。热则重用黄连，寒则重用吴茱萸，一般用量均不超过10g。初诊取黄芪、肉桂、干姜、生白芍、甘草温中补虚、缓急和胃止痛；黄芩、黄连、吴茱萸、半夏辛开苦降、和胃制酸，辅乌贼骨、茜草止酸化瘀、去腐生肌；蒲公英、败酱草清热解毒，助芩连杀菌祛邪，干姜、肉桂温中，无苦寒伤胃之虞；柴胡、苏叶、苏梗疏肝理气和胃，延胡索活血通络止痛；三七、生大黄化瘀止痛，泻火解毒导滞，去腐生新愈疡以治糜烂，未雨绸缪，防出血之变；甘草补虚和中缓急，调和诸药。二诊前方去柴胡、苏叶、苏梗，加象贝母、炮甲片以清泄胃中郁热，化痰软坚散结消癥，以期加速胃黏膜糜烂、息肉样隆起的消失和痊愈；黄芪加量补虚，加大麦芽消食和中，佐以疏肝和胃。三诊方同前，去延胡索。四诊方义从略。

### 7. 胃脘痛验案之三（十二指肠溃疡出血）

曹某，男，33岁，河南人。2007年3月9日初诊。

2007年2月15日见大便色黑油亮，拟诊上消化道出血，2月19日起输液治疗4天，黑便渐止。每日服雷尼替丁150mg两片，睡前1次顿服，共10天。胃病史6年余，2001年曾见上消化道出血。今日胃镜诊断：十二指肠球部降霜样溃疡（活动期）。胃镜见"胃体黏膜大致光滑，皱襞整齐，色泽呈橘红色，分泌不多。胃角弧度存在，黏膜光滑柔软，蠕动可。胃窦黏膜红白相间，以红为主；蠕动尚可。分泌物黏稠。幽门欠圆，呈开放状，黏膜稍水肿。十二指肠可见散在降霜样溃疡，较浅，少许出血，附少许白苔；球腔黏膜充血、水肿"。食管、贲门、胃底未见异常。

食后4小时许胃脘嘈杂空虚，隐痛喜按，得食缓解。面色㿠白，时有心悸，或有泛酸。口不苦，刷牙、口渴则恶心呕吐。大便间日一行，色黑褐。苔薄白，脉濡略数。

患者为私企大卡车司机，装卸运输劳累，饥饱寒温失调，脾胃乃伤，复为外邪（幽门螺杆菌）侵袭，发为"胃疡"之疾，久病损络，而见吞酸、疼痛、出血诸症，喜温喜按。治宜益气温中健运、和胃制酸，护膜止血，杀菌祛邪。当从建中、泻心、左金诸方化裁。

黄芪15g，肉桂6g（后下），生白芍20g，乌贼骨20g，茜草15g，地榆30g，大象贝10g，黄芩20g，黄连8g，吴茱萸6g，制半夏20g，生姜3片，蒲公英30g，制乳香、没药各10g，炙甘草6g。另：白及6g，参三七4g，生大黄2g，共研细末，日3次调服。5剂。

2007年3月13日二诊：饥则嘈杂、泛酸隐痛显著改善。心悸平。纳滞。大便色深褐，日一行，质软。苔薄白，脉濡滑略数。前方去制乳香、没药，易佛手片醒脾开胃。

黄芪20g，肉桂6g（后下），生白芍20g，乌贼骨20g，茜草15g，大象贝10g，黄芩20g，黄连8g，吴茱萸6g，制半夏12g，生姜3片，蒲公英30g，地榆30g，佛手片10g，炙甘草6g。另：白及6g，参三七4g，生大黄2g，共研细末，日3次调服。守方续进。

3月31日四诊：饥饿嘈杂、泛酸隐痛纳滞消失。大便色绿，隐血阴性。原方改黄

沈桂祥临证经验实录

芪为 30g，继服。

4月6日六诊：体力恢复，昨做仰卧起坐30次，今日未见黑便，大幸，唯胃脘或有作胀、反酸。苔薄白，脉濡滑。嘱禁止此类剧烈运动，休息，观察大便颜色有无变化。前方去蒲公英，加蛇舌草30g，败酱草30g。守方续服。

黄芪30g，肉桂6g（后下），生白芍20g，乌贼骨20g，茜草15g，大象贝10g，黄芩20g，黄连8g，吴茱萸6g，制半夏12g，生姜3片，蛇舌草30g，败酱草30g，地榆30g，佛手片10g，炙甘草6g。另：白及6g，参三七4g，生大黄2g，共研细末，日3次调服。

2007年5月11日八诊：纳眠俱好，体力恢复，脘胀、嘈杂、饥痛、反酸诸症尽释，未见复作。原方续进10天，停药。至6月10日胃镜复查，溃疡愈合，进入"瘢痕期"。

**按：**西医学之胃及十二指肠溃疡，属"消化性溃疡"。因与胃酸、胃蛋白酶的消化作用有关而得名。与黏膜糜烂之胃炎不同，溃疡的黏膜缺损超过黏膜到达肌层，常因此而引起上消化道出血。幽门螺杆菌感染是其主要成因之一，主要症状为疼痛（灼痛、隐痛、钝痛、剧痛、胀痛、饥饿嘈杂不适），疼痛或有规律，进食、服用抗酸药物或可缓解；可伴见反酸、嗳气、上腹作胀，甚至呕血、黑便等症状。中医学常于胃脘痛中求之。温中健运为其治疗大法，但还须识辨肝气犯胃、湿热蕴结、饮食劳倦、忧思气结诸多兼证，病情虚实夹杂。辨证辨病，可以提高疗效。本案初诊用黄芪、肉桂、白芍，取黄芪建中汤意，益气温中补虚，缓急止痛；乌贼骨、茜草制酸、化瘀、止血、收敛愈疡；乌贼骨与白及名乌及散，止血护膜，乌贼骨与浙贝母名乌贝散，制酸止痛；黄连、吴茱萸，苦辛制酸，左金丸方；黄芩、黄连、半夏、生姜，取泻心汤意，苦辛和胃，加蒲公英、地榆，助芩、连杀菌祛邪；加制乳香、没药，化瘀止痛；甘草调和诸药，益气补中。另白及、参三七、生大黄共研细末，和匀调服，旨在护膜化瘀，和络止血，推陈出新而愈溃疡。此后用佛手片疏肝调气，醒脾和胃；用蛇舌草、败酱草者，助芩、连杀菌祛邪，盖去害务尽，防其耐药，杜其复发也。

### 8. 胃脘痛验案之四（慢性胃炎、结肠炎）

崔某，男，63岁，退休教师。2006年11月13日初诊。

积胃病、结肠炎夙恙近40年，反复发作，中西医药屡治无果。幽门螺杆菌（Hp）阳性。有上消化道出血史。

刻诊：脘胀嗳气、嘈杂、烧心、口苦，或见胃脘节律性疼痛不适，泛酸，腹胀，多矢气。腹泻便溏，一日数行，色黄，或见黏液，滞下，腹胀疼痛。苔薄，脉濡细。

幽门螺杆菌邪毒作祟，是为胃病痼疾屡治不愈之根本原因。更兼教学工作辛苦，思虑劳倦，饮食失调，脾胃升降失常，土壅木郁，曲直作酸，以致嘈杂烧心，黏膜糜烂，甚则络损出血；湿热之邪壅滞肠道，气机不畅，传导失常，腹泻便溏，或见黏液滞下，腹胀疼痛。治宜辛开苦降，理气和胃，祛湿健脾，解毒杀菌，祛邪务尽。

黄连10g，吴茱萸6g，制半夏20g，生姜3片，青皮、陈皮各10g，乌贼骨20g，茜草15g，肉桂6g，生白芍20g，黄芩20g，蒲公英30g，蛇舌草30g，葛根30g，广木香10g，制大黄4g，炙甘草6g。

2006年11月20日二诊：11月14日本院胃镜诊断：慢性浅表性胃窦炎伴黏膜点状糜烂，幽门黏膜充血水肿，十二指肠球炎。药后脘胀嗳气、嘈杂、烧心、节律性不适、泛酸诸症显减，泄泻未作，大便日1~2次，少实。苔薄微腻，脉濡细有弦意。效不更方，前方续进。

2006年12月2日三诊：脘胀嗳气、嘈杂、烧心、节律性不适、泛酸诸症趋缓，便泄未作。前方自加服5剂，胃脘已无不适。苔薄白腻见化，脉濡细。叠投既效，仍宗前方加减。

黄连8g，吴茱萸6g，乌贼骨20g，茜草15g，肉桂6g，生白芍20g，制半夏20g，生姜3片，青皮、陈皮各10g，香附12g（打），蛇舌草30g，黄芩20g，葛根30g，广木香10g，茯苓30g，生薏苡仁30g，炙甘草6g。

2006年12月9日四诊：脘胀、嘈杂、烧心、节律性不适、泛酸、便泄诸症悉去已旬余。近日多矢气，大便日1~2次，成形。苔薄微腻，脉濡细。宜消积健运。

黄连8g，吴茱萸6g，肉桂6g，生白芍15g，制半夏15g，生姜3片，乌贼骨20g，茜草15g，广木香10g，炒莱菔子15g（打），焦山楂、神曲各15g，大麦芽30g，黄芩20g，葛根30g，炒白术15g，茯苓30g，生薏苡仁30g，炙甘草6g。

此后，病情时有起伏。前方随症加减，或加丹参饮化瘀理气、藿苏梗化湿理气、九香虫反佐温阳理气，或加蒲公英、蛇舌草、半枝莲、连翘、金银花等清热解毒杀灭幽门螺杆菌，联合、交替使用以防产生耐药性。至2007年1月22日，脘胀、嘈杂、烧心、节律性不适、泛酸、便泄诸症悉愈。继续汤药调治，于2007年4月底停药。半月后胃镜、肠镜复查，慢性浅表性胃窦炎伴黏膜点状糜烂、幽门黏膜充血水肿、十二指肠球炎、慢性结肠炎均告痊愈。幽门螺杆菌阴性。

本案随访5年，幽门螺杆菌持续阴性，慢性胃炎、结肠炎未见复发。

**按：** 幽门螺杆菌感染是引起急慢性胃炎及消化性溃疡、食管炎的重要因素，甚至是胃癌、食道癌发生的元凶。"根除幽门螺杆菌特别适用于：①伴有胃黏膜糜烂、萎缩及肠化生、异型增生者；②有消化不良症状者；③有胃癌家族史者"（陆再英《内科学》第7版）。相对于能杀灭幽门螺杆菌的西药抗生素克拉阿霉素和甲硝唑、替硝唑而言，中药毒副作用较小，口感相对较西药为好，有较大的优势。苦寒清热解毒中药黄连、黄芩、大黄（《金匮》泻心汤）、蒲公英、蛇舌草、半枝莲、连翘、金银花、败酱草等，均有良好的杀灭抑制幽门螺杆菌作用，尤以黄连最为突出，堪与西药抗生素媲美，但也必须联合组方、辨证用药。慢性胃炎（幽门螺杆菌阳性）属中医学胃脘痛范畴，临床多见实证、湿热证，或虚实夹杂证，而伴消化不良，湿热壅滞，气机不畅，腹泻便溏者常见。研究认为，湿热环境有利于幽门螺杆菌的生长和繁殖。

临床治疗常以清热利湿、调畅气机、益气健脾、和胃养阴等祛邪扶正为法，并在辨证论治的基础上，选用对幽门螺杆菌有杀灭和抑制作用的中药以提高疗效，减少复发。由于患者间断服药治疗，中西药均未能有效抑杀和根治幽门螺杆菌，以致产生耐药性，使幽门螺杆菌根深蒂固；更兼脾胃湿热壅滞，气机不畅，与幽门螺杆菌邪毒相互为因，终成慢性胃炎、结肠炎痼疾。本案以泻心汤合左金丸辛开苦降，制酸止痛，重用黄连、黄芩、蒲公英、蛇舌草、连翘、金银花等苦寒清热、祛湿解毒之品，联合、交替使用抑杀幽门螺杆菌，取得了满意疗效；合葛根，升清健脾止泻，取葛根芩连汤意，清泄肠道湿热而止泻利，胃肠并治，顽疾得愈。窃以为幽门螺杆菌应归属"热毒菌邪"范畴，故众多苦寒清热解毒中药能杀灭和抑制幽门螺杆菌，而以黄连为最。今之高等中医药院校教材《中药学》规定黄连煎服剂量为2~5g，并告诫"脾胃虚弱及阴虚津伤者慎用"，此说沿袭已久，古今医家，多不越雷池以免"苦寒伤胃"。经验证明，抑杀幽门螺杆菌，黄连6~8g以上方有显效。余用黄连治胃肠病，习以6~12g不等，以生姜3~5片或干姜5~10g制其苦寒；如伍以大队苦寒药，则加温热之干姜、生姜、肉桂、吴茱萸以制之，维护脾胃之阳，未见有"苦寒伤胃"之弊。其后所载消渴（糖尿病）验案，学习仝小林经验，苦酸制糖，黄连用量达30~60g，甚至更多，伍以生姜或干姜，亦未见"苦寒伤胃"也。

### 9. 腹痛验案之一（急性胰腺炎伴麻痹性肠梗阻）

胡某，男，75岁。2008年11月26日初诊。

会诊病史摘录：因"上腹部持续性疼痛26小时伴呕吐"入院12小时。有高血压、脑梗死、糖尿病病史。体检：体温38℃，脉搏80次/分，呼吸22次/分，血压130/84mmHg。神清，上腹部腹肌紧张，压痛明显，以剑突下尤甚。莫菲征阳性。腹部叩诊：鼓音，肠鸣音减弱低钝，1~2次/分。血淀粉酶689U/dL，尿淀粉酶3709U/dL。白细胞计数$18.8 \times 10^9$/L，红细胞计数$4.20 \times 10^{12}$/L，血红蛋白145g/L，血小板计数$182 \times 10^9$/L，中性粒细胞比例73%，淋巴细胞比例21.8%，单核细胞比例5.2%。拟诊急性胰腺炎、高血压3级、脑梗死恢复期、2型糖尿病。予解痉镇痛、胃肠减压等治疗，患者仍感腹胀，肛门无排气，特邀中医会诊。

刻诊：急性病痛苦面容，禁食、胃肠减压、输液中。脘腹胀满疼痛拒按，莫菲征阳性。恶心仍剧，无便无矢气，小便黄赤，目黄。苔黄燥厚，脉弦滑数实。

饮酒饱食，脾胃湿热蕴蒸化火酿毒，升降疏泄失常，乃突发急性胰腺炎"胰瘅"。湿热毒邪（胰腺炎症病理产物）浸淫流注肠间而为麻痹性肠梗阻之"肠痹"。是以发热呕恶、气机阻滞，脘胁胀痛殊甚，便闭，痞满燥实悉俱，终成少阳阳明合病之证。急宜泻火解毒、疏泄少阳、峻下热结，方从栀子清胰汤、大承气汤化裁。

生栀子40g，淡黄芩20g，黄连6g，生大黄30g（后下），玄明粉10g（1次冲饮），厚朴20g，枳实10g，柴胡15g，赤芍15g，炒延胡索30g，牡丹皮15g，制半夏20g，大生姜3片，蒲公英30g，败酱草30g，炙甘草6g。日1剂，3次分服，不应，日进2剂。

2008年11月29日二诊：少阳阳明合病；急性胰腺炎（胰瘅）并发麻痹性肠梗阻（肠痹）。药后大便通畅2次，腹胀疼痛大减，昨日未便，有矢气。血、尿淀粉酶均正常，溲黄转淡。尿淀粉酶151U/dL，血淀粉酶66U/dL。白细胞计数15.3×10$^9$/L，中性粒细胞比例73%，淋巴细胞比例21.8%，单核细胞比例5.2%。舌苔白、糙厚，脉弦滑。症虽趋缓，肠道活动弛缓尚未完全复常，再予通下清胰、泻火解毒之剂。

生栀子40g，淡黄芩20g，黄连6g，蒲公英30g，败酱草30g，柴胡15g，枳实10g，厚朴15g，生大黄15g（后下），桃仁泥15g，虎杖20g，广郁金15g，牡丹皮20g，赤芍、白芍各20g，茵陈30g，生薏苡仁30g，炙甘草6g。

2008年12月3日三诊：12月1日查血常规：白细胞11.2×10$^9$/L，中性粒细胞比例66%，淋巴细胞比例26.1%，单核细胞比例4.3%。药后病情趋愈，血、尿淀粉酶均正常，禁食中，尚有轻度腹胀。大便日2~3次，量少，有肛门排气。苔糙厚，脉弦滑。再予清胰解毒，荡涤余邪。

生栀子30g，淡黄芩20g，黄连6g，虎杖30g，生大黄10g，枳实10g，桃仁泥15g，茵陈30g，柴胡15g，广郁金15g，败酱草30g，牡丹皮15g，赤芍、白芍各15g，生薏苡仁30g，炙甘草6g。

两天后诸症尽释，流质饮食，翌日痊愈出院，转门诊调理康复。

**按：** 中医学未明确提及胰脏，《难经·四十二难》有"脾……扁广三寸，长五寸，有散膏半斤"的描述，似应归属于"胰脏（胰腺）"而非"脾脏"。朱文锋、何清湖主编的《现代中医临床诊断学》将急性胰腺炎定名为"胰瘅"，慢性胰腺炎定名为"胰胀"；将麻痹性、功能性肠梗阻定名为"肠痹"，机械性肠梗阻定名为"肠结"。一般来说，胰腺炎累及肠道导致肠胀气乃至梗阻，多为麻痹性肠梗阻。本案为急性胰腺炎（轻症）水肿型，伴麻痹性肠梗阻。急性胰腺炎属中医"胃脘痛""心脾痛""胁腹痛""结胸膈痛"等范畴，麻痹性肠梗阻属中医"腹痛""呕吐""便秘"范畴；但从六经辨证则应归结于"少阳阳明合病"，治重"疏泄通下"。师传"重用生栀子为主治胰腺炎有特效"。朱良春老师认为："生栀子泻三焦火，既能入气分，清热泻火，又能入血分，凉血行血，故为首选之药。辅以生大黄、蒲公英、郁金、败酱草、生薏苡仁、桃仁等通腑泄热之品，其效益彰。"（《朱良春用药经验集》）。生栀子剂量可在20~30g，余曾有用至50g者，效甚著，且无不良反应。学习老师经验，余组方"栀子清胰汤"，辨治急慢性胰腺炎，取得了满意疗效。其方由生栀子30~50g，淡黄芩15~20g，黄连6~10g，虎杖15~20g，生大黄10~30g（后下），枳实10g，柴胡15~20g，广郁金15g，赤芍、白芍各15g，桃仁泥15g，牡丹皮12g，蒲公英30g，生薏苡仁30g，炙甘草6g组成。然重症胰腺炎除急性胰腺炎之胰腺充血水肿、炎性细胞浸润外，尚多胰腺出血坏死，病情凶险，死亡率甚高，应及早中西医结合救治。中药早期重用清热泻火、解毒通腑、凉血活血化瘀诸药，当有治病防变、截断扭转的积极意义。本案初诊以大剂生栀子合黄芩、黄连（黄连解毒汤去黄柏）清胰泻火解毒；生大黄、玄明粉、厚朴、枳实（大承气汤）峻下热结；合柴胡、赤芍、半夏、生姜（大柴胡汤去大枣）疏泄少阳、泻下热结以清脾胃胰腺肝胆湿热邪毒；延胡索、牡丹皮、蒲公英、败酱草化瘀止痛、凉血清热解毒，甘草和中缓急解毒，调和诸药。二诊去玄明粉、延胡索、半夏、生姜，加桃仁、虎杖与枳实、厚朴、大黄，合力化瘀通便，泻下热结，抗炎解毒；加茵陈、薏苡仁清化湿热，利胆清胰之力益彰；加白芍柔肝，合甘草缓急止痛，兼以益气和中。诸药协同，上中下三焦通彻，少阳阳明合病得以分解消弭。三诊去蒲公英，生大黄减量，不后下。药宗前方以清余邪。

朱良春老师评按：禁食、禁水者可以药汁灌肠，亦有佳效。

（禁食、禁水者可以药汁灌肠，亦有佳效。）

朱良春老师采用灌肠法治疗出血性坏死性胰腺炎之经验，引起了西医外科专家之重视，并提出建立科研课题，进一步实践总结推广。课题于2005年通过鉴定，获江苏省科技奖。

### 10. 腹痛验案之二——乌梅丸变通治腹痛（肠系膜淋巴结炎）

胡姓女孩，8 岁。2007 年 1 月 16 日初诊。

脐腹痛 1 个月入院外科，拟诊"上呼吸道感染""肠系膜淋巴结炎"，经治疗好转出院。1 周后脐腹疼痛复作，外科诊断如前，家长要求转诊中医。

刻诊：畏寒肢冷，或见口渴。腹软，多脐腹阵痛，或痛无定处。今日大便 1 次，略干，无明显异常。无不洁饮食史及发热呕吐腹泻、肢厥吐蛔诸症。

查体：腹平软，右腹压痛，麦氏点压痛（＋）、反跳痛（±）。血常规检查：白细胞计数 $7.0 \times 10^9$/L，红细胞计数 $3.89 \times 10^{12}$/L，血红蛋白 119.0g/L，血小板计数 $154.0 \times 10^9$/L，中性粒细胞比例 42.5%，单核细胞比例 4.5%，淋巴细胞比例 53.0%。苔薄，脉细。

因反复腹痛已 40～50 天，病情相对稳定。辨证辨病，四诊合参，证由寒温饮食失宜，外邪侵袭，致使寒热错杂，气机阻滞而致腹痛。法当酸收敛肝，温中补虚，辅以通腑导滞，清热解毒，养血化瘀，通络止痛。予乌梅丸加减治之。

乌梅6g，赤芍、白芍各 10g，黄连 4g，高良姜 4g，川桂枝 4g，川椒 5g，吴茱萸 3g，败酱草20g，熟附片6g（先煎），黄芩10g，连翘20g，厚朴10g，制大黄3g，当归15g，炙甘草4g。

2007 年 1 月 27 日复诊：投乌梅丸方加减，3 剂后腹痛止，至今已周余，未作。大便尚干，两天一行。苔薄，脉细。前方损益续进，以资巩固。

乌梅6g，赤芍、白芍各10g，黄连4g，高良姜4g，川桂枝4g，川椒5g，吴茱萸3g，败酱草20g，熟附片6g（先煎），连翘20g，厚朴10g，制大黄6g，当归15g，炙甘草4g。

前后6剂，困扰近两月之腹痛痊愈。

**按：**肠系膜淋巴结炎多见于儿童，往往先有上呼吸道感染，腹部压痛部位偏内侧，范围不太固定，并可随体位变更。中医无此病名，应从"腹痛"中求之。考《伤寒论》乌梅丸由乌梅（食醋浸渍）、细辛、干姜、黄连、当归、附子、蜀椒、桂枝、人参、黄柏及白蜜为丸组成，酸甘苦辛寒温同用，除治疗"蛔厥""脏寒"，寒热错杂之证外，对多种腹痛均有效验，洵不诬也。大凡寒温饮食失宜，外邪侵袭，脏腑虚寒，虫积内扰，肠胃食积，致使气机阻滞，皆令腹痛。六腑以通为用，辅以通腑导滞，清热解毒，温通散寒，故收佳效。方用乌梅丸变通，去人参、苦酒（醋）、蜜，以黄芩之苦寒，清热解毒易黄柏，清肝胆、大肠之郁热，以吴茱萸之辛苦热易细辛，以高良姜之辛热、辛散温通易干姜之守而不走，以温中散寒止痛。所易三药，性味大致与被替换者相同，但更符合辨证施治的需要，却未改变乌梅丸酸、苦、辛、甘和寒、热同用的组方原则；足厥阴肝经循胁抵少腹，肝气太过克伐脾土以致腹痛，乌梅酸平，收敛肝气以止痛和胃，且能生津止渴，尤能安蛔；黄连苦寒以清里热；附子性大热，桂枝辛温通阳，合川椒辛热温中止痛；当归甘、辛，甘补辛行，补血活血，化瘀通络，性温而质润通便；"肝苦急，急食甘以缓之"，甘草缓急止痛，合芍药酸收缓急止痛尤佳，且能益气解毒，调和诸药；加赤芍活血化瘀通络，凉血解毒，合当归、白芍养血和营止痛；六腑以通为用，制大黄、厚朴通腑导滞、消积止痛，得当归之助，其效益彰；加败酱草、连翘，合黄连、黄芩清热解毒，以治外感热邪细菌病毒侵袭。诸药协同，共奏温阳散寒、通腑导滞、清热解毒、扶正祛邪之功。

### 11. 溃疡性结肠炎从"久痢""疮毒内疡"调治验案之一

西医学认为，溃疡性结肠炎又称非特异性溃疡性结肠炎，系一种原因尚不十分清楚的以直肠和结肠黏膜下层慢性炎症及其表浅溃疡为主的疾病。病变多位于直肠和乙状结肠，以左半结肠为多，严重者可累及全结肠，肠镜和黏膜活检等可以明确诊断。一般认为，本病与遗传、免疫功能异常、肠道感染、食物过敏、环境情志等因素有关。临床表现以腹泻、黏液脓血便、腹痛为特征。由于结肠炎症反复发作，黏膜不断破坏和修复，使正常结构遭到破坏，可形成炎性息肉、肠腔缩窄，甚或发生结肠癌变。另有少数暴发型或重症患者，病变涉及结肠全层，可发生中毒性巨结肠，肠壁重度充血，肠腔膨大，肠壁变薄，溃疡累及肌层至浆膜层，常并发急性肠穿孔，治疗颇感棘手。根据其经久不愈，间断发作，慢性复发型的发病规律，发作期与缓解期交替出现的病势转变，以及黏液脓血便、腹痛、里急后重的特征，可归属"休息痢"中。

溃疡性结肠炎属中医"腹泻""痢疾""滞下""肠澼"等范畴。脾虚是本，寒热错杂，虚实相兼。清代医家蒋宝素在《医略》中说："以痢之赤白为脓血，即是肠痈之类。"他认为张仲景、巢元方、孙思邈、刘河间、朱丹溪、张景岳、吴又可诸家"论痢疾证治之理，正与痈疡之理暗合，但未有直言痈疖、流注、疮疡之属"，直言"治痢之法，当参入治痈之理"。溃疡性结肠炎兼从"疮毒内疡"立论调治，参用朱良春老师"仙桔汤"意，能提高疗效，缩短疗程。

章某，男，43 岁，2008 年 8 月 7 日初诊。

3 年前在某市三甲医院查纤维肠镜诊断为"溃疡性结肠炎"，临床治愈，进入缓解期，此后时有复发。2008 年 3 月 28 日因无诱因腹痛、大便端点裹白色黏液、便末有少许血性黏液 1 周及腹痛、肛门坠胀来诊。外科肛门指检：肛门外观无异常，食指进入肛门口无挛缩，进入 7~8cm，未触及肿物及溃疡硬结，指套近端有少许淡粉红色黏液。因故未做纤维肠镜检查。辨证辨病，拟诊溃疡性结肠炎复发，从中医"疮毒内疡"及"肠澼""痢疾"调治，以仙桔汤、葛根芩连汤等方化裁治疗 2 个月许，病情好转，停药 2 个月后又见反复。大便不爽，日 3~4 次，或溏或泄，可见白色、脓血样黏液，肛门时有坠胀，再次来诊。

刻诊：病情一如上述。结肠肝曲脾曲部位隐隐不适，轻度压痛。胃纳尚可。苔薄白，脉沉细。

久病湿热毒邪侵蚀稽留广肠（直肠），腐灼黏膜血络，浸润溃疡，而成溃疡性结肠炎，是以腹痛泻痢滞下，痢下赤白脓血黏液，肛门坠胀。邪之所凑，其气必虚，久病耗气伤阳，苔薄白，脉沉细，已现脾肾阳虚之象。还从扶正祛邪、排脓解毒疗疡、清热除湿、利气泄浊导滞着眼，寒温并用，再从仙桔汤、葛根芩连汤等化裁。建议纤维肠镜复查。

仙鹤草 30g，桔梗 15g，葛根 30g，黄芩 15g，黄连 6g，广木香 10g，槟榔 8g，生薏苡仁 30g，红藤 30g，败酱草 30g，赤芍、白芍各 15g，熟附片 10g（先煎），白术 15g，炮姜 6g，炙甘草 6g。

2008 年 8 月 20 日二诊：药后大便日 1~2 次，尚成形，仍有白色、脓血样黏液及滞下坠胀感。结肠肝曲脾曲部位不适消失。

2008 年 8 月 19 日某市级医院电子肠镜报告：插镜至回盲部，见回盲瓣呈唇型，升、横、降、乙状结肠正常，直肠黏膜充血糜烂及散在小溃疡，较多脓性分泌物。电子肠镜诊断：溃疡性直肠炎（中度）；病理检验直肠黏膜 2 块，诊断：慢、急性直肠炎症。苔薄白，舌淡、多齿痕，脉沉细。

至此，溃疡性直肠炎（中度），直肠黏膜急、慢性炎症诊断明确，自初诊伊始，辨证辨病无误。病起 3 年，反复发作，本虚标实，扶正祛邪兼顾。

熟附片 15g（先煎），黄芪 20g，白术 15g，仙鹤草 30g，桔梗 15g，地榆 30g，黄连 6g，黄芩 15g，广木香 10g，赤芍、白芍各 15g，生大黄 6g，生薏苡仁 30g，败酱草 30g，青黛10g（包），炮姜10g，炙甘草6g。

2008年9月18日三诊：兼从"疮毒内疡"立论，补托祛邪并重，大便日一行，成形，白色、脓血样黏液及滞下坠胀感明显减少。苔薄，舌淡、有齿痕，脉细。守方续进。

熟附片15g（先煎），黄芪20g，白术15g，仙鹤草30g，桔梗15g，地榆30g，黄连6g，黄芩15g，广木香10g，赤芍、白芍各15g，生大黄6g，生薏苡仁30g，败酱草30g，青黛10g（包），炮姜10g，炙甘草6g。

2008年10月11日四诊：药后病情递减，纳增，无腹痛。大便日一行，成形，白色、脓血样黏液及滞下坠胀感已基本消失。苔薄，舌淡、有齿痕，脉细。前方续服月余，诸症均去，痊愈。随访两年，未见复发。

**按**：溃疡性结肠炎从"疮毒内疡"立论治疗，解毒排脓，兼以行气导滞、化湿泄浊，能提高疗效。朱良春老师创"仙桔汤"（仙鹤草30g，桔梗8g，乌梅炭、广木香、甘草各5g，白槿花、炒白术、白芍各9g，炒槟榔2g）治溃疡性结肠炎，为中医临床提供了范例，尝谓"参用仙桔汤意，可缩短疗程"，洵非虚语。初诊用仙鹤草补虚止泻，"治痈疽结毒"，化瘀止血，排脓疗疡，桔梗宣肺排脓导滞，木香、槟榔行气导滞，赤芍、白芍凉血解毒和营，气营双调以治腹痛、出血，白术健脾补虚；用葛根升清阳，降浊阴，鼓舞胃气，化瘀止泻，合芩、连苦寒，清热解毒、燥湿止泻疗疮毒内溃；生薏苡仁、败酱草化湿健脾解毒排脓，合附子补虚温阳散结，疗慢性内疡；红藤、败酱草清热解毒，功擅治下焦疮毒内痈溃疡、湿热邪毒；炮姜温中健脾，防苦寒伤胃，以为反佐，合附子、白术，振奋脾阳，扶正祛邪，甘草调和诸药。二诊三诊，还从"疮毒内疡"立论，补托祛邪并重。附子加量，合干姜补火生土，加黄芪合白术补气健脾以扶正祛邪，补气托毒生肌；以生大黄易槟榔，通因通用，祛瘀生新；启用青黛，加强清热解毒愈疡之力，地榆凉血止血，解毒敛疮，且医痔痢。全方合力，补虚托毒，推陈致新。服药3个月，终获痊愈。

### 12. 溃疡性结肠炎从"久痢""疮毒内疡"调治验案之二

董某，女，28岁。2005年11月4日初诊。

乏力，纳少，脐腹隐痛年许，腹泻黏液便量少滞下，或杂少许脓血黏冻，日2～4次或5～6次不定，甚或里急后重。于2004年9月9日市级某院行纤维结肠镜检查诊断为"溃疡性结肠炎"，见"直肠、左半结肠黏膜散在斑片状充血、水肿、糜烂，多表浅溃疡，有脓性分泌物附着；横结肠、右半结肠轻度充血，回盲瓣光滑"。

已服中药25天，转诊我处。诸症如前，大便溏薄，伴黏冻似脂，有不尽感，脐腹隐痛，左下腹隐痛、压痛。轻度贫血貌。纳眠尚可。经带无明显异常。苔薄，脉细滑略数。

本病属西医学"溃疡性结肠炎（UC）活动期"。中医学认为，本病多因禀赋素弱，饮食不节，湿热食积积滞大肠，气机不畅，气滞血瘀，与肠中腐浊之气相干，结为疮毒内疡，化为脓血而痢下赤白，常因外感时邪，内外交感诱发，本虚标实。当从肠道

"疮毒内疡"立论，并从"腹泻""痢疾""滞下""肠澼"中求之。治宜健脾固本，清热除湿，升清泄浊，消积导滞，排脓解毒，化瘀愈疡。方从举元煎、仙桔汤、葛根芩连汤等化裁。

黄芪15g，白术12g，升麻15g，仙鹤草30g，桔梗15g，广木香10g，花槟榔8g，赤芍、白芍各15g，葛根30g，黄芩15g，黄连6g，生薏苡仁30g，败酱草30g，炙甘草6g。

2005年11月25日二诊：药后腹痛里急滞下、泻痢、黏液便诸症减而复甚，近发热头痛，咳嗽，腹痛便泄水样黏液日3~4次，或见滞下，但未见赤色黏冻。略形寒，体温37.3℃。呼吸音略粗糙，右肺呼吸音稍弱。苔薄黄，脉浮细数。表里双解，予逆流挽舟法。

荆芥、防风各10g，羌活12g，鱼腥草30g（后下），升麻15g，葛根30g，黄芩15g，黄连6g，生薏苡仁30g，桔梗15g，仙鹤草30g，赤芍、白芍各15g，广木香10g，花槟榔8g，炙甘草6g。

2005年12月4日三诊：微汗热退，头痛咳嗽基本消失，唇起疱疹，感冒将愈之征。腹痛缓解，大便日1~2次，色黄褐，质黏稠，无黏冻。苔薄，脉濡滑。

感冒将去，去荆芥、防风、羌活之疏风汗散，加连翘、金银花清解肺卫余邪，余药如前。续进。

2005年12月9日四诊：大便日1~2次，无腹痛，质软，无黏液，或有不消化物。感冒愈。今日大便化验：色黄、质软，余项均未见异常。苔薄，脉濡滑。

黄芪30g，白术15g，升麻15g，仙鹤草30g，桔梗15g，赤芍、白芍各15g，广木香10g，花槟榔8g，葛根30g，黄芩15g，黄连6g，生薏苡仁30g，熟附片15g（先煎），淡干姜6g，炙甘草6g。

以上方为基础随症加减，调治至2006年1月底，进入溃疡性结肠炎缓解期，腹痛、腹泻、黏液脓血便均消失，临床治愈。其后坚持服药2个月（前后共5个月），纤维结肠镜复查诊断：溃疡性结肠炎痊愈。疗效满意。

**按：**初诊从举元煎、仙桔汤、葛根芩连汤诸方化裁。举元煎由人参、黄芪、白术、甘草、升麻组成。初诊以黄芪、白术益气健脾，培补后天之本，升麻升清降浊解毒，合葛根鼓舞胃气，化瘀止泻；葛根解肌清热生津，合黄芩、黄连清热解毒止利（痢）；甘草解毒，调和诸药（葛根芩连汤解表清里）。溃疡性结肠炎兼从"疮毒内疡"调治，老师创"仙桔汤"，疗效卓著。今取仙鹤草通补兼备，"能治痈疽结毒"，活血止血、排脓止泻，用桔梗开肺气排脓导滞，肺与大肠相表里也；木香、槟榔行气导滞，伍白芍气营兼调而止痛。另加生薏苡仁、败酱草排脓解毒，亦仲景桔梗汤、薏苡附子败酱散意，赤芍凉血化瘀止血。诸药合用，相得益彰。二诊兼外感发热，头痛咳嗽。故仿喻嘉言逆流挽舟法，原方去黄芪、白术，加荆芥、防风、羌活、鱼腥草解表祛风胜湿；鱼腥草清肺解毒、化痰止咳，且有消肿散痈之效，愈疡消炎，当有帮助。三诊微汗热退，感冒将愈，腹痛、腹泻、黏液脓血便缓解。以连翘、金银花合鱼腥草清解余邪，解毒愈疡。余药如前。四诊仍予初诊之方，黄芪、白术加量，加熟附片、干姜温补脾肾以固本，亦制芩连之苦寒，以冀扶正祛邪并举，随症调治，坚持数月，终收全功。溃疡性结肠炎若能结合中药肛门滴注给药，当能缩短疗程，提高疗效；缓解期投以虫类药软坚散结，对于溃疡瘢痕的修复消弭，当有裨益。

朱良春老师评按：参用"仙桔汤"意，或可缩短疗程。

（参用"仙桔汤"意，或可缩短疗程。）

**附：仙桔汤**

"仙桔汤"是朱良春老师所创众多新方之一，思虑缜密，意蕴宏深，遣药灵巧，值得师法。其高足朱步先教授对"仙桔汤"有精辟的论述，录之以飨读者：

"仙桔汤，由仙鹤草30g，桔梗8g，乌梅炭、广木香、甘草各4.5g，白槿花、炒白术、白芍各9g，炒槟榔1.2g组成。方名仙桔汤，则以仙鹤草、桔梗两味为主药，仙鹤草味辛而涩，有止血、活血、止泻作用，别名脱力草，江浙民间用治脱力劳伤有效，具强壮作用，此方用之，取其强壮、止泻之功；桔梗一味，仲景以其与甘草相伍治肺痈，足证具有开提肺气和排脓之功，移治滞下后重，是此药之活用；白槿花擅治痢疾，《冷庐医话》赞其效著，此方取其能泄化肠中湿热；久痢脾虚，取白术补脾助运；湿热逗留则气滞，木香、槟榔调之；湿热伤营，白芍和之；久痢则下焦气化不固，少少用乌梅炭固之；甘草调和诸药。合而观之，桔梗伍槟榔，升清降浊；槟榔伍乌梅炭，通涩互用；木香伍白芍，气营兼调。此方无参、芪之峻补，无芩、连之苦降，无硝、黄之猛攻，盖肠道屈曲盘旋，久痢正虚邪伏，湿热逗留，一时不易廓清，进补则碍邪，攻邪则损正，正宜消补兼行，寓通于补，始与病机吻合。此类方剂，与历代名方相较，毫不逊色。"

### 13. 便闭关格验案

老妪王某，76岁。2001年1月30日初诊。

纳差，进食粥汤、菜汤、鱼汤流汁，移时即呕旬余，补液维持生命之需，1月25日补液输入白蛋白5g。旬前长子因胃癌肝转移病殁，失子之痛，以致纳食即呕，小便少，大便闭，略腹胀。诉纳少便秘多年，进食以流质为主，5个月来大便仅5次，量少，状若羊矢。闻此十分诧异，反复询问，陪同家属证实无误。

神萎，形寒畏冷。腹软，纳差，每次进粥汤等流汁2~3匙，须臾呕吐。素眠差。数年前因呕吐不愈来诊，10剂而愈。胃B超示：①胆囊炎，胆固醇结晶。②轻度浅表性胃炎。腹部平片示：膈下无游离气体，左上腹见充气肠曲，无液平面，余无异常。苔淡白厚微腻，脉细，尚耐按压。

《灵枢·四时气》曰："饮食不下，膈塞不通，病在胃脘。"《医贯》说："关者不得出也，格者不得入也。"形若"关格"（非尿毒症之关格）。高年气血津液俱亏，食滞胃肠，积而便秘，清阳不升，浊气不降，胃气衰败，终成饮食不下，膈塞不通危候，依靠输液维持生命。急予小承气汤导滞通腑，消积除满。合旋覆代赭汤、吴茱萸汤诸方和胃降逆。形寒畏冷，阳气衰败之象，虽有离决之虞，所幸脉气尚存，犹有生机。通补兼施。

生大黄 10g（泡饮），枳实 10g，厚朴 15g，生地黄 30g，旋覆花 12g（包），代赭石 30g（先煎），制半夏 20g，生姜 3 片，淡吴茱萸 6g，生白术 30g，高丽参 6g（另炖兑服），熟附片 20g（先煎），炙甘草 6g。3 剂。

2001 年 2 月 3 日二诊：前诊"关格"，脉气尚存，犹有生机。首日药后得畅便大半痰盂。初干结若羊粪，量少，后溏软，脘腹胀满呕吐遂解，尿增，畅。其后大便日 3～4 次。尚觉口干微苦，少腹撑动不适。能少进米粥。眠安。眠差多年，盖由胃不和则卧不安也。口气秽浊。苔薄，略腻，脉细缓。大便通，呕吐止，胃气日复。消补兼施以复其元。

高丽参 6g（另炖兑服），熟附片 20g（先煎），炙甘草 6g，白术、白芍各 15g，枳实 6g，厚朴 10g，制半夏 10g，生姜 3 片，淡吴茱萸 6g，黄连 4g，砂仁 3g（打、后下），谷芽、麦芽各 15g。5 剂。

2001 年 2 月 13 日三诊：纳好，大便 2～3 日一行，精神趋常，昨日饮食稍多，又见呕吐，今止。苔薄，脉细。通补兼施，辅苦辛和胃，胃肠和则睡眠安也。并嘱饮食有节，适当进食新鲜蔬菜水果（忌冰冻）和容易消化的食物，多饮水。清晨、睡前摩腹，以助肠胃消化运行。

党参 20g，白术 30g，枳实 10g，厚朴 15g，瓜蒌仁 12g（打），肉苁蓉 15g，当归 15g，黄连 6g，淡吴茱萸 4g，焦山楂、神曲各 15g，炒莱菔子 10g（打），制半夏 12g，陈皮 6g，云茯苓 15g，砂仁 3g（打、后下），炙甘草 6g。7 剂。

1 周后孙辈来院相告，大便日一行，纳好，基本康复。此后未见复诊。

**按：**《灵枢·四时气》言："饮食不下，膈塞不通，病在胃脘。"《医贯》称："关者不得出也，格者不得入也。"大便不通，不得出也，是为关；呕吐不止，不得入也，是为格。呕吐与便闭互见，其病多在肠胃，即本案所指"关格"也，与今之"关格"不尽相同。周仲瑛主编之《中医内科学》说："关格是以脾肾虚衰，气化不利，浊邪壅塞三焦，而致小便不通与呕吐并见为临床特征的危重病症……小便不通谓之关，呕吐不止称之格。"此说与仲景《伤寒论·平脉法》"关则不得小便，格则吐逆"相符，"多见于水肿、淋证、癃闭的晚期"，西医学所说之肾衰尿毒症阶段。另有关格呕吐与大小便皆不通互见者，亦不可不知。本案患者高年气血津液俱亏，胃气衰败，大便闭结，呕吐不止，终成饮食不下，膈塞不通，关格梗阻，本虚标实危候，依靠输液维持生命。一诊急予小承气汤导滞通腑，消积除满；合旋覆代赭汤、吴茱萸汤诸方和胃降逆以止呕吐；生地黄 30g，重用生白术（30～60g）补脾益气，运化脾阳以通便，生地黄增水行舟，相须为用，寓补于通；取人参、附子、甘草回阳救逆，挽衰败之胃气。

二诊以人参、附子、甘草补气温阳和中；白术健脾，合白芍和理肝脾，合枳实、厚朴理气和中；砂仁、谷芽、麦芽、生鸡内金开胃醒脾，合人参、甘草、白术，消补兼施。黄芩、黄连清胃，合吴茱萸、半夏、生姜辛开苦降。三诊以党参、白术补气健脾，合枳实、厚朴行气消痞除满，瓜蒌仁、肉苁蓉、当归补虚润肠通便，诸药合用，通补兼施。辅黄连、吴茱萸苦辛和胃。山楂、神曲、陈皮、半夏、茯苓辈，寓保和丸之义，消食和胃除胀。山楂消一切饮食积滞，消肉食油腻之积；神曲消食健胃，消酒食陈腐之积；莱菔子下气消食除胀，消谷面之积。合而用之，消各种食物之积。半夏、陈皮理气化湿和胃；茯苓健脾利湿和中；加砂仁行气、化湿、温中以醒脾开胃；甘草和中，调和诸药，冀积滞得下，胃气得和，脾气得复。大补元气、补脾益肺、生津止渴、安神益智的人参与消食除胀、降气化痰的莱菔子，对于脾虚而有食积者，可以同用。盖虚则补之，实则泻之，两者同用，人参无胀满之弊，莱菔子无泄气伤正之过，相反相成，扶正去积，相得益彰，时或用之。方书有"不宜与莱菔子同用，不宜同时吃白萝卜喝茶，以免影响补力"的告诫，仅供参考。人参、党参，古时不分，凡古今成方之用人参者，每以党参代之，唯药力逊耳，宜加量方可。

**14. 热结旁流验案（不完全性肠梗阻）**

韩某，男，69岁，康复科815床。2014年8月30日初诊。

会诊：患者"车祸致意识不清、全身多发伤、失血性休克经抢救、手术治疗3月余"，于8月29日入院。

病史摘要：患者今年5月20日不慎车祸致意识不清，全身多发伤，急送某市级医院救治，诊断为"闭合性颅脑外伤、全身多发伤、肺部感染、失血性休克、右股骨干骨折、右小腿毁损伤、右胫腓骨开放性粉碎性骨折、右足多发趾骨骨折、头面部多发破裂伤；肺部感染、下消化道出血"。经气管切开呼吸机辅助呼吸、补液、输血抢救，清创缝合、右胫腓骨骨折外固定术、右股骨骨折切开复位内固定术，抗炎、止血、促醒、抑酸、能量支持等多科室合作综合治疗月余，患者神志清醒，生命体征平稳，咳嗽咳痰好转，但全身大关节活动度受限，肢体乏力。期间还出现下消化道出血，予生长抑素对症处理后血止，病情稳定，于1个月前转我院康复科行康复治疗。后因右下腹痛，出现横结肠、乙状结肠粪质瘀积肠型，大便次数增多，排清水样便。X线片示：横结肠、降结肠大量粪块，再次转至上级医院，经止泻消炎保守治疗40余天好转，回我院康复科进一步行康复治疗。

患者右下肢外固定支架在位，卧床。神清，仍保留气管套管，时有少量白色黏痰吸出；保留导尿；鼻饲流质饮食，胃纳尚可。血红蛋白低于正常（105g/L），提示轻度贫血，低钾血症（2.99mmol/L），予氯化钾纠正电解质紊乱，葡萄糖液能量支持治疗；嘱鼻饲少量无渣流质饮食。因腹胀疼痛，时见肠型，右下腹部触及条索状燥屎包块，每天排清水样大便2~3次，请求中医会诊。

刻诊：患者神清，烦躁不安，面色潮红；腹胀右甚，疼痛拒按，可触及粪块，须臾可见肠型。下清水样大便。苔少花剥，少津，脉弦略数。

闭合性颅脑外伤意识不清，全身多发伤，失血性休克，虽经输血、手术抢救治疗脱险，然气随血脱，气阴并亏。脾气虚弱则饮食积滞，阴虚液亏则燥屎内结，气虚无力行滞，腑气不通，升结肠积粪瘀结梗阻，邪热内生，热盛津伤，燥屎内结不出，逼迫肠中津液旁流而出，一日数次，以成热结旁流证。西医之谓"麻痹性不完全性肠梗阻症"。治宜补气养阴、通腑泄热。方从大承气汤、增液承气汤加减。

生大黄10g（泡饮），玄明粉8g，枳实15g，厚朴20g，生白术50g，生地黄30g，当归20g，大麦冬30g，知母10g，虎杖30g，炙甘草6g。鼻饲保留灌肠各半，1天2次。

2014年9月12日二诊：鼻饲、肛门灌注中药治疗周余，腹部平片证实升结肠积滞粪块化尽消失，但见肠腔大量充气。家属诉昨日15时，鼻饲中药半小时后解大便1次，量较多，夹杂较多粪质，气臭秽。烦躁几近消失，吸痰量显著减少。胃纳尚可，鼻饲流质饮食。腹微满稍痛，按之濡。苔糙欠润，脉弦滑实。行气除满，消积导滞为法，佐以清热解毒。

枳实10g，厚朴15g，花槟榔10g，生大黄5g（后下），砂仁5g（打、后下），炒麦芽30g，鸡内金15g，五谷虫30g（包），炒莱菔子12g（打），白术15g，白芍20g，九香虫6g，炙甘草4g。鼻饲保留灌肠各半，1天2次。

2014年9月17日三诊：腹痛频作，有矢气，无恶心呕吐。大便日1~2次。适才下黄色水样大便，有黏液而无粪渣。腹平软，屏气可见右下腹隆起，按之濡，轻压痛。口渴。每日进米粥3两（3次分服，打成糊，胃管注入）。苔糙不匀，有剥失，脉弦滑。

不完全性肠梗阻解除，积滞虽化，脾气虚弱；病起于车祸多发性伤痛抢救手术之后，卧床已3~4个月之久，不排除升结肠段因肠壁血运障碍，失去或减弱肠蠕动力，以致粪质瘀积的可能，不通则痛。宜以逐瘀泄热通腑为法，以防不完全性肠梗阻再起。予仲景桃核承气汤加减。

桃仁泥20g，失笑散15g（包），赤芍、白芍各30g，生大黄5g（后下），厚朴20g，枳实12g，白术15g，炒莱菔子10g（打），生山楂20g，红藤30g，败酱草30g，大麦冬20g，甘草6g。

2014年9月25日四诊：予桃核承气汤化裁，腹痛明显缓解。每天大便4次，水样便2次，有粪渣少量，下糊状大便2次，量较多2天。便前腹痛，便后腹痛即止。

刻诊：小便量多，腹平软，左侧略有压痛，按压可见脐下至右下腹隆起。纳增，米粥加菜糜鼻饲，精神状态显著好转，烦躁几近消失。苔白微糙，剥苔渐复，脉左弦实，右弦滑。

病情渐入坦途。然脉弦滑实，至虚之体患至实之症，不完全梗阻虽解，肠胃功能未复，谨防反复。"六腑以通为补"，还应化瘀解毒，消积导滞健脾，脾运健则正气复。

桃仁泥20g，失笑散15g（包），生大黄4g（后下），枳实12g，厚朴20g，赤芍、白芍各30g，红藤30g，败酱草30g，白术15g，大麦冬20g，砂仁3g（打、后下），五谷虫30g（包），鸡内金15g，炙甘草6g。

2014年10月4日五诊：神清，便秘得通，2天前大便日数行，成形。腹胀疼痛消失，进食增加。2天无便，腹平软，无压痛，按压无隆起。苔薄欠匀，津还，舌裂减少表浅，脉来左弦右滑。

病趋向愈。2天未便，腹平软，无压痛。盖此前大便日数行，成形，积滞排空，胃肠气机复常，勿虑。前方桃仁泥减量为15g、厚朴10g；加白术至15g，另加太子参30g。3剂。间日鼻饲，1日2次。以为补气健脾，消补兼施。此后大便日一行，成形。停药。至10月16日病房会诊巡视，患者精神好，纳香，眠安，已开始上肢康复锻炼。

**按**：《伤寒论》大承气汤峻下热结，疗痞、满、燥、实之阳明腑实、热结旁流证。本案首诊取生大黄苦寒泄热祛瘀通便，荡涤肠胃，泄积滞，得玄明粉咸寒泄热软坚通便之助，峻下热结之力尤增，重用厚朴行气消胀除满，枳实下气开痞散结，协厚朴行气导滞，消痞除满。合而成方，泻下与行气并重，相辅相成，使胃肠气机畅通，峻下热结；重用白术补气健脾通便，有报道称白术用到40～50g以上有补虚通便作用，临床验证不诬；生地黄、当归、麦冬、知母养阴清热除烦，增液润肠通便；虎杖清热解毒，活血化瘀，通便，抗炎止咳；甘草补气和中，缓急止痛。

二诊取枳实、厚朴、大黄、槟榔行气除满通便，消积导滞；砂仁理气开胃，炒麦芽、鸡内金消食化积健脾，五谷虫消积健脾、清脾胃积热，莱菔子消食行气化滞；白术益气健脾，少佐九香虫温阳行气止痛，制苦寒伤阳太过，兼顾其本；甘草益气和中，合白芍缓急止痛。

三诊取桃仁苦甘平、活血破瘀，生大黄苦寒、下瘀通腑泄热，二者合用，瘀热并除。失笑散（蒲黄、五灵脂）专入血分，通利血脉，活血散瘀止痛，得赤芍凉血活血解毒之助，相得益彰。枳实、厚朴行气除满导滞，红藤、败酱草活血、清热解毒化湿。白术益气补中健脾，枳实消积导滞止痛，二药合用（《金匮要略》枳术汤），消补兼顾，缓急相济，补而不滞，消不伤正；合莱菔子消食健脾导滞；麦冬养阴润肺、益胃生津、清心除烦、润肠通便，白芍、甘草缓急止痛。本案加失笑散经查询与《重订通俗伤寒论》中桃仁承气汤（治瘀热互结蓄血发狂，小便利，大便黑）加用生蒲黄、五灵脂巧合。仲景桃核承气汤治下焦蓄瘀，少腹胀满，大便色黑，小便自利，谵语烦渴，至夜发热，其人如狂，以及血瘀经闭、痛经、齿痛之症。本案符合"瘀热互结"病机，故随症加减取效。

四诊还予化瘀解毒，消积导滞健脾。前方去莱菔子之辛散耗气；加砂仁理气健胃醒脾，五谷虫消积健脾、清脾胃积热，鸡内金消食化滞健胃。余药方义如前。

五诊方解从略。

### 15. 慢性胃炎伴结肠炎结肠息肉辨治验案

王某，男，42 岁。2014 年 11 月 18 日初诊。

诉饥饱脘胀无奈 4 个月，辗转市级医院以中药调治未见好转，经介绍来诊。2014 年 7 月 21 日于区医院电子胃镜检查诊断为浅表性胃炎。

饮食违和，喜肥甘辛辣。询无嗳气、恶心、呕吐、反酸、口苦，纳减少，入夜脘胀眠差。大便量少不爽，成形，少矢气。视脘腹略胀满，多皮下脂肪，按压脘腹无明显异常。苔薄，脉细。

胃主受纳，脾主运化，脾升胃降，为升降之枢。痰湿之体，饮食失常，脾胃升降失司，发为胃脘痞胀，前医屡治无效，何哉？胃脘苦胀，而无嗳气、恶心、呕吐、反酸、口苦症状，似是而非，前医套用成方，专治其胃。殊不知单就胃肠而言，脘胀有胃腑自病者，有肠病所致者，或肠胃同病，唯孰轻孰重而已，自当明辨。医者心中茫然，不得要领，焉能获效？今见大便成形量少不爽，且少矢气，腹部得无胀乎？前医治胃数月无效，病不独于胃，且重在肠也！主诉"饥饱脘胀"疑有偏颇，询之果然，谓"有腹胀"，只是"胃脘气胀，欲嗳不得而益见其苦也"。胃肠同病，更因肠病而胃胀，明矣。与结肠、直肠多发性息肉等病情相类，属湿热壅滞胃肠之候。法当通腑泄热，行气消积导滞。予《金匮》厚朴三物汤加味，以复胃肠通降之责。建议肠镜检查，倘若有息肉，则摘除之。

川朴 20g，生大黄 5g，枳实 12g，苍术 15g，陈皮 12g，生半夏 15g（先煎），生姜 3 片，砂仁 4g（后下），槟榔 10g，广木香 10g，黄芩 15g，川连 8g，吴茱萸 6g，炒莱菔子 10g（打）。

2014 年 11 月 28 日二诊：患者于 11 月 25 日做电子肠镜检查诊断为结肠炎、结肠息肉（直肠黏膜充血水肿，距肛门 25cm 处见 0.5cm×0.5cm 隆起，予钳除）。病理诊断报告：管状腺瘤伴腺上皮轻度不典型增生。药后脘胀改善，口不苦，大便日 1～2 次，量少，滞下不爽，后重、腹胀尚著。苔薄，脉细。

诊断既明，息肉已摘除，尚见大便量少滞下，腹胀后重，药非不善，息肉摘除创伤未复耳。再予厚朴三物汤合芍药汤加减，行气通腑，消积除满，清热燥湿，调和气血。

川朴 20g，生大黄 7g，枳实 12g，槟榔 10g，当归 12g，赤芍、白芍各 15g，黄芩 15g，川连 6g，广木香 10g，葛根 30g，地榆 30g，马齿苋 50g，连翘 30g，败酱草 30g。

2014 年 12 月 15 日三诊：大便日 2 次，脘胀基本消失，腹胀后重明显好转。叮嘱原方继服勿虑。

2014 年 12 月 30 日四诊：药后大便日 2 次，间或 3 次，滞下不尽感、腹胀后重尽失。至此，饥饱脘腹作胀药后悉除，纳增眠安。苔薄，脉细。继续调治，病愈可期。方药从略。

按：在病案记录中，"主诉"是提纲式地记述患者最痛苦的主要症状或体征及其持续时间的表述，要求能据此产生第一诊断。本案因主诉失之偏颇，似是而非，有主观的随意性。其后果是误导医者，贻误病情，数易其医而不得治。虽道理浅显，却耐人寻味，颇多启迪。

本案初诊即明辨真伪，单刀直入，胃、肠病同治而重在治肠。并做肠镜检查得以证实，尚有结肠炎和结肠息肉并予以摘除。方药处置得宜，三诊之后病痛悉除。

初诊：从《金匮》厚朴三物汤合《丹溪心法》左金丸、《金匮》泻心汤化裁，通腑泄热，行气消积导滞，以复胃肠通降之责。方取厚朴燥湿行气、除满消胀；生大黄（不后下）泄热通便；枳实破气消积、行滞除痞（《金匮》厚朴三物汤治腹满胀重于积，厚朴八两，大黄四两，枳实五枚）；得槟榔、木香消积行气导滞之助，治食积气滞，脘腹胀满功效尤殊；苍术、陈皮芳香理气，合厚朴、甘草燥湿和胃（《和剂局方》平胃散），加砂仁芳香理气开胃且健脾；黄芩、黄连、吴茱萸、半夏、生姜（左金丸、泻心汤意）辛开苦降，寒热平调，散结除痞，其中半夏生用，祛痰散结，降逆和胃安眠，较制半夏力宏效著，生姜助半夏和胃降逆，杀半夏毒；莱菔子消积和胃除胀，以为辅佐。

二诊：与厚朴三物汤合芍药汤（加减）清热燥湿，调和气血。方用厚朴三物汤加槟榔消积导滞除胀如前；取赤芍、白芍、当归、黄连、黄芩、槟榔、木香、大黄、甘草（张元素《素问病机气宜保命集》芍药汤去官桂加赤芍），其中黄连、黄芩苦寒清泄胃肠湿热杀菌；赤芍、白芍凉血散血、养血和营、柔肝缓急，合当归养血活血；木香、槟榔行气导滞，归芍香槟四药相配，调和气血，所谓"和血则便脓自愈，调气则后重自除"（朱丹溪语），则肠内气血失调，大便滞下后重可医；佐大黄苦寒，泄热导滞，通因通用；加葛根解肌散热、升清止利，得芩连之助，湿热结肠炎症能愈；地榆凉血止血、解毒敛疮，愈息肉摘除后创伤；马齿苋、败酱草、连翘三药相须为用，共清肠道湿热邪毒，抑制肠道金黄色葡萄球菌、痢疾杆菌，防治结肠息肉摘除创伤感染，助黄连、黄芩杀菌祛邪；甘草清热解毒，调和诸药。

三诊：前方续服，方解同前。四诊后略。

本案是辨证辨病相结合的成功案例。这要求医者要有比较扎实的理论和较丰富的临床经验，以及严谨的科学态度与细致、缜密、正确的临证分析能力。望、问、闻、切四诊是中医收集临床资料、获得病情信息的方法，既相互联系，又各有其独特的作用，借以从不同的角度了解病情，不能相互取代。在复杂的病证中，有时会出现某些假象，只有四诊互补互参，才能鉴别，去伪存真。试以问诊为例，《难经·六十一难》说："问而知之谓之工。""工"，指功夫、技巧、巧妙、细致之意。只有本着认真负责的态度和热忱的精神，仔细深入地进行询问，才能正确了解病情，达到具有高超技巧的水平（见《中医诊断学》）。望、闻、问、切四诊是每个初涉临床的中医人必须过关的基本功夫。余常常谆谆告诫我的学生，"把基础夯实，临池羡鱼，不若归家织网"，把基础夯实，将受益终身。

## 五、肝系病证

### 1. 眩晕验案之一（梅尼埃病）

唐某，女，64岁。1991年5月7日初诊。

眩晕夙恙，上海某医院听力测试中心检查提示"左耳蜗性病变可能"。

今春3月13日、3月18日就诊，予半夏白术天麻汤、旋覆代赭汤加减12剂，耳源性眩晕病情基本痊愈。停药1个月，眩晕耳鸣、恶心呕吐、眠差复作，由家属陪同再次就诊。

诉眩晕作则耳鸣如潮，耳聋，天旋地转，头不能转侧，目不能睁开，恶心呕吐，眠差不寐。口不渴。无高血压病史，血压146/86mmHg。苔薄，脉细滑。

本病属"耳源性眩晕（梅尼埃病）"，由内耳积水引起。《金匮要略·痰饮咳嗽病脉证并治》云："心下有支饮，其人苦冒眩，泽泻汤主之。"水停心下，清阳不升，浊阴上冒，脾湿不运，故头目昏眩、恶心呕吐。内耳积水，亦为局部"停饮"。辨证辨病，拟重剂泽泻汤加味治之。

泽泻70g，白术30g，姜半夏20g，酸枣仁20g（打），茯神20g，远志6g，炙甘草5g。

1991年5月16日二诊：眩晕日见减轻、减少，耳鸣耳聋明显改善，呕恶不作，睡眠好转。家务操劳，昨夜突发眩晕，诸症反复。刻诊：眩晕较上午为好，步行就诊。苔薄，脉细滑。

前方加五味子，茯神加朱砂拌，以加强宁心安神之功。

泽泻70g，白术30g，姜半夏20g，酸枣仁20g（打），朱茯神20g，远志10g，五味子10g，炙甘草6g。

10剂痊愈，更服5剂，以资巩固。随访1年半，未见再作。

**按**：本案西医诊断为耳源性眩晕，即梅尼埃病，是以膜迷路积水为基本病理基础，以发作性眩晕、耳聋耳鸣和耳胀满感为临床特征的突发性内耳疾病。本病属中医学眩晕范畴。重症常伴有恶心、呕吐、面色苍白、出汗等迷走神经刺激现象，可发生水平性或水平兼旋转性眼球震颤。一般一次发作时间不长，呈间歇性，患者常感物体或自身旋转，行走可出现偏斜或倾倒，发作中神志清醒。中医学有"诸风掉眩，皆属于肝"和"无痰不作眩""无虚不作眩"之训，从"肝""痰""虚"论治。内耳积水，饮也，故从痰饮论治。病初以半夏白术天麻汤、旋覆代赭汤加减化痰息风、健脾燥湿、和胃降逆法治疗有效，停药1个月复发。盖辨证粗略，遣方用药尚欠精准故耳。再诊从"口不渴""内耳积水"认定当从停饮论治，故收佳效。《金匮要略·痰饮咳嗽病脉证并治》有"心下有支饮，其人苦冒眩，泽泻汤主之"，后附"泽泻汤方：泽泻五两，白术二两。上二味，以水二升，煮取一升，分温再服"。按柯雪帆教授考证研究于1983

年发表的《〈伤寒论〉和〈金匮要略〉中的药物剂量问题》认定，汉之"1 两 = 15.625g"，此说为学术界认可采纳，若弃其尾数，则汉（《伤寒论》《金匮要略》）之 1 两约等于今之 15g。故取泽泻 70g，白术 30g，近似仲景之量，果取良效，体现了经方强大的生命力。

### 2. 眩晕验案之二（梅尼埃病）

陈某，男，69 岁。2010 年 9 月 21 日初诊。

因反复头晕视物旋转 1 月余于 2010 年 8 月 12 日入住某医院，拟诊：耳源性眩晕（梅尼埃病）。后循环缺血发作，高血压病 3 级，于 2010 年 8 月 30 日好转出院。因眩晕加重、眠差多梦旬余来诊。

诉眩晕头胀日作，以午后傍晚多见，甚或一日两次，天旋地转，恶心呕吐，耳鸣，急需卧床闭目，不能动弹，数小时方能缓解。旬日来心烦眠少多梦，病情加重，神萎，肢软，纳少。二便调畅。血压偏高，血压 154/76mmHg（服降压西药后）。无法读报、看电视已近两个月。苔薄少津，脉滑而微弦。

证属中医学眩晕范畴。无痰不作眩，无虚不作眩，诸风掉眩，皆属于肝。今心烦眠少多梦，眩晕加重，且苔薄少津，脉来弦滑，已见阴虚火旺，肝阳上亢之象。故从天麻钩藤饮、半夏白术天麻汤、黄连阿胶汤加减为治。

明天麻 15g，双钩藤 30g（后下），生石决明 30g（先煎），制半夏 30g，白术 15g，茯苓 30g，泽泻 30g，黄连 6g，黄芩 15g，阿胶 12g（烊冲），鸡子黄 2 枚（冲服），大熟地黄 20g，白芍 12g，生龙骨、牡蛎各 30g（先煎），炙甘草 6g。

2010 年 10 月 5 日二诊：服药半个月，眩晕递减，时间短暂，仅有晃动，耳鸣、头胀均减，恶心去，纳增，口渴大好。能寐，梦少，夜尿减少。昨日午后头昏胀，眩晕作，又见恶心、耳鸣，但较前减轻，1 小时后逐渐缓解。血压 160/86mmHg。苔薄，脉弦滑。

眩晕波动，血压上升。前方损益续进。

明天麻 15g，双钩藤 30g（后下），生石决明 30g（先煎），制半夏 30g，白术 15g，茯苓 30g，泽泻 50g，黄连 6g，黄芩 15g，阿胶 12g（烊冲），熟地黄 20g，白芍 12g，广地龙 15g，川牛膝 15g，葛根 15g，生龙骨、牡蛎各 30g（先煎），炙甘草 6g。

2010 年 11 月 18 日三诊：药后眩晕或有小作，作则哈欠，1 小时许缓解。旬日来，每天能看 40~50 分钟电视或读报纸，眩晕时亦不用卧床，倚坐入静则渐止。眠进步，易汗。夜尿减。肢冷畏寒，耳鸣尚著，或见脑际轰鸣。苔薄舌淡晦滞，脉滑沉弦。

阴虚阳亢、风痰上冒致清窍窒塞渐减，而气血不足，肾气衰惫，由虚致瘀之象渐显。此亦"久病必虚""久必及肾"之谓。治宜补肾填精，温阳补气，化瘀通络，改善脑部血供。

制半夏 30g，白术 15g，明天麻 15g，代赭石 30g（先煎），泽泻 50g，茯苓 30g，石菖蒲 12g，广郁金 10g，广地龙 15g，熟附片 20g（先煎），黄芪 20g，川芎 10g，葛根 20g，当归 12g，熟地黄 15g，山萸肉 12g，生龙骨、牡蛎各 30g（先煎），炙甘草 6g。另：中药免煎颗粒淡全蝎、水蛭各 6g，大蜈蚣 3g，炮甲片 10g，和匀，入胶囊，日 3 次分服。

此后，病情逐渐递减，11 月 21 日后，眩晕止，耳鸣胀窒消失，血压正常平稳（136/76mmHg 上下），已有向愈之象。脑轰鸣偶见，乏力、肢软、神萎尚著，不寐已瘥。已能阅读、看电视 1~2 小时。夜尿减少，夜间散步灯光无晃动感，步态亦稳。上方调治 1 个月，痊愈。随访半年未发。

按：《素问·至真要大论》云："诸风掉眩，皆属于肝。"此外，朱丹溪谓"无痰不作眩"，张景岳力主"无虚不作眩"，自当辨证而论。本案西医诊断为耳源性眩晕（梅尼埃病），又兼高血压病，脑供血不足，属中医学眩晕范畴，盖由阴虚阳亢，痰浊上冒，清窍窒塞，精血不足，髓海失养使然，故有眩晕不能转侧、恶心呕吐、耳鸣诸症，是为虚实夹杂、本虚邪实之证。

初诊取天麻钩藤饮、半夏白术天麻汤、黄连阿胶汤化裁，以平肝潜阳，化痰息风，滋阴降火，除烦安神。方用天麻、钩藤、石决明、龙骨、牡蛎平肝潜阳息风，重用半夏、天麻燥湿祛风化痰，治眩晕，止呕吐；泽泻、白术、茯苓，是为泽泻加茯苓汤。《金匮》泽泻汤治耳源性眩晕有效，泽泻泻内耳停饮积水，得茯苓之助，其效益彰，白术、茯苓健脾祛湿，绝生痰之源，茯苓尚有宁心安神之功；以熟地黄养血填精益髓，滋水涵木，合白芍养血补虚，平抑肝阳，改善脑部血供；甘草调和诸药；取黄连、黄芩清热泻火，得阿胶、白芍、鸡子黄、龙骨、牡蛎补血养阴宁心，重镇安神，则阴虚得复，烦热除而眠自安。纵观全方，虚实兼顾，标本同治。重用半夏30g以上，有明显的安眠作用（生用尤著），虚实皆宜，尤其适用于痰湿患者。半夏性燥，阴虚失眠者，若以当归、熟地黄、阿胶、芍药、五味子、麦冬等药相制，可放胆用之。

二诊眩晕波动。上方去鸡子黄。泽泻加量，利水之所以降血压也；加地龙、牛膝通络化瘀解痉，导气火下行以平降血压；加葛根活血化瘀，通脉升清，改善脑部血供。

三诊去钩藤，以代赭石易石决明，平肝潜阳，重镇安神；还以半夏白术天麻汤化痰息风，加石菖蒲、郁金开窍宁神化湿，合大剂泽泻、茯苓脱内耳积水以治耳鸣耳聋眩晕，合半夏、茯苓、代赭石、龙骨、牡蛎、地龙祛痰宁心安神定志以改善睡眠，平肝潜阳化瘀通络以平肝降压；加附子、黄芪温阳补气，当归、熟地黄补血，得川芎、葛根、地龙之助而脑部血供得复；山萸肉、龙骨、牡蛎温补固涩，敛汗止尿，取张锡纯来复汤意，亦固本之图；炙甘草调和诸药。久病必瘀，久必及肾，起用全蝎、水蛭、蜈蚣、穿山甲，活血息风解痉，化瘀通络，改善心脑血管供血状况；蜈蚣尚有补阳培本之功。

本案病情复杂，远非"眩晕"（唐案）之原因单纯可以比拟。

验案实录

### 3. 中风验案（脑梗死后遗症）

臧某，女，41岁，印染染色设计工程师。2008年4月28日初诊。

高血压脑梗死失忆、健忘，伴右侧肢体活动障碍两个半月。

2008年2月15日，因头昏一天余，早晨见右侧肢体活动障碍、颜面胀滞，血压220/（170~180）mmHg入住我院。头颅CT平扫提示：左侧颞枕叶大面积低密度影，考虑梗死灶可能。3月24日MRI诊断：颈椎退变，$C_{5~6}$、$C_{6~7}$椎间盘膨隆，硬膜囊轻度受压。此后住市某医院治疗半个月，头昏、右侧颜面胀滞好转出院。

4月18日复查，CT诊断：左侧颞枕叶大面积低密度影，符合脑梗死征象。

刻诊：血压130/90mmHg（服降压药后）。口眼无不正，步态欠稳，形体偏胖，时作眩晕。诉所事染色配方至今尚不能完全回忆记取，甚或失写，因伴右侧肢体活动障碍，失忆，健忘，无法从事和指导原设计工作而心中不安；晨起右侧颜面胀滞、肢体活动欠利；右小指、无名指麻。唯语言尚清楚流利，纳眠二便均好。苔薄，舌暗淡、有瘀紫，脉沉细。

西医诊断：高血压脑梗死后遗症；颈椎综合征。证属中医中风偏枯、颈椎骨痹范畴。瘀血风痰阻滞脉络，气不能行，血不能荣，更兼颈椎退变，$C_{5~6}$、$C_{6~7}$椎间盘膨隆，硬膜囊轻度受压凤恙，是以失忆健忘、颜面胀滞、肢体活动欠利、步态不稳、指麻不仁。治宜益气活血通络、消痰祛风蠲痹。方从补阳还五汤、半夏白术天麻汤加味，合虫药搜剔之。

黄芪60g，当归10g，川芎10g，赤芍、白芍各15g，桃仁泥10g，红花10g，广地龙15g，石菖蒲30g，胆南星10g，明天麻10g，制半夏12g，白术12g，茯苓30g，珍珠母30g（先煎），黄芩10g，炙甘草6g。水煎，日1剂，3次分服。另：参三七4g（研末），入中药免煎颗粒淡全蝎3g、水蛭3g、炮甲片6g，和匀，入胶囊，日3次分服。

5月12日二诊：药后瘀血风痰始化，络脉渐通，气血得以运行，脑梗死改善，失忆、健忘、右侧颜面胀滞、指麻病情递减，肢体活动障碍好转，焦灼感消失。尚见夜间流涎，大便溏薄时作，当是脾肾阳虚之象。苔薄白，舌暗淡，瘀紫渐退，脉沉细。仍宗前法，佐温中健脾。上方去珍珠母、淡黄芩，加补骨脂、益智仁、五味子各10g。虫药胶囊及煎服法均如前。

6月7日三诊：失忆、健忘、肢体活动障碍病情递减。流涎得摄，大便成形。右侧颜面胀滞或有所觉，指麻尚著。血压时有波动，血压128/88mmHg。苔薄，舌暗淡显减，紫气基本消失，脉细。

脑梗死病情改善，颈椎退变、椎间盘膨隆致硬膜囊受压，属中医学"骨痹"范畴，非朝夕可见功者，宜兼顾以缓图之。再予益气活血通络之补阳还五汤兼开窍宁神、平肝息风通络之品，合朱良春老师益肾壮督蠲痹祛风通络之经验用药为方，俾肢体活动障碍、失忆健忘得复，项强、指麻之"骨痹"松解。

黄芪60g，当归10g，川芎10g，赤芍、白芍各10g，桃仁泥10g，红花10g，广地龙15g，地鳖虫10g，石菖蒲30g，，明天麻10g，白术12g，露蜂房10g，葛根30g，桑寄生30g，威灵仙30g，益智仁10g（打），茯苓30g，炙甘草6g。另：参三七4g（研末），入中药免煎颗粒淡全蝎4g、水蛭6g、炮甲片6g，和匀，入胶囊，日3次分服。

6月16日四诊：肢体不利、健忘渐见恢复，尝试上班1周，肩颈板掣，指麻加重，伏案工作劳累，颈椎周围肌群紧张使然。血压118/84mmHg，尚略有波动。苔薄，舌暗淡递减，脉细。欲速则不达，嘱平和心态，毋急毋躁，稍事休息。前方去益智仁，加防风、防己各10g，乌梢蛇20g，虫药胶囊同前。

6月24日五诊：休息数日，轻松上班，劳逸结合，心情愉快，虽右侧肢体活动欠利、失忆、健忘、指麻病情尚未完全恢复，但能基本完成工作任务。纳眠好，二便调，血压正常，110/80mmHg。苔薄，舌暗淡，脉细。效不更方。

此后随症加减，调治至2008年7月21日，右侧肢体活动欠利、指麻病情已完全消失。病愈。前方续服10剂，以资巩固。

**按：**中风又名卒中，中西医病名略同。西医学之"脑卒中"又称"中风"，按病理性质又分为缺血性卒中和出血性卒中。本案属于前者，又称为脑梗死，包括动脉血栓性脑梗死和脑栓塞。而中医学之中风，在唐宋以前主要以"外风"学说为主，多以"内虚邪中"立论。唐宋以后，特别是金元时代，突出以"内风"立论，成为中风病因学说史上的重大转折点。愚以为面神经瘫痪所致口眼㖞斜（周围型）为外风直中，当仍从"外风"立论；肝阳、肝火、肝风所致的中风（中枢型）即西医之脑卒中、脑梗死诸症，当从"内风"立论。气候冷暖虽常为高血压卒中和其他因素（斑块、血栓脱落栓塞）所致脑卒中重要诱因之一，但外因是变化的条件，内因是变化的根源，主次标本不可差忒。清代王清任谓"中风半身不遂，偏身麻木，是由气虚血瘀而成"，创补阳还五汤，今与化痰息风、健脾燥湿之半夏白术天麻汤、祛风蠲痹虫类搜剔诸药辨证施治，疗效尚称满意。（本案方解从略）

朱良春老师评按：指麻3瓜强劲中硬现象。

（指麻可加豨莶草30g，效佳。）

**感悟：**《朱良春用药经验集》谓："豨莶草味苦性寒，入肝肾二经，能祛风湿、平肝阳、强筋骨，临床习惯用于风湿痹痛、中风瘫痪诸疾。中风瘫痪颇多湿热蕴结、脉络瘀滞之候，豨莶草能直入至阴，导其湿热；通其络脉，故能治之。所谓'强筋骨'，乃邪去正自安之意也。"十分符合患者病情，加用豨莶草当能提高疗效。欤！治疗中风，恩师朱良春国医大师有"指麻可加豨莶草30g，效佳"的评按；先师孙砚孚先生有"中风不要概投补阳还五汤"之告诫。诸如此类，受益终身，诚后学之津梁也。

#### 4. 风邪羁留引发阴虚风动验案

施某，女，66 岁。2011 年 4 月 22 日初诊。

左眼睑挛急跳动频作旬余。左耳听力减退。自春节前起，流涕、咳痰微黄增多已两月余，咽干不咳。纳眠俱好，二便调畅。2009 年 6 月因头摇、左眼上下睑挛急跳动频作，予阿胶鸡子黄汤药愈。无高血压、糖尿病史。血压 122/82mmHg。苔薄，脉小弦。

营阴亏虚之体，血虚生风，复为外感风邪诱发，风痰阻络，血不养筋。姑予疏表化痰、养血祛风、止痉缓急，佐以清热。予加味止痉散合芍药甘草汤、金水六君煎加味，以观动静。

广地龙 15g，白僵蚕 15g，白芍 20g，炙甘草 10g，熟地黄 15g，当归 15g，茯苓 20g，姜半夏 15g，陈皮 10g，生姜 3 片，黄芩 10g，荆芥、防风各 10g。另：中药免煎颗粒淡全蝎 6g、大蜈蚣 3g、水蛭 3g，和匀，入胶囊，日 2 次分服。

2011 年 4 月 29 日二诊：病情改善。睑跳挛急次数减少，涕痰亦减。口不渴。苔薄，脉小弦。原方续进。

2011 年 5 月 6 日三诊：睑跳挛急次数递减，涕痰均去，听力改善。子女诉又见其无意识头摇，观察片刻果然，患者却毫无所觉。苔薄，脉小弦。

外感风邪已解，涕痰随之而去。诸风掉眩，皆属于肝。治宜滋阴养血，平肝息风。

双钩藤 30g（后下），生石决明 30g（先煎），明天麻 15g，制半夏 15g，白僵蚕 30g，广地龙 20g，茯苓 20g，当归 15g，熟地黄 20g，黄芩 10g，生白芍 20g，阿胶 12g（烊冲），鸡子黄 1 枚（冲服），炙甘草 6g。另：中药免煎颗粒淡全蝎 9g、大蜈蚣 6g、水蛭 3g，和匀，入胶囊，日 3 次分服。

2011 年 5 月 16 日四诊：头不摇，睑不跳，耳不聋，涕痰净。唯左侧颜面尚觉板滞。苔薄，脉小弦。效不更方。

2011 年 5 月 26 日五诊：头摇、睑跳挛急、左侧颜面轻微板滞诸症悉平，苔薄脉和，痊愈。前方续进 10 天，以资巩固。

**按**：风胜则动，眼睑挛急跳动频作、头摇，风也。素体营阴亏虚，春季外感风邪羁留。风为阳邪，其性开泄，向外向上，善行而数变，而成血虚生风之诱因。血不养筋，血虚是本，内外相因，乃发是证。初诊、二诊与金水六君煎加黄芩、荆芥、防风合加味止痉散、芍药甘草汤。以荆芥、防风、生姜疏表，祛肺卫在表之风邪，佐黄芩肃肺清热；茯苓、半夏、陈皮以化有形之痰湿，当归、熟地黄、芍药、甘草养血祛风，缓急止痉；全蝎、蜈蚣、地龙、僵蚕（止痉散）加水蛭，息风通络化瘀止痉。三、四、五诊去荆芥、防风、生姜疏风祛邪之品，改弦更张，用阿胶、鸡子黄滋阴血以息风止痉，辅以钩藤、生石决明、明天麻平肝潜阳、息风止痉，收效满意。

**感悟**：景岳金水六君煎本为"肺肾虚寒，水泛为痰，或年迈阴虚，血气不足，外受风寒，咳嗽喘急等证"而设，言其"神效"。由"当归二钱，熟地三五钱，陈皮一钱半，半夏二钱，炙甘草一钱"组成。"水二盅，生姜三五七片，煎七八分。食远温服。如大便不实而多湿者，去当归，加山药。如痰盛气滞，胸胁不快者，加白芥子七八分。如阴寒盛而嗽不愈者，加细辛五七分。如兼表邪寒热者，加柴胡一二钱"。今因老年阴虚，风邪羁留，涕痰增多而加荆芥、防风，疗效卓著。"痰"有"因风""因火""因虚""因实"者，自当明辨。本案外风痰湿是标，血虚阴虚是本。治病当分清缓急，标本兼顾，药随证转，方能做到圆机活法，提高疗效。"诸风掉眩，皆属于肝"，但见挛急、动摇、跳动、眩晕等征象，便当从肝论治，唯应辨别虚实。虚者由于阴液亏损，是为虚风内动；实者由于热盛动风，是为热极生风。此外，病机十九条尚有"诸暴强直，皆属于风"之训，宜明辨外风、内风以治之。凡见头目眩晕、四肢抽搐、肢体强直、角弓反张、卒然昏仆、口眼㖞斜、双目上视等征象，还当参伍从肝论治。

### 5. 黄疸验案之一（急性瘀胆型肝炎）

沈某，男，23岁。1989年3月25日初诊。

乏力、黄疸旬余，经中西医结合治疗半个月，精神好转，脘痞泛恶稍减，食欲略增。然黄疸日甚，巩膜肤色深黄，不甚鲜明，瘙痒不堪，抓痕累累，夜不安寐；身热不扬，时有鼻衄口苦；右胁胀滞作痛，肝肋下3.5cm，叩痛，质充实，脾肋下2cm；大便灰白异臭，溏而不爽，溲如酱色，微混，尿蛋白（+）。苔腻浊，脉迟缓。

肝功能复查：血清谷丙转氨酶（SGPT）由原200U/L以上降至40U/L以下，黄疸指数由原25U升到56U，血清胆红素定性试验直接反应阳性，血清麝香草酚絮状试验（TFT）（++），血清麝香草酚浊度试验（TTT）、硫酸锌浊度试验（ZnTT）均正常。总蛋白（TP）66.5g/L，白蛋白（A）33.7g/L，球蛋白（G）32.8g/L，白蛋白/球蛋白（A/G）为1.02。乙肝表面抗原（HBsAg）阴性。B超示：肝肿大，肝内光点增粗，脾肿大，胆囊呈急性黄疸型肝炎样变。综合分析，排除重症肝炎可能，拟诊"急性甲型肝炎（瘀胆型）"。

中医辨证：阳黄，湿重于热。治宜利湿清热、泄浊退黄，借鉴解放军302医院汪承柏教授重用赤芍等清热凉血、化瘀通络之品，泄血中热毒瘀浊退黄为法。

茵陈30g，猪苓、茯苓各20g，苍术、白术各10g，淡黄芩20g，生大黄10g（后下），生栀子15g，牡丹皮15g，赤芍30g，丹参30g，广郁金15g。

每日1剂，逐渐加重赤芍等活血凉血药剂量。为阻截黄疸和加强抗炎作用，投用强的松10mg，1日3次口服。每日加服肝微粒体酶诱导剂鲁米那180mg，以及静脉点滴654-2，40~60mg，改善肝微循环障碍，加速淤积胆汁的排泄。

3月31日和4月7日，患者先后2次行肝功能检查：黄疸指数分别为47U和27U，TFT恢复正常。采用中西医结合方法治疗，特别在重用赤芍、丹参等凉血活血中药的1周中，退黄迅速，疗效满意。黄疸渐退，诸症悉减，精神转佳。唯鼻衄偶见，盗汗时作，尿色尚黄，仍为湿热交结之象。

4月8日起，嘱西药强的松逐渐减量，鲁米那、654-2补液如前；中药仍以凉血活血、利湿清热并举，以奏泄热退黄之功。

赤芍60g，丹参30g，茜草20g，金钱草30g，海金沙15g（包），黄芩20g，生大黄10g（后下）。每日1剂。另：茵陈60g，煎汤代茶。

4月12日始，左侧智齿萌生，齿龈肿胀疼痛，牙关不能开合；右背部第七八肋间现带状疱疹，灼热刺痛不已，午后低热。即日行青霉素160万U抗炎，并局部处理预防感染。方中酌加板蓝根、知母清热解毒。1周后，智齿牙周红肿消退，旬余疱疹渐次干涸消失。停青霉素，5天后智齿牙周溢脓红肿又起，齿科扩创引流，复日以青霉素320万U肌注。

5月2日上午8时，上腹部持续疼痛，至午后14时未见间歇，因麦氏点压痛、反跳痛明显而急邀外科会诊。查白细胞计数$11.3 \times 10^9$/L，中性粒细胞比例80%，淋巴细胞比例20%。既往无类似发作病史，确诊并发急性阑尾炎。肝炎未愈，黄疸残留，且在注射较大剂量青霉素的情况下并发是症，足见机体抗体水平低下殊甚。手术虑肝炎复旧骤变，否则忧阑尾穿孔之险，权衡暂做内科保守治疗：氨苄青霉素5g，灭滴灵1g静脉滴注；并以中药大黄牡丹皮汤合薏苡附子败酱散加减为方，日2次分服；另以赤芍、丹参、葛根、茜草、生山楂、茵陈为方，日2次分服（两方汤药相间日服4次）。冀清热解毒、导滞消痈急治其标，清泄残留黄疸，防其复燃兼图其本。1周后阑尾炎症状基本控制，将上述两方合二为一，蠲除余邪，尽撤西药。

5月16日肝功能检查：各项指标全部正常。中药调理竟月，康复。前后治疗约105天。随访5年，未见复发。

按：本案属中医学黄疸范畴，运用中西医两法合治而获痊愈，经验教训参半。

其一，在明辨湿热孰重的同时，重用赤芍、丹参、茜草、葛根等凉血活血中药顿挫和退黄，治疗急、慢性瘀胆型肝炎疗效满意。肝病多瘀。《中西医结合杂志》1990年第2期《赤芍对血液凝固——纤溶系统酶活性的影响》一文中说，"结果提示，赤芍抑制凝血酶和激活纤溶酶原是其活血化瘀作用的重要酶学基础"，展示了活血化瘀法在肝病治疗中的广阔前景。

其二，土壅木郁，胆汁淤积，湿热阻滞，互为因果，胶着难化，"非重剂清利不能涤其瘀浊"。故用大剂茵陈伍导滞泄浊、清热化瘀之大黄，使邪泄于二便，此治本之法，切莫偏废。

其三，654-2"可使平滑肌明显松弛，并能解除血管痉挛（尤其是微血管）"，有利于肝脏淤积胆汁外泄，与凉血活血利胆退黄的中药，有异曲同工、相得益彰之妙。654-2在使用过程中有使心跳加快、皮肤潮红、瞳孔扩大、视力模糊、小便不畅等副作用，停药数小时即自行恢复，只要准确掌握宜忌和剂量，使用是安全的。

其四，鲁米那"可诱导肝微粒体葡萄糖醛酸转移酶，促进胆红素与葡萄糖醛酸结合，使血浆内胆红素浓度降低"。但以前对肝功能损害患者使用鲁米那有颇多争议，本案却未见不良反应，药后睡眠安好，瘙痒大减。

其五，由于对使用激素的利弊缺乏足够的认识，且服法守旧。囿于对瘀胆型肝炎"急性期应用效果较好……疗程常需一至数月"之说，致使机体免疫功能低下，而险象环生。服强的松 20 天后，出现带状疱疹、牙周脓肿和急性阑尾炎等并发症，使治疗陷于顾此失彼、捉襟见肘的窘境，教训深刻，足为前车之鉴。国内外的临床和实验研究证明：用激素治疗瘀胆型肝炎可使部分病例黄疸加深，停药后，黄疸减轻，凉血活血中药退黄效果优于激素，故激素当以慎用为好。

**感悟：**本案对急性甲型瘀胆型肝炎中西医结合治疗进行了有益的探索，为此后对各型瘀胆型肝炎、高黄疸血症的中医药治疗积累了经验，奠定了基础。

### 6. 黄疸验案之二（药物性肝炎高度黄疸）

周某，男，64 岁。2007 年 6 月 12 日初诊。

素患喘息型支气管炎、哮喘，近 3 年频繁发作，吸氧，去冬反复发作，住院期间以罗红霉素等药取效，至今春口服罗红霉素少有间断。因纳差，乏力 50 天许，渐见目黄、溲黄、肤黄就诊，右胁下或有胀痛，或见齿衄，皮肤瘙痒，大便偏干。无恶心呕吐。无蜘蛛痣、肝掌。既往无肝炎病史，无饮酒嗜好。

今日肝功能报告：谷丙转氨酶 545U/L，谷草转氨酶 491U/L，碱性磷酸酶 201U/L，谷氨酰转肽酶 202U/L，乳酸脱氢酶 253U/L，总蛋白 69g/L，白蛋白 38g/L，球蛋白 31g/L，白蛋白/球蛋白为 1.225，总胆红素 130.70μmol/L，直接胆红素 28.43μmol/L；尿素氮 4.4mmol/L，肌酐 71.3μmol/L；葡萄糖 5.7mmol/L，总胆固醇 3.48mmol/L，甘油三酯 1.33mmol/L；HBsAg 阴性。B 超印象：肝轻度脂肪浸润；胆囊增大，考虑胆囊炎；肝内外胆管未见明显扩张；胰腺、脾脏、双肾均未见明显异常；胸腹腔未见积液。苔薄黄微腻，舌偏红，脉小弦滑。西医诊断：药物性肝炎，高度黄疸。

本病属中医学"黄疸""胁痛"范畴。胆汁淤积，有肝纤维化之虞。朱良春老师有升麻、赤芍为对药治疗药物性肝炎的经验。治宜解毒清热，凉血化瘀，散结导滞，利湿退黄，佐软坚散结。

升麻 30g，赤芍 60g，牡丹皮 20g，茜草 30g，茵陈 30g，生大黄 10g（后下），黄芩 20g，生栀子 20g，茯苓 30g，垂盆草 30g，虎杖 30g，柴胡 12g，广郁金 15g，蒲公英 30g，地鳖虫 10g，炙鳖甲 15g（先煎），炙甘草 6g。

2007 那 6 月 28 日二诊：2007 年 6 月 26 日、27 日市某院分别行血检查及上腹部 CT 检查。血生化报告：总胆红素 55.7μmol/L，直接胆红素 42.5μmol/L，间接胆红素 13.2μmol/L，总蛋白 67.8g/L，白蛋白 38.2g/L，球蛋白 29.6g/L，白蛋白/球蛋白为 1.29，谷丙转氨酶 170U/L，谷草转氨酶 166U/L，谷草/谷丙为 0.98，碱性磷酸酶 142U/L，谷氨酰转肽酶 203U/L，乳酸脱氢酶 157U/L，肌酸激酶 18U/L；血管紧张素酶 101U/L；余除钠 134.0mmol/L 外，肾功能、血糖、血脂、血尿酸、血淀粉酶、电解质等项均无异常。化学发光检测报告：甲胎蛋白 33.36ng/mL，癌胚抗原 3.78ng/mL，糖类抗原 19－9 21.02U/mL，糖类抗原 125 51.3U/mL，糖类抗原 72－4 0.90U/mL。

上腹部 CT 平扫加双期增强扫描，影像表现：肝脏大小、形态正常，轮廓光整，肝右叶后段见小点状低密度影，增强扫描未见强化；肝内胆管轻度扩张，肝总管、胆总管壁稍增厚、毛糙，肝门区见一淋巴结，脾脏体积无增大。胆囊壁略增厚，显毛糙，胆总管未见明显异常；胰腺无殊。右肾见两个低密度灶，增强扫描无明显强化，腹腔及后腹膜未见肿大淋巴结。印象：胆囊壁略增厚，请结合临床。肝内胆管轻度扩张，肝总管、胆总管壁稍增厚、毛糙，考虑炎性改变，请结合临床，必要时进一步检查。肝右叶小囊肿。右肾囊肿。

药后黄疸递减，精神大好，纳稍增，无腹痛、胁痛，皮肤瘙痒、齿衄消失。大便日 2 行。苔薄腻化，脉细弦滑。辨证辨病，疗效显著。生大黄减量为 6g，后下，续进。

2007 年 7 月 16 日三诊：黄疸渐退，溲黄、目黄显减，纳少，口渴甚，思饮。苔薄少津，脉滑。药毒伤肝，肝细胞损害，肝胆疏泄失常，胆汁淤积，蕴湿生热，肝胆热郁络瘀，耗气伤阴，以致高度黄疸，气阴两伤。

升麻 30g，赤芍 60g，牡丹皮 20g，葛根 30g，茵陈 30g，生大黄 6g（后下），生栀子 20g，茯苓 20g，垂盆草 30g，太子参 15g，麦冬 15g，五味子 10g，虎杖 30g，广郁金 15g，地鳖虫 10g，炙鳖甲 15g（先煎），炙甘草 6g。

2007 年 7 月 21 日四诊：黄疸渐退，溲黄、目黄显减，纳少略增，口渴减。苔薄欠润，脉滑。再予清热解毒、凉血化瘀通络、养阴补肝降酶。

升麻 30g，赤芍 60g，牡丹皮 20g，葛根 30g，茵陈 30g，生大黄 6g（后下），生栀子 20g，茯苓 20g，垂盆草 30g，太子参 15g，麦冬 20g，五味子 10g，枸杞子 30g，虎杖 20g，广郁金 15g，地鳖虫 10g，炙鳖甲 15g（先煎），炙甘草 6g。

2007 年 8 月 3 日五诊：纳稍增，黄疸减退略显迟缓，目黄、溲黄尚著。

8 月 1 日市某院肝功能复查：谷丙转氨酶 163U/L，谷草转氨酶 157U/L，碱性磷酸酶 96U/L，谷氨酰转肽酶 143U/L，乳酸脱氢酶 188U/L，总蛋白 73.7g/L，白蛋白 39.9g/L，球蛋白 33.8g/L，白蛋白/球蛋白为 1.18，总胆红素 37.9μmol/L，直接胆红素 14.9μmol/L，间接胆红素 23.0μmol/L，C 反应蛋白 10.6mg/L，血清铁蛋白 339μg/L。"癌 12 项"均无异常。

前方赤芍加至 80g，凉血化瘀通络，解毒退黄降酶；以黄芪 30g 易太子参，合麦冬、五味子、枸杞子补益气阴，护肝降酶调治而愈。

**按**：药物性肝炎系指由药物毒性所致的肝脏损害、肝功能异常（此类药物肝损害常可预知）；或机体对药物的特殊反应（如过敏），或药物的代谢异常产生有毒物质所致肝脏损害、肝功能异常（此类药物肝损害常不可预知）。由此引发高度黄疸、暴发肝功能衰竭死亡者不乏其例，亦有因肝细胞变性坏死、纤维化，胆瘀、黄疸经久不去，最终演变成肝硬化者。西医学认为，药物性黄疸与肝损害并不完全平行，肝脏损害严重时多有黄疸出现，但过敏性胆瘀时虽有黄疸，肝细胞损害较轻，甚至缺如。无明显黄疸的病例，不能排除肝脏损害（见《实用内科学》）。治疗首先必须停止致病药物和其他对肝脏有害药物的使用。

本案系老年患者，肝肾功能退化，因长期服用罗红霉素肝脏中毒损伤，以致高度黄疸、肝功能异常。《神农本草经》谓"升麻除百毒"，长于升清气、解毒邪；30→60→90g大剂赤芍长于治疗胆汁高度淤积迁延难治之黄疸，临证屡试不爽。20世纪80年代初，解放军302医院汪承柏教授即有80~120g赤芍救治瘀胆型肝炎的报道，其经验又一次得到了验证。

初诊方用大剂升麻、赤芍为对药，清热解毒，凉血化瘀，不但有良好的退黄功效，且有显著的降低ALT、AST等酶谱，使肝细胞变性坏死、减轻肝功能损害的作用；重用牡丹皮、茜草凉血化瘀，助升麻、赤芍退黄降酶，亦治齿衄；茵陈、栀子、大黄本为清热除湿、利胆退黄之剂，茵陈清热利胆解郁，得栀子之助，清热利胆退黄力增，伍大黄泄热通腑，解毒化瘀退黄，邪有出路，加黄芩以助清热解毒、燥湿退黄之力，佐茯苓健脾利尿退黄；垂盆草、虎杖清热解毒降酶，柴胡疏肝解郁，合虎杖、蒲公英、郁金清热解毒、消炎利胆治胆囊炎症；地鳖虫、炙鳖甲化瘀软坚散结，防患于未然；甘草解毒，调和诸药。全方共奏清热、解毒、降酶、利胆、退黄、化瘀、散结之功。

辨证辨病，疗效显著，二诊大黄减量。

三诊湿热伤阴耗气，纳少口渴。去柴胡，以葛根易茜草，化瘀退黄，清热生津，加太子参补气健脾，麦冬、五味子酸甘养阴降酶；茯苓减量以护阴液。

四诊麦冬加量，加枸杞子，养阴清热，益胃生津，补血养肝降酶。五诊见黄疸、ALT、AST、GGT消退迟缓，重剂以起沉疴，加赤芍量至80g，凉血化瘀通络，解毒退黄降酶；黄芪30g，合麦冬、五味子、枸杞子补益气阴，护肝降酶调治而愈。

### 7. 肝硬化验案之一（乙肝后肝硬化）

颜某，女，35岁。2006年3月6日初诊。

2006年1月5日因"乙肝后肝硬化、腹水、胸水、脾肿大、脾亢，肝功能代偿期"，入住无锡市某医院，半个月后胆囊炎、胆囊周围炎好转，腹水、胸水消退，好转出院，倦怠乏力、神疲肢软迄今无明显改善已40余天。

面色晦暗少华，巩膜、体肤无明显黄染，肝区偶见一过性刺痛，上腹部有轻度压痛和叩痛。胃纳尚可，饱食则脘胁略见痞胀，口不渴。小便微黄，大便日一行，或略溏薄。眠尚安。昨日肝功能复查：谷丙转氨酶38U/L，谷草转氨酶54U/L，总胆红素3.2μmol/L，直接胆红素1.1μmol/L，间接胆红素2.1μmol/L，总蛋白76.8g/L，白蛋白37g/L，球蛋白39.8g/L，白蛋白/球蛋白为0.9，余项均无异常。乙肝表面抗原阳性，丙肝抗体阴性。今日血常规检查：白细胞计数2.8×10$^9$/L，红细胞计数3.4×

$10^{12}$/L，血小板计数 $55 \times 10^9$/L，血红蛋白 8g/L，中性粒细胞比例 72%，淋巴细胞比例 21.8%，单核细胞比例 5.6%，嗜酸性粒细胞比例 0.3%，嗜碱性粒细胞比例 0.3%。

询得平素经水 28 天前后如期而行，时有崩冲量多如注，无停经史。末次月经 2006 年 2 月 27 日~3 月 3 日来潮，量少，色淡。苔薄，舌淡略暗，舌边多齿痕，脉细。

病由正虚邪恋，损肝及脾，肝脉肝络瘀滞，致成"肝着"慢性乙型肝炎、"肝积"肝硬化、"鼓胀"腹水、"留饮"胸水，"脾亢"生血统血异常，"肝功能代偿期"气血并亏之象。虽经西医治疗，水去正伤未复近 50 天，绝非肝硬化之病情轻浅者。就肝积、气血亏虚而论，正虚邪实。治当扶正祛邪，补气健脾，疏肝化瘀消癥。

黄芪 30g，党参 20g，白术 15g，云茯苓 30g，砂仁 3g（打、后下），广木香 10g，生鸡内金 20g，补骨脂 15g，柴胡 10g，白芍 10g，黄芩 15g，虎杖 20g，广郁金 15g，赤芍 30g，地鳖虫 10g，炙甘草 6g。另：生三七 4g、紫河车 6g 共研细末，加中药免煎颗粒炮甲片 10g、淡全蝎 3g，四药混合，入胶囊，日 3 次分服。

上方出入调治近两个月，肝功能恢复，倦怠乏力、肢软神疲、食后脘胁痞胀、压痛叩痛刺痛、便溏诸症悉去。白、球蛋白比改善。精神好，胃纳旺，二便调。唯 4 月、5 月经行量多，或如崩冲，跗肿，经去肿消。

2006 年 5 月 2 日六诊：前诊肝功能恢复，白蛋白/球蛋白改善为 1.1。末次月经 4 月 30 日如期而行。翌日量多如崩冲，多血块，伴腹痛，腰酸著。今日第 3 天，经量减少，色转暗。略见跗肿，眠差多梦。肝区、脘腹无不适。苔薄，舌边有齿痕，脉细。

脾气虚弱，冲任失固，癥积之体，气滞血瘀，此经行量多如崩冲之由。治宜益气固冲，化瘀调经，兼以化癥。

黄芪 30g，党参 20g，白术 15g，茯神 30g，当归 10g，白芍 10g，阿胶 12g（烊冲），熟地黄 10g，黄芩 15g，失笑散 15g（包），山萸肉 10g，炮姜 6g，益母草 20g，紫丹参 15g，炙甘草 6g。另：生三七 4g、紫河车 6g 共研细末，入胶囊，日 3 次分服；中药免煎颗粒炮甲片 10g、淡全蝎 3g，冲饮。

上方加减调治 3 个月余，气虚甚加党参，血瘀甚加桃仁、红花、地鳖虫等，或加用生地黄、牡丹皮养阴清热，白花蛇舌草清肝解毒，随症取舍。药后经量趋常，三系血象稍改善，面容尚少华色。2006 年 7 月 24 日血常规检验报告：白细胞计数 $3.2 \times 10^9$/L，红细胞 $3.9 \times 10^{12}$/L，血红蛋白 9.0g/L，血小板 $80 \times 10^9$/L。8 月 4 日检查肝功能正常。其中总胆红素 2.0μmol/L；总蛋白 72.8g/L，白蛋白 42.5g/L，球蛋白 30.3g/L，白蛋白/球蛋白为 1.4。乙肝病毒抗原阳性，乙肝病毒抗体阳性。彩色 B 超检查：肝区光点粗糙。肝左叶厚度 52mm，长径 67mm，斜径 138mm；肝右叶 105mm。肝包膜光整，形态规则，内部光点粗糙，分布尚均匀，血管走向清晰。胆囊壁毛糙。彩色多普勒（CDFI）：未见异常血流。结论：肝光点粗糙；胆囊壁毛糙，脾肿大，双肾未见明显异常。

2006 年 8 月 22 日十三诊：肝功能正常，白、球蛋白比为正常低限。纳眠精神俱佳，肝区无明显不适。经行量多趋常。苔薄，舌边有齿痕，脉细。方从朱良春老师"复肝丸"化裁，以为缓图之计。

黄芪30g，党参30g，地鳖虫12g，广郁金15g，片姜黄15g，石见穿15g，虎杖20g，生鸡内金15g，蒲公英20g，阿胶12g（烊冲），当归10g，仙灵脾12g，赤芍30g，白芍10g，黄芩15g，炙甘草6g。另：生三七4g、紫河车6g，共研细末，入胶囊，日3次分服；中药免煎颗粒炮甲片10g、淡全蝎6g，冲饮。

至2006年11月21日，市某医院肝功能检查又见进步。白蛋白/球蛋白为1.6；乙肝"两对半"：乙肝表面抗原302.6（0~0.5ng/mL），乙肝表面抗体0.46（0~10mIU/mL），乙肝e抗原0.00（0~0.03PEIU/mL），乙肝e抗体1.31（0~0.2PEIU/mL），乙肝核心抗体8.61（0~0.2PEIU/mL）。乙肝病毒定量<4000（<500CPS/mL）。

上方随症加减，调服至2007年1月底，情况良好。继以"复肝丸"为基础，处膏方一料，至2007年3月底服完来诊，复查B超、肝功能（白/球比值又上升至1.7）。彩色B超显示，肝脏门静脉内径11mm，脾脏肿大好转。贫血征象明显改善（近日血常规检测报告未带）。

2007年间断服药1年，每遇小恙，辄来诊服药调理，叮咛注意将息宜忌。入冬，又配服"复肝丸"为基础膏方一料。2008年春天相遇，观其面露华色，与前判若两人。嘱就近区医院复查肝功能、血常规、彩色B超，医告之均已复常，欣喜若狂。来电告余服药两年，深以为苦，喜获痊愈，遂将所有病历和检查单据、票据，统统付之一炬，希望烧尽晦气，时来运转。余闻之愕然，扼腕，叹资料之失不可追也。所幸余自临证以来，诊病皆有记录，资料尚未尽失，此案虽得以成文，但不免留下相关数据、检查结论缺失的遗憾。告最好做CT复查，患者亦未予理会。

**按**：本案因腹水胸水消退近50天，从癥积论治，且因白、球蛋白比倒置，三系血象降低异常，经行量多如崩，绝非肝炎后早期肝硬化之病情轻浅者。肝郁脾虚，瘀凝而成肝积癥癖，虚实夹杂，病情多变。急则治标，标本兼顾，终以复肝丸方为主，加强虫蚁搜剔，益气活血，化瘀消癥收功。初诊取黄芪、党参、白术、茯苓补气健脾；砂仁、木香理气和胃，使补而不滞；生鸡内金磨积消滞，合补骨脂补火生土以健脾运；取柴胡、白芍、黄芩、虎杖、广郁金疏肝清热利胆化瘀，调肝以和胃扶脾；赤芍、三七活血散瘀宁络，防出血之变；地鳖虫、炮甲片、全蝎虫类搜剔，软坚散结化癥；紫河车大补精血，合黄芪、党参、甘草补气扶正。方从朱良春老师"复肝丸"化裁加减。六诊药随证转。取黄芪、党参、白术补气摄血；当归、白芍、阿胶、熟地黄、茯神、枣仁养血宁心安神，合丹参活血调经、清心宁神；山萸肉补肾敛精摄血以固冲任；失笑散、益母草行血止血、化瘀调经而不留瘀；佐黄芩清热止血，合阿胶、茯神、枣仁、丹参除烦宁心安神；甘草调和诸药，合黄芪、党参、白术补气扶正。另以三七化瘀止血定痛，紫河车温肾，大补精血元气，穿山甲、全蝎磨积散结化癥。十三诊缓则治本。取黄芪、党参补气，合紫河车大补精血，用以扶正，补气以通络、生血；三七活血止血、散瘀定痛，赤芍凉血化瘀解毒，合地鳖虫活血消癥、和营通络；郁金、姜黄、虎杖、蒲公英、石见穿理气活血，疏肝清肝利胆；生鸡内金、全蝎、穿山甲磨积消滞，软坚散结；阿胶、当归、白芍养血补血和营，合仙灵脾补精血、和阴阳，能促进造血功能，冀改善"脾亢"；赤芍、白芍、黄芩、甘草清肝热和营，以为辅佐。

### 8. 肝硬化验案之二（酒精性肝硬化）

刘某，男，33 岁。2006 年 10 月 7 日初诊。

嗜酒 15 年，日饮白酒 5~8 两，乏力，恶心干呕 3~4 年，见秽浊不洁之物及刷牙呕恶尤著。脘胁时有胀痛、刺痛，或见反酸。神疲纳减。大便日一行，成形或溏薄。溲微黄。

昨日做 B 超、胃镜检查。B 超印象：肝脏弥漫性病变，符合肝硬化声像图表现（请结合临床），脾脏肿大。胃镜见"胃体部黏膜红白相间，以红为主；胃窦近幽门前壁见胃黏膜脱入球部"。诊断：慢性浅表性胃炎，幽门前区黏膜脱垂（轻）。

肝功能检查：谷丙转氨酶 84.7U/L，谷草转氨酶 76U/L，总蛋白 78.72g/L，白蛋白 39.22g/L，球蛋白 39.5g/L，白蛋白/球蛋白为 0.99。余项未见明显异常。HBsAg 阴性。甘油三酯 1.89mmol/L，载脂蛋白 0.97g/L，胆固醇及肾功能检查结果均在正常范围内。血常规检验无明显异常，三系血象为正常低值。苔薄，舌略晦暗，脉细弦滑。

嗜酒成瘾，伤肝伐胃，致肝功能损害、早期肝硬化（代偿期）；肝气横逆犯胃，更加嗜酒伤胃，胃失和降，上逆呕恶频作，以致幽门前壁胃黏膜脱入球部，影响通降，呕恶加重。着即休息戒酒，保肝降酶，此为防止肝硬化进展之根本。急则治标，欲降先升，疏肝调气、和胃降逆、升提举陷并用，俾脱垂之胃黏膜复常，通降有序，呕恶冲逆得平，方能议后。

黄芪 30g，白术 15g，升麻 10g，枳壳 10g，代赭石 30g（先煎），旋覆花 12g（包），制半夏 20g，生姜 3 片，黄连 6g，吴茱萸 6g，砂仁 5g（打、后下），柴胡 10g，黄芩 15g，广郁金 15g，地鳖虫 10g，赤芍、白芍各 15g，茯苓 30g，炙甘草 6g。

2006 年 10 月 19 日二诊：脘胁胀痛、刺痛近日未作，未见反酸。清晨刷牙干呕、恶见秽浊改善。大便溏薄，日 3~4 次。纳好，口略渴而不多饮。苔薄，舌略晦暗，脉细滑。前方加减，佐燥湿运脾。

黄芪 30g，白术 15g，升麻 10g，柴胡 10g，赤芍、白芍各 15g，香附 10g（打），广郁金 15g，黄连 6g，吴茱萸 6g，黄芩 15g，葛根 30g，茯苓 30g，制半夏 20g，生姜 3 片，焦山楂、神曲各 15g，砂仁 5g（打、后下），广木香 10g，五味子 10g，炙甘草 6g。另：苍术 20g，每日泡饮，代茶。

2006 年 11 月 3 日三诊：刷牙呕吐及视秽物作呕病情递减，大便溏薄已成形，日一行。唯食后脘胁或见胀滞。纳好。苔薄，舌略晦暗，脉细滑微弦。宜疏肝和胃，益气化瘀。

柴胡10g，赤芍、白芍各15g，枳壳10g，香附10g（打），广郁金15g，黄芩15g，黄连6g，吴茱萸6g，制半夏20g，生姜3片，茯苓30g，砂仁3g（打、后下），丹参20g，地鳖虫10g，黄芪30g，焦山楂、神曲各15g，炙甘草6g。另：苍术20g，每日泡饮、代茶。

2006年12月12日五诊：上方稍事损益服40天许，呕恶吐哕、脘胁胀滞次第消失。纳好，眠安。二便调畅。乏力神疲诸症悉去。11月20日肝功能检查：谷丙转氨酶35.3U/L，谷草转氨酶27.6U/L，总蛋白71.8g/L，白蛋白39g/L，球蛋白32.8g/L，白蛋白/球蛋白为1.18。苔薄，舌色略晦暗，脉细濡。得陇望蜀，重在治肝。仿"复肝丸"疏方缓图，冀肝硬化逆转是幸。

黄芪30g，白术15g，茯苓30g，当归10g，广郁金15g，片姜黄15g，石见穿20g，地鳖虫10g，炙鳖甲10g（先煎），生鸡内金15g，生山楂30g，赤芍20g，葛根30g，五味子10g，枸杞子30g，炙甘草6g。另：三七粉3g，紫河车3g，入中药免煎颗粒炮甲片10g、淡全蝎3g，和匀，入胶囊，日3次分服。

2006年12月24日六诊：精神纳眠俱好。脘胁无不适，二便调畅。苔薄，舌色略晦暗，脉濡细。前方续进，另原方胶囊中加中药免煎颗粒水蛭3g，服法如前，10天为期，交替服用（即10天服含水蛭的胶囊，10天服不含水蛭的胶囊）。

至2007年春节后，患者已正常上班。2月24日肝功能检查，各项指标均在正常值内，总蛋白78.7g/L，白蛋白44.5g/L，球蛋白34.2g/L，白蛋白/球蛋白为1.3。2007年8月23日肝功能检查均无异常，总蛋白72g/L，白蛋白43g/L，球蛋白29g/L，白蛋白/球蛋白为1.48。此后，中药间断调服至2008年底，酒精性肝硬化基本逆转。B超示"肝脏光点增粗"，"脾脏大小正常"，已无"肝脏弥漫性病变"描述。血生化检查：肝肾功能正常，白蛋白/球蛋白为1.62。血常规检查正常，三系血象已非正常低值。

**按**：酒精性肝硬化虽与病毒性肝炎后肝硬化病因有异，但其病变机理和过程基本相似，故治疗大法相同。然肝气横逆，胃失和降，以致胃气上逆，频繁剧烈恶心呕吐，使胃黏膜脱入十二指肠球部，进一步影响通降功能。急则治标，治肝和胃，主次先后，不可差忒。盖胃为水谷之海，胃安方能任药调治，终以复肝丸化裁缓图收功。

初诊：标本兼顾，肝胃同调。取黄芪、白术、升麻补气升提，枳壳理气宽胸、消胀除痞，合用则能加强升提之功；代赭石、旋覆花降逆止呕、消痰行水、平肝镇逆，半夏、生姜祛痰化饮，与茯苓同用止呕作用益彰；黄连、吴茱萸辛开苦降、清肝胃之火、开肝经之郁以和胃降逆止酸，砂仁理气开胃；柴胡、黄芩、郁金、白芍、枳壳同用，疏肝清热，活血止痛，利胆退黄以调畅气机；赤芍活血散瘀，地鳖虫祛瘀消癥；甘草和中，调和诸药。

二诊：取黄芪、白术、升麻、柴胡，补气升提；柴胡、赤芍、白芍、香附、郁金疏肝行气，化瘀止痛；黄连、吴茱萸、黄芩、半夏、生姜、茯苓，辛开苦降化饮，合砂仁、木香理气和胃；葛根、茯苓、山楂、神曲健脾消积；佐五味子降酶护肝，甘草和中。另以苍术20g泡饮，得之师传。《朱良春医集》谓"茅苍术升清气，除癖囊"，"受许叔微用苍术丸治'膈中停饮……已成癖囊'之启示，遂用苍术饮治胃下垂，竟效如桴鼓"，并谓"并无伤阴化燥之弊，盖以其能助脾散精也"。今以苍术饮移用于胃黏膜脱垂症。

三诊：还以柴胡、赤芍、白芍、香附、郁金加枳壳疏肝行气，化瘀止痛；黄连、吴茱萸、黄芩、半夏、生姜、茯苓，辛开苦降化湿，合砂仁、丹参化瘀理气止痛和胃；山楂、神曲消食健脾；黄芪、丹参、地鳖虫补气化瘀除癥。苍术饮治"癖囊"如前。

五诊：取黄芪、当归、白术、茯苓合紫河车大补气血阴精，益气通络，补益先天后天以扶正；三七活血止血、散瘀定痛，赤芍凉血化瘀解毒，合地鳖虫活血消癥、和营通络；郁金、姜黄、石见穿疏利肝胆，生鸡内金、穿山甲、全蝎、鳖甲磨积消滞、软坚散结除癥；葛根升举元气、通脉（络）化瘀，生山楂消食化积、活血散瘀，对酒精性肝硬化的逆转当有裨益；枸杞子、五味子护肝降酶，补益肝肾；甘草和中，调和诸药。

六诊（略）。

**感悟：**早期肝硬化属中医学"癥瘕""积聚""痞块"范畴，晚期则属"鼓胀"，也即清代喻嘉言所说的"单腹胀"重候。

西医学认为，肝硬化是由不同病因长期损害肝脏所引起的一种常见的慢性肝病，其特点是慢性、进行性、弥漫性肝细胞变性、坏死、再生，广泛纤维组织增生，形成假小叶，逐渐造成肝脏结构改变。由于活血化瘀、益气化癥方药及虫类药物的运用，大大提高了肝炎及各种原因所致的肝硬化、脾亢、肝腹水的疗效，使早期的肝硬化逆转成为可能，这不能不说是中医药对医学临床的一大贡献。

肝细胞的变性、坏死、再生，结缔组织增生和假小叶的形成，使肝内血管网减少和血管网异常吻合，这种变化是导致肝功能不全和门脉高压，最终发生肝硬化的基础，这与中医学"肝郁血滞，瘀凝脉络"的病机颇为一致。慢性肝炎和肝炎后肝硬化的形成，与自体免疫有关，均有细胞与体液免疫异常的表现。临床实践和研究证明，活血化瘀法不仅能扩张肝内的血管，改善肝细胞供血，提高肝细胞耐氧的能力，对损伤的肝细胞有修复作用，同时还具有抑制成纤维细胞的形成、减少胶原物质的分泌、抑制肝纤维组织增生、促进正常免疫功能和抑制异常免疫反应的作用。因此，如能准确辨证论治，注重营养、休息，中西医结合，防治并发症，早期肝硬化逆转是可能的。

朱良春老师所制定的"复肝丸"，旨在益气活血、化瘀消癥，是治疗早期肝硬化、肝功能损害、脾肿大、脾功能亢进的有效方剂。其方药为紫河车、红参须各20g，炙地鳖虫、炮甲片、广郁金各24g，生三七12g，生鸡内金、广姜黄各18g，共研细末。虎杖、石见穿、蒲公英、糯稻根各120g，煎取浓汁，与上药粉末泛丸备用。

肝硬化、脾肿大、肝功能损害，以肝郁脾虚、本虚标实为多，上两案皆属此类。此类病证虚实夹杂，变症丛生，医者时有如履薄冰之感。颜案时有经行崩冲险症，刘案见胃气上逆，升降失司，胃黏膜脱入十二指肠球部，呕恶频作。务必在辨证和辨病的基础上，分清标本缓急，遵循急则治标、缓则治本、标本兼顾的原则，灵活遣方用药，是治疗成败的关键。

复肝丸是治疗早期肝硬化、脾肿大的有效方剂。虫药除地鳖虫、炮甲片外，适当加用水蛭、全蝎能提高疗效。余曾治女性隐匿性乙肝肝硬化患者陆某，在辨证方药中加用水蛭、全蝎，每日各6g，收到了满意的疗效。上两案均在辨证辨病的基础上，以复肝丸方为基础加减化裁取得了比较满意的疗效，随访至今，健康一如常人。

学习朱良春老师早期肝硬化的中医辨治学说和经验，约之可分为4型，大致符合西医学肝硬化病因病机分类：一曰"肝郁脾虚，重在疏肝益脾，扶正消癥"；二曰"肝胆湿热，急当清肝利胆，通腑泄浊"；三曰"脾肾阳虚，法宜温补脾肾，益气化瘀"；四曰"肝肾阴虚，治宜滋养肝肾，凉营宁络"。若能正确把握，思过半矣！

据通讯员王姿英、记者唐闻佳在《文汇报》2013年7月31日第7版教科卫新闻栏目报道称：上海中医药大学附属曙光医院肝病研究所成功发现了治疗肝硬化4个不同功效的经典中药方剂黄芪汤、下瘀血汤、茵陈蒿汤、一贯煎的现代疾病病理生理（物）学证据，为发掘"古方新用"开拓了新途径。

课题负责人、上海中医药大学副校长刘平介绍，针对肝硬化气虚血瘀基本病机及肝肾阴虚、湿热内蕴的主要证候病机，课题组分别用上述4种不同的古典方剂，对4种不同因素制备的大鼠肝硬化模型进行比较研究，以综合药效为基础，围绕肝纤维化、肝硬化病理生理（物）学基础，并应用基因芯片及蛋白质组学技术，系统研究病证相关、方证相应的效应基础。

研究结果显示，黄芪汤益气作用主要为抑制转化生长因子β1（TGF - β1）的表达及肝内细胞的活化与转分化；下瘀血汤祛瘀效应在于抑制活化的肝星状细胞（HSC）及血管异常增生，促进胶原降解；茵陈蒿汤清热利湿的特点为抑制促炎症库普弗（KC）的经典激活途径和抗脂质过氧化损伤；一贯煎养阴作用在于提高肝细胞生理（物）转化功能，抗氧化应激及线粒体损伤，抑制骨髓细胞、肝卵圆细胞向肌成纤维细胞的分化等。

日前，这项"基于病证相关、方证相应理论解析不同功效古典方剂治疗肝硬化的方证效应基础"的研究项目获得了中国中西医结合科技奖一等奖。该项目在一定程度上实现了中医病机与西医学病理生理（物）学的沟通。

### 9. 胆管型肝癌介入、伽马刀术后中医药调治验案

郁某，男，71岁。2010年6月15日初诊。

因体检发现"肝占位，压迫下腔静脉"，"肝脏恶性肿瘤"，入住解放军某医院。又因"目前根治性切除不可行"，于2010年6月3日在局部麻醉下行肝动脉插管化疗术，术中见肿瘤局部血供丰富，以化疗药物氟尿嘧啶1.0g、奥沙利铂150mg注入肝动脉（介入疗法），未行碘油栓塞。术程顺利，术后恢复好，肝肾功能及其他检测均无异常。出院后12天，来我处行中医药调理治疗，以为中西医结合之计。

刻诊：肝区无明显不适，精神、食欲好，二便调畅，眠安。无目黄、肤黄、溲黄及发热、头昏、恶心。无明显消瘦。今日血常规检查：白细胞计数$10.8 \times 10^9$/L，红细胞计数$4.87 \times 10^{12}$/L，血红蛋白143g/L，血小板计数$207 \times 10^9$/L，平均血红蛋白316g/L，淋巴细胞比例30.1%，单核细胞比例9.90%，中性粒细胞比例60%。苔薄，脉滑微弦。

肝脏恶性肿瘤，属中医学"癥积"范畴。盖由情志抑郁，肝气不舒，气机阻滞，气血痰瘀互结，久而成积，又与瘤毒（可以是物理的、化学的、生物的）相合而成癥积癌变。所幸患者体气犹存，纳眠二便尚好，肝区亦无明显不适。法宜疏肝解郁，扶正祛邪，解毒化瘀消积，搜剔软坚散结化癥。"见肝之病，当先实脾"，必须时时顾护脾胃之气，方克有济。然肝癌转移传变甚速，如履薄冰。

柴胡12g，赤芍30g，白芍15g，广郁金15g，丹参15g，蛇舌草30g，龙葵20g，壁虎2条，炙鳖甲15g（先煎），枸杞子30g，五味子10g，地鳖虫10g，黄芪30g，莪术、白术各15g，炙甘草6g。日1剂，1日3次，餐后1小时分服。另：中药免煎颗粒淡全蝎6g、大蜈蚣9g、炮甲片10g，加蕲蛇6g（研末），和匀，入胶囊，日3次分服；金龙胶囊0.25g，日服3次，每次4粒，3个月为期。

2010年9月24日诊：肝脏恶性肿瘤，介入化疗3次，服中药已100天。病情稳定如前，无黄疸及肝区不适，精神纳眠俱可，体重无明显减轻。肝功能无异常。金龙胶囊0.25g，每日3次，每次4粒口服，已满3个月，停服。期间于7月6~10日、8月11~16日两次入住解放军某医院行第2、第3次介入治疗，分别予以替加氟2.0g、奥沙利铂150mg注入肝动脉，7mL碘化油栓塞肿瘤供血血管及替加氟2.0g、奥沙利铂150mg注入肝动脉。第3次介入治疗由于肿瘤血供缺乏，未行碘化油栓塞。并于9月15~19日住该院复查。"CT检查：肝脏恶性肿瘤，腹膜后多发淋巴结肿大较前片略有缩小"。嘱"目前根治性切除不可行，拟再次进行化疗"，因患者及其家属疑惧拒绝，自动出院，并拟赴沪进一步查治。

血常规检查：白细胞计数$7.95 \times 10^9$/L，红细胞计数$4.77 \times 10^{12}$/L，血红蛋白152g/L，平均血红蛋白319g/L，血小板计数$86 \times 10^9$/L，中性粒细胞比例65%，淋巴细胞比例28.6%，单核细胞比例5%。

刻诊：肝区无不适，无所苦，纳食精神俱好，二便调畅。病情稳定。唯血小板降

低异常，睡眠不实数天。苔薄，脉濡滑。同事、亲友探望频频，建议颇多，于事无补。几多恐惧，几多忧虑，皆应抛弃，方能言治。

前方去紫丹参，龙葵加量至 30g，加半枝莲 30g，解毒攻癌；加仙鹤草 45g，补虚抑癌，升血小板，寓补于攻；加酸枣仁宁心安神。另虫药胶囊剂量服法如前。服药半个月，眠安，血小板计数 $130 \times 10^9/L$，复常。

2010 年 10 月 25 日诊：于 10 月 11～24 日入住解放军某医院、上海某医院查治。诊断：胆管型肿瘤。10 月 12 日开始行立体定向放射（伽马刀）治疗。方案：肝脏病灶以 50% 剂量曲线包绕，DT4050cGy/13F。同时给予预防放疗反应、保肝、抗炎、保护胃肠道黏膜等对症支持治疗，每日予：①0.9% NaCl 250mL，复方甘草酸苷针 80mg。②0.9% NaCl 输液 100mL，奥美拉唑针 40mg。③0.9% NaCl 100mL，头孢呋辛针 1.5g。④0.9% NaCl 10mL，地塞米松针 2.5mL，计 13 天。出院后用药及建议：注意休息，忌食辛辣刺激、硬食物；加强营养治疗；注意保护局部皮肤，避免搔抓引起皮肤糜烂、破溃等；出院后第 1 周、第 2 周复查血常规、肝功能、肾功能、电解质；继续给予预防放射反应、保肝、保护胃肠道黏膜等对症支持治疗；继续对肿瘤行综合治疗；出现病情变化时及时就诊，我科随访，6～8 周后复查腹部增强 CT 或 MRI。

实施伽马刀放疗 13 次（天）后出院。刻诊肝区无不适，纳眠好，口微干，二便调，大便日一行。今日血常规检查：白细胞计数 $8.04 \times 10^9/L$，红细胞计数 $4.65 \times 10^{12}/L$，血红蛋白 148g/L，平均血红蛋白 318g/L，血小板计数 $122 \times 10^9/L$，中性粒细胞比例 55.6%，淋巴细胞比例 37.9%，单核细胞比例 5.5%。苔偏糙，舌偏暗红。脉弦。

放疗火邪，已现伤阴征兆。扶正祛邪，解毒化瘀消癥、益气养阴和胃多管齐下，标本兼顾。

黄芪 30g，莪术、白术各 15g，赤芍、白芍各 15g，大麦冬 20g，川石斛 20g（先煎），枸杞子 30g，五味子 10g，乌贼骨 20g，茜草 15g，仙鹤草 45g，蛇舌草 30g，壁虎 2 条，生鸡内金 20g，谷芽、麦芽各 15g，佛手片 10g，黄连 6g，制半夏 10g，炙甘草 6g。虫药胶囊剂量、服法如前。

2010 年 11 月 25 日诊：胃脘疼痛仍见。以午后 3～5 时、夜间 11～12 时疼痛尤著，泛水作酸，呈节律性加重，日服奥美拉唑 20mg 即止。黏膜损伤、胃络瘀滞，有溃疡、糜烂可能。所幸大便色黄，未见黑便。

黄芪 30g，川桂枝 6g，生白芍 30g，黄连 10g，淡吴茱萸 10g，黄芩 20g，生姜 3 片，制半夏 12g，枸杞子 30g，莪术 15g，佛手片 12g，煅瓦楞子 30g（先煎），刺猬皮 12g，仙鹤草 30g，蛇舌草 30g，半枝莲 30g，壁虎 2 条，凤凰衣 10g，炙甘草 6g。另：白及粉 6g，参三七粉 3g，日 2 次调服。虫药胶囊剂量、服法如前。

至 2012 年 6 月 8 日，行伽马刀放疗后 474 天。中药调治两年，放疗后胃脘疼痛消失；CT 影像报告比较，肿瘤呈缓慢缩小趋势。肝脏多发小囊肿，胆囊炎。肝功能、血象检测均无异常，"癌症六项"均在正常值内。患者信心倍增。伽马刀（放疗）术后

验案实录

胃黏膜广泛损伤致胃部炎症，以中药加奥美拉唑治疗1年又4个月方得痊愈，期间反复发作4次，可见放疗火毒伤阴，黏膜损伤，正气戕伐之深重。

2012年9月15日诊：胆管型肿瘤，介入疗法、伽马刀术后691天。经解毒化瘀消癥、益气养阴和胃护膜，标本兼顾，胃脘无疼痛不适，停服奥美拉唑77天。纳眠精神俱好，面露华色，二便调畅。体重增加2kg。苔薄，脉弦。

中西医药互补，肝癌恶性肿瘤病情渐入坦途，似有向愈之望。还以扶正祛邪，解毒化瘀，软坚散结缓缓图之。

黄芪30g，莪术、白术各15g，赤芍、白芍各15g，虎杖15g，仙鹤草50g，蛇舌草30g，半枝莲30g，龙葵30g，壁虎2条，炙鳖甲15g（先煎），升麻15g，黄芩15g，生薏苡仁30g，炙甘草6g。另：参三七3g（研末），加中药免煎颗粒淡全蝎、大蜈蚣各6g，炮甲片10g，和匀，入胶囊，日3次分服。

至2013年4月11日，介入疗法、伽马刀术后898天，辅以中医药治疗前后达1395天，CT复查肿瘤大小5.2cm×2.6cm，历次肿瘤复查大小递减，中西医结合治疗原发性胆管型肝脏恶性肿瘤，已取得满意的疗效，肝癌这一"不治之症"已显露康复的曙光，正继续治疗观察中。值得说明的是，介入疗法和伽马刀放疗后，除胃黏膜灼伤服用奥美拉唑外，未用任何西药。其间应用大队虫类药两年余，不乏有毒者，肝肾功能未见异常，其他脏器及其功能亦未见异常不良反应，说明使用是安全的。

**按：** 原发性肝癌是由肝细胞或肝内胆管上皮细胞发生的恶性肿瘤，以肝细胞型最为多见，胆管型较少见，混合型最少见。我国高发，是常见恶性肿瘤之一，其死亡率居消化系统恶性肿瘤的第3位，年死亡人数占全世界的45%。该病多见于中年男性，男女之比为（2~5）∶1。此病当于中医"黄疸""鼓胀""积聚""癥瘕"中求之。2010年6月15日初诊。原发性胆管型肝癌第1次介入治疗后，以柴胡、白芍、郁金疏肝理气解郁，丹参、赤芍活血化瘀、凉血解毒抗癌，蛇舌草、龙葵清热解毒、抗癌消瘤，壁虎抗癌消瘤，提高机体免疫功能，合炙鳖甲、地鳖虫、全蝎、蜈蚣、穿山甲化瘀软坚散结、解毒，以消癥积、治癌肿。其中蜈蚣散瘀消癥、解毒止痛、强壮补虚，是一味极有前途的抗癌药物，朱良春老师甚为推崇，每天9g，3个月后可减量服用。莪术利气化癥消积，伍黄芪、白术而攻不伤正，补不壅滞。金龙胶囊由鲜守宫（壁虎）、鲜金钱白花蛇、鲜蕲蛇组成，较好地保留了原动物药材中天然的生物活性成分，是卫生部批准的第一个鲜动物抗癌新药，功能破瘀散结、解郁通络，用于原发性肝癌，临床验证确有疗效。2010年9月24日诊：方药及方义从略。2010年10月25日诊：放疗后火邪伤阴，顾护胃气是治疗成败的关键。枸杞子能治肝病齿衄、阴虚胃痛，有护肝降酶作用，合麦冬、石斛、五味子、白芍酸甘养阴、和胃止痛，合黄芪、白术气阴双补，得仙鹤草之助，顾护正气，防胃黏膜损伤出血；乌贼骨、茜草制酸通瘀和络，黄连、半夏辛开苦降，合佛手疏肝调气和胃；生鸡内金、谷芽、麦芽消食健脾开胃，鸡内金尚有消积化癥之效。虫药如前。2011年2月26日诊：胃脘节律性疼痛。以黄芪、桂枝、芍药取黄芪建中汤意，补虚温中，缓急止痛；黄连、淡吴茱萸、黄芩、生姜、制半夏、甘草取泻心汤、左金丸意，辛开苦降，和胃止痛；莪术有抑杀肿瘤细胞和增强免疫力的双重作用，善治气血凝滞瘀结之肝癌、胃癌、胰腺癌，破积消癥，行气止痛，佐佛手片疏肝解郁、理气和胃；以煅瓦楞子消痰化瘀、软坚散结、制酸止痛，白及粉收敛止血、护膜生肌，参三七化瘀止血、活血定痛，合凤凰衣善治溃疡，以敛疮生肌、护膜止痛；刺猬皮功擅凉血止血、化瘀解毒、降气止痛，治气滞血瘀、瘀久入络之胃痛、萎缩性胃炎有较好疗效，且治肝癌；仙鹤草强壮补虚抑癌，蛇舌草、半枝莲清热解毒、散瘀抗癌，报道称壁虎水溶液体外试验可抑制人体肝癌细胞的呼吸，朱良春老师谓古代虽将其列为"五毒"之一，实际应用时性较平和，从未发生毒副反应，寒证、热证均可使用，能治各种癌症，与全蝎、蜈蚣、穿山甲等虫药胶囊合用，意在搜剔化瘀，软坚消癥，直捣黄龙；炙甘草调和诸药，补气和胃解毒。2012 年 9 月 15 日诊：扶正祛邪，抗癌消瘤，方解从略。

本案对介入化疗和伽马刀放疗后的原发性胆管型肝癌辅以中医药治疗，进行了有益探索。历次 CT 复查肿瘤大小：2010 年 12 月 29 日为 8.6cm×5.5cm；2011 年 8 月 20 日为 7.7cm×4.8cm；2012 年 4 月 11 日为 6.2cm×3.4cm；2013 年 4 月 11 日为 5.2cm×2.4cm。仍继续治疗观察中，至 2013 年 10 月，肝区无不适，精神、纳眠俱好，二便调畅，体重增加，疗效满意，展现了中西医结合治疗癌症的广阔前景。

## 六、肾系病证

### 1. 水肿——风水兼湿毒浸淫验案（急性肾炎）

孙某，男，8 岁。1993 年 6 月 26 日初诊。

1 个月前上呼吸道感染致发热、咽痛、咳嗽，经抗菌消炎（药物不详）治疗 1 周热退，继则左小腿外侧疖肿化脓，经治疗得愈。

此后，6 月 15 日见颜面浮肿，1 天后水肿延及周身，小便不多，发热恶风。父母陪同来我院就诊。尿检：蛋白（＋），隐血（＋＋＋）。随即去市某院儿科诊治，拟诊急性肾炎。因青霉素过敏，以林可霉素、维生素 C、维生素 K 等治疗 1 周，水肿稍退，尿检结果如故，遂来院以中药治疗。体温 37.2℃。今日尿检：蛋白（＋），隐血（＋＋＋）。颜面略浮肿，咽充血，双扁桃体不肿大。午后略恶寒，无咳嗽、咽痛及恶心呕吐。尿量尚可，大便 2 日未行。苔薄黄，脉略数。

证属水肿之风水而兼湿毒浸淫，西医学之谓"急性肾小球肾炎"者。治宜宣肺行水，利尿消肿，清热解毒，凉血止血。

麻黄 5g，光杏仁 10g（打），连翘 20g，桑白皮 15g，猪苓、茯苓各 20g，蒲公英 30g，金银花 15g，野菊花 10g，土茯苓 15g，牡丹皮 10g，赤芍 10g，墨旱莲 30g，小蓟 30g。

1993 年 6 月 29 日二诊：尿检：蛋白（-），隐血（-）。晨起略见面浮，至下午则基本消失。清晨至下午 2 时，小便 5~6 次，24 小时尿量 1000mL。苔薄，脉细。

前方寓麻黄连翘赤小豆汤、五味消毒饮意，参解毒凉血、散瘀止血之品，效佳出乎意料。小儿虽形气未充，稚阴稚阳，邪气易干，发病容易，传变迅速，但也因脏气清灵，易趋康复，此之谓也。

麻黄 5g，连翘 20g，桑白皮 20g，猪苓、茯苓各 15g，金银花 15g，野菊花 10g，蒲公英 30g，黑玄参 15g，土茯苓 15g，牡丹皮 10g，赤芍 10g，小蓟 30g，墨旱莲 20g。

1993 年 7 月 2 日三诊：水肿消退如常。面色略黄，咽红递减，尿量正常。苔薄，脉细。昨日尿检：隐血（-），蛋白（-），红细胞 0~2 个/高倍视野。B 超示：双肾无异常，无积水。消补兼施，清肃余邪，扶正亦所以祛邪也。

连翘 20g，金银花 15g，淡黄芩 10g，蒲公英 30g，玄参 10g，生地黄 15g，牡丹皮 10g，茯苓 10g，泽泻 10g，山茱萸 6g，怀山药 12g。

服药观察至 1993 年 7 月 10 日，水肿、咽红消失，尿检正常无反复，痊愈。嘱注意寒温适调，饮食起居有常，锻炼身体，预防感冒。随访 1 年，未见复发。

**按：**水肿是由于肺、脾、肾某脏或多脏气化功能失调，导致体内水液潴留，泛溢肌肤，表现以头面、眼睑、四肢、腹背甚至全身浮肿为特征的一类病症，严重者可伴有胸水、腹水等。其辨证论治遵朱丹溪分为阳水、阴水两类：凡感受风邪、水气、湿毒、湿热诸邪，见表、热、实证者为阳水，《金匮要略》中风水、皮水多属此类；凡因饮食失调、劳倦过度，损伤正气，见里、虚、寒证者为阴水，《金匮要略》中正水、石水多属此类。阴水、阳水可以相互转化。西医学急慢性肾小球肾炎、肾病综合征等所出现的水肿，可参考辨证论治。

初诊以麻黄、杏仁、桑白皮宣肺行水消肿通腑；连翘、蒲公英、金银花、野菊花清热解毒散结；土茯苓利咽消肿，清解湿热毒邪，消肾炎蛋白尿；猪苓、茯苓健脾利水消肿；牡丹皮、赤芍清热凉血散瘀以止血，墨旱莲滋阴清热、凉血止血，小蓟清热解毒、散瘀消肿、凉血止血，协同消除尿中隐血。二诊加玄参滋阴泻火，解毒利咽，润肠通便。三诊方解从略。

### 2. 淋证验案之一（尿道综合征、膀胱炎）

赵某，女，34 岁，四川洪雅人。2008 年 9 月 1 日初诊。

去年春天因慢性膀胱炎、肾盂肾炎反复发作 5 年余来诊，经中药调治近 1 年，尿频急痛不畅、顽固性血尿及蛋白尿（++~+++）诸症消失，痊愈，停药已 5 月余。今因连续加班劳累，尿频不适复作旬余，白天 5~6 分钟 1 次，夜尿 3~4 次，膀胱尿道略有拘急，小便有不尽感，乏力神疲，时有腰酸，坐立不安，心烦无主，眠少。西医输液消炎半月乏效（药物不详），谓"尿道综合征，难治"。患者心理紧张，恐癌，不堪其苦而再次求诊。

刻诊：面色少华，倦怠乏力腰酸，尿频不爽，候诊半小时内已如厕 5 次，有轻微拘急刺痛感，照顾插号先诊。今日尿常规检查：隐血（＋＋），余无异常。素体畏寒，腰膝冷痛或作，或见带浊阴痒。月经 2 ~ 3 个月一行，末次月经 2008 年 7 月 28 日 ~ 8 月 1 日来潮，无明显异常。苔薄，脉细。

"尿道综合征"也称无菌性膀胱炎，属中医学淋证范畴。患者有慢性膀胱炎、肾盂肾炎病史，因劳累小便频数、拘急刺痛不畅，尿中隐血复发，盖为脾肾两虚，膀胱固摄无权，湿热下注，络伤血渗所致。病情虚实夹杂，恐难速愈。法当标本兼顾，补气益肾，勿为"淋证忌补"所囿，温清同用，加虫药固肾缩尿解痉，舒缓挛急之膀胱，化瘀滞止血，冀肾盂肾炎血尿、蛋白尿旧疾勿复是幸。

熟附片 20g（先煎），川桂枝 10g，熟地黄 15g，山萸肉 20g，茯苓 30g，怀山药 15g，牡丹皮 10g，怀牛膝 15g，车前草 30g，土茯苓 30g，刘寄奴 20g，萆草 20g，黄柏 10g，黄芪 30g，白芍 10g，露蜂房 12g，桑螵蛸 15g，炙甘草 6g。每日 1 剂，3 次分服。另：淡全蝎 4g，参三七 4g，西血珀 3g，三药共研细末，入中药免煎颗粒水蛭 3g，和匀，入胶囊，日 3 次分服。

2008 年 9 月 9 日二诊：尿频近日改善，白天约 2 小时 1 次，夜尿 3 次。腰部酸痛，乏力神疲稍减。尿常规检查：隐血（＋＋）。因恐癌，于 9 月 4 日行电子膀胱镜检查所见：尿道正常，膀胱黏膜轻度充血，输尿管间脊正常，未见明显肿瘤。检查后意见：考虑膀胱炎。病理切片：病理黏膜组织 0.2cm×0.1cm×0.1cm。光镜可见表面被覆尿路上皮，间质明显水肿，炎细胞浸润。病理诊断：（膀胱底部）黏膜慢性炎伴水肿。排除癌症，情绪有所舒缓。但西医泌尿科专家告之"抗感染治疗，目前无特效西药可治，更谈不上根治"，其情绪复又坠入低谷。余以治愈案例耐心予以疏导，并嘱服药治疗期间注意休息，远房帏，戒性事，以防反复感染；膀胱镜检后，休息尤为要紧。患者信而从之。苔薄白，脉细。暂停熟附片、桂枝及水蛭，以观动静，防膀胱镜检后辛温动血之虞。

黄芪 30g，白术 15g，山萸肉 20g，乌药 20g，桑螵蛸 15g，怀山药 20g，土茯苓、云茯苓各 50g，刘寄奴 30g，车前草 30g，车前子 15g（包），萹蓄 30g，仙鹤草 30g，牡丹皮 10g，炙甘草 6g。另：淡全蝎 3g，参三七 4g，西血珀 3g，三药共研细末，和匀，入胶囊，日 3 次分服。

2008 年 9 月 22 日三诊：病情尚多反复。轻则晚 11 点到次晨 5 点 30 分小便 1 ~ 2 次，白天半小时到 1 小时小便 1 次。小便不适，有不尽感，睡眠尚可。今日尿检：隐血（＋＋），蛋白（－），白细胞（＋）。苔薄，脉细。

熟附片 20g（先煎），川桂枝 10g，黄芪 30g，白术 10g，山萸肉 20g，乌药 20g，桑螵蛸 15g，怀山药 20g，露蜂房 15g，土茯苓、云茯苓各 30g，刘寄奴 20g，鱼腥草 30g（后下），萹蓄 30g，石韦 30g，车前草 30g，炙甘草 6g。水煎，日 1 剂，3 次分服。另：参三七粉 4g，加中药免煎颗粒淡全蝎、大蜈蚣、水蛭各 3g，四药和匀，入胶囊，日 3

次分服。

2008 年 10 月 11 日四诊：病情显减，每晚小便 1 ~ 2 次，白天 2 ~ 3 小时 1 次，小便不适及不尽感改善。尿检：隐血（＋），蛋白（－），白细胞（±）。乏力神疲基本消失，纳眠俱好。苔薄白，脉细。

熟附片 15g，川桂枝 10g，黄芪 60g，山萸肉 20g，乌药 20g，桑螵蛸 15g，怀山药 20g，露蜂房 12g，土茯苓、云茯苓各 30g，刘寄奴 20g，白芍 10g，仙鹤草 30g，车前草 15g，炙甘草 6g。另：参三七粉 3g，加中药免煎颗粒淡全蝎、大蜈蚣、水蛭各 3g，四药和匀，入胶囊，日 3 次分服。

上方调治日服，至 2008 年 11 月 10 日，前后凡八诊，病情大好，每晚小便 0 ~ 1 次，能稍忍尿，有轻微尿不尽感。效不更方。期间虽因劳累（每天工作 12 小时），病情轻微波动，但休息后即能复常，12 月 15 日停药至今，诸症消失，不起夜，白天 3 ~ 4 小时小便 1 次。尿常规检测均无异常。B 超检查：膀胱壁毛，无尿潴留。痊愈。

2010 年 7 月 6 日患者介绍并同亲友来诊，见赵某脸色红润，神采奕奕。询得慢性膀胱炎愈后未见复发至今已一年半，尿路感染及肾盂肾炎愈后未见复发已 3 年。至 2013 年 6 月初，随访 3 年，健康如常。

**按**：尿道综合征多见于妇女，是以尿频、尿急、尿痛及排尿不适等尿路刺激症状、多次尿培养检查均无细菌为特征的一种病症。中医无此病名。此症与西医学尿路感染（肾盂肾炎、膀胱炎）一样，同属于中医学淋证范畴。本案患者有慢性膀胱炎、肾盂肾炎病史，因劳累尿路刺激症、尿中隐血复发，缠绵不去。湿热下注，膀胱气化固摄无权，脾肾两虚，虚实夹杂。今用扶正祛邪、温清同用、标本兼顾之法，复加虫蚁化瘀滞之血，舒缓挛急之膀胱、尿道，终获痊愈。初诊取肾气丸去泽泻，温补肾阳，加怀牛膝、车前草利尿通淋，化瘀止血，寓补于通；黄柏、土茯苓清下焦湿热，解毒利尿通淋；土茯苓、刘寄奴通淋祛湿防治蛋白尿、化瘀止血以治尿血，仙鹤草补虚收敛止血；黄芪补气摄尿，合露蜂房、桑螵蛸补肾缩尿以图其本；白芍、甘草缓急止痛。另琥珀镇惊安神、活血散瘀、利尿通淋，全蝎、水蛭解痉化瘀通络，合三七散瘀止血，瘀化则血止。二诊去附子、桂枝、水蛭、熟地黄、黄柏；加白术辅黄芪补气培元，以助膀胱气化固摄，利尿通淋；乌药合桑螵蛸、怀山药、山茱萸补肾缩尿，加萹蓄、车前子，合土茯苓、云茯苓、车前草加强利水通淋之力，通涩并用；加仙鹤草合刘寄奴、牡丹皮补虚化瘀、凉血止血以治血尿；甘草补气和中，调和诸药。另琥珀、三七、全蝎镇惊安神，利尿通淋，活血散瘀止血，解痉缓急如前。三诊前方去车前子、琥珀，复加附子、桂枝、蜂房温补肾督之虚；加鱼腥草、石韦清热解毒，利尿通淋止血；加蜈蚣、水蛭补肾固元，通络化瘀止血。四诊去白术倍黄芪量，以补气升提固本复元；加白芍缓急，仙鹤草补虚培元，余药如前不赘述。

**感悟**："尿道综合征，难治"，迁延缠绵、反复发作之淋证，往往虚实夹杂，单用清热通淋之剂亦常难收佳效。窃以为这与炎性刺激致膀胱括约肌及下尿道挛急有关，每因加用功擅息风定痉之全蝎、搜风舒挛缓急之蜈蚣而收卓效。或问,水蛭有抗凝血抗血栓作用,今见小便隐血而反用活血破瘀峻品水蛭何也?盖湿热邪毒损络或寒凝瘀血阻络,有热迫血行者,有瘀阻络内致血溢脉外者。宿瘀不散,焉得血循常道?今更得搜风息风、定痉舒挛缓急之全蝎、蜈蚣之助,则血有所归,尿有所缓,而尿频尿急尿痛得以缓解;水蛭秉虫类搜剔破瘀散血化癥之性,除死血,生新血,"活血止血而不留瘀,瘀祛而不加重出血"(《朱良春虫类药的应用》),广泛应用于肿瘤、心脑血栓、血小板凝聚症、糖尿病、痛经、子宫内膜异位症、恶露不绝、崩漏、结节性红斑、肾病蛋白尿、精道尿道瘀血败精等,不胜枚举。余得恩师良春先生虫类药运用经验之启发,获益多矣!

### 3. 淋证验案之二(前列腺炎)

王某,男,38岁。2008年9月2日初诊。

腰酸月余,伴排尿不畅,尿频尿急夜甚,小腹、阴茎胀痛,间断发作半年。乏力困重,口干苦。夜尿3~4次,小便不畅,或有间歇,线细无力。查尿常规无异常。拟诊前列腺炎。经B超证实,前列腺增大,内部回声不均匀,包膜增厚。苔薄,脉缓滑。

本病属热淋,或由不洁性生活所致。足厥阴肝经抵少腹,绕阴器,本病乃肝经湿热下注,侵袭膀胱尿道、前列腺组织,湿浊胶着瘀结,气血瘀滞,以致前列腺增生硬化,压迫尿道,使尿线细小不畅,淋沥不尽。当从肝论治,标本兼顾。方取龙胆泻肝汤加减清利肝经湿热,并参用虫类软坚化瘀之品。

龙胆草10g,黄芩20g,栀子15g,当归12g,生地黄15g,柴胡12g,车前子15g(包),茯苓30g,川黄柏10g,苍术20g,川牛膝15g,败酱草30g,赤芍15g,大象贝12g,台乌药30g,炙甘草6g。另:淡全蝎6g(研末),加中药免煎颗粒水蛭6g、炮甲片10g,和匀,入胶囊,日3次分服。

服药21剂,症状基本消失,月余痊愈,B超提示前列腺缩小。

**按**:西医学认为,前列腺炎是指前列腺受到致病菌感染和(或)某些非感染性因素刺激而出现的骨盆区域疼痛与不适、排尿异常、性功能障碍等临床表现,是成年男性的常见病,50岁以下成年男性多见。其发病机制、病理生理改变尚不十分清楚。多数学者认为其不是一个单独的疾病,而是前列腺综合征。这些疾病各有其病因、临床特点和预后。中医常从淋证、癃闭中求之。若迁延发展,随着年龄的增长,则可见癃闭、精浊、血精(精囊炎)等。前列腺增生症可见于中医"精癃",是指精室肥大所引起的一种常见的老年男性(50~70岁)泌尿生殖系统疾病。就增生局部而论,可属痰瘀范畴。其基本病机当是老年肾气渐衰,中气虚弱,痰瘀互结水道,三焦气化失司。湿热痰瘀,败精瘀血互结,可见尿涩不行、白浊精癃、腰骶会阴胀坠疼痛、不能安寐诸症,或由肾(气)虚寒凝所致,本虚标实,治之难矣,绝非短期可见功者,甚或必须手术治疗。

本案属前列腺炎而兼轻度前列腺增生者,君相火旺,从肝论治,参用虫类软坚散结之品，取得了较好的疗效。方取龙胆草大苦大寒泻火，清泄肝经湿热，辅以黄芩、栀子苦寒泻火、燥湿清热，加强龙胆草泻火除湿之力；用清利渗湿之车前子、茯苓导湿热从膀胱水道而去，使邪有出路；当归、生地黄养血滋阴，防大队苦寒渗利之品伤阴，使邪去而正安；以柴胡疏畅肝胆之气，引诸药入肝胆之经，与黄芩、栀子、黄柏相合则龙雷之火伏而相火得潜；黄柏、苍术、川牛膝（三妙丸）协助清下焦湿热并补益肝肾；败酱草合赤芍清热凉血解毒，化下焦湿热瘀浊；象贝母苦寒开泄，化痰软坚散结；佐乌药温肾行气止痛，以防苦寒伤阳；甘草和中，调和诸药。虫药全蝎、水蛭、穿山甲软坚化瘀散结，得贝母之助，其效益彰。方药标本兼顾，小便得通，前列腺增生得消，痊愈。

朱良春老师评按：参用刘寄奴30g、环翎行、提高疗效。

（参用刘寄奴30g、王不留行15g，可提高疗效。）

**感悟：**朱良春老师尝谓，"刘寄奴有良好的化瘀利水作用，因此可以治疗瘀阻溺癃证，尤适用于前列腺肥大症引起之溺癃或尿闭。所谓溺癃，指小便屡出而短少也，久延可致闭而不通。而前列腺肥大则与瘀阻相关，凡瘀阻而小便不通者，非化瘀小便不能畅行。李中梓治'血瘀小便闭'，推'牛膝、桃仁为要药'"，用刘寄奴，其理一也。王不留行行而不住，能迅速开启膀胱气闭，行气活血，利水通淋，故可提高疗效。

### 4. 房事发热验案

朱某，女，41岁。1997年4月12日初诊。

自1990年春伊始，时见低热不适，1~2天退热，未在意。其后觉察发热常于性生活后出现，体温在37.4℃~37.8℃之间，3~4天热退，屡试不爽，多方治疗未果。1995年至今，病情渐趋加重，性生活后发热尤著，常1周不退，易汗，多梦易醒，怵惕不安，致房事厌俱，郁郁寡欢。3天前偶行房事，凌晨2时惊梦而醒，觉冷，发热又起，微汗，惊悸达旦。

刻下发热未退（体温38℃），微恶风，纳差，二便如常，无咽痛咳嗽诸症。17岁月经初潮，周期4/25，腹痛量多有凝块。末次月经3月31日来潮，20岁结婚，生育史2-0-2-2。带下无异常。无结核病及其他急、慢性病史。妇科及B超检查示，外阴、阴道、子宫及其附件、盆腔均无异常发现。血、尿常规化验亦无异常。丈夫健康，无泌尿生殖系统急、慢性病史。苔薄白，舌暗淡、边尖有瘀点，脉浮数。

此为体弱正虚，不耐房事，卫阳外浮，营阴内馁。性事发热反复迁延，阴阳气血违和，心阳日损，又加忧思肝郁气结，终致心神不安，少寐惊悸。治宜调营卫，和阴阳，安神志，佐以解郁化瘀。予桂枝加龙骨牡蛎汤加味。

川桂枝10g，生白芍10g，生姜3片，大枣5枚，炙甘草6g，生龙骨、牡蛎各30g（先煎），五味子10g，柴胡10g，茯神15g，桃仁10g，熟附片4g。5剂，日1剂，水煎

2 次混合，饭后、睡前 1 小时分服。

4 月 18 日复诊：药 5 帖尽剂，热退身和，心虚惊恐已平，眠安，醒后偶见微汗。苔薄，舌淡有瘀点，脉濡。前方损益，合玉屏风散和营益气以治其本。

川桂枝 10g，生白芍 10g，生姜 3 片，大枣 5 枚，生龙骨、牡蛎各 30g（先煎），炙甘草 6g，五味子 10g，黄芪 20g，白术 15g，防风 10g，桃仁泥 10g，熟附片 4g。5 剂，煎服方法如前。

嘱旬日内暂避房帷，其后每周 1 次为度，勿恐。若仍见性事后发热，宜再来诊调治为要。

**按：**本案患者表虚营卫失调，心阳不足，辨证遣方似乎并不困难，但用中西药遍治无效竟历 8 年之久，主要是因袭成法所致。观西医多以退热、抗菌消炎药治之，杂以安定、谷维素、维生素之类；中药漫投六味地黄丸、知柏地黄丸、金匮肾气汤方辈，均不得要领。

（本案发表于《实用中医药杂志》2000 年第 9 期）

### 5. 血精验案之一（前列腺增生、精囊炎、前列腺炎）

华某，男，56 岁，私企企业主。2009 年 7 月 30 日初诊。

血尿、血精已 5 个月。今年 3 月病起，先为血尿，后见血精。就诊于上海某医院专科，服消炎药两周后血尿、血精好转（药物不详）。性生活 3 次后血精加重，睾丸酸胀不适，灼痛。输液治疗 3 次（药物不详），每次 5~6 天，初疗效尚可，其后无效，回锡。2009 年 6 月 30 日~7 月 15 日住无锡某医院治疗好转出院。出院诊断：①前列腺增生。②精囊炎。③前列腺炎。④前列腺癌待排，肾盂畸形（双侧）。直肠彩超示：前列腺增生伴右侧精囊钙化灶。因又见精液紫红，茎中、睾丸灼热胀滞疼痛，要求以中医药治疗。

刻诊：性生活血精如前，茎中、睾丸灼热胀滞疼痛仍著，劳累加重。自幼多汗，暑日尤著。尚多尿，欠畅利。大便日 2 行。眠差，纳好。今日尿检：白细胞（++），隐血（+）。市某医院出院诊断"前列腺癌待排"，应仔细观察，定期复查。有高血压病史。停服降压药 3 个月余，血压 126/96mmHg。无糖尿病史，血糖检测无异常。苔薄，舌偏红，脉细略数。

患者性欲素旺，湿热邪毒入侵尿路精室，伤络败精，瘀阻为患而为血尿、血精，茎中、睾丸灼热胀滞疼痛。治当清泻肝肾湿热虚火，凉血止血。予知柏地黄汤、龙胆泻肝汤化裁，加虫类搜剔之品化瘀软坚。

川黄柏 10g，知母 6g，生地黄 10g，泽泻 15g，土茯苓、云茯苓各 30g，牡丹皮 15g，龙胆草 10g，淡黄芩 15g，生栀子 10g，车前子 20g（包），川牛膝 15g，生地榆 30g，茜草 15g，紫草 15g，败酱草 30g，炙甘草 6g。14 剂。另：参三七 4g，西血珀 3g，研末，加中药免煎颗粒淡全蝎 3g、炮甲片 10g，和匀，入胶囊，日 3 次分服。

2009 年 8 月 14 日二诊：睾丸灼热酸胀疼痛轻微，精囊、尿道灼热改善，小便或欠畅利，有不尽感。眠差，易汗略减。纳好。2009 年 8 月 11 日市某医院彩超复查报告：前列腺大小 37mm×27mm×44mm、容积 23mL，内腺大小 21mm×13mm×23mm、容积 3mL，体积正常，形态规则，包膜完整，内部回声增强，彩色血流分布正常。超声印象：前列腺内部回声增强。苔薄，舌偏红，脉细略数。方证合拍。原方少佐辛温之品，加乌药 12g，行气止痛。

2009 年 8 月 24 日三诊：药后睾丸酸胀轻微，性生活后加重，3 天后减轻。精液呈淡紫红色，已有所改善。尿畅。肛门坠胀感显减。大便如常，日一行。苔白，舌偏红转淡，脉细。

相火偏旺，亟宜清心寡欲，节制房事。言"节制"者，减少、调节之意，而非禁欲，十天半月为宜。盖败精瘀血宜泄宜化，邪有出路，瘀去新生也，唯动作须轻柔舒缓，并使用避孕套。

川黄柏 10g，知母 6g，生地黄 10g，泽泻 15g，土茯苓、云茯苓各 30g，牡丹皮 15g，赤芍、白芍各 10g，台乌药 15g，生地榆 30g，白茅根 30g，刘寄奴 20g，龙胆草 10g，淡黄芩 15g，生栀子 10g，红藤 30g，败酱草 30g，炙甘草 6g。另：参三七 4g，西血珀 3g，研末，入中药免煎颗粒淡全蝎 3g、水蛭 3g、炮甲片 10g，和匀，入胶囊，日 3 次分服。

2009 年 9 月 1 日四诊：天气突然转凉，睾丸坠胀酸冷疼痛，托护保暖则稍舒。尿畅，或见分叉。苔白，脉细弦。

房劳伤肾，精气俱损；多汗之体阳虚，更兼暑天气随汗泄，气阴两伤，阳虚尤甚。骤然天气转冷，下元虚寒突显，而成虚实寒热夹杂之证。治宜温阳散寒，行气止痛，寒温并用，标本兼顾。

肉桂 6g，生姜 3 片，广木香 10g，小茴香 10g，乌药 15g，熟附片 20g（先煎），川黄柏 10g，生地黄 15g，牡丹皮 15g，红藤 30g，茯苓 30g，败酱草 30g，赤芍、白芍各 15g，刘寄奴 30g，仙鹤草 30g，炒延胡索 15g，生龙骨、牡蛎各 30g（先煎），炙甘草 6g。另：参三七 4g，西血珀 3g，研末，入中药免煎颗粒淡全蝎 6g、水蛭 3g、炮甲片 10g，和匀，入胶囊，日 3 次分服。

2009 年 9 月 20 日五诊：精液色转淡红，睾丸坠胀酸冷疼痛加重，托护保暖则稍舒。略腰酸。尿清、畅，或见分叉。苔薄，脉细弦。

药随症转。前方取暖肝煎意，加温阳散寒、行气止痛之药，睾丸坠胀酸冷疼痛寒冷加重，宜加强温阳补肾之力。

熟附片 40g（先煎），肉桂 6g，淡干姜 12g，吴茱萸 10g，小茴香 10g，台乌药 15g，生地黄 15g，山萸肉 12g，茯苓 30g，黄连 6g，阿胶 12g（烊冲），川黄柏 6g，败酱草 30g，刘寄奴 30g，仙鹤草 30g，赤芍、白芍各 15g，炒延胡索 15g，生龙骨、牡蛎各 30g（先煎），炙甘草 6g。另：参三七 4g，西血珀 3g，研末，入中药免煎颗粒淡全蝎 6g、水蛭 3g、炮甲片 10g，和匀，入胶囊，日 2 次分服。

2009年10月9日六诊：精液色红递减，睾丸坠胀酸冷疼痛改善，尚需托护保暖。腰酸减。尿清、畅，或见分叉。苔薄，脉细微弦。去炒延胡索，守方续进。

2009年10月25日七诊：血精已清，睾丸坠胀酸冷疼痛偶见。仍见腰酸。尿清、畅，偶见分叉。今日尿检无异常。苔薄，脉细。去吴茱萸，加熟地黄15g，续进。

上方调治20天，诸症悉愈。尿清、畅，尿检无隐血，精液常规检测多次均无异常。

**按：**血精是指以排出血性精液为主要表现的一种肾系病症，常见于精囊炎，多与前列腺炎同时发病。中医学认为，本病多由外邪侵袭所致，可见湿热蕴结、瘀血阻络、阴虚火旺、脾肾两虚等证型，精室血络受损，血溢脉外，随精流出。精液可呈粉红色、红色、棕红色，或带有血丝。本病须与血尿、精浊、前列腺癌相鉴别，且多与精浊（前列腺炎）、精癃（前列腺增生症）合病。本案患者应属虚寒体质，只是病初为阴虚火旺、湿热下注征象掩盖，及至阴虚火旺，湿热得控，下元虚寒毕现。是证虚实寒热错综复杂，病程较长，体现了中医药辨证论治的优势。虫药搜剔，化瘀软坚，为前列腺增生而设，亦治本之道。余常用水蛭。水蛭之于血证，活血止血，瘀去新生（破瘀新生），屡试不爽。小剂3～5g，活血化瘀，治血证之轻浅或体虚者；中剂6～9g，活血破血化瘀，治血证之稍重、能任攻伐者；10g以上为大剂，非血证之痼疾顽症、实证不用，必要时须与补气、养血、止血诸药同用。今用小剂量水蛭伍参三七、西血珀、淡全蝎、炮甲片者，活血化瘀，瘀去新生，治标治本，深有意也。刘寄奴味辛、苦，性温，功能破血、通经、止痛、止血，用量20～30g为宜（朱良春老师经验），用于肾病血尿（隐血）有效，用于血精，亦效。

朱良春老师评按：*（先清后温，颇见功底也！）*

（先清后温，颇见功底也！）

### 6. 血精验案之二（精囊炎、前列腺炎）

秦某，男，43岁。2008年12月12日初诊。

昨行房见血精，色红。会阴、茎中有灼热刺痛感，见腰酸。无周身疼痛、畏寒发热诸症。小便畅利，无尿频、尿急、尿痛。尿常规检测无异常。性生活1周2次，既往无类作史。今日B超印象：前列腺回声欠均伴钙化可能（必要时复查）。B超所见：经腹壁检查，前列腺体积不大，轮廓线稍粗糙，形态正常，左右对称，内部回声尚可，分布欠均匀。前列腺内可见一个强回声光斑，大小为5mm×8mm，后方无明显声影。体魄健壮，纳眠俱好。无烟酒等不良嗜好。否认有冶游史。无慢性病及传染病史。苔薄，脉濡滑。

血精是精囊炎的主要临床表现，常可合并前列腺炎症。精室血络受损，血不归经，随精而出。初病属实，姑从湿热瘀结致络伤血溢论治。清热利湿、凉血活血、化瘀散结之所以止血也。禁欲。

红藤30g，败酱草30g，川黄柏12g，淡黄芩15g，龙胆草10g，土茯苓、云茯苓各

30g，大象贝 10g，莪术 15g，刘寄奴 20g，白茅根 30g，生地榆 30g，生地黄 15g，赤芍 15g，牡丹皮 12g，炙甘草 6g。另：参三七 4g，西血珀 3g，共研细末，入中药免煎颗粒水蛭 3g，和匀，入胶囊，日 3 次分服。

2008 廷 12 月 20 日二诊：血精症，B 超示前列腺回声欠均伴钙化可能。略腰酸，小腹、会阴部无明显不适。尿畅利。禁欲中。苔薄，脉濡滑。会阴、茎中灼热刺痛消失，小便畅利。略腰酸。纳眠俱好。前方损益续进。

红藤 30g，败酱草 30g，川黄柏 12g，淡黄芩 15g，龙胆草 10g，土茯苓、云茯苓各 30g，大象贝 10g，莪术 15g，桃仁泥 10g，红花 10g，刘寄奴 15g，白茅根 30g，生地榆 30g，生地黄 15g，赤芍 10g，牡丹皮 12g，炙甘草 6g。7 剂。另：参三七 4g，西血珀 3g，共研细末，入中药免煎颗粒水蛭 3g、淡全蝎 6g，和匀，入胶囊，日 3 次分服。

数日后来告，血精消失，停药，服药仅 14 剂。随访两年，未见复发，痊愈。

**按：**血精以青壮年多见，每因房劳或不洁性行为感染所致，急性期宜休息禁欲，以免病情加重或引起上下尿路继发感染。青壮年以实证居多，与老年血精患者瘀血败精痰凝、虚实夹杂者迥异。湿热邪毒是血精重要成因之一。红藤、败酱草擅治肠痈，同为清热解毒药，均有消痈止痛作用，唯红藤长于活血散瘀，败酱草长于排脓祛瘀，常相须为用，辨证辨病，其与精囊炎血精之外邪侵袭（不唯湿热）、瘀血败精病因病机相切，常收佳效。《日华子本草》载败酱草治赤白带下，余常用以治疗妇科盆腔炎症带下效佳；国医大师朱良春老师推崇败酱草，用以治疗"上焦邪浊壅滞证、中焦湿热郁滞证、下焦瘀浊阻滞证"（《朱良春用药经验集》），谓其"苦寒能清热除湿"。考败酱草味辛苦、性微寒，红藤味苦、性平，均能清热除湿，只是为清热解毒、活血散瘀、排脓消痈之功所掩耳。红藤、败酱草清热解毒除湿，相辅相成，治疗血精效佳，绝非偶然。

### 7. 血精验案之三（前列腺增生、精囊炎、前列腺炎）

唐某，男，69 岁。2009 年 7 月 21 日初诊。

腰酸、小腹时见胀滞、小便欠畅利数年，近见血精、色红。2009 年春至今出现血精 3 次，耻骨上区隐痛，小腹两侧、会阴部胀滞不适，精索静脉曲张。腰酸时作，溲黄，时有不畅余沥。血压 154/86mmHg。无高血压病史。今日 B 超示：前列腺增生，超声改变，大小为 43mm×36mm×29mm，左右基本对称，形态尚规则，包膜完整，内部回声不均匀，前列腺未明显突入膀胱腔内。苔薄，脉弦数。

本病属精癃血精。相火僭越，耗精伤络，血溢于外，是为血精；痰瘀互结水道以致小便淋沥不畅。治宜滋阴降火，清热利湿，软坚散结除癥，以宁络止血、通淋利尿。

川黄柏 12g，知母 12g，生地黄 20g，牡丹皮 20g，泽泻 20g，土茯苓、云茯苓各 30g，山萸肉 10g，怀山药 20g，刘寄奴 30g，黄连 6g，阿胶 12g（烊冲），白茅根 30g，生栀子 10g，车前草 30g，车前子 15g（包），炙甘草 6g。另：参三七 4g（研末），加中药免煎颗粒水蛭 3g、淡全蝎 6g、穿山甲 10g，和匀，入胶囊，日 3 次分服。

2009年7月31日二诊：血精，今春至今凡3次。B超印象：前列腺增生，超声改变。小便色黄，稍畅利。小腹、耻骨两侧、阴部略有酸楚胀滞。苔薄，脉弦数。病情略有改善，前方续进。

2009年8月13日三诊：精液色淡红。小腹、耻骨两侧酸楚微胀，睾丸略有胀滞。小便畅，色淡黄。苔薄，脉弦。既效，再从前方加减。

川黄柏12g，知母12g，生地黄30g，牡丹皮20g，泽泻15g，土茯苓、云茯苓各30g，山萸肉10g，怀山药20g，刘寄奴20g，白茅根30g，黄连6g，阿胶12g（烊冲），龙胆草10g，蛇舌草30g，炙甘草6g。7剂。另：参三七4g（研末），加中药免煎颗粒水蛭3g、淡全蝎6g、穿山甲10g，和匀，入胶囊，日3次分服。

2009年8月21日四诊：精液色泽正常，耻骨两侧酸楚胀、睾丸胀滞均愈。小便虽畅，但有余沥，尿末少腹尚有胀滞。苔薄，脉弦。湿热未清，前方加减再进。

川黄柏12g，知母12g，生地黄30g，牡丹皮20g，泽泻15g，土茯苓、云茯苓各30g，山萸肉20g，怀山药20g，刘寄奴20g，白茅根30g，龙胆草10g，萹草20g，车前草30g，车前子15g（包），炙甘草6g。另：参三七4g（研末），加中药免煎颗粒水蛭3g、淡全蝎6g、穿山甲10g，和匀，入胶囊，日3次分服。

2009年8月31日五诊：血精、耻骨两侧酸楚胀、睾丸胀滞均愈。小便渐清，畅通，无余沥，尿末少腹尚有轻微胀滞。苔薄，脉弦。叠投滋阴泻火、清热利湿、化瘀止血、软坚散结之剂，血精消失，小便畅利色清，基本痊愈。前方损益，以图巩固。

川黄柏10g，知母10g，生地黄30g，牡丹皮15g，泽泻15g，土茯苓、云茯苓各30g，山萸肉20g，怀山药20g，刘寄奴20g，赤芍15g，萹草20g，车前子15g（包），怀牛膝15g，炙甘草6g。7剂。另：参三七4g（研末），加中药免煎颗粒水蛭6g、淡全蝎6g、穿山甲10g，和匀，入胶囊，日3次分服。

2009年9月10日六诊：血精诸症悉愈。苔薄，脉微弦。血精虽愈，相火偏旺。务须饮食清淡，起居有常，劳逸结合，清心寡欲，毋耗其精，过则伤身，此健康长寿之道。

浓缩知柏地黄丸、六味地黄丸间日3次服用，每次8丸；参三七3g（研末），加中药免煎颗粒水蛭6g、淡全蝎6g、穿山甲10g，和匀，入胶囊，日3次分服。西洋参6g，煎汤代茶。3个月为期。

1年后随访，未曾复发。

**按：**《素问·上古天真论》言："丈夫……七八，肝气衰，筋不能动，天癸竭，精少，肾脏衰，形体皆极。八八，则齿发去……五脏皆衰，筋骨懈惰，天癸尽矣。"况年且古稀乎？老年血精患者，多虚实夹杂。本案患者是以阴虚火旺，湿热下注，损络伤血，而兼前列腺增生（精癃）致气血瘀滞、痰瘀互结者。治疗当分主次缓急，做到补虚而不碍邪，止血而不留瘀，祛邪而不伤正。除坚持较长时间服药外，适当休息、节制房事、饮食清淡、避免辛辣烟酒等，均有助于血精的消失，并预防复发，对前列腺增生的改善亦有所裨益。

以上三案集年且古稀、奔花甲及不惑之年血精案例各一，治疗同中有异，宜体察之。

### 8. 精液不化症验案

赵某，男，29 岁。2014 年 11 月 1 初诊。

结婚 3 年未避孕，因精液不能液化，女方黄体功能不全，未能孕育，中西医治疗无效双双来诊。

禁欲 5 天，于 2014 年 3 月 10 日在市某医院做精液理化特征及动态参数分析。精液量 2mL，不完全液化。精液颜色：淡黄。精液气味：腥。酸碱度（pH）：7.4。黏稠度：稍稠。精子总活率 21.8%，前向运动率 15.03%。精子浓度 $130.50 \times 10^6/mL$。总精子数 $512.99 \times 10^6$。外院治疗后 10 月 30 日复查精液不完全液化较前无变化。

刻诊：精神纳眠俱可，二便亦调。唯或有腰酸，不耐劳累。性生活无异常。无烟酒等不良嗜好。中性平和体质。苔薄，脉小弦。

《素问·六节藏象论》说："肾者，主蛰，封藏之本，精之处也。"肾主生殖，精室在肾气的作用下，贮排精液有常。患者为中性平和体质，精液不能液化，而见腰酸不耐劳累，肾气、肾精不足无疑。治宜补肾填精，补气活血化瘀，使精液液化，精子活力复常。并嘱性生活 1 周不超过 2 次，忌食辛辣生冷食物，饮食起居有常，以利精神体力恢复，养精蓄锐。

鹿角胶 12g（烊冲），龟板胶 12g，熟地黄 15g，当归 12g，女贞子 20g，巴戟肉 20g，菟丝子 20g，枸杞子 30g，威灵仙 30g，王不留行 20g，黄芪 30g，川牛膝 15g，炙甘草 6g。10 剂。另：中药免煎颗粒水蛭 6g，日 2 次冲服，紫河车粉 3g，冲服。

2014 年 11 月 14 日二诊：略觉背冷。舌脉如前。肾精不足，肾阳偏虚。

前方去女贞子，加露蜂房 12g，仙灵脾 15g，山茱萸 10g，牡丹皮 10g，怀山药 20g。续进。

2014 年 11 月 24 日三诊：背冷改善。11 月 14 日方续进。

2014 年 12 月 1 日四诊：劳累、腰酸、背冷均去。苔薄，脉小弦。禁欲 7 天，复查精液常规：精液量 2.50mL，完全液化，液化时间 30 分钟。精液颜色：乳白。精液气味：腥，栗子花味。酸碱度（pH）：7.4。黏稠度：稍稠。精子总活率 74.34%，前向运动率 41.09%。精子浓度 $221.77 \times 10^6/mL$。总精子数 $554.43 \times 10^6$。

精液液化已正常，精子数量及活动度显著提高，酸碱度仍稍偏碱性，可中和阴道内的酸性环境，有利于精子的生存。既效，前方再进，以图巩固。女方经中药调治，经间期出血时间明显缩短，血量亦明显减少，不孕不育已见一线希望。

**按**：精液不液化是指精液离体后于 37℃ 水浴箱或温箱内，超过 60 分钟仍不液化或含有不液化的凝集块。据流行病学调查，因精液不液化时间延长或不液化抑制了精子正常运动导致的男性不育发生率已高达 2.51% ~42.62%。多数研究证实，精液不液化的发生主要是与前列腺内纤溶酶原活化因子有关，西医临床多对症给予抗感染、糜蛋白酶、维生素 C 等。中医学对此病名无明确记载，多归于"精液稠厚""淋浊""白浊"等范畴，辨证多以阴虚火旺、湿热内蕴、肾阳命火过旺等为主。王琦的《中医藏象学》将精冷、精清、少精、精瘀、精液不液化等归属于"精室病症"。

本案除自觉易劳累或有腰酸外，舌脉并无太多病态，处方以补益肾精、健精活精、化瘀解凝为主，提高精子质量，使凝滞精液液化。初诊方用鹿角胶补阳，龟板胶养阴，紫河车补元阳阴精，三药皆为血肉有情之品，合用以峻补阴阳，填精补髓，壮阳益阴，生精强精；熟地黄、当归、女贞子补血养阴，益精填髓，滋补肝肾；巴戟肉补肾阳，温而不燥；菟丝子、枸杞子补肝肾，益精血；菟丝子补肾阳，补而不峻；威灵仙"行而不止"，"瘀者能开，郁者能疏，壅者能通"，采用恩师朱良春教授配合仙茅、淫羊藿等温肾填精之品，治疗无精、少精或精子活力低下症经验（《朱良春用药经验集》），配王不留行"行而不住"（《本草纲目》），走而不守，以生精、行精、活精，精血同源质异，相互资生。水蛭活血抗凝破瘀，疗精液凝结不化；威灵仙、水蛭得黄芪补气补血活血之助，其行精活精、精液液化之效益彰；川牛膝益肝肾，强筋骨，治腰膝酸软，不耐劳累，活血以助精液液化；甘草补气和中，调和诸药。

二诊见阳虚征象。加露蜂房、仙灵脾固肾气，壮元阳，强筋骨。山茱萸、怀山药、牡丹皮共熟地黄，取地黄丸意：熟地黄填精益肾，滋阴补肾，山茱萸补肾气、益肾精，怀山药补脾阴、固肾精，牡丹皮清泻相火，制山茱萸之温涩及露蜂房、仙灵脾之温肾壮阳太过也。临证应重视体质辨证。本案患者肾气、肾精不足，随着肾阳偏虚病情的出现，及时修正方药，取得了满意的疗效。

三诊后略。

威灵仙、王不留行生精、行精、活精，水蛭活血化瘀，愈精液凝结不能液化、精子活力低下疗效卓著，为沈师经验，公之于众，愿同道验证。

（本案由谭晓凤、沈桂祥整理）

### 9. 遗溺验案之一

兰男，6 岁。2001 年 2 月 18 日初诊。

患者为学龄前幼童，系 7 个月早产儿。挑食纳少，面少华色。自幼遗尿至今，在家乡服过中药，无效。每晚尿床 1~2 次，近月每日凌晨 2 时前后尿床，呼叫不醒，唤醒起床排尿后，犹尚尿床。苔薄白，脉濡。

先天禀赋不足，后天营养不良，脾肾气虚，"膀胱不约为遗溺"；睡梦遗尿，昏昧不清。"心者，君主之官，神明出焉"，"故主明则下安"，"主不明则十二官危"，此亦膀胱所以失约而遗尿也；"脑为元神之府"，心、脑一也。法当醒脑清心，复"神明"以制其遗，益气温肾固元而止其溺。

党参 10g，黄芪 10g，熟地黄 6g，山萸肉 10g，净麻黄 3g，五味子 8g，桑螵蛸 10g，乌药 8g，怀山药 12g，茯苓 15g，益智仁 10g（打），炙甘草 5g。3 剂夜间呼之清醒，尿床未作，7 剂能自己起床小便，痊愈。

**按：** 兰男先天不足，后天失调。以党参、黄芪、熟地黄、山萸肉补气扶脾，益肾固元，补益先天、后天之本，强化三焦气化功能；合乌药、益智仁、怀山药（缩泉丸）、桑螵蛸温肾祛寒，缩尿固脬止遗；麻黄醒脑，五味子、茯神宁心安神，开阖相济；甘草补气，调和诸药。

### 10. 遗溺验案之二

刘男，7 岁。2002 年 4 月 6 日初诊。

自出生至今，尿床未能得控，每晚尿床 2 次，呼叫不醒。凌晨 3 时叫醒后小便，至天明仍见尿床。家长十分无奈，经介绍来诊。发育、营养一般。胃纳尚可，小便无不适，大便或溏。苔薄白，脉细。

肾司二便，下元虚冷，膀胱气虚，固摄无权，遗尿不能自控，或见便溏；更兼心君不明，梦寐不醒，不能主宰协调正常排尿，此所以尿床久久不愈也。"脑为元神之府"，主宰高级中枢神经功能活动，"心""脑"功能相通。慧脑醒神以制其遗，温肾补脾固元以止其溺。

肉桂 3g，熟附片 3g（先煎），麻黄 4g，五味子 6g，益智仁 10g（打），山萸肉 10g，乌药 10g，桑螵蛸 10g，怀山药 10g，茯神 10g，白术 10g，远志 4g，炙甘草 5g。

2002 年 4 月 14 日复诊：服药 5 剂，每晚叫醒小便 1 次，未见尿床。昨夜未叫醒，亦未见尿床。疗效甚佳。效不更方，续进 5 剂，以资巩固。随访尿床痊愈。

**按：** 方取肉桂、附子、山萸肉温肾固涩以止遗尿；麻黄醒神慧脑以制遗尿，合五味子敛肺气、滋肾阴、止泻利，开阖相济，得茯神、远志之助，心宁神安；桑螵蛸、益智仁、乌药、怀山药、白术温肾补脾，固元止遗实大便；甘草补气，调和诸药。

以上两案均未加用露蜂房，可见用麻黄醒神慧脑止遗溺，疗效确切。

### 11. 遗溺验案之三

石某，女，16 岁，中学生。2000 年 7 月 27 日初诊。

自幼遗溺，加重 3 年。每夜尿床，梦寐不醒，不能自主起床小便，多方求治未果。中考后暑假结束，将赴市区新校读书，顾虑重重，经邻里介绍就诊。纳好。2000 年 2 月月经初潮。无尿路感染及膀胱、尿道器质性病变。苔薄，脉濡细。

自幼遗尿，多为肾气不固，膀胱失约，深睡不能觉醒所致。当从心肾论治，补肾固元、醒神慧脑并重。方从缩泉丸、桑螵蛸散化裁。

怀山药 15g，乌药 15g，益智仁 20g（打），桑螵蛸 15g，覆盆子 15g，山萸肉 15g，石菖蒲 20g，五味子 10g，麻黄 8g，茯苓 15g，炙甘草 6g。

2000 年 8 月 9 日二诊：7 月 27 日初诊，药后当日即未见尿床，至今未作，其母夜间 12 时叫醒小便，已不若先前迷蒙不清。停药 5 天，亦未见尿床。苔薄，脉濡细。

前方加黄芪 30g，露蜂房 10g，补益肺脾肾之气，以加强膀胱、三焦气化固摄功能。

2000 年 10 月 3 日三诊：尿床加重 3 年。前两诊服药后未见尿床。9 月 1 日开学住校后，因恐惧尿床，每晚 12 时后方敢入睡。老师为此电话询问家长，家长因害怕退学未能如实相告。国庆节放假回家，试着早早入睡，又见尿床，但刚尿即醒，起床小便，再次来诊。苔薄，脉濡细。效不更方。

黄芪 30g，露蜂房 10g，怀山药 15g，乌药 15g，益智仁 20g（打），桑螵蛸 15g，覆盆子 12g，山萸肉 15g，石菖蒲 20g，五味子 10g，麻黄 8g，茯苓 15g，炙甘草 6g。

2000 年 10 月 7 日四诊：10 月 3 日服药当日至今，未见尿床。苔薄，脉细。守方续进，以图巩固。1 周后停药，尿床愈。随访 5 年，未见复发。

**按**：本案用缩泉丸之山药、乌药、益智仁和桑螵蛸散之桑螵蛸、石菖蒲、茯神，另加覆盆子、山茱萸、五味子、麻黄、露蜂房、甘草诸药组方。山药、乌药、益智仁、覆盆子、山茱萸、露蜂房温脾肾、缩小便；麻黄醒脑以治昏寐，石菖蒲舒心气、怡心情、祛痰浊、开心智以治多寐，合五味子益心气、安心神以治梦寐；茯神宁心利尿，通涩并用，相反相成；炙甘草调和诸药。全方共奏温肾固元、慧脑醒神、缩泉愈溺之效。

遗溺见肝经湿热证型者，在醒脑制遗的基础上，以清肝利湿、缩尿止溺为法，亦收佳效。

**朱良春老师评按**： 阐述周详，用药得当，宜其效著也

（阐述周详，用药得当，宜其效著也）

**按**：遗溺又称遗尿、尿床，是睡中小便自遗、醒后方觉的一种疾病，多由婴儿期延续而来，称原发性遗尿症。以孩童多见，也有儿童时期发生者，一般在青春发育时期自愈，但至成年仍见遗尿者并不鲜见。随着年龄的增长，常因羞愧自卑形成内向性格，出现抑郁、紧张、焦虑，入夜尤著，影响智力发育和心理健康。患者和家长深以为苦，十分无奈，又难以启齿，是一种不容忽视的常见病。

中医学认为，尿液的正常排泄，有赖于膀胱和三焦的气化功能，又与肺、脾、肾三脏相关。《灵枢·九针》云："膀胱不约为遗溺。"历代医家认为其原因大致有三：一者下元虚寒；二者脾肺气虚；三者肝经湿热，火热内迫。凡患此证，无论孩童抑或青少年，夜间多呼叫不醒，睡梦中小便，及至醒来，尿床已不可收拾。西医学认为，膀胱和尿道受副交感神经、交感神经及躯体神经支配，在正常情况下，排尿受大脑随意控制，通过神经反馈系统实现。"脑"主管全身知觉、运动和思维、记忆等活动，即"脑为元神之府"。《素问·灵兰秘典论》谓："心者，君主之官也。"《素问·宣明五气》认为"心藏神"，主神明。就此而论，"心"与"脑"的功能相通。《灵枢·邪客》云："心者，五脏六腑之大主也，精神之所舍也。"《灵枢·本神》又说："所以任物者谓之心。"张介宾《类经·藏象类》说："心为一身之君主，禀虚灵而含造化，具一理而应万机，脏腑百骸，唯所是命，聪明智慧，莫不由之。""心"即是"脑"。"心"的这些功能涵盖了大脑的意识、思维、记忆、情志等活动及神经反馈系统的全过程。"主不明则

十二官危"，睡梦中意识迷蒙，心主不明，发出了错误的信息指令，令膀胱失约而为遗溺。意识迷蒙、心主不明，应该是除前述三个原因之外而使"膀胱不约为遗溺"的更直接原因。也因为小儿稚阴稚阳，脏腑娇嫩，肾气未充，髓海未满，故遗尿以小儿多见。因此，"醒脑慧神"或称"慧脑醒神"以恢复"心主神明"的状态制止遗溺，尤为关键。

中药麻黄可发汗、平喘、利水。药理学研究认为，麻黄所含麻黄碱能收缩血管而升高血压，对中枢神经有明显的兴奋作用，服用本品常可出现烦躁不安、失眠等症；其所含伪麻黄碱有明显的利尿作用，有研究认为麻黄碱亦有利尿作用。余取麻黄能致不寐之"短处"，令"醒脑清心"以慧"心主神明"，制其遗溺；借麻黄利尿之"长处"保障其排尿务尽，以为必用之药；肾司二便，并配以缩泉丸、桑螵蛸散加减而收补肾固元、醒脑清心止遗之佳效。露蜂房温肾止遗尿乃朱良春老师所常用，单味即效。凡下元虚寒、肾气不固者，亦恒不可少。

## 七、经络及痹证病证

### 1. 头痛验案

杨某，女，18岁，高中学生。2008年10月9日初诊。

因课业紧张，颠顶、两侧颞部胀痛、跳痛、绵痛时作1年，或因寒冷、焦虑诱发加重。近作7~8天，常常停课。因父母在无锡打工，由河南南阳老家专程来诊。

刻诊：面色㿠白少华，手足欠温，精神委顿，语怯，略显内向，少花季女生阳光之气。双拇指不时按压两侧太阳穴，诉颠顶、两颞疼痛，无有休止，胀痛、跳痛、隐痛相杂。来锡期间，一路服止痛药。体温36.9℃，无形寒发热、咽痛咳嗽诸症。询得平素纳少，眠少多梦，常有头晕心悸。月经少序，或见经行腹痛，喜温喜暖。15岁月经初潮，30~60天一行，4~5天经去，时有少腹坠胀疼痛。末次月经8月26~29日，量中等，腹痛未作。苔薄白，舌淡，脉细尺沉。

张景岳谓头痛"当先审久暂，次辨表里，盖暂痛者必因邪气，久病者必兼元气"。头痛时作经年，久矣，常因寒冷、学习紧张诱发加重，或见绵绵而痛，气血不足，脑络失养可知。今因风邪引发，胀痛、跳痛、隐痛相杂而作。高巅之上，唯风可到。气血俱虚之体，风邪伤于头部诸经，入于脑中，伏留不去，气血瘀阻不通，令人头痛。厥阴之脉会于颠顶，少阳经脉行于头身两侧，证属厥阴、少阳头痛。头痛首辨外感内伤，只是素体阳虚，头痛常因外感而发，或不易察耳。

熟附片10g（先煎），川芎10g，荆芥、防风各10g，柴胡12g，黄芩15g，藁本10g，吴茱萸6g，赤芍、白芍各15g，桃仁10g（打），红花10g，黄芪20g，当归10g，茯神30g，五味子10g，酸枣仁20g，远志6g，生姜3片，大枣7枚，炙甘草6g。日1剂，水煎，日3次分服（煎服法下同）。另：淡全蝎4g（研末），中药免煎颗粒水蛭3g，和匀，入胶囊，日3次分服。15剂。

2008年10月24日二诊：药后颠顶和两侧头部胀痛、跳痛、隐痛显减，心悸、多梦尚著。苔薄，脉细。汤方如前。另加中药免煎颗粒大蜈蚣3g，入上方虫药胶囊，服法同前。7剂。

2008年11月3日三诊：上方日服，病情递减，眠安，至今颠顶、两侧头痛止而未作已周许。昨日浴后当风感寒，颠顶、两侧头痛及心慌悸动今晨略有反复，且枕后掣痛。经水未行，少腹有胀感。苔薄白，脉细。因势利导，亟宜温阳散寒、疏风解表，辅以养血宁心、化瘀调经。

熟附片15g（先煎），川桂枝10g，白芍10g，川芎10g，荆芥、防风各10g，北细辛10g，羌活10g，生姜3片，大枣7枚，远志6g，酸枣仁30g（打），当归10g，桃仁10g（打），红花10g，香附10g，炙甘草6g。虫药胶囊如前。15剂。

2008年11月20日四诊：药后得小汗，颠顶、两侧头痛均止。末次月经11月4~8日，量如常，首日腹痛。苔薄，脉细。药随证转。再以初诊处方加减。

熟附片20g（先煎），川芎10g，藁本10g，淡干姜10g，淡吴茱萸6g，柴胡12g，赤芍、白芍各10g，桃仁10g（打），红花10g，黄芪20g，当归10g，白术10g，茯神20g，枸杞子20g，熟地黄15g，砂仁3g（打、后下），酸枣仁15g（打），炙甘草6g。另：淡全蝎3g（研末），入中药免煎颗粒大蜈蚣、水蛭各3g，和匀，入胶囊，日3次分服。7剂。

2008年12月1日五诊：颠顶、两侧头痛，以及心悸、多梦、纳少诸症悉愈。嘱原方去蜈蚣续进，间日1剂，1个月为期。随访3年，头痛痼疾未见再作。

**按**：头痛首辨外感、内伤。外感多实，病急痛剧，多为掣痛、跳痛、灼痛、胀痛、重痛，痛无休止；内伤多虚，病程长势缓，多为隐痛、空痛、昏痛，痛势悠悠，烦劳则作，止作无时。次辨经络。头为诸阳之位，手足三阳经络皆循头面，厥阴经上会于颠顶。大抵太阳经头痛，多在后头部，下连于项；阳明经头痛，多在前额部及眉棱骨等处；少阳经头痛，多在头之两侧，并连及耳部；厥阴经头痛，则在颠顶部，或连于目系。外感、内伤皆可致头痛，风寒、风热、风湿、肝气、肝阳、肝风、肝火、瘀血、痰浊各有不同，宜详察之。循经用药治疗头痛是中医治病的特色之一，如太阳经头痛用川芎、阳明经头痛用白芷、少阳经头痛用柴胡、太阴经头痛用苍术、少阴经头痛用细辛、厥阴经头痛用吴茱萸、全头痛用藁本等，有一定的临床实践意义。本案属虚实相兼，似不应见于18岁的花季女生。本案初诊，标本兼顾。取附子温通助阳，通行十二经脉，散寒以止头痛；吴茱萸入厥阴肝经，温中散寒止痛，合藁本、荆芥、防风治厥阴头痛；柴胡入少阳肝胆经脉，合川芎、白芍，少佐黄芩清热治两侧头痛，柴胡除治少阳头痛外，升阳舒肝，亦治颠顶头痛；川芎、赤芍、桃仁、红花活血化瘀以止痛；余药取归脾汤意，益气补血，养心安神，调补其虚，其中姜、枣除补益心脾外，尚能调和营卫；虫药全蝎、水蛭祛风解痉，化瘀止痛。二诊汤方如前（略），虫药胶囊加蜈蚣，搜风解痉止痛，温养肾督冲任以调经水。三诊取桂枝、白芍、生姜、大枣、附子（桂枝加附子汤）温阳解表，合川芎、荆芥、防风、北细辛、羌活、甘草（川芎茶调散减白芷、薄荷、茶）散风邪、止头痛；当归、远志、枣仁养血宁心安神；当归、白芍、川芎、桃仁、红花、香附、炙甘草养血活血，理气化瘀，缓急止痛，调经；虫药如前（略）。四诊头痛止，还以初诊方减荆芥、防风、黄芩、五味子（方解从略）；加白术健脾，枸杞子、熟地黄补肝肾、益精血，砂仁理气开胃，使补不腻膈；虫药全蝎、蜈蚣、水蛭搜风解痉、化瘀止痛，蜈蚣尚有温养肾督冲任、培补本元之功。诸药协同，巩固善后。五诊去虫药蜈蚣，间日1剂，善后巩固，停药。

### 2. 面瘫验案

郁某，男，18岁。2008年8月18日初诊。

患者面瘫已两月余，因失治误治致病情加重，经亲友介绍来诊。

诊见：右眼露睛流泪，不能闭合，充血，额纹消失，口角向左侧歪斜，流涎，不能鼓嘴吹气，面肌时有抽动。性格内向，情绪抑郁，不愿与人交往。纳减，眠少，二便尚调。苔薄白，脉小弦数。

阳明经脉行于面，交环于口。病由正气不足，络脉空虚，外风乘袭，气血风痰痹阻，阳明、少阳脉络经气阻滞，经筋失养，筋肌纵缓不收所致。治宜祛风消痰解痉，养血和营通络。嘱少看电视，少玩游戏，注意休息。中药、针刺双管齐下。

白附子10g（先煎），白僵蚕15g，荆芥、防风各10g，川芎10g，羌活10g，净蝉衣10g，秦艽15g，川桂枝10g，赤芍、白芍各15g，当归10g，黄芩15g，徐长卿15g，桃仁泥10g，红花10g，炙甘草6g。日1剂，水煎，日3次分服。另：全蝎3g，蕲蛇6g，共研细末，入中药免煎颗粒炮甲片6g、大蜈蚣3g，和匀，入胶囊，日3次分服。5剂。

针刺隔日1次，取右侧攒竹、睛明、四白、太阳、下关、地仓、颊车、迎香，采用平补平泻法；双风池，泻法；双合谷，泻法；双足三里、三阴交，补法；双太冲，泻法。

8月23日二诊：患侧眼裂缩小，稍能眨眼而不能闭合，口歪减不足言，面肌时有抽动；纳眠改善；苔薄白，脉小弦数。

上方去徐长卿、羌活，加广地龙10g，合全蝎、蜈蚣、僵蚕祛痰通络、息风止痉；加熟地黄15g，合当归、白芍养血祛风，制风药之辛燥。胶囊服法、针刺同前。药5剂。

8月28日三诊：病情渐见改善。右眉尚不能上抬，右目闭合不全，但已不露黑睛；口角轻微左歪，鼻唇沟平坦未复，面肌时有抽动；平素大便时溏，今已3天，无腹胀疼痛；苔薄白，脉小弦数。治守前法，并佐以健脾升阳。

白附子10g（先煎），白僵蚕15g，秦艽15g，川桂枝10g，赤芍、白芍各15g，川芎10g，当归10g，桃仁泥10g，红花10g，白芷12g，升麻10g，葛根15g，白术10g，广地龙15g，黄芩15g，炙甘草6g。另：淡全蝎4g，蕲蛇6g，共研细末，加中药免煎颗粒炮甲片6g、大蜈蚣、水蛭各3g，和匀，入胶囊，日3次分服。中药日服1剂。针刺法如前。

9月1日四诊：面瘫病情递减。右眼裂正常，与左侧等大，闭合自如；目红赤退，便溏已愈；舌苔薄白，脉浮滑数。原方续进日服，针刺如前。

9月28日五诊：经中药、针刺并进，病情渐见恢复。但自9月1日开学以来，学业紧张，服药间断，所幸针刺尚能坚持，病情恢复缓慢。苔薄，脉濡滑。

面肌萎弱，劳累气馁则甚，前方损益日服，重用黄芪，取补阳还五汤益气养血，有活血通络振废之意。嘱舒缓心情，头面热敷按摩，并进行面肌功能锻炼。

白附子10g（先煎），白僵蚕15g，川桂枝10g，赤芍、白芍各15g，川芎15g，当归10g，熟地黄10g，白芷12g，广地龙15g，地鳖虫10g，蝉衣10g，桃仁泥10g，红花10g，黄芪60g，炙甘草6g。另：全蝎4g，蕲蛇6g，共研细末，加中药免煎颗粒炮甲片6g，大蜈蚣、水蛭各3g，和匀，入胶囊，日3次分服。针刺如前。

患者坚持中药、针刺治疗及面肌按摩、功能锻炼，中药黄芪渐增至每日90g，面神经麻痹逐渐好转。至2008年11月30日，颜面、口眼形态功能恢复正常，唯刷牙、漱口尚略有漏水，面肌偶见轻微抽动。至2009年2月26日春节后，诸症悉平，中药、针刺治疗前后达5个多月而痊愈。

**按：** 面瘫口僻属西医学"周围型颜面神经麻痹、面肌瘫痪症"，以面部表情肌群运动功能障碍为主要特征，口角向健侧歪斜，眉不能抬，眼不能闭，嘴不能鼓吹。《灵枢·经筋》曰："卒口僻，急者目不合。"病由正气不足，络脉空虚，外风乘袭，气血痹阻所致。方从牵正散、蛇蝎止痉散、局方消风散等加减化裁治之。本案初诊以白附子、僵蚕合虫药胶囊全蝎、蕲蛇、炮甲片、大蜈蚣祛风化痰、通络逐瘀；合荆芥、防风、秦艽、羌活、蝉衣疏风祛邪，得川芎升散疏通，上行头目，其效尤著，与徐长卿祛风脱敏，以制虫药之过敏，此乃朱良春老师经验；以桂枝、白芍，调和营卫；加赤芍、当归、桃仁泥、红花，养血通络化瘀；得川芎之行血利气，其效益彰，亦治风先治血、血行风自灭之意；病起两月有余，风邪有热化之虞，黄芩清热，一者治目赤充血，一者未雨绸缪，未病防变；甘草调和诸药，合力以冀牵正复原。

此后随症遣方用药，后期重用黄芪，取补阳还五汤益气养阴、活血通络之意，并坚持中药、针刺并进，结合头面按摩、面肌功能锻炼收功。余治疗周围型面神经麻痹、面肌瘫痪症不知凡几，以中青年患者为多，一般半个月至20天辄愈，未见有后遗症者，疗程如此之长者，仅此1例。2009年7月，余曾分别接收已治疗3个月未愈的糖尿病面瘫患者和治疗近2年未完全恢复的面瘫患者男女各一人，经中药、针刺积极治疗数月，均告痊愈。

朱良春老师评按：

（周围型面瘫，病程在一月以内者，易于治愈，久则恢复较慢。此患者针药并施，佐以心理疏导及按摩、锻炼，终获痊愈。辨证用药，甚为合拍，分析允当。）

（本案发表于《上海中医药杂志》2011 年第 9 期 "脉案精选" 栏目）

### 3. 寒湿痹证验案（双侧尺骨远端茎突狭窄性腱鞘炎）

黄某，女，51 岁，四川眉山人。2008 年 12 月 20 日初诊。

左侧尺骨远端茎突肿大疼痛近半年，右侧尺骨远端茎突肿胀疼痛 6 个月，遇寒冷痛甚。咽红肿痛，双扁桃体肿大Ⅲ度，有脓样分泌物。口渴。苔薄，脉细弦数。

尺骨远端茎突肿大疼痛属 "尺骨茎突狭窄性腱鞘炎"，临床较少见，但与较为多发的桡骨茎突狭窄性腱鞘炎一样，好发于家庭妇女及长期从事腕部操作劳损者。巴山蜀水，居地湿冷多雾，攀爬劳作，风寒湿三气合而为痹，更兼外感风邪，郁而化热，乳蛾肿大化脓，口渴，气分热象已露端倪，亟宜标本兼顾。当祛风散寒胜湿止痛，清热解毒利咽。方从桂枝芍药知母汤加味。

川乌、草乌各 15g（先煎），川桂枝 10g，赤芍、白芍各 15g，知母 10g，生石膏 30g（先煎），防风、防己各 10g，白术 10g，炙麻黄 6g，生姜 3 片，徐长卿 20g，淡全蝎 3g（中药免煎颗粒，冲服），乌梢蛇 20g，羌活 10g，地鳖虫 10g，黄芩 20g，连翘 30g，金银花 20g，炙甘草 6g。7 剂。

2008 年 12 月 27 日二诊：双侧尺骨茎突肿胀疼痛显减。咽红、扁桃体肿胀疼痛亦见明显消退减轻。脘痞，恶心，进荤腥油腻则上腹部不适。询有胃炎、胆囊炎病史。嘱忌油腻荤腥，饮食以清淡为宜。苔薄，脉细弦。佐苦辛和胃。

川乌、草乌各 15g（先煎），川桂枝 10g，赤芍、白芍各 15g，知母 10g，防风、防己各 10g，白术 15g，炙麻黄 6g，徐长卿 20g，淡全蝎 3g（中药免煎颗粒，冲服），乌梢蛇 20g，羌活 10g，地鳖虫 10g，生半夏 15g，生姜 3 片，黄连 6g，淡吴茱萸 6g，黄芩 20g，连翘 30g，金银花 20g，炙甘草 6g。10 剂。

2009 年 1 月 8 日三诊：双侧尺骨茎突肿胀基本消失，活动、持物尚觉疼痛。胃脘痞胀、恶心改善。咽痛、双扁桃体脓肿疼痛已愈。苔薄，脉细弦。再予温阳祛寒止痛，化湿通痹，苦辛和胃。

川乌、草乌各 15g（先煎），川桂枝 15g，赤芍、白芍各 15g，防风、防己各 10g，白术 15g，炙麻黄 6g，白芥子 15g，羌活 10g，淡全蝎 3g（中药免煎颗粒，冲服），乌梢蛇 20g，黄连 6g，吴茱萸 6g，生半夏 15g，淡干姜 10g，黄芩 15g，徐长卿 20g，炙甘草 6g。10 剂。

三诊旬日后双侧尺骨茎突肿胀、疼痛完全消失，持重活动自如，痊愈；脘痞、恶心亦未再作。返回蜀地，3 年后来锡探亲，随访未见复发。

**按**：尺骨茎突狭窄性腱鞘炎临床较少见，以家庭妇女及长期从事腕部操作劳损者多见。本案初诊，双尺骨茎突肿胀疼痛，并发化脓性扁桃体炎。就双侧尺骨茎突局部体征而言，仅见肿胀疼痛而无红、热征象；但从整体而言，却已见咽红肿痛、扁桃体化脓、口渴诸症。桂枝芍药知母汤本为风寒湿痹见有化热征象者而设，桂枝祛风活血，赤芍、白芍和营清热，桂芍合用，调和营卫，通畅血脉；麻黄、川乌、草乌、生姜、防风、白术辛温祛风，散寒止痛，胜湿蠲痹；知母清热，甘草调和诸药。为防其内外合邪而生变证，寒温并用，以桂枝芍药知母汤加生石膏清气防变；黄芩、连翘、金银花清热解毒，得知母、石膏之助，截断扭转，防邪热鸱张，燔灼营分，抑或邪热之毒流注关节而成风湿热痹；加防己，合防风祛风湿、止痛消肿，相须为用，合羌活搜风除痹，通利关节；加全蝎、乌梢蛇、地鳖虫搜风散结化瘀、蠲痹定痛，佐徐长卿祛风止痛，防虫药之过敏。诸药各司其职，协同作战，是本案取得较好疗效的关键。二诊热象显著消退，见胃脘痞胀、恶心不适。因此去石膏，起用生半夏、生姜、黄连、吴茱萸，辛开苦降，合黄芩同用，亦寓泻心汤意，和胃降逆，而用生半夏者，以其茎突肿大疼痛，为痰为瘀，消痰散结，非生半夏不能为功，疗效满意。三诊热化征象尽去，咽红肿痛、双扁桃体化脓肿痛均愈。故撤知母、连翘、金银花，加白芥子，走经络，止痹痛，消痰结，除肿胀。"有是证，用是方"，虽未做抗"O"相关项目检查，仍从风湿辨证论治，全程服药仅月许，双侧尺骨远端茎突肿胀疼痛半年之症告愈。

### 4. 脊痹、筋痹、骨痹验案（腰椎间盘突出症伴背肌筋膜炎、腰椎退变）

廖某，男，66岁，江西省某县人，农民。2009年11月9日初诊。

患者居山谷间，多雾湿，长年从事山间果园劳作，负重上下于崎岖山道，积劳损伤成疾，四处求医，病情有增无减。其一双儿女在无锡、苏州工作。2007年4月，在锡长女因腰椎间盘突出症致腰腿疼痛不能行走来诊，服药而愈，两年未发。于是，其儿子驱车往返颠簸近2000公里，将其父亲平卧轿车之中，昼夜兼程，前来无锡诊治。

腰腿疼痛，活动受限3个多月，中西药叠治未果，病情加重，不能俯、仰、坐、蹲，甚至不能正常如厕，须面壁双手支撑站立方能大小便已月余。上床、下地、行走活动受限，腰骶疼痛，右下肢酸麻，咳嗽、站立、行走尤加。直立、仰卧疼痛尚能忍受，至凌晨3～4时腰骶疼痛逐渐加剧。劳累、阴雨天病情加重。生活难以自理，苦不堪言。所幸胃纳、睡眠尚可。

2009年8月5日在江西省某医院做检查。CT图像示：腰椎生理弯曲度尚好，椎体骨质增生较明显，椎间隙正常。断层片显示$L_2$～$S_1$椎间盘膨出，尤以$L_{3～4}$、$L_{4～5}$椎间盘较明显，且向后膨出，局部硬膜囊受压，涉及椎小关节未见明显改变。印象：$L_2$～$S_1$椎间盘膨出；腰椎退变。

刻诊：右侧背肌、双侧腰肌僵硬隆起并有压痛，右甚于左。直腿抬高试验阳性。$L_2$～$S_1$两侧均有压痛，以$L_3$两侧为甚。苔薄白，脉细弦。

本病属腰椎间盘突出症、腰椎骨质增生症、腰肌劳损、背肌筋膜炎。"风寒湿三气杂至，合而为痹"，"邪之所凑，其气必虚"。风寒湿邪久羁，年老体衰，骨失充养，骨质疏松、脆弱、增生而发为骨痹；寒凝血瘀气滞，劳损筋骨肌肉，脊柱变形，侧弯后凸，椎间盘损伤膨出，局部硬膜囊受压以致局部组织充血水肿、脊神经受压而为脊痹；阳虚失于布达，气血瘀滞，背肌筋膜肿胀挛急而为筋痹。符合和大致符合中医学腰痛、脊痹、骨痹、筋痹的诊断范畴（国家技术监督局1997年3月4日发布、10月1日实施的《中华人民共和国国家标准·中医临床诊疗术语疾病部分》）。痹者闭也，气血凝涩不通则痛。予阳和汤加味，化阴凝，发腠理，补精血，通瘀滞，补肾壮督，祛风蠲痹，以止疼痛。

川桂枝15g，淡干姜12g，炙麻黄6g，制川乌、草乌各15g（先煎），熟附片15g（先煎），熟地黄30g，鹿角胶12g（烊冲），鸡血藤15g，徐长卿30g，六轴子0.5g，茯苓30g，川牛膝15g，骨碎补15g，鹿衔草30g，白芍30g，炙甘草8g。另：中药免煎颗粒淡全蝎6g、大蜈蚣3g、炮甲片10g，加蕲蛇6g（研末），和匀，入胶囊，日3次分服。

针刺间日1次。取$L_{2-5}$、$S_1$两侧（华佗夹脊），双肾俞，平补平泻，右环跳、双委中穴，泻法，均留针35分钟；背部肿胀僵硬肌肉痛点阿是穴取1～2穴，泻法，留针10分钟。视病情进退，针刺穴位适当增减。

2009年11月14日二诊：服药5剂，疼痛诸症略有改善。苔薄白，脉细弦。中药、针刺守方如上。

2009年11月19日三诊：中药、针刺并进10天，右侧背部肌肉僵硬肿痛松解，已能直立行走，右下肢酸楚麻木显减，下蹲稍有进步，仍不能坐下及下蹲如厕。病情稍减，尚不稳定。今日本院CT诊断报告：$L_3$～$S_1$椎间盘平扫所见：$L_{3-4}$椎间盘向周围膨出，双侧神经根及硬膜囊受压；$L_5$～$S_1$椎间盘向周围膨出伴向右后突出，双侧神经根及硬膜囊受压；$L_{3-4}$椎间盘真空征；腰椎退变；$L_3$～$S_1$椎体边缘骨质增生。定位片示腰椎生理弧度存在。印象：$L_{3-4}$、$L_{4-5}$椎间盘膨出；$L_5$～$S_1$椎间盘膨出伴向右后突出；$L_{3-4}$椎间盘真空征；$L_3$～$S_1$腰椎退变。苔薄白，脉细弦。效不更方。7剂。

2009年11月27日四诊：背部肌肉僵硬肿痛基本消失，右下肢酸麻递减，能行走。腰骶疼痛显减，能坐便。凌晨3～4时后腰骶疼痛尚著。苔薄，脉细弦。叠投既效，毋庸更张。前方加黄芪30g续进，日1剂。

病情好转，乘轿车去苏州儿子处，相约2天后继续治疗，后因江西老伴患病，归心似箭，只身乘火车返回江西老家，打电话要求开方抓药快递，继续治疗。于是，嘱原方再服半个月，疼痛诸症痊愈。此后，以阳和汤加川乌、草乌、附子、鸡血藤、骨碎补、鹿衔草及虫药胶囊调治1个月巩固善后，康复停药。后常来消息，谓步履轻健，一如常人。2013年春节后，其女儿告知，患者身板较以前硬朗，仍上山种地，经营果园，负重山道，不减当年，未见复发。

**按：** 患者久居山间谷地，多雾阴湿，风吹雨淋，以农田园林为务，长年劳作，负重上下于崎岖山间小道，肩挑背驮，跌仆损伤，积劳成疾。背为阳，腰为肾之府。肾精亏虚，风寒湿三气侵袭成痹；阳气失于布达，则阴寒凝滞，血脉瘀阻，腰背肌肉收引拘急僵直疼痛；更兼腰椎退变，劳损外伤，腰椎间盘突出，神经根及硬膜囊受压，腰腿疼痛酸楚麻木，终致病情加重，不能俯仰坐蹲，须倚墙支撑站立大小便，苦不堪言。首诊以阳和汤加味，标本兼顾以治痹痛。取桂枝、干姜易肉桂、炮姜之温而不走，以加强温阳散寒、温通血脉之力，并以麻黄宣通毛窍、开腠理、散阴凝助之；熟地黄、鹿角胶温阳补血填精以益肾壮督、扶正祛邪，熟地黄得麻黄补血而不腻膈，麻黄得熟地黄通络而不发表；白芥子辛温，通阳散结豁痰，消"皮里膜外之痰"，促进炎性渗出物的吸收；炙甘草益气和中解毒，缓急止痛；加川乌、草乌、附子温阳散寒，祛风除湿，蠲痹止痛，标本兼顾，得甘草则减毒增效，助桂、姜、麻温阳散寒通脉以消阴凝；芍药合甘草缓急止痛；六轴子行血止痛，散瘀消肿；茯苓利水，助白芥子消炎性渗出物；牛膝补肝肾，强筋骨，逐瘀行血，治腰腿疼痛；骨碎补、鹿衔草补肾强骨，祛风湿，止痹痛，治骨痹；虫药系血肉有情之品，蜈蚣益肾助阳，有温肾强壮作用，补肾壮督，蜈蚣、全蝎、炮甲片、蕲蛇相须为用，搜风通络，益肾蠲痹止痛；徐长卿祛风止痛，防虫类药过敏。二诊、三诊效不更方。四诊加黄芪补气培本。服药75剂，其间初诊后间日针刺治疗9次。肾脉贯脊，取肾俞平补平泻，补益肾气，祛除寒湿；足太阳膀胱之脉，夹脊抵腰络肾，远取委中泻法，以通调足太阳经气，协同宣导阳气；取右环跳泻法通足少阳经脉以治痹痛酸楚；取夹脊穴旁通督脉，与足太阳膀胱经气相通，平补平泻，温阳通络，缓急止痛；阿是穴泻法，通络散瘀止痛。诸穴协同，宣导阳气以治痹痛。中药、针刺合力，通阳化瘀蠲痹定痛，补肾强骨而顽症痼疾得愈。

六轴子为杜鹃花科植物羊踯躅（又名闹羊花）的果实，于9~10月份果实成熟而未开裂时采收，备药用。苦温有毒，功擅行血止痛，散瘀消肿。朱良春老师经验：对于风寒湿痹、历节疼痛及跌打损伤、痈疮疔毒有卓效，尤长于定痛。故对于风湿性、类风湿性关节炎及坐骨神经痛等有剧痛者，常采用之。又常以之作为镇咳药入煎剂，成人量1.5~2g，儿童0.3~0.5g。余亦有幸觅得锡北民间秘不外传的"偷鸡方"，内有六轴子一钱用以镇痛。

### 5. 风湿热痹验案

杜某，女，61岁。2005年10月25日初诊。

发热多汗，烦渴，右膝关节红肿热痛周许，肿胀如斗，痛不可触，汗出如洗，无有宁时，入夜尤甚，不得安寐；双下肢屈伸不利，疼痛，不能着地、下床、如厕。舌红苔黄，脉滑数。

因建造新房，劳心劳力，涉水冒雨，寒温交错，正气日衰，风寒湿三气杂至，合而为痹。右膝关节红肿热痛，发热汗多烦渴，脉数，证属风湿热痹，有关节腔化脓之虞。起病急骤，邪热鸱张，恐累及心脏，建议入院行中西医结合治疗。亟予白虎桂枝汤加味，清热生津除烦，通络搜风除痹。

生石膏45g（先煎），知母12g，粳米20g（包），川桂枝10g，忍冬藤30g，连翘30g，黄芩20g，赤芍、白芍各15g，生地黄15g，防己10g，川牛膝15g，制乳香、没药各10g，炙甘草6g。另：蕲蛇6g（研末），中药免煎颗粒淡全蝎6g、大蜈蚣3g、炮甲片10g，和匀，入胶囊，日3次分服。5剂。

2005年11月7日二诊：症如前述，入院1周，体温39℃～39.5℃，血沉110mm/h，白细胞计数$12.4 \times 10^9$/L，红细胞计数$3.50 \times 10^{12}$/L，血红蛋白114g/L，血小板计数$280 \times 10^9$/L，中性粒细胞比例72.0%，淋巴细胞比例23.6%，单核细胞比例6.4%。拟诊"急性风湿性关节炎"，高热、烦躁、口渴、疼痛稍减，右膝关节肿胀如斗未见好转，又见肩、肘、左膝关节肿痛。患者对西药激素顾虑重重，拒绝转诊，自动出院已6天，停服激素、双氯芬酸钠缓释胶囊，膝关节肿痛尤加。出院回家爬楼梯（楼梯窄小，背负上楼困难），肩、肘及双膝关节疼痛似万箭穿心。发热多汗，午后尤甚，烦躁口渴，入夜疼痛无眠，汗出如浴，换内衣4次，近日又见牙龈肿痛。舌红苔黄，脉数。情绪低落，老屋后门临河，时欲轻生，常含泪望着五六岁孙儿，不胜伤感，丈夫昼夜看护，以防不测。其丈夫是余幼年同学，退休教师（校长），热爱中医，少年时立志学医未果，坚信中医能治好此病，要求用中医药治疗。其对中医药的挚爱和信任，又一次震撼了我的心灵，想起数年前馈赠《张聿青医案》《冯氏锦囊秘录》《医林改错》《医宗金鉴》等其叔父所遗古医籍之情，更觉重任在肩，责无旁贷。细审辨证方药无误，再予白虎桂枝汤加味。

生石膏60g（先煎），知母15g，粳米20g（包），川桂枝10g，忍冬藤30g，连翘30g，黄芩20g，秦艽30g，防己10g，虎杖30g，赤芍、白芍各15g，生地黄15g，川牛膝15g，制乳香、没药各10g，炙甘草6g。另：蕲蛇6g（研末），中药免煎颗粒淡全蝎6g、大蜈蚣3g、炮甲片10g，和匀，入胶囊，日3次分服。7剂。

2005年11月15日三诊：右膝关节红肿热痛及多关节疼痛显减，活动改善；壮热多汗烦渴显减，入暮手足欠温。牙龈肿痛已平。清晨体温37.7℃。正常心电图。心脏听诊：心跳尚速，律齐，无明显病理性杂音。查血常规：白细胞计数$9.0 \times 10^9$/L，红细胞计数$3.59 \times 10^{12}$/L，血红蛋白114g/L，血小板计数$276 \times 10^9$/L，中性粒细胞比例59.3%，淋巴细胞比例30.4%，单核细胞比例10.3%；血沉130mm/h，抗"O"阴性。苔底白浮黄，舌红减退，少津，脉滑数。热痹病情稍减，肢末欠温，阳虚已露端倪。佐温阳通痹止痛。

生石膏45g（先煎），知母12g，川桂枝10g，川乌、草乌各9g（先煎），忍冬藤30g，连翘30g，黄芩20g，秦艽30g，桑寄生20g，桑枝30g，防己10g，土茯苓30g，川牛膝15g，赤芍、白芍各15g，生地黄15g，制乳香、没药各10g，炙甘草10g。另：

蕲蛇6g（研末），中药免煎颗粒淡全蝎6g、大蜈蚣3g、炮甲片10g，和匀，入胶囊，日3次分服。5剂。

2005年11月19日四诊：双膝关节活动不利，晨僵，半小时后缓解，右膝关节肿胀显减，扶杖行走酸痛尤甚。多关节疼痛。热渐退，汗已止，今日体温37.7℃。苔底白浮黄，少津，脉滑数。发热渐退，多关节疼痛基本消失，右膝关节肿胀减半。然脉仍滑数，双膝晨僵，尚不容乐观。仍从前方出入。

生石膏45g（先煎），知母12g，川桂枝10g，川乌、草乌各9g（先煎），忍冬藤30g，连翘30g，虎杖30g，秦艽30g，桑寄生20g，桑枝30g，土茯苓30g，防己15g，川牛膝15g，宣木瓜15g，白芍15g，生地黄15g，炙甘草10g。另：蕲蛇6g（研末），中药免煎颗粒淡全蝎6g、大蜈蚣3g、炮甲片10g，和匀，入胶囊，日3次分服。5剂。

2005年11月25日五诊：清晨体温37℃，午后3时37.5℃。低热时作，汗止渴微，右膝关节肿胀疼痛尚著，左肩关节疼痛，活动受限。苔白浮黄，脉略数。壮热烦渴已去，治宜寒温并用，投桂枝芍药知母汤加减。

川桂枝12g，白术、白芍各12g，知母12g，川乌、草乌各9g（先煎），麻黄6g，秦艽30g，防风、防己各10g，忍冬藤30g，连翘30g，虎杖30g，川牛膝15g，宣木瓜15g，桑寄生20g，炙甘草10g。另：蕲蛇6g（研末），中药免煎颗粒淡全蝎6g、大蜈蚣3g、炮甲片10g，和匀，入胶囊，日3次分服。

针刺间日1次。取双犊鼻、内膝眼，泻法；双委阳，平补平泻；双足三里，平补平泻；双阴陵泉透阳陵泉，平补平泻。

上方随症调治日服至12月6日，热象尽解，去知母、虎杖、连翘。至12月13日，右膝关节肿胀十去其七，活动疼痛改善，能勉强扶杖行走。至2006年1月7日，曾因感冒致心悸、脉结代，合用生脉饮、炙甘草汤得愈。至2006年2月28日，风湿热痹痊愈，且未见关节畸形。停药随访至今，健康如常，未见复发。病情凶险，患者痛不欲生，医者如履薄冰，辨证施治，终得痊愈，额手称幸。

按：《灵枢·五变》说："粗理而肉不坚者，善病痹。"患者为勤劳的农田耕作妇女，栉风沐雨，不避寒暑，正气不足，感受风、寒、湿、热之邪，发为风湿热痹。右膝关节红肿热痛，肿胀如斗，痛不欲生，不可触摸，汗出如洗，无有宁时，不得安寐。双足屈伸不利，发热多汗，烦渴不止。右膝关节有化脓之虞。初诊急投白虎桂枝汤加味。方以白虎汤清热除烦、养胃生津，桂枝疏风通络；忍冬藤、连翘清热解毒通络，合黄芩清热燥湿解毒，助白虎诸药清热除烦；青黛清热解毒、凉血消肿，加赤芍、白芍清热凉血、化瘀和营止痛，生地黄清热凉血、养阴生津；防己、桑枝祛风通络利湿；川牛膝补肝肾、强筋骨，活血化瘀止痛，引药下行，合乳香、没药活血通络定痛；炙甘草调和诸药。全方共奏清热除烦、通络搜风、解毒凉血、利湿除痹、化瘀定痛之功。另加虫药补草木药性之不逮，以全蝎、蜈蚣、炮甲片搜风通络、解毒消肿、化瘀活血、蠲痹止痛，蜈蚣且有补肾助阳之功。二诊住院1周无明显好转，自动出院已6天。加生石膏至 60g，知母量至 15g，以加强清热泻火、除烦止渴治气分实热之力；加秦艽、虎杖，旨在祛风湿、除痹痛、清热解毒。三诊诸症悉减，见微知著，阳虚已露端倪。附子、川乌、草乌分别是毛茛科多年生草本植物乌头的子根、块根和毛茛科多年生野生植物北乌头的块根，辛、热，有毒，有补火助阳、散寒止痛功效，川乌、草乌止痛之力胜于附子，故用小剂量川乌、草乌温阳通痹止痛，制石膏、知母之寒凉；炙甘草加量解川乌、草乌之毒；忍冬藤、连翘、黄芩燥湿清热、解毒通络祛风；秦艽合桑寄生、桑枝、牛膝清热祛风通络，以利关节、强筋骨、补肝肾；防己、土茯苓利湿解毒，通利关节。余药如前。四诊以虎杖易黄芩，清热解毒，化瘀通络，祛风除痹；加木瓜舒筋活络化湿，合牛膝治下肢湿热痹痛。五诊药随证转，桂枝芍药知母汤加减，寒温并用。《金匮》桂枝芍药知母汤本为风湿历节肿胀疼痛从寒化热证而设，今因烦热减退、寒湿尚存施用，其意一也。方用桂枝、芍药、甘草调和营卫，合知母清热养阴生津；合麻黄、防风、白术祛风通阳除湿；川乌、草乌温经散寒、祛风止痛；防己利水消肿、祛风止痛；忍冬藤、连翘、虎杖、川牛膝、宣木瓜、桑寄生及虫药蕲蛇、全蝎、大蜈蚣、炮甲片方解如前。全方共奏祛风除湿、温经宣痹、滋阴清热、解毒消肿、搜风止痛之功。此后随症调治，辅以针灸，至 2006 年 2 月 28 日，风湿热痹痊愈停药。纵观全程，初诊为典型之"风湿热痹"无误，非大剂石膏、知母何以得解？随着壮热烦渴渐解，却渐见寒湿痹证之象，可见既往尚有风寒湿邪隐伏，非附子（川乌、草乌）、麻黄辈何以得瘳？石膏、附子属药中"四维"（朱良春老师言"四维"尚有人参、大黄，与张介宾"四维"之人参、熟地黄、附子、大黄略异，互参），辨证得当，可起大症。尽早使用虫类药搜风蠲痹、益肾壮督，能有效防治风湿痹证所致的关节畸形。

### 6. 风寒湿痹热化证验案（类风湿性关节炎）

殷某，女，57 岁。2013 年 12 月 26 日初诊。

右食指掌指关节肿痛 2 个月，右足第 3、4 跖趾关节麻木 3 个月。

2013 年 12 月 20 日就诊于无锡市某医院风湿科，做相关检查。血液检测：抗"O"88.4IU/mL，类风湿因子 42.20U/mL，C - 反应蛋白 <5mg/L。拟诊"类风湿性关节炎"。告之该病是一种慢性、进行性、侵蚀性疾病，发病隐匿，用激素治疗能控制而不易根治，且副作用较大。中医治疗该病有一定优势，建议请有经验的老中医诊治，慕名径直来我处求诊。诉右手握拳疼痛，不能持物，无晨僵，热则痛减。双膝关节登楼疼痛。右足第 3、4 跖趾关节麻木，得温热稍舒。苔薄白，脉细。

证属风寒湿痹，以寒、湿二邪为胜者。法当温经散寒，祛风除湿，搜剔通络，益肾蠲痹。

制川乌、草乌各 15g（先煎），川桂枝 15g，赤芍、白芍各 15g，桑枝 30g，鬼箭羽 20g，穿山龙 50g，淡干姜 10g，海风藤 30g，白芥子 10g，当归 12g，熟地黄 15g，露蜂房 10g，仙灵脾 15g，制乳香、没药各 10g，川牛膝 15g，炙甘草 6g。另：中药免煎颗粒淡全蝎6g、水蛭3g、炮甲片5g，日2次分服。日1剂。

此后，次第出现双手小指第2指间关节内侧疼痛、双足掌前部疼痛（睡后直立疼痛，行走痛加，活动片刻疼痛消失，晨间尤著，疑似"晨僵"）、右膝关节疼痛等。至3月17日后双手患指及掌指关节肿胀疼痛、按压痛均已消失，活动自如；足趾疼痛显减。然2014年2月25日原市医院血液检测：类风湿因子39.6U/mL，较2013年12月20日减不足言。且自3月20日始，见左拇指掌指关节肿胀疼痛，不红；双足第3～5趾略显肿胀，疼痛殊甚，40～70分钟缓解，汗出。病情呈进展加重态势。期间随症起用鹿角胶、黄芪、麻黄、生姜、羌活、独活等药。

2014年3月31日七诊：自日本旅游归，期间停药4天。3月20日至今左拇指掌指关节疼痛红肿7～8天；双足第3～5趾略肿胀，疼痛殊甚，40～70分钟缓解，汗出微渴，无明显晨僵。纳眠俱好，二便如常。苔薄，脉细。左拇指掌指关节略红肿、疼痛加重7～8天；双足第3～5趾略肿胀，呈对称性，疼痛殊甚；汗出口渴。风寒湿痹已现热化之象，还当以温经散寒、宣痹通阳、祛风胜湿为主，辅以清热养阴，虫药通络蠲痹止痛。方从桂枝芍药知母汤化裁。

制川乌、草乌各30g（先煎），川桂枝15g，赤芍、白芍各15g，知母10g，穿山龙50g，乌梢蛇20g，羌活、独活各15g，炙麻黄6g，白芥子10g，生姜3片，鹿角胶12g（烊冲），制乳香、没药各10g，当归12g，熟地黄15g，仙灵脾15g，川牛膝15g，炙甘草6g。另：中药免煎颗粒淡全蝎6g、水蛭3g、炮甲片5g，日2次分服。日1剂。

前方启用知母，川乌、草乌加量至30g，效著。其后呈邪正胶着状态。关节肿痛、汗出、口渴或重或轻，最轻时左拇指掌指关节肿痛消失、不红；双足第3、4趾肿痛显减，右足疼痛基本消失，左侧尚见。曾见风寒侵袭，肺失宣降，肺气上逆而咳7～8天，加北细辛10g，解表散寒，温肺止咳而愈。

2014年5月17日十一诊：疼痛持续，仅傍晚5～6时基本消失，汗出，略口渴。左拇指掌指关节略红微热，肿痛著。疼痛肿胀反复，病进。苔薄，舌略红，脉细微数。原市医院血液检测：4月15日抗"O"109.0IU/mL，类风湿因子28U/mL；4月30日抗"O"80.9IU/mL，类风湿因子34.9U/mL，C-反应蛋白<5mg/L，血沉7mm/h；6月17日抗"O"59.4IU/mL，类风湿因子26.3U/mL。因出国旅游，车马劳顿，停药数天，且感受风寒而咳，肢体疼痛，虽服药咳止，邪侵正虚，风寒湿痹郁而化热，关节红肿热痛，汗出口渴，病情进展。亟当辅以清热通络，祛风除湿，寒温并用。

制川乌、草乌各30g（先煎），熟附片15g（先煎），川桂枝15g，生石膏30g（先煎），知母10g，穿山龙50g，北细辛10g，乌梢蛇20g，赤芍、白芍各15g，羌活、独活各15g，鬼箭羽30g，制乳香、没药各10g，白芥子10g，露蜂房10g，炙麻黄6g，熟地黄15g，当归10g，忍冬藤30g，炙甘草6g。另：中药免煎颗粒淡全蝎6g、水蛭3g、炮甲片5g，日2次分服。日1剂。

药后病情改善，左拇指掌指关节肿痛止，双足趾跖关节肿胀、晨僵、疼痛稍减。

此后病情仍不稳定，或有加重。生石膏加至 50 ~ 60g，知母 15g，穿山龙 60g，病情渐趋缓解。

2014 年 7 月 22 日十七诊：肢体疼痛肿胀病情显减。大椎穴下尚见掣痛，右手足疼痛基本消失，左大拇指屈曲疼痛尚著、略肿。易汗，口不渴。眠安。检测类风湿各相关指数基本或接近正常。苔薄，脉细。病情虽减，尚不稳定。暑湿当令，谨防热化反复。

制川乌、草乌各 30g（先煎），熟附片 15g（先煎），川桂枝 15g，白芍 15g，生石膏 60g（先煎），知母 15g，穿山龙 60g，乌梢蛇 30g，鬼箭羽 30g，当归 10g，熟地黄 10g，白芥子 10g，露蜂房 10g，忍冬藤 30g，川牛膝 15g，生姜 3 片，仙灵脾 15g，炙甘草 6g。另：中药免煎颗粒淡全蝎 6g、水蛭 3g、炮甲片 5g，日 2 次分服。

入夏至秋，天气多阴湿，内外合邪，至 9 月始，肿胀疼痛稍有反复。唯血液检测渐趋正常，稍安。起用苍术 15g（桂枝苍术白虎汤）、雷公藤 20g、六轴子 1g（入煎）调治得安。至 2014 年 12 月 30 日，患者关节肿胀、疼痛诸症消失已月余。市某医院血液检测：2014 年 9 月 10 日抗 "O" 67.5IU/mL，类风湿因子 20.0U/mL；肝肾功能无异常。10 月 30 日肝肾功能、血糖、血脂检测均无异常，抗 "O" 71.0IU/mL，类风湿因子 16.9U/mL，血沉 5mm/h。

本案历经病起→病进（化热）→相持→病退→临床治愈各个阶段。纯中药治疗历时 1 年，方随病变，量随病加，相关检测项目各指数递减直至正常，关节肿胀疼痛消失，未造成关节畸形和功能障碍而达 "临床治愈"。现仍继续服药调治之中，拟逐步减量撤药，避免停药病情反复，逐渐过渡，用益肾蠲痹丸巩固善后，以冀痊愈，杜绝后遗症、并发症的发生。

**按：**初诊取《金匮要略》桂枝附子汤治 "风湿相搏，身体疼烦，不能自转侧" 意，以川乌、草乌、桂枝搜风定痛除湿、温经助阳散寒，三药同用则治风寒湿杂合成痹之疼痛，其效益彰；桂枝合赤、白芍则和营卫，通络缓急止痛；干姜、甘草解川乌、草乌之毒，而温经祛风、除湿定痛之力尤加；鬼箭羽化瘀行血，活络止痛以疗痹证；穿山龙活血通络，其与鬼箭羽、雷公藤等有调节免疫、类似甾体激素样作用，擅治风湿痹痛；桑枝、海风藤祛风湿，利关节，通经络，止痹痛；白芥子化骨骱间痰湿，消肿散结止痛；当归、熟地黄养血通络祛风；露蜂房、仙灵脾益肾壮督，温阳除痹；乳香、没药活血通络，消肿止痛；佐牛膝补肝肾，强筋骨，活血化瘀通络，标本兼顾。全蝎、水蛭、炮甲片虫蚁搜剔，祛风通络，散结蠲痹定痛。

七诊风寒湿痹热化。取桂枝祛风活血，白芍和营清热，两药合用以调和营卫，得赤芍之助，通畅血脉之力尤加；知母养阴清热，赤芍清热解毒，凉血化瘀，通络止痛，相得益彰；麻黄、细辛、羌活、独活通阳散寒，祛风胜湿以宣痹止痛，白芥子温通经络，化痰散结止痛；川乌、草乌温经散寒止痛，得生姜之助，减毒增效；甘草调和诸药。余药穿山龙、乌梢蛇、鹿角胶、乳香、没药、当归、熟地黄、仙灵脾、牛膝及全蝎、水蛭、炮甲片等虫药如前。十一诊还以桂枝疏风通络，加生石膏合知母清热除烦生津，亦制川乌、草乌、附子温燥太过伤阴；得当归、熟地黄养阴补血活血之助，冀关节肿痛、汗出口渴得平。佐忍冬藤清热解毒，通络消肿止痛。余药大致如前。十七诊去麻黄、细辛、羌活、独活之辛散，以免耗气伤阴；重用生石膏、知母清热养阴，以防暑热内迫致风寒湿邪热化加重；仙灵脾、川牛膝益肾精、补肝血、强筋骨，合诸药益肾蠲痹。入夏至秋气候阴湿，内外合邪，9月份病情反复，予桂枝苍术白虎汤（去粳米）调治得安。

**感悟：** 仝小林教授在《方药用量策略之一：因病施量》一文中说，"因病施药"，即"与病相关的量效关系，简称'病量效'。这里的病是指疾病的种类及病势"。其有"需要长期调理的慢性病、上焦病、轻浅的疾病（正邪相当或病邪轻浅），小剂量用药即可收四两拨千斤之效，治疗这类疾病，剂量宜小。而对危重症、沉疴痼疾、病邪深重的疾病（一般邪实盛或正气虚极），剂量宜大。真所谓重剂起沉疴，小剂量杯水车薪恐于事无补"。"因病施量具体包含'随病施量'和'因势施量'两个方面"。本案为众多"因病施量"和"因病施药"范案再实践成功案例之一。

类风湿性关节炎属中医学"顽痹"范畴，素有"不死的癌症"之喻，早期诊断、早期治疗至关重要。西医以激素类药取效。朱良春国医大师创益肾蠲痹丸（汤），治疗该病有较好的疗效。盖顽痹病变在骨，肾主骨，督脉督司一身之脉，故"益肾壮督"是为治本之道，是案贯彻始终。中药穿山龙、鬼箭羽、雷公藤等治疗该病效著，文献报道均有调节免疫功能、抗炎镇痛、抗变态反应等多种药理作用。本案七诊病情反复当与旅游停药有关，其后穿山龙以加量取得满意疗效，也说明此等药理作用与激素有一定的相似性，缓慢减量体现了辨证辨病、中西医结合、因病施药的方法。

（本案由谭晓风、沈桂祥整理）

益肾蠲痹丸的组成是熟地黄、仙灵脾、鹿衔草、淡苁蓉、全当归、鸡血藤、蜂房、蕲蛇（缺时可用乌梢蛇代）、地鳖虫、僵蚕、蜣螂虫、炮甲片、全蝎、蜈蚣、广地龙、甘草等，共研细末，泛丸如绿豆大，每服6~8g，每日3次，饭后服。基于痹证以寒湿型为主，汤方运用中常加入川乌、草乌、附子等。

### 7. 皮痹验案（皮肤角化增生症）

李某，男，47岁。1995年12月16日诊。

双手食、中、小指关节及第3掌指关节背侧皮肤茧样增生改变，手背皮肤僵化七八年。患指关节活动尚可，背侧灰黑色茧样隆起，触捏不痛；双手背侧皮肤色素沉着，晦暗，粗糙皲裂，增厚板滞无弹性，局部有冻疮。素体畏寒，入冬尤殊。1988年及

1992 年曾在某地区医院和某省级医院求治，确诊为"皮肤角化增生症"，遍用内外治法乏效。舌淡紫，苔白，脉沉。

本病属皮痹，由阳虚阴盛，寒凝痰瘀，气血凝滞肌腠而成。治宜温阳通腠，益气和营，消痰软坚化瘀。予阳和汤加味。

熟地黄 30g，鹿角胶 15g（烊冲），桂枝 12g，干姜 10g，麻黄 6g，白芥子 12g，炙甘草 6g，熟附片 10g（先煎），黄芪 30g，当归 10g，炮甲片 10g，生牡蛎 20g（先煎）。日 1 剂，水煎 2 次分服。另：水蛭粉 5g，入胶囊，日 3 次分服。

首方用 3 个月，双手茧脱皮软，光滑如初。

**按**：证属皮痹，用阳和汤温阳通腠当是不二法门。加附子、黄芪、当归、白芍温阳益气补血，助桂枝、干姜、熟地黄、鹿角胶温阳散寒、益肾填精；加白芍偕桂枝调和营卫，助麻黄通阳开腠；加炮甲片、牡蛎、水蛭软坚化瘀，助白芥子消痰行滞；甘草补气，调和诸药。全方和衷共济，补肾填精，温阳通腠，祛风通络，化瘀软坚，消痰散结除痹。惜乎半年后断了音讯，未能追踪随访。

（本案为《阳和汤新用举隅》三案之一，发表于《江苏中医》2002 年第 9 期）

### 8. 血痹验案（不安腿综合征）

周某，女，31 岁。2011 年 5 月 10 日初诊。

眠差，入夜手足无措，不得安寐已年余，呈加重态势。素体畏冷怯风，时见头晕。自去春以来，四肢麻木，无处安放，入夜尤著，足冷，双腿肌肉酸楚疼痛，或如蚁行噬咬，小腿肌肉挛急，难以入寐，心烦焦虑，常欲起床行走，须用温热被褥包裹，并用重物压制，方得入睡。入夏以来，因空调吹拂，病情加重。有胃病史，市某医院胃镜诊断浅表性胃炎。月经量偏少，带下清稀。苔薄舌淡，脉细濡涩。

本病以入夜手足无处安放、无所适从、不得安寐诸多症状而言，应属西医学之"不安腿综合征"；就中医辨证而论，素体畏寒怯风，肢体麻木不仁，脉细濡涩，证属"血痹"。盖由气血亏虚，阳气失于布达，血行不畅所致，易为外风引发。法当温阳益气通脉和营，黄芪桂枝五物汤合止痉散加味，标本兼顾。

黄芪 30g，川桂枝 20g，白芍 20g，生姜 5 片，大枣 7 枚，鸡血藤 30g，当归 10g，生龙骨、牡蛎各 30g（先煎），酸枣仁 30g（打），夜交藤 30g，合欢皮 20g，黄连 8g，淡吴茱萸 6g，广地龙 15g，白僵蚕 15g，露蜂房 10g，炙甘草 6g。另：中药免煎颗粒淡全蝎 6g、大蜈蚣 4g，和均，入胶囊，日 2 次冲服。7 剂。

2011 年 5 月 19 日二诊：前投黄芪桂枝五物汤加味，尽剂能寐，已无手足无处安放感觉，蚁行噬咬疼痛消失。尚觉四肢麻木，双腿酸楚，手足寒冷，仍包裹被褥压实睡眠。苔薄舌淡，脉细濡涩。效捷。然素体阳虚，气血亏虚，血行瘀阻，绝非旦夕可愈。手足无措及部分症状好转消失，标也。前方续进。7 剂。

2011 年 5 月 27 日三诊：手足无措，不得安寐，虫咬蚁行，头晕、胃脘不适次第消失。素体畏冷怯风、足冷、四肢麻木、双腿肌肉酸楚疼痛挛急虽减未去，带下清稀如水。苔薄，舌淡，脉细濡涩。阳气未复，阴血涩滞不畅。前方损益再进。

黄芪 30g，川桂枝 30g，生白芍 30g，生姜 5 片，大枣 7 枚，生龙骨、牡蛎各 30g（先煎），鸡血藤 30g，当归 10g，酸枣仁 30g（打），夜交藤 30g，合欢皮 20g，广地龙 15g，白僵蚕 15g，露蜂房 12g，炙甘草 6g。另：中药免煎颗粒淡全蝎 6g、大蜈蚣 4g，和匀，入胶囊，日 2 次冲服。7 剂。

2011 年 6 月 4 日四诊：近日劳累着凉，又见足冷、无所适从，小腿短暂挛急，眠差。苔薄，脉细濡涩。卫阳素虚，又因风邪所感，血痹、不安腿病情又见反复，但稍轻。加附子以温阳，增黄芪之量以补气，扶正祛邪。

熟附片 20g（先煎），黄芪 50g，川桂枝 30g，生白芍 30g，生姜 5 片，大枣 7 枚，生龙骨、牡蛎各 30g（先煎），鸡血藤 30g，当归 10g，酸枣仁 30g（打），夜交藤 30g，五味子 10g，广地龙 15g，白僵蚕 15g，露蜂房 12g，炙甘草 6g。另：中药免煎颗粒淡全蝎 6g、大蜈蚣 4g，和匀，入胶囊，日 2 次冲服。10 剂。

2011 年 6 月 13 日五诊：足温，畏冷怯风、四肢麻木、双腿肌肉酸楚疼痛挛急、蚁行噬咬及小腿肌肉手足无所适从、胫挛急悉去，眠安。水样带下消失，见少量稠带。脘适。苔薄，脉小弦。血痹、不安腿综合征痊愈。前方续进以冀巩固。调治月余，面有华色，经水、带下色质均无异常。随访半年余，未见复发。

**按：** 不安腿综合征是一种感觉运动障碍性疾病，其主要临床表现为夜间睡眠双下肢极度不适，可有下肢深部烧灼、疼痛、刺痛、撕裂痛、蠕动、虫咬、蚁行、瘙痒感，以致双腿无处安放，不能入睡，痛苦焦虑异常，迫使患者不停地移动下肢或下地行走方可缓解，导致严重的睡眠障碍。中医无此病名，《灵枢·百病始生》有"厥气生足悗"，"（足）悗生胫寒，胫寒则血脉凝涩"的记载。明代张介宾注："寒逆于下，故生足悗，谓肢节痛滞，不便利也。"《灵枢》《素问》尚有"胫酸""髓酸"的记载，《伤寒杂病论》尚有"血痹""胫病""腿挛急"的描述，与本病表现相似。故不安腿综合征应参考"足悗""厥""血痹"辨证。其病机为阳气失于布达，血虚络痹，经脉失养。《金匮要略·血痹虚劳病脉证并治》说："血痹阴阳俱微，寸口关上微，尺中小紧，外证身体不仁，如风痹状，黄芪桂枝五物汤主之。"血痹以局部肌肉麻木为特征，阴血涩滞重者可有酸痛，"如风痹状"，似风而非风，与风痹是有区别的。"身体不仁，如风痹状"，是其辨证眼目。《素问·痹论》说，"其风气胜者，为行痹"，"风性主动，善行而数变"，风痹即行痹。不安腿综合征除有麻木不仁之血痹表现外，还常有双腿疼痛、抽搐、痉挛、瘙痒、蚁行等风痹多变的表现。故本案以《金匮》黄芪桂枝五物汤为主，温阳益气通脉和营，合止痉散、芍药甘草汤舒挛祛风止痛，取得了比较满意的疗效。以黄芪甘温益气，倍生姜助桂枝通阳行痹，芍药养血和营，生姜、大枣调和营卫，温、补、通、调并用，以益气通阳、和营行痹贯彻始终。初诊加鸡血藤、当归补血活血、通络行痹；止痉散全蝎、蜈蚣、地龙、僵蚕祛风解痉止痛；生龙骨、牡蛎镇惊安神、平肝潜阳，助酸枣仁、夜交藤、合欢皮养心安神、祛风通络解郁；生龙骨、牡蛎与止痉散相合，祛风解痉止痛之力尤增；黄连、吴茱萸辛开苦降，杀菌以治胃疾。诸药协同，疗效如此快捷，出乎意料，加用虫药祛风舒挛止痛，标本兼治，功不可没。二诊效不更方。三诊胃脘不适已愈，去黄连、吴茱萸，加桂枝、芍药量至各30g，冀加强温阳通脉和营之力，合甘草（芍药甘草汤）缓急止痛。四诊因寒反复，加附子以温阳，增黄芪之量以补气，扶正祛邪；加五味子滋肾阴，宁心安神。五诊痊愈，原方调治巩固。

### 9. 浊瘀痹验案之一（痛风）

王某，男，55岁，马鞍山人，小业主。2007年3月19日初诊。

夜间特发性右踝、足背肿胀疼痛、焮红发热4天，灼手拒按。既往无类作史。发作前数日饮酒暴食。平素喜啖肥甘，嗜酒，每日饮白酒8两或其他酒类若干。形盛体胖。大便每日上午3次，溏薄。有高血压、冠心病史。3月9日外院体检，肝肾功能、尿检无明显异常，空腹血糖为正常临界值，血尿酸400μmol/L。苔白腻，脉弦滑。

本病属西医学嘌呤代谢紊乱引起的高尿酸血症之"痛风"，朱良春老师之谓"浊瘀痹"也。患者10天前血尿酸已高值临界，连日酗酒暴食，血尿酸已异常超标无疑（拒检）。丰腴痰湿之体，喜食膏粱厚味，嗜酒成性，脏腑功能失调，脾失运化，肾失气化，清浊代谢紊乱，水谷不归正化使然。其本在脾肾，其标在筋骨也。治当泄化浊瘀，蠲痹通络。冀浊瘀渐化，尿酸得降，脏腑功能协调，清浊代谢复常。予"痛风汤"加减。嘱戒酒节食减肥，饮食清淡，忌食动物内脏、豆类和豆制品、海鲜鱼虾等高嘌呤食物，方能言治，切勿掉以轻心。

土茯苓60g，粉萆薢30g，威灵仙30g，茯苓30g，川黄柏10g，苍术15g，生薏苡仁30g，川牛膝15g，桃仁泥10g，红花10g，黄连6g，黄芩20g，葛根30g，牡丹皮15g，赤芍15g，炒延胡索20g，炙甘草6g。7剂。

2007年3月26日二诊：浊瘀痹（痛风）8天，初突发右足背踝以下肿胀疼痛、焮红发热，予清热泄化浊瘀方药，焮红发热、肿胀疼痛十去其八，效捷。大便溏薄，日2次，少实。血压116/80mmHg（服降压药后）。苔糙腻，脉滑。效不更方。7剂。

2007年4月2日三诊：浊瘀痹（痛风）16天。右踝、足背肿胀疼痛全消。大便日2~3次，溏薄。苔薄，脉滑。标证得治，兼宜图本。前方损益再进。

土茯苓60g，粉萆薢30g，威灵仙30g，川黄柏6g，苍术15g，生薏苡仁30g，川牛膝15g，泽兰20g，牡丹皮15g，赤芍15g，黄连6g，黄芩20g，葛根30g，熟附片6g，茯苓30g，炙甘草6g。另：烫水蛭3g，淡全蝎6g，研末和匀，入胶囊，日3次分服。15剂。

2007年4月17日四诊：三诊后携药回乡半个月，肿胀疼痛诸症悉愈。慢泄夙恙显减，日1~2次，基本成形。纳眠俱好。苔薄白，脉滑。得陇望蜀，再予泄化浊瘀，通络搜剔尿酸结晶，调治脾肾以冀巩固。

土茯苓60g，粉萆薢30g，威灵仙30g，川牛膝15g，熟附片10g，党参15g，茯苓30g，白术15g，生薏苡仁30g，黄连6g，黄芩15g，葛根30g，补骨脂15g，生山楂30g，炙甘草6g。另：烫水蛭3g，淡全蝎6g，研末和匀，入胶囊，日3次分服。

上方调治两个月，血尿酸下降至300μmol/L，停药。2008年春，应酬频繁，因未能坚持戒酒，恣啖口福，右踝以下痛风复发不能步履，肿胀灼热，痛不可近，无眠4天，不堪其苦来诊，血尿酸高达678μmol/L，伴高脂血症，如法调治而愈。

**按：** 痛风之名，始于李东垣、朱丹溪，属广义的痹证范畴。朱良春老师在他的《医学微言》"浊瘀痹（痛风）辨治一得"中说，西医学之痛风，系指嘌呤代谢紊乱引起的高尿酸血症之"痛风性关节炎"及其继发病症，病名虽同，概念则异。为求中西医病名病机的基本一致，朱良春老师将痛风以"浊瘀痹"名之，指出风、寒、湿可为诱因却不是主因，浊毒之邪高尿酸血症生之于内而非受之于外，湿浊瘀滞内阻才是其主要病机。痛风患者多丰腴痰湿之体，并有嗜酒、喜啖肥甘之好，导致脏腑功能失调，升清降浊无权，因之痰湿滞阻于血脉之中难以泄化，与血相结而为浊瘀，闭留于经脉，则骨节肿痛，关节畸形，甚则溃破，渗溢脂膏，或郁闭化热，聚而成毒，损及脾肾，初则腰痛、尿血，久则壅塞三焦，而成"关格"危候，即"痛风性肾炎"而致肾功能衰竭之症。"凡此悉皆浊瘀内阻使然，实非风邪作祟"之"非风"论，道出了痛风始于"内伤"而非"外感"的真谛，符合临床实际，也与西医学关于"高尿酸血症与痛风是嘌呤代谢障碍引起的代谢性疾病"观点相契合，其虽有"或与外邪相合"之说而仍应归属于内伤疾病范畴。《素问·调经论》说："邪之所生也，或生于阴，或生于阳。生于阳者，得之风雨寒暑，生于阴者，得之饮食居处，阴阳喜怒。"此之谓也。

本案似属原发性痛风。痛风汤以土茯苓、粉萆薢、威灵仙合用为主药，有显著降解尿酸清泄瘀浊的功效，其余尚由桃仁、红花、泽兰、泽泻、薏苡仁、车前子、苍术、山慈菇等药组成。初诊、复诊以重剂土茯苓祛湿毒而利关节。《本草纲目》尝谓土茯苓"健脾胃，强筋骨，祛风湿，利关节，止泄泻"。《本草正义》又谓其"利湿祛热，能入络，搜剔湿热之蕴毒"。辅以大剂粉萆薢利湿浊而舒经络。威灵仙辛散，走而不守，《药品化义》谓其"宣通十二经络"。三药合用，清泄瘀浊，降低血尿酸，为主药，堪当泄化浊毒重任；合"四妙"燥湿清热，健脾渗湿泄浊，补肝益肾化瘀，引药下行以达病所；伍桃仁、红花、牡丹皮、赤芍、延胡索活血化瘀，凉血解毒，通络止痛；加黄连、黄芩、葛根清热解毒，燥湿健脾，升清阳而降浊阴；甘草和中，调和诸药。三诊去延胡索。以泽兰易桃仁、红花，活血化瘀，利湿泄浊。起用小剂附子温阳祛风，一者于大队清泄浊瘀药间反佐祛风开闭；二者湿热浊毒渐清而大便溏薄未减，少佐附子补火生土。合茯苓温阳健脾利湿，使气化复常，分清泌浊，脾运有权，水谷精微得以正化。此治本之道，深有意焉。另以全蝎、水蛭破结开瘀，以利受损关节经隧之修复（此外虫类搜剔，尚有消痰、软坚、散结、定痛、解毒及消弭痛风结石的功效）。四诊苔薄白，为素体脾胃虚寒佐证。以土茯苓、粉萆薢、威灵仙泄浊解毒，降低血尿酸；川牛膝补肝肾而化瘀，引药下行以清余邪；熟附子稍增其量温阳扶脾，与党参、白术、茯苓、生薏苡仁、补骨脂补脾利湿而健脾运；黄连、黄芩、葛根、山楂清脾胃湿热积滞余邪，且化瘀降脂。甘草调和诸药。全蝎、水蛭开瘀散结如前。

### 10. 浊瘀痹验案之二（痛风）

丁某，男，76岁。1996年4月9日初诊。

左足踝、足背肿胀，第1跖趾关节肿胀焮红发热，疼痛如锥突发8天，痛不可近，夜甚，高抬患肢并服炎痛喜康止痛。突发类作已3年，服激素可以缓解。双膝关节疼痛肿胀年余，行走、上下楼尤著，寒冬、劳累加重亦已数年，近日双膝关节略红肿，疼痛加重。查血沉、抗"O"正常，血尿酸748μmol/L，肝肾功能、尿常规无异常；X线片示"髌骨骨刺"。

每日收看电视、广播评弹节目时小酌1～2次。性喜豆类、豆制品菜肴及海鲜鱼虾鲜美食品。苔白舌淡，脉沉弦滑。

素性偏嗜豆类鱼虾鲜美高嘌呤食物，日日小酌，久而脏腑功能失调，更加年迈脏气日衰，脾失健运，水谷精微不归正化，肾脏气化失常，清浊相混，湿浊瘀滞成毒，流注血脉筋骨关节不得泄化，郁而化热则局部突发红肿灼热、剧烈疼痛。此即嘌呤代谢失常，高尿酸血症引发之"痛风"，朱良春老师之谓"浊瘀痹"也。此外，素禀虚寒，双膝关节痹痛已现热化之象，且伴生骨刺。病情寒热错杂，法当泄浊化瘀解毒，温清并用，加虫类药开闭散结定痛。

嘱戒酒，清淡饮食，忌动物内脏、豆类及豆制品、海鲜鱼蟹等高嘌呤食品，以减少血尿酸的生成，恢复脏腑功能的协调。

土茯苓50g，川萆薢30g，威灵仙30g，虎杖30g，金银花15g，赤芍10g，黄柏10g，苍术10g，川牛膝15g，川桂枝10g，白芍10g，知母10g，川乌、草乌各6g（先煎），炙甘草6g。另：蕲蛇6g，大蜈蚣4g，水蛭4g，炮甲片6g，共研细末，入胶囊，日3次分服。日1剂。

1996年4月24日二诊：左足疼痛已止，左足踝、跖趾关节焮红肿胀消退，夜能安睡。双膝关节肿胀疼痛改善，色红退。双下肢乏力。既显效机，毋庸更张，原方续进。

1996年5月8日三诊：双膝关节、左足疼痛已止，左足踝足背肿胀、跖趾关节焮红肿胀悉愈。双下肢活动自如，唯上下楼膝部尚有疼痛。苔白舌淡，脉沉细弦。痛风虽愈，表象也，还当泄浊化瘀解毒，分清泌浊，降低血尿酸浓度，注意饮食宜忌，方得平安；"肾主骨"，双膝关节骨性痹痛当从肾论治，宜缓图之。苔白舌淡，脉沉细弦，风寒湿痹热化之肿痛消失，寒象显露之征。

土茯苓30g，川萆薢30g，威灵仙30g，川桂枝12g，白芍12g，川乌、草乌各10g

（先煎），骨碎补 15g，鹿衔草 30g，熟地黄 12g，桑寄生 15g，独活 10g，川牛膝 15g，露蜂房 10g，炙甘草 6g。另：蕲蛇 6g，大蜈蚣 4g，水蛭 4g，炮甲片 6g，共研细末，入胶囊，日 3 次分服。日 1 剂。

上方续服 1 个多月，查血尿酸正常，痛风未见再发，膝关节肿胀疼痛痊愈，上下楼梯自如，当年寒冬亦无不适。

**按：**西医学认为，痛风可分为原发性和继发性两大类，常有阳性家族史，属多基因遗传缺陷。原发性痛风是由先天性嘌呤代谢紊乱所致；继发性痛风是由于其他疾病、药物等引起尿酸生成增多或排出减少，形成高尿酸血症而致。原发性痛风以中年人为多见，40～50 岁是发病的高峰，平均年龄 44 岁。在儿童和老年人痛风中，继发性痛风的发病率较高。本病以男性居多，占 95% 左右（田德禄主编《中医内科学》）。女性多在更年期后发病（陆再英、钟南山主编《内科学》）。了解西医学对痛风的认识，对中医学浊瘀痹（痛风）辨证论治很有帮助。

本案是否属继发性痛风，尚需商榷。首诊取土茯苓、萆薢、威灵仙泄化浊毒，降低血尿酸。土茯苓善祛湿毒而利关节，萆薢善利湿浊而舒经络，两药合用，冀较快消除症状，降低血尿酸。得威灵仙通行十二经络、祛风湿、改善关节肿痛而兼治骨痹之助，泄浊毒，排尿酸，疗痛风，其效益彰。取桂枝芍药知母汤意（川乌、草乌易附子）温清并用，以治风寒湿痹热化证。用桂枝祛风活血，白芍和营清热、调和营卫、通畅血脉。少量川乌、草乌温经散寒、消肿定痛，亦为素体虚寒双膝痹痛肿胀而设。知母清热，一者清热以治痛风，一者治寒痹化热之势。炙甘草调和诸药。虎杖清热利湿解毒、通便泄浊，合威灵仙治风湿浊瘀痹痛、泄化浊毒尿酸。得金银花、赤芍之助，清热解毒，凉血化瘀通络，亦治寒痹化热证。黄柏、苍术、牛膝"三妙"，加强清热除湿通络、泄化浊瘀尿酸之效。蕲蛇、大蜈蚣、水蛭、炮甲片开瘀散结，祛风定痛，搜剔骨刺、尿酸结晶和痛风石，标本兼顾。二诊效不更方。三诊还以土茯苓、川萆薢、威灵仙泄浊毒、排尿酸、祛风利湿健脾，得蜂房之助，肾脏气化得旺，清升浊降。桂枝、芍药、川乌、草乌祛风活血和营，并稍大其量，温经散寒通痹，露蜂房、熟地黄壮督补肾蠲痹。桑寄生、独活、牛膝补肝肾、强筋骨、祛风湿，骨碎补、鹿衔草除骨痹止疼痛，且可延缓关节软骨退行性变，对增生性关节炎（骨痹）有效，合威灵仙其效益彰。甘草调和诸药。虫药如前，恕不赘述。土茯苓一药，古人常以之治疗梅毒、淋浊、脚气、瘰疬、疔疮痈疽、筋骨挛痛等病，因其功擅解毒除湿、通利关节，故治疗痛风泄化浊瘀有效。余曾以土茯苓 80g 加入辨证方中（含虫类药），治疗男性尖锐湿疣症，取得意想不到的疗效，盖亦取效于其较强的泄浊解毒、清热利湿之功。

有报道称百合、山慈菇等有秋水仙碱样作用，抑制白细胞趋化，减轻痛风性关节炎的症状，亦可随症选用。

### 11. 痿躄验案（马蹄内翻足）

郁某，男，69岁，原某中心小学校长。2008年2月23日初诊。

自退休伊始，受聘某镇党委协助工作，参与社会调查，不避寒暑，辗转村镇。因右踝内翻跛行，右踝关节内侧收引抽掣感已2~3年。近年右踝内翻跛行加重，无力，轻微疼痛，劳累则甚。2008年2月19日解放军101医院X线摄片印象：右跟骨骨质增生；右跟距关节退变。肌电图检查报告诊断意见：右下肢神经传导速度未见明显异常；右胫前肌肉显示神经源性损害表现（EMG右胫前肌轻收缩电压增高，时限延长，多相电位增多，重收缩峰电压增高）。经骨科、神经外科专家会诊诊断：马蹄内翻足（原因待查）。血糖检测：空腹5.4mmol/L，餐后2小时6.7mmol/L。静息患足无疼痛。纳眠好。二便尚调，或欠爽利。苔薄，舌淡，脉濡。

此痿躄证也。患者年近古稀，肝肾气血衰惫，久行伤筋，思虑劳倦伤脾，化源不足，水湿浸淫，肌肉筋脉失养弛纵，络脉痹阻，乃成是证。"治痿者独取阳明"，"阳明者，五脏六腑之海，主润宗筋，宗筋主束骨而利机关也"。当以健脾胃，益气血，滋肾阴，利湿热，通脉络为法。针刺、中药并施，俾气血冲和，肌肉筋脉舒缓协调乃愈。

黄芪50g，白术20g，茯苓20g，生薏苡仁30g，怀山药30g，山萸肉15g，熟地黄15g，当归10g，川牛膝15g，宣木瓜15g，威灵仙30g，红花10g，白芍15g，炙甘草6g。5剂。

针刺间日1次。取患侧足三里补法、阳陵泉平补平泻、三阴交补法、昆仑平补平泻、丘墟平补平泻、照海平补平泻、解溪平补平泻。

2008年2月29日二诊：右足内翻跛行，疼痛无力，针药并进，已能平踏步行。患者惊叹疗效如神，欣喜不已，针刺使痿弱弛纵肌肉之肌力得以改善，功不可没。苔薄，舌淡，脉濡。效不更方。服药、针刺如前。7剂。

2008年3月6日三诊：针药并进，已能正常行走，踝关节疼痛、乏力日见减轻。苔薄，舌淡，脉濡。守方服药、针刺如前。7剂。

2008年3月10日四诊：内翻足已行走自如，疼痛基本消失。纳眠好。二便调，爽利。服药、针刺如前。7剂。

3月18日五诊：行走如常，疼痛消失。

自2008年2月23日始，针药并进不过月许，马蹄内翻足痊愈，唯尚见乏力，不耐久行。患者由衷盛赞："中医药、针灸疗效神奇，真乃国之瑰宝！"守方服药、针刺2个月，以冀巩固。嘱切毋劳累、久行，适度行走，以使痿弱之肌肉肌力进一步恢复。

2010年6月6日回访，马蹄内翻足愈后行走如常，未见再作，唯右下肢尚略感乏力。本欲暑天行针刺治疗，无奈10天前体检发现肝脏肿瘤未能进行，已实施肝脏肿瘤治疗。

**按：**《素问玄机原病式·五运主病》说："痿，为手足痿弱，无力以运行也。"临床上以下肢痿弱较为多见，故称"痿躄"。"痿"是肢体痿弱不用，"躄"是指下肢软弱无力，不能步履之意。《素问·生气通天论》曰："因于湿，首如裹，湿热不攘，大筋软短，小筋弛长，软短为拘，弛长为痿。"本病多由湿热浸淫、五脏内虚、肢体失养引起。其病机大体可分为肺热津伤、湿热浸淫、脾胃虚弱、肝肾髓枯4种。《素问·痿论》指出其主要机理为"肺热叶焦"，肺燥不能输精于五脏，因而五体失养，产生痿软证候；并根据其病因、证候的不同，将痿证分为皮、脉、筋、肉、骨五痿，提出"治痿者独取阳明"之说，即补脾胃、清胃火、祛湿热以滋养五脏的一种重要措施。元代朱丹溪又有"泻南方、补北方"之论，是从清内热、滋肾阴着手，以金水相生，润养五脏。然终须辨证施治，不可执一而论。

马蹄内翻足多见于先天性畸形患者，其成因主要是足部肌力不平衡所致，即胫前肌和胫后肌（内翻肌）强而短缩，腓骨肌（外翻肌）弱而伸长，小腿三头肌（跖屈肌）强于胫前肌（足背屈肌）。久之，肌力的不平衡形成踝关节内翻畸形，负重加重了内翻畸形的发展。本案应属"筋痿""肌痿"范畴。痿躄之证，不外肝肾肺胃四经之病。肾主骨，生髓，为先天之本；肝主筋，肝肾同源；脾主肌肉，为后天之本、气血生化之源，经云：阳明"主润宗筋束骨而利机关也"，"治痿者独取阳明"。初诊取较大剂量之黄芪合白术、茯苓、生薏苡仁，健脾利湿以助生化之源，补气生血，山药兼补脾肾以扶其本；山茱萸补益肝肾、酸涩收敛气阴本元，熟地黄、当归补血养阴填精、活血通络化瘀；牛膝补肝肾、化瘀通络、引药下行，合木瓜舒筋活络、祛风除湿，为治风湿顽痹、筋脉拘急之要药，两药合用，其效益著。威灵仙"性猛急，善走而不守，宣通十二经络"（《药品化义》），与牛膝、木瓜三药相合，力专而效宏。红花化瘀通络，白芍、甘草酸甘化阴，养血柔肝，舒缓挛急之筋脉肌肉。足三里是全身重要的强壮保健穴，是针刺治疗痿躄的主穴，补气健脾，助气血之生化，提高病态肌肉神经的兴奋性；得阳陵泉（筋会）、三阴交（足太阴、少阴、厥阴交会穴）及昆仑、丘墟、照海、解溪诸穴协同，调整右下肢局部肌力的失衡，使之张弛协调而获痊愈。针刺、中药并进，取效神速，针刺注重局部，中药着眼整体，相得益彰。

## 八、气血津液病证

### 1. 舌衄验案

徐某，女，58岁，退休工人。1990年11月22日初诊。

舌上出血迁延反复两年余。1989年9月曾延余诊治，服药小瘥，即去河南省亲。1个月后舌衄复作，近3个月渐趋加重，口舌碎痛致寝食不安，时有低热，苦不堪言，因西药乏效而返乡诊治。

刻诊：张口可闻秽味，舌上渗血，红绛无苔，舌心光绛益著，舌边色稍淡，舌尖有细小点状溃疡，舌缘碎，舌体多细小裂纹，距舌周0.5cm处有一条与舌边平行之弧形裂纹，其长超过舌半，颇深。用力伸舌可见血液自裂纹和舌碎处微微渗出。舌体不肿大，活动自如。舌碎痛，进食尤加，是以饮冷淡食已数月，甚或饥不敢食，虽已入冬而饮食不能稍温。面色少华，唇燥口渴，入夜殊甚，烦躁少寐，午后低热。大便2～3日一行，质偏干，溲微热。脉细数。

本病属阴虚火炎舌衄。治宜滋阴清热降火，黄连阿胶汤合玉女煎加减。

黄连3g，阿胶10g（烊冲），赤芍、白芍、麦冬、知母、川牛膝各10g，生地黄30g，生石膏30g（先煎），连翘20g，川石斛12g（先煎），生甘草5g。水煎服，日1剂。

11月27日二诊：服药5剂，眠稍安，大便日一行。舌衄、舌色红绛减不足言。咽腭掀红灼痛2天，殆由外邪夹火上乘或血热蕴毒所致。上方去石斛，加金银花、玄参各15g，牡丹皮12g，以清热解毒、凉血止衄。5剂。

12月2日三诊：舌衄、舌绛、舌痛均见改善，咽腭掀红灼痛大好。然舌尖溃疡如故，溲尚热。上方加木通、竹叶续进，以助降火泄热之力。5剂。

12月7日，患者嘱老伴来院相告：舌衄日见递减，舌尖溃疡好转，刷牙时已能耐受牙膏刺激疼痛。口渴、溲热大减，眠安，心情愉悦。嘱上方续服5剂。

12月13日四诊：舌衄止，仍无苔，舌裂表浅，舌尖溃疡愈合，舌心尚红。咽腭红绛灼痛基本消失，溲热去，低热瘥。脉细。仍从前方损益。

阿胶10g（烊冲），白芍、麦冬、知母各10g，生地黄、连翘各20g，金银花、天花粉各15g，牡丹皮12g，炙甘草5g。

12月25日五诊：服上方12剂，舌衄未见再作，舌裂平复消失，舌色正常，苔生些许。遂以生脉饮加山萸肉、生地黄、熟地黄、阿胶、石斛组方日服，周余苔复。继服六味地黄丸2个月，随访至今，未见复发。

**按：**本案舌衄主要由舌裂所致，且兼有舌尖溃疡、舌碎。因其病情迁延，舌红光绛，口渴，烦躁，眠少，低热。病机当属阴虚火炎，迫血妄行。《诸病源候论·舌上出血候》说："心主血脉，而候于舌，若心脏有热，则舌上出血如涌泉。"而肾脉系舌本，舌尖属心，舌中属脾胃之分野。故治以滋肾水、降心火、清胃热，并予解毒凉血而获效。其所以复发者，阴液未复，水火不济耳。欲图巩固，除注意摄生宜忌外，当循"壮水之主，以制阳光"之训。

**感悟：**本案诊治距今已20余年，仔细阅读品味，仍不失为一则范案。辨证用药丝丝入扣，中规中矩；行文简洁流畅，生动细腻。其主药黄连仅今之用量之半，却已能达到预期疗效，而今中药市场假冒伪劣药品屡禁不绝，饮片质量下降，是导致现今中药用量偏大、叠床架屋式处方的原因之一。这让中医人无奈，长此以往，将何以为继！"重剂起沉疴"，对于一些药物的特殊需要则另当别论。

（本案发表于《江苏中医》1994年第7期）

**2. 紫斑验案（过敏性紫癜）**

韩某，男，25岁。2007年2月26日初诊。

过敏性紫癜复作2天。紫癜半个月，以身半以下为多，双下肢尤甚。大小不等，分布对称，反复发作。略畏寒恶风。无恶心、呕吐、呕血、齿衄、鼻血。大便日1～2次，成形，无黏液便。尿检曾见隐血（＋＋＋＋），蛋白（＋）。某医院确诊：过敏性紫癜。经输液激素治疗，紫癜消失已周许。昨日起形寒恶风，鼻塞声重，发热微汗，体温38℃，紫癜复作，双下肢见众多针尖、芝麻大小深红色丘疹、瘀斑，压之不退色。今日血常规检查：白细胞计数 $14.3 \times 10^9$/L，红细胞计数 $5.37 \times 10^{12}$/L，血红蛋白173g/L，血小板计数 $140 \times 10^9$/L，中性粒细胞比例88.0%，单核细胞比例1.9%，淋巴细胞比例10.1%。苔薄白，舌淡，脉浮细略数。

病由风邪热毒入营损络，肌肤皮腠血溢瘀滞而成紫癜。虽经输液激素治疗，余邪未清。今因外感风寒，营卫失调，外风内邪相合，紫癜复作。治宜和营祛风，清热解毒，凉血消癜。

川桂枝10g，赤芍、白芍各15g，生姜3片，大枣7枚，淡豆豉10g，净蝉衣10g，徐长卿15g，紫浮萍10g，紫草30g，连翘30g，金银花20g，生地黄20g，牡丹皮、丹参各10g，炙甘草6g。另：参三七4g（研末），入胶囊，日3次分服。

2007年3月12日二诊：紫癜退，鼻塞声重已释。其间因腹泻，自行停药1周，又见红色丘疹出血点萌生。略畏寒。大便日一行，成形。今日尿检：隐血（＋），余无异常。苔薄白，舌淡，脉细。过敏性紫癜，尿中隐血因"风"而起。愚以为"治血先治风，风靖血自宁"。还以治风为要，酌情益气固表。

川桂枝10g，赤芍、白芍各10g，生姜3片，大枣7枚，蝉衣10g，黄芪30g，防风10g，白术12g，徐长卿15g，紫浮萍10g，紫草15g，黄芩15g，连翘30g，金银花20g，牡丹皮20g，生地黄20g，炙甘草6g。另：参三七4g（研末），入胶囊，日3次分服。7剂。

2007年3月20日三诊：病情显减，体肤紫癜斑疹无明显新生者。大便日一行。尿检：隐血（＋），蛋白（±），白细胞（±），酮体（±），红细胞0～1个/高倍视野。苔薄黄，脉细。去黄芪、白术、防风之甘温以助热，再予清热解毒、凉血止血、和营祛风除癜。

赤芍、白芍各15g，牡丹皮15g，紫浮萍10g，紫草20g，徐长卿15g，蝉衣10g，连翘30g，金银花20g，白茅根30g，黄连6g，淡黄芩20g，阿胶12g（烊冲），生地黄30g，炙甘草6g。另：参三七4g（研末），入胶囊，日3次分服。7剂。

2007年4月5日四诊：工作劳累紧张，未能按时服药。身微痒，恶寒，心烦不寐，紫癜又见散在萌生。今日尿检：隐血（＋），蛋白（±），白细胞（±），酮体（±）。苔薄白，舌偏红，脉细弦。风邪未除，心火邪毒尚盛，故见恶寒，身痒，心烦不寐，紫癜增生。方从桂枝汤、麻黄连翘赤小豆汤、黄连阿胶汤诸方化裁。

川桂枝10g，赤芍、白芍各15g，生姜3片，大枣7枚，徐长卿15g，炙麻黄6g，连翘 30g，赤小豆 20g，紫草 30g，蝉衣 10g，白茅根 30g，仙鹤草 30g，生地黄 30g，阿胶（颗粒）12g，淡黄芩 15g，黄连 6g，酸枣仁 30g，炙甘草 6g。另：参三七 4g（研末），入胶囊，日 3 次分服。5 剂。

2007 年 4 月 10 日五诊：过敏性紫癜消退，无新生者。恶寒、身痒、心烦不寐均见改善。今日尿检：隐血（＋＋），蛋白（－）。苔薄白，舌红转淡，脉细。余邪未尽，前方去蝉衣、赤小豆、酸枣仁，加茯苓、山萸肉健脾补肾，清余邪以治尿中隐血，防病情反复。

川桂枝 10g，赤芍、白芍各 15g，生姜 3 片，大枣 7 枚，徐长卿 20g，炙麻黄 10g，连翘 30g，茯苓 20g，紫草 30g，白茅根 30g，仙鹤草 30g，生地黄 30g，阿胶（颗粒）12g，淡黄芩 15g，黄连 6g，山萸肉 15g，炙甘草 6g。另：参三七 4g（研末），入胶囊，日 3 次分服。

此后，病情渐入坦途。紫癜次第隐退，未再生发；尿检隐血逐渐消失。恶寒、身痒、心烦不寐趋宁。上方加减调治至 2007 年 5 月 11 日，痊愈。随访未见再发。

**按**：过敏性紫癜多见于青少年，男性略多于女性，多因感染、食物、药物、花粉、尘埃、菌苗或疫苗接种过敏、虫咬及寒热刺激等所致。"紫癜"，又称"紫斑"，属中医"血证""肌衄""葡萄疫"等范畴，外感内伤皆可致本病，常与风邪密切相关。除皮肤紫癜外，多伴形寒恶风、低热、荨麻疹、鼻衄，或见腹痛、腹泻及黏液便、恶心、呕吐、呕血、便血，或见关节肿胀、疼痛，以及血尿、蛋白尿、管型尿等表寒里热的征象。紫癜及吐血、衄血、便血诸血证多由"风"而起。余认为治疗过敏性紫癜及其伴随血证，必先治风，谓"治血先治风，风靖血自宁"也！屡试不爽。此与一般血证"宜行血，不宜止血"，"宜补肝，不宜伐肝"，"宜降气，不宜降火"的治疗迥然不同，病因异也；他如"治风先治血，血行风自灭"是《医学心悟》在痹证特别是行痹的治疗中，虽仍以散风为主，佐以祛寒除湿的同时，极言补血行瘀的重要性，不悖于治风也，宜体察而不相混也。本案取桂枝汤、玉屏风散、麻黄连翘赤小豆汤、黄连阿胶汤辨证加减获效；用净蝉衣、徐长卿、紫浮萍、紫草诸药，皆祛其风以脱其敏也；用生地黄、阿胶、赤芍、黄芩、黄连，热毒宜清宜化，虚火宜滋（阴）宜降也。然紫癜有寒、热、虚、实之辨，或寒热错杂，不可不知，非独火也。过敏性紫癜，终以治风为要，其他过敏性疾病，亦不离乎此！（方解从略）

### 3. 消渴验案之一（多发性骨折及多脏器损伤抢救术后继发性糖尿病）

沈某，男，65 岁。2012 年 11 月 12 日初诊。

外伤性多发性骨折及多脏器损伤致失血性休克抢救术后，易饥多餐、得食则安已 3 个月。燥热微汗，善饥索食，白天、夜间各进餐 5 次，稍迟则饥不能耐、恶心干呕，进食烦热，溅溅然汗出湿衣。

2012 年 8 月 13 日从高处坠落晕厥，急送市某医院抢救，入院诊断：①失血性休克。②骨盆骨折。③右侧多发性肋骨骨折。④右肺挫伤。⑤头部外伤。⑥腰椎体压缩性骨折。⑦多发性软组织挫裂伤。急行胸腔闭合式引流、剖胸探查、气管切开术。

8月31日～9月11日，转重症监护室，诊断：①右侧血气胸术后。②右侧肋骨骨折内固定术后。③膈肌破裂修补术后。④肝破裂修补术后。⑤骨盆骨折修补术后。⑥第1腰椎椎体压缩性骨折。⑦肺栓塞。

9月11日～10月14日转胸外科，诊断：①胸外伤术后。②双侧多发性肋骨骨折。③肺部感染。④右侧胸腔积液。⑤骨盆骨折。好转出院，肝肾功能、血糖、血脂、血尿酸等检测未见明显异常。住院期间，医生、护士叮嘱多吃荤腥鱼肉、新鲜蔬菜水果，增加蛋白质、维生素，以利创伤修复。初食欲旺盛，进食超常，未曾介意。回家近月，因昼夜10餐、能食善饥、恶热多汗邀诊。

刻诊：患者卧家中寝室，半卧位。诉口渴，身热，多汗，易饥能食，日夜各进5餐，每餐2.5～3两，得食则舒，刻不容缓。稍饥则干呕恶心殊剧，难耐。老伴及女儿昼夜陪护进餐，不胜其苦。二便调。眠少，尚能入睡。否认有糖尿病史，体型正常，无明显消瘦。今日已是农历九月二十九日，立冬过后第6天。受北方冷空气影响，白天最高气温16℃，晚上最低气温4℃左右，为立冬后第一个寒潮，颇有寒意。患者仍穿着暑天薄型内衣，薄被覆盖半身，犹兀自汗出，进食尤加，口渴能饮。苔黄，舌红少津，脉大弦数。

消谷善饥，烦渴多饮，病系"消渴"，其饥则呕恶，中气虚馁，胃失和降也。建议检测血糖。然昼夜10餐，似难分空腹餐后。"消渴"一病，有上、中、下三消之分，本案当属胃热"中消"，伤及肺阴，烦渴多汗，虚实夹杂，气阴并亏。《临证指南医案·三消》指出："三消一证，虽有上、中、下之分，其实不越阴亏阳亢，津涸热淫而已。"即《素问·阴阳应象大论》中"壮火食气，气食少火"也。方从干姜黄芩黄连人参汤、泻心汤、白虎加人参汤诸方化裁。

黄连30g，黄芩30g，制半夏20g，干姜6g，生石膏30g（先煎），知母20g，生地黄15g，西洋参6g（另炖兑服），大麦冬20g，五味子10g，生栀子15g，炙甘草6g。日1剂。

2012年11月30日二诊：身热易饥索食、呕恶、口渴、多汗稍减，日间5餐，晚间3餐。眠差。因伤痛卧床，行动不便，未能检测血糖。舌红苔少，脉大弦数。

辨证无误，病情略有转机。前方知母、石膏、西洋参加量，清泻胃火，养阴生津，更加酸枣仁、龙骨、牡蛎宁心安神。

黄连30g，黄芩30g，制半夏20g，干姜6g，知母40g，生石膏60g（先煎），生地黄15g，西洋参10g（另炖兑服），大麦冬20g，五味子10g，生栀子15g，酸枣仁30g（打），生龙骨、牡蛎各30g（先煎），炙甘草6g。日1剂。

2012年12月11日三诊：12月2日上午9点许查餐后2小时外周血糖8.9mmol/L。燥热易饥索食、呕恶、口渴诸症显减。药后5天，白天仍须进餐4～5次，只是正餐后的加餐量已减少；每晚子夜12点至12点半进食1次，约2两。最低气温0℃左右，内衣、被褥均稍加厚（不用暖空调）。白天能在宽敞大厅步行 3～4 圈，无汗，可坐起晒太阳，无明显饥饿感，恶心、呕吐已止。唯口舌碎痛，心烦眠差，此热邪伤津以致阴虚火旺，虚火扰心使然。大便日一行，汗减少，尿略增。舌红苔少，脉弦大略数。

病情虽减，未入坦途，虚火炎上，恐多反复，勿为一城一池之得而轻忽也。《伤寒论·辨少阴病脉证并治》云："少阴病……心中烦，不得卧，黄连阿胶汤主之。"前方加阿胶 12g（烊冲），鸡子黄 2 枚（两次分冲），白芍 10g，黄连加至 50g，以折心胃之火。日 1 剂。

2013 年 1 月 3 日四诊：易饥索食、呕恶、口渴诸症均去。无燥热汗出，寐安泰。口舌碎痛痊愈。自 2012 年 12 月 22 日起，夜间已无需加餐进食，或略有饥饿感，进食 1 块饼干便安。白天进食 3 餐，每餐 2 两许。下午 3 点半后素有吃点心习惯，如豆腐花之类，无主食，今点心与病前同。大便日一行，成形，口不渴，无多尿。无燥热汗出。血压 142/90mmHg。自测外周血糖：空腹 5.6mmol/L，餐后 2 小时 8.2mmol/L。苔薄偏少，舌淡红，津回，脉滑大。消渴之症悉平。前方加减以为巩固善后之计。

黄连 50g，黄芩 30g，干姜 5g，生地黄 15g，西洋参 10g（另炖兑服），知母 40g，生石膏 60g（先煎），大麦冬 20g，五味子 10g，乌梅 10g，怀山药 30g，生龙骨、牡蛎各 30g（先煎），地鳖虫 10g，参三七粉 5g，炙甘草 6g。

加减调服 2 个月，黄连最大量增至 60g，自测血糖正常，病情未见反复，痊愈。停药观察。至 2013 年 9 月 20 日回访，经查空腹血糖、餐后 2 小时血糖、糖化血红蛋白，均无异常；多食、消谷善饥、燥热多汗、口渴能饮、多尿诸症痊愈后未见复作。

**按：**消渴是以多饮、多食、多尿、身体消瘦，或尿浊、尿有甜味为特征的病证。糖尿病属消渴范畴，或可包括糖尿病前的初始"脾瘅"阶段（血糖尚无明显异常）。其"渴而多饮为上消（《经》谓'膈消'），消谷善饥为中消（《经》谓'消中'），渴而便数有膏为下消（《经》谓'肾消'）"（《证治准绳·消瘅篇》），与肺、脾、肾三脏相关。阴虚燥热是其主要病机，常由素体阴虚，饮食不节，复因情志失调，劳欲过度所致。本案患者为阴虚火旺体质，由外伤致多发性骨折、多脏器损伤等引发本病。饮食不节既是发病的结果，也是加重的原因，互为因果，且不排除胰腺隐匿性创伤性损伤及精神情志因素影响的可能。初诊重用黄连、黄芩清泻直折中上二焦火郁胃热，以治消谷善饥；石膏、知母清泄肺胃之热，除烦解渴，亦以止汗，合黄连、黄芩清中上焦火热以治消渴；西洋参补气养阴生津；半夏、生姜、甘草合黄连、黄芩，辛开苦降、和胃降逆以止呕恶，生姜、甘草辛甘合用，甘温和胃以制苦寒；生地黄、麦冬补肺胃之阴，合五味子养阴宁心敛汗；甘草益气和中。二诊石膏、知母倍量，清肺胃之热，除烦清热护阴以治消渴；加酸枣仁、生龙骨、生牡蛎养心重镇安神、敛汗。三诊黄连加量至 50g，以清胃热心火，兼治口舌碎痛；取黄连阿胶汤清心火，滋肾阴，治心肾不交之心烦不寐。成无己曾说："阳有余以苦除之，黄芩、黄连之苦以除热；阴不足以甘补之，阿胶、鸡子黄之甘以补血；酸，收也，泄也，芍药之酸，以收阴气而泄邪热。"

水火既济，寐安神宁，于消渴之痊愈巩固，当有裨益。四诊"壮火"消弭，消渴得愈。去半夏、阿胶、鸡子黄、白芍、枣仁诸药。加乌梅生津收敛，山药补脾肾、益气养阴；加地鳖虫、参三七活血化瘀、通络疗伤。"壮火食气，气食少火"，消渴病血糖异常，纯中药干预治疗，以苦酸制甜、清热益气养阴等法，取得满意疗效。就糖尿病及其并发症而言，仝小林教授《糖络杂病论》立苦酸制甜、开郁清热、调理肠胃、补虚泻实、调补虚损、活血通络等基本治则治法，开创了糖尿病治疗的新纪元，疗效确切，没有西药治疗诸如低血糖等不良反应，如能做到合理饮食、适当运动，常可无需终身服药，其学说经验值得推广。

### 4. 消渴验案之二（糖尿病）

周某，女，68 岁。2010 年 4 月 22 日初诊。

患者有高血压病史 10 余年。体型富态，能食，喜甜腻食物。2008 年 4 月 10 日外院体检：血糖检测空腹 6.59mmol/L，B 超提示脂肪肝。3 天后复查空腹、餐后 2 小时血糖均正常。1 年后体重略有减轻，未介意。至 2010 年 4 月 10 日体检：空腹血糖 8.76mmol/L，尿蛋白（＋），余肝肾功能、血脂、胆固醇、血尿酸均无异常。4 月 15 日本院血糖复查，空腹 9.54mmol/L，餐后 2 小时 14.69mmol/L。

刻诊：控制饮食 1 周余，不耐饥饿，体重下降，但尚未见明显消瘦。乏力，略渴，无明显多尿。平素大便爽利，松散，日一行。皮肤瘙痒由来已久，夜甚。苔薄，舌淡，脉缓滑。

病史、四诊合参，证属中医消渴范畴，由"脾瘅"发展而来。饮食不节，恣食肥美甜腻食物，脾失健运，内热中满，湿热郁积，气阴并亏，发为消渴。西医诊断：2 型糖尿病。予连芩四桑汤合六味地黄汤加减。嘱按糖尿病要求控制饮食，饮食清淡，并适当运动。

黄连 15g，黄芩 10g，桑寄生 20g，桑白皮 20g，桑叶 20g，白僵蚕 30g，鬼箭羽 30g，熟地黄 10g，怀山药 30g，山萸肉 15g，茯苓 20g，牡丹皮 10g，泽泻 12g，白术 12g，黄芪 30g，炙甘草 6g。日 1 剂。

2010 年 5 月 8 日二诊：体检发现血糖异常已 1 个月，服药 15 剂。今日血糖检测：空腹 5.24mmol/L，餐后 2 小时 4.86mmol/L。尿检：尿蛋白弱阳性。血常规无异常。节食（主食 1、2、2 两）半个月，体重显著减轻，渐消瘦。心烦口苦，渴不著，饥饿难耐显减，无明显多尿，大便成形，每晨一行。肌肤瘙痒改善。苔薄，舌淡，脉缓滑。病情改善，脾胃郁热尚著。上方加减续进。

黄连 30g，黄芩 20g，生姜 3 片，桑寄生 20g，桑白皮 20g，桑叶 20g，白僵蚕 30g，鬼箭羽 30g，茯苓 20g，怀山药 30g，山萸肉 15g，白术 12g，黄芪 30g，牡丹皮 10g，炙甘草 6g。日 1 剂。

2010 年 5 月 28 日三诊：消瘦显著，乏力，忧虑抑郁不能释怀。5 月 27 日空腹血糖

6. 36mmol/L，餐后 2 小时 6. 13mmol/L。尿检：尿蛋白（－）。今日血压 124/76mmHg。消瘦乏力显著。纳好，不饥，不渴，二便调，无多尿。苔薄，脉和。五志化火，内热中满，销铄气阴使然。

前方去白术，加黄芪至 45g，另加西洋参 6g 泡饮代茶；加桑椹子 20g，枸杞子 20g。续进。

2010 年 6 月 15 日四诊：血糖空腹 5. 1mmol/L，餐后 2 小时 6. 1mmol/L。

苦寒制甜，四桑降糖，六味养阴，随症加减，服药已 50 天。近日限量饮食及水果放宽，晨进米粥 1.5 两，鸡蛋 1 个，牛奶 1 袋，中晚餐米饭略增，尚进食少量水果，血糖未见异常。血压正常。不渴，无善饥多尿，皮肤瘙痒已除，尿蛋白消失未见已月许。苔薄，舌淡，脉滑。前方续进。

黄连 30g，黄芩 20g，生姜 3 片，桑寄生 20g，桑叶 20g，白僵蚕 30g，鬼箭羽 30g，茯苓 15g，怀山药 30g，山萸肉 15g，黄芪 30g，熟地黄 10g，枸杞子 30g，牡丹皮 10g，炙甘草 6g。

2010 年 7 月 15 日五诊：前方调治，血糖、体重平稳。因暑天孙女住院陪护辛苦，生活饮食不规律，餐后 2 小时血糖 10mmol/L。多汗，口渴，体重又见减轻，消瘦。苔薄，脉滑数。治当清热泻火、益气养阴生津以治消渴，方从白虎加人参汤、生脉散、干姜黄芩黄连人参汤、六味地黄汤化裁。

生石膏 30g（先煎），知母 15g，西洋参 10g（另炖兑服），黄芪 45g，大麦冬 15g，五味子 10g，葛根 30g，黄连 35g，黄芩 30g，淡干姜 6g，鬼箭羽 30g，白僵蚕 30g，大熟地黄 15g，怀山药 30g，山萸肉 20g，牡丹皮 12g，炙甘草 6g。日 1 剂。

2010 年 8 月 1 日六诊：调治半个月，多汗口渴均止，不饥，尿不多。今日外周血糖检测：空腹 5.2mmol/L，餐后 2 小时 7.6mmol/L。血压 126/70mmHg。大便日一行，成形。或见梦中惊恐啼哭，背痛。苔薄，脉细滑微弦。内心恐惧未释，气血乖和。当清热除烦，益气生津，苦寒泻火，制甜降糖，疏肝行气，活血通络止痛，安神宁心。

生石膏 30g（先煎），知母 15g，西洋参 10g（另炖兑服），黄芪 45g，大麦冬 15g，五味子 10g，葛根 30g，黄连 35g，黄芩 30g，淡干姜 6g，鬼箭羽 30g，柴胡 12g，枳壳 10g，白芍 12g，夜交藤 30g，生龙骨、牡蛎各 30g（先煎），鸡血藤 30g，炙甘草 6g。

2010 年 8 月 17 日七诊：半个月来情绪稳定，眠安，背痛愈。乏力头昏均见改善。苔薄，脉细滑。药随症转。还予益气生津养阴、清热泻火、通络化瘀降糖，壮水之主以制阳光而治消渴。

西洋参 6g（另炖兑服），黄芪 30g，知母 20g，黄连 30g，黄芩 20g，生姜 3 片，桑寄生 20g，桑枝 20g，白僵蚕 30g，鬼箭羽 30g，熟地黄 10g，怀山药 30g，山萸肉 15g，茯苓 15g，牡丹皮 10g，枸杞子 30g，炙甘草 6g。日 1 剂。

至 2010 年 10 月 15 日市医院复查，"癌症 8 项"相关项目、甲状腺功能检测均无异常，检测空腹血糖、餐后血糖、糖化血红蛋白正常。口不渴，不饥，纳眠俱好。此后间日、三日服药 1 剂，随证调治至 2011 年 1 月 11 日后停药，每日主粮 5 ~ 7 两，注意营养，荤素搭配，坚持适当运动，血糖稳定，空腹、餐后血糖及糖化血红蛋白检测均无异常，体重回升如常。回访复查至 2013 年 9 月，病情未见反复，痊愈。

**按：** 糖尿病典型表现为多饮、多食、多尿、消瘦，属中医消渴范畴。《素问·奇病论》说："此肥美之所发也，此人必数食甘美而多肥也，肥者令人内热，甘者令人中满，故其气上溢，转为消渴。"对此已有深刻的认识。本案患者由脾瘅至消渴，处消渴与消瘅之发展阶段。余纯用中药治疗糖尿病，在学习仝小林教授《糖络杂病论》后，常用苦寒降糖之黄连、黄芩加何绍奇教授降糖经验方"四桑汤（桑枝或桑叶、桑寄生、桑白皮、桑椹子）"，是谓"连芩四桑汤"。

初诊以连芩四桑汤合六味地黄汤加减。方以黄连、黄芩苦寒清热、燥湿降糖。桑叶甘寒微苦，清燥以润肺，现代药理研究认为其所含脱皮固醇能促进葡萄糖转化为糖原，可降血糖。桑白皮性寒凉，有清泻肺火之功，《别录》认为其能疗"热渴"，宋人方书中常用之以疗消渴。桑寄生苦而甘平，降糖，除了可祛风湿、补肝肾、降血压、抗病毒外，还有活血化瘀的作用。桑椹甘寒，可滋肝肾、补阴血、润肠道，唐以前即用以治疗消渴。《本草经疏》云桑椹"甘寒益血而除烦，为凉血补阴之药"，初诊因大便松散而舍之。何绍奇教授在《我治糖尿病》中说四桑汤"对降低血糖、改善症状有一定作用"，诚经验之谈。"四桑"与连芩相合，于降糖及其"三多一少"、烦、热、瘙痒诸症疗效卓著。僵蚕秉桑之精气，降糖疏风清热止痒，且治尿中蛋白，合鬼箭羽降糖活血化瘀通络。六味地黄汤滋阴补肾，滋水平木，壮水之主，以制阳光。其中地黄滋阴补肾，益精髓而生血，唯大便松散而小其量；山药能养脾阴而摄精微；山萸肉能固肾益精，不使水谷精微下注；泽泻泄肾浊；牡丹皮泻肝火；茯苓渗脾湿。白术健脾，助黄芪补气，合"六味"补益气阴以治消渴。甘草补气，调和诸药。二诊倍黄连、黄芩，意在清泄脾胃肌肤郁热，熟地黄加量以滋肾阴，加生姜辛温，制连、芩之苦寒，无苦寒伤胃之虞。三诊、四诊黄芪加量，另加西洋参补益气阴，加桑椹子、枸杞子补益肝肾以降血糖。五诊方随症变。用白虎加人参汤（去粳米）清热益气生津。其中石膏、知母清肺胃邪热，泻火护阴除烦渴，西洋参补气养阴生津，甘草养胃和中，加黄芪补气敛汗降糖，加麦冬、五味子养阴生津、敛汗止渴。葛根生津止渴降糖、化瘀通络。大量黄连、黄芩苦寒清热降糖，佐干姜辛温护胃，亦辛开苦降之意。白僵蚕、鬼箭羽功擅降糖祛风、化瘀通络，合六味地黄汤之熟地黄、山药、山萸肉、牡丹皮有祛风通络、养阴益肾泄热及防治糖尿病肾病蛋白尿之效。六诊去僵蚕、山药、山萸肉、牡丹皮，加柴胡、枳壳、白芍合甘草是为四逆散方，和解泄热，疏肝解郁调气，合夜交藤、生龙骨、生牡蛎、鸡血藤安神宁心、养血化瘀、通络止痛。七诊，前因肝郁化火，夹暑热而为气阴两伤，渴饮多汗，投白虎加人参汤得平，仍重用知母、西洋参、黄芪，清脏腑郁热，益气生津，防其反弹；余如连芩四桑汤合六味地黄汤加减，以为巩固善后。本案从发病→发展→痊愈，印证了从肥胖→消瘦→体重正常的全过程。其间情志因素是消渴主症、血糖波动的重要原因之一。《临证指南医案·三消》说："心境愁郁，内火自燃，乃消症大病。"五志过极，郁热伤津，是发生本病的重要因素。坚持体育锻炼对治疗消渴（逸病）、降低血糖具有十分重要的意义。患者日渐消瘦，忧虑抑郁，家人子女每亦忧其消瘦羸弱不支，劝说增加进食而见血糖升高，甚或居高不下，因此影响治疗进程。前贤云，"大约人情之类有三：一曰患者之情，二曰旁人之情，三曰医人之情"，不失人情，"戛戛乎难之矣"！这些都是医者必须注意的。

**5. 消渴验案之三（糖尿病伴咳喘）**

郑某，男，36 岁。2010 年 7 月 5 日初诊。

血糖异常有年，体胖超重，平素口渴多汗，善饥纳旺，喜甜腻食物，未经治疗。有高血压病史，或见头昏眩胀痛。从事个体运输，兼顾其妻设摊买卖，起早贪黑，无分寒暑。有咳喘史，晨起咳嗽胸闷，气喘，咳痰色白有泡沫数天，可闻及干啰音，入夏好发已 15 年许。盖暑天贪凉，居室空调吹拂，引动伏邪，外寒内饮。为防感冒咳喘，常服用板蓝根冲剂以代饮料。血检报告：血糖空腹 7.19mmol/L，餐后 2 小时 13.54mmol/L；甘油三酯 2.89mmol/L；有乙肝病史，乙肝病毒表面抗原（＋），"小三阳"。肝功能、肾功能、血尿酸、总胆固醇均无异常。胸片印象：慢性支气管炎。苔薄白，脉弦紧略数。

中医诊断：消渴（脾瘅），咳喘（寒饮伏肺），眩晕（肝阳上亢）。西医诊断：2 型糖尿病，慢性支气管炎，高血压。治当兼顾。苦酸制甜，温肺化饮，平肝潜阳。嘱饮食清淡，控制食量。监测血糖。

黄连 20g，黄芩 15g，五味子 10g，桑寄生 20g，白僵蚕 30g，炙麻黄 10g，光杏仁 15g（打），北细辛 10g，川桂枝 10g，法半夏 10g，淡干姜 6g，白芍 10g，广地龙 15g，炙甘草 6g。日 1 剂。

2010 年 7 月 20 日二诊：服药 15 剂，咳喘大好，呼吸平，尚见咽痒。两肺呼吸音清晰，无干湿啰音闻及。口渴、饥饿减轻。今日血糖检测：空腹 5.62mmol/L，餐后 2 小时 9.59mmol/L。血糖值下降，餐后尚偏高。舌脉如前。

原方黄连加至 30g，黄芩加至 20g，加知母 15g，续进。

2010 年 8 月 10 日三诊：咳喘愈，痰少。血糖无异常，无饥饿感。汗多口渴。8 月 10 日血糖检测：空腹 5.39mmol/L，餐后 2 小时 7.09mmol/L。血糖值下降，餐后血糖已趋正常。苔薄，舌淡，脉弦略数。

寒饮咳喘已愈，口渴多汗渐显。口渴固为饮邪化解之象，渴而多汗亦为阴虚燥热、气阴两虚之征。治宜益气养阴清热以止渴敛汗降糖。

黄芪 30g，天花粉 30g，全瓜蒌 12g，法半夏 10g，白芍 10g，五味子 10g，广地龙 15g，知母 15g，黄连 30g，黄芩 20g，生姜 3 片，桑寄生 30g，白僵蚕 30g，怀山药 30g，山萸肉 15g，炙甘草 6g。日 1 剂。

2010 年 8 月 27 日四诊：今日血检报告：空腹血糖 5.31mmol/L，餐后 2 小时血糖 9.76mmol/L；甘油三酯 1.44mmol/L，血总胆固醇 5.04mmol/L。餐后血糖偏高。有饥饿感。多汗，晚间口渴著。血压 144/108mmHg（未服降压药）。病情波动，盖连日长途送货辛苦，眠少，饮食未能控制使然。苔薄舌淡，脉弦略数。

前方去半夏、全瓜蒌，加生石膏 30g（打、先煎），知母加至 20g，加生山楂、决明子 15g（打）。续进。

及至 2010 年 9 月 7 日，口渴、多汗、饥饿感尽失，体重下降，腹围缩小。血糖检测：空腹 5.00mmol/L，餐后 2 小时 6.02mmol/L。血压 118/84mmHg。

此后，以六味地黄丸早晚各 9g 善后，3 个月后停药。半年、1 年、2 年、3 年随访，空腹血糖、餐后 2 小时血糖、糖化血红蛋白、甘油三酯、总胆固醇均无异常，血压正常。体重指数亦已正常。2013 年 7 月 25 日检测：空腹血糖 5.22mmol/L，餐后 2 小时血糖 5.46mmol/L，糖化血红蛋白 4.2%。

**按**：消渴是以症状命名的一种疾病，以渴而多饮、消谷善饥、小便频数且甘甜为特征，此外，"消渴"之"消"，有消耗之义（"消瘅"之"消"，主要指消瘦）。消渴不仅指糖尿病而言，也包括尿崩症等疾病，但以糖尿病为主。《素问·奇病论》云："帝曰：有病口甘者，病名为何？何以得之？岐伯曰：此五气之溢也，名曰脾瘅。夫五味入口，藏于胃，脾为之行其精气，津液在脾，故令人口甘也。此肥美之所发也，此人必数食甘美而多肥也，肥者令人内热，甘者令人中满，故其气上溢，转为消渴。"其发病主要与饮食不节、恣食肥甘厚味有关，情志失调、劳欲过度、安逸不动亦是其重要成因之一。其病机阴虚是本，燥热是标，气阴两伤，阴阳俱虚，久病必虚，久病必瘀，而见络病（血管、神经系统病变），久必及肾，变证百出。"瘅"者，热也。研究认为，脾瘅→消渴→消渴并发症是肥胖型糖尿病的自然发展进程（仝小林主编《糖络杂病论》）。本案为 2 型糖尿病（肥胖型）合并支气管炎夙恙，中医诊断：消渴，脾瘅；咳喘。

初诊以黄连、黄芩苦寒直折脾胃火邪以治消谷善饥。苦可调胃，可泄热、燥湿，热泄津存湿去，苦可克甜，糖得以降，合干姜、半夏辛开苦降，而无苦寒伤胃之弊；五味子酸能敛阴，亦能生津，合连芩酸苦涌泄为阴，苦酸制甜降糖，清热泻火，敛气坚阴（仝小林主编《糖络杂病论》）；合小青龙汤加杏仁温肺化饮、止咳平喘，得地龙、僵蚕之助，止咳平喘效著，佐寄生、白芍则降糖、降压功效益彰。二诊连芩加量，加知母清热泻火、养阴生津，降糖以治消渴。三诊咳喘愈，渴汗显，现阴虚燥热、气阴两虚之象。重用黄连、黄芩清肺胃郁热，合五味子苦酸制甜以降糖，生姜温中和胃；加黄芪补气，天花粉清胃热、养胃阴、生津止渴，合知母清热泻火、养阴生津，与五味子、怀山药相伍，寓张锡纯玉液汤（生山药、生黄芪、知母、生鸡内金、葛根、五味子、天花粉），意在益气滋阴、固肾止渴；天花粉合全瓜蒌、白僵蚕清痰热，得地龙之助能平喘咳，得寄生之助降糖力增；加山萸肉，合五味子、白芍补肾纳气、和营敛汗；甘草调和诸药。四诊病情波动，加石膏合加量之知母清泄肺胃以止消渴，加生山楂消积化瘀，合连芩苦酸制甜降糖，加决明子清肝泄热、平肝潜阳、消脂减肥。末诊以六味地黄丸滋阴补肾善后，终获痊愈。

**感悟：** 西医治疗糖尿病，药物多依赖性，低血糖不良反应时有发生，甚或导致死亡。中药治疗糖尿病无此等弊端，且降糖效果确切。对于服用西药降糖疗效不理想者，采用中西医结合治疗，常取得满意疗效。中医药对于肥胖型糖尿病前期，血糖指标尚属正常者，以及在治疗糖尿病的全过程中，始终贯彻"治未病"的思想，从整体观念出发进行干预，对于预防糖尿病的发生和糖尿病的治疗及其并发症的防治，有着十分重要的意义和明显的优势。

中医药要与时俱进。中医方书中有"苦寒伤胃"之诫。以黄连为例，《中药学》（2012年第9版）、《中华人民共和国药典·一部》（2010版）均规定黄连煎服剂量仅2～5g，即便是第5版《中药学》教材，也仅2～10g而已。中药降糖，动辄20～30g、50～80g。中国中医科学院首席研究员、国家中医药管理局内分泌重点学科带头人、国家科技进步二等奖获得者仝小林教授在《重剂起沉疴》中载有"以120g黄连、60g黄芩功专泻火解毒，直压火势，并以50g生姜顾护中阳，防止苦寒伤胃"，成功救治糖尿病脾瘅阶段火毒内炽危急重症，未见"苦寒伤胃"之弊的案例。余推而广之，凡使用大队或大剂苦寒药治案，必佐生姜、干姜或其他温热药护胃，亦未见苦寒伤胃，读者自可放胆实践，毋庸鳃鳃过虑。另者，经方配伍精当，疗效卓著，只要方证合拍，有桴鼓之应，经得起重复，即便是科学昌盛的今天，仍具有旺盛的生命力。

### 6. 消渴验案之四（糖尿病过汗伤阳漏汗不止）

李某，男，75岁，退休干部。2011年6月23日初诊。

糖尿病、忧郁症患者，素体畏寒，因发热服西药汗出淋漓，此后漏汗不止，畏寒肢冷尤加，洗浴后见鸡皮疙瘩20余天。无发热。纳差，焦虑不寐，乏力肢软，脘胀，恶心，或渴，渴则能饮。小便不畅，大便秘结，无便意，间日服番泻叶通便。

刻诊：精神萎靡，啬啬恶寒，淅淅恶风，汗出肢冷，恶心，口渴能饮。因忧郁症入住市某精神病医院治疗已1年；有浅表性胃炎、2型糖尿病史。血糖检测：空腹6.2mmol/L，餐后2小时10mmol/L以上。服降糖西药后，曾出现2次低血糖休克，遂停药。苔厚黄干腻，舌淡，脉浮虚数。

消渴患者，阴津亏虚，便结渴饮；脘胀恶心，苔厚黄干腻，当属热痞。复因风寒外袭，过汗伤阳，卫表虚弱，表虚漏汗，自当扶阳和营、敛汗摄津，桂枝加附子汤合（大黄黄连）泻心汤、大柴胡汤辛开苦降、解郁通腑、清热降糖，多管齐下。

熟附片30g（先煎），川桂枝15g，白芍15g，生姜3片，大枣5枚，生龙骨、牡蛎各30g（先煎），制半夏30g，黄连20g，黄芩20g，柴胡15g，生大黄6g（后下），厚朴15g，枳实12g，生地黄20g，砂仁5g（打、后下），酸枣仁50g（打），夜交藤30g，炙甘草6g。

2011年7月11日二诊：服药7剂，漏汗止，畏寒肢冷显减，洗浴后鸡皮疙瘩消失。双下肢乏力重坠如铅减不足言。眠进步，纳少香，脘痞恶心已去，口渴仍著，尿多稍畅，大便间日一行，须用开塞露导便。近周测血糖空腹6.3mmol/L，餐后2小时11.2mmol/L。苔微黄，底白糙，脉滑略数。

阳气复，营卫和，漏汗止，津液摄；脘痞开，恶心去，便秘虽通而尚需开塞露助之，胃气虚也；口渴尿多，消渴夙恙，非朝夕之功。前方损益续进。

熟附片30g（先煎），川桂枝15g，白芍15g，生姜3片，知母30g，柴胡15g，生大黄10g（后下），制半夏30g，黄连30g，黄芩30g，厚朴15g，枳实12g，白术30g，生地黄30g，酸枣仁50g（打），夜交藤30g，生龙骨、牡蛎各30g（先煎），五味子10g，炙甘草6g。

2011年8月6日三诊：漏汗、畏寒肢冷、浴后见鸡皮疙瘩已愈。纳差神疲、肢软乏力、双下肢沉重如铅、眠差诸症亦趋复常，渴饮多尿不畅改善，血糖趋降。苔薄，脉滑略数微弦。

素体阳虚，漏汗、畏寒、肢冷虽愈，血糖趋降，然焦虑忧郁之症不去，恐多反复。《临证指南医案·三消》谓："心境愁郁，内火自燃，乃消渴大病。"除坚持服药调治之外，宜怡情悦志，了却是非名利之心，恬淡虚无，方得康泰。前方损益再进，血糖检测亦基本正常。后因忧郁焦虑两次入住市某精神病医院，停服中药后血糖偏高，阳虚畏寒漏汗病情亦有反复，均如法调治而愈。

**按：** 本案符合《伤寒论·辨太阳病脉证并治》中"太阳病，发汗，遂漏不止，其人恶风，小便难，四肢微急，难以屈伸者，桂枝加附子汤主之"经旨，故7剂漏汗止，畏寒肢冷迅速得愈。取桂枝汤调和营卫，制附片温经复阳、固表止汗，加生龙骨、牡蛎敛汗、重镇安神。三黄泻心汤由大黄、黄连、黄芩组成。仲景"心下痞，按之濡，其脉关上浮者，大黄黄连泻心汤主之"，以之泄热消痞而治"热痞"，加黄芩以增清热消痞之力，加半夏、生姜，辛开苦降，和胃止呕恶，大剂半夏有安眠之功。另者，较大剂量连、芩，合五味子苦酸制甜，佐生姜或干姜护胃，无苦寒伤胃之虑。大柴胡汤由柴胡、黄芩、芍药、半夏、枳实、大黄、生姜、大枣组成，一者取其疏泄肝胆郁热，合酸枣仁、夜交藤、龙骨、牡蛎、半夏解郁安神除烦，疗忧郁焦虑不寐之症；一者清泄胃肠实热，通腑降气，兼承气之功，助降糖之力。加厚朴、生地黄、砂仁，意在下气宽中，增液通腑，理气开胃醒脾。二诊睡眠进步，胃纳进增，血糖有升高迹象，遂去大枣、砂仁；生地黄加量，另加知母30g、生白术30g，意在养阴液，清郁热，补脾气，通腑实；黄连、黄芩加量至各30g，意在降糖。本案患者为退休老干部，《内经》之"尊荣"人也，退休后又任某单位支部书记7年，自退休、离职以来，失落焦虑，郁郁寡欢，寤不安寐，阳虚于外而阴虚于内，是为"脱营"。《素问·疏五过论》曰："帝曰：凡未诊病者，必问尝贵后贱，虽不中邪，病从内生，名曰脱营。尝富后贫，名曰失精，五气留连，病有所并。医工诊之，不在脏腑，不变躯形，诊之而疑，不知病名。身体日减，气虚无精，病深无气，洒洒然时惊，病深者，以其外耗于卫，内夺于荣。良工所失，不知病情，此亦治之一过也。"因此，诊有"三常"，必问贵贱、贫富、苦乐，以了解情志内伤的病情，并疏导之，才能取得预期疗效。

### 7. 消渴验案之五（糖尿病汗多如浴）

徐某，女，54岁。2008年9月16日初诊。

平素多汗，近3年尤甚。昼日汗多淋漓阵作，活动、情绪紧张尤著；寐则盗汗透湿衣被，烘热，内衣昼夜更换频繁。汗后体肤无湿冷感。胸闷，或见指麻，口渴不著，大便日一行。有高血压、糖尿病史10年，服西药降压降糖。空腹血糖偏高，血压130/80mmHg。2008年4月患脑梗死，经住院治疗基本恢复。8年前因子宫肌瘤行子宫切除术。苔薄，舌淡胖嫩，脉细。

证属阴阳失调，自汗、盗汗、多汗之证。阳虚之体，表卫不固，腠理开泄，而为自汗、多汗；汗为心液，营阴漏泄，阴虚渐成；"阳加于阴，谓之汗"，阴虚不能抱阳，浮阳蒸化阴液而为盗汗；高血压、糖尿病史10年，可见肾水不足，阴阳失调由来已久；进入更年期以后，肾精亏虚，水不涵木，心肾不交，阴虚火旺益著，而成阴阳俱虚之自汗、盗汗、多汗之证。汗血同源，而气血津液并亏，胸闷、肢指麻木、口渴所由来也。予当归六黄汤加味。

黄芪60g，当归10g，黄连4g，黄芩15g，生地黄10g，川黄柏6g，牡丹皮、丹参各15g，山萸肉20g，茯苓30g，五味子10g，川桂枝10g，白芍10g，石菖蒲30g，桃仁泥10g，红花10g，生龙骨、牡蛎各30g（先煎），仙灵脾30g，炙甘草6g。10剂。

2008年9月26日二诊：多汗、自汗、盗汗汗出淋漓、烘热、胸闷、指麻诸症改善。口不渴。空腹血糖6.8mmol/L，偏高。血压140/88mmHg。苔薄，舌淡胖，脉细弦涩。久病必瘀，入虫蚁搜剔散瘀通络。

黄芪60g，当归10g，黄芩20g，黄连4g，川黄柏6g，生地黄15g，牡丹皮、丹参各15g，山萸肉20g，茯苓30g，五味子10g，川桂枝10g，白芍10g，生龙骨、牡蛎各30g（先煎），麻黄根30g，仙灵脾30g，鬼箭羽30g，桑寄生30g，炙甘草6g。另：参三七4g（研末），合中药免煎颗粒水蛭、淡全蝎各3g，和匀，入胶囊，日3次分服。10剂。

2008年10月6日三诊：多汗淋漓、烘热大好，盗汗、胸闷显减，指麻偶见。今日空腹血糖7.2mmol/L，血压140/84mmHg。血糖波动，舌脉如前。

前方黄连、黄芩、黄柏分别加量至10g、20g、10g以降糖，续进。7剂。

2008年10月13日四诊：自汗、盗汗淋漓及烘热阵作已愈，是以睡眠安泰。胸闷大好，指麻消失。苔薄舌淡，脉细。前方损益再进。

黄芪60g，当归10g，黄芩20g，川黄柏10g，黄连15g，仙灵脾30g，桑寄生30g，白僵蚕30g，枸杞子30g，五味子10g，鬼箭羽30g，牡丹皮、丹参各15g，生龙骨、牡蛎各30g（先煎），白芍10g，茯苓30g，熟地黄15g，炙甘草6g。另：参三七4g（研末），合中药免煎颗粒水蛭、淡全蝎各 3g，和匀，入胶囊，日 3 次分服。10 剂。

2008 年 10 月 20 日五诊：自汗、盗汗淋漓及烘热阵作、胸闷、指麻均瘥。睡眠安泰。血糖血压正常（降糖降压西药维持原量）。

10 天后停服中药至今，自汗、盗汗汗出淋漓未见复作。

**按：**《医学正传·汗证》云："其自汗者，无时而濈濈然出，动则为甚，属阳虚，胃气之所司也；盗汗者，寐中而通身如浴，觉来方知，属阴虚，营血之所主也。大抵自汗宜补阳调卫，盗汗宜补阴降火。"患者本为阳虚之体，卫气不固而多汗，舌淡胖嫩，是为辨证眼目；汗为心液，营阴漏泄，阴虚渐成，以致盗汗淋漓如洗如浴。当归六黄汤本为阴虚盗汗而设，初诊重用黄芪 60g 益气固表，已不唯治阴虚盗汗矣。更加桂枝、白芍调和营卫以固表止汗；茯苓、山萸肉淡渗酸收，宁心补肾以敛汗；五味子、龙骨、牡蛎酸收镇摄敛汗，五味子、白芍、甘草酸甘化阴敛汗；牡丹皮、丹参、石菖蒲、桃仁泥、红花清浮火而化瘀滞，化瘀通脉以治胸闷、脑梗死；仙灵脾、甘草补肾填精益气以燮理阴阳。二诊：前方去石菖蒲、桃仁、红花。加麻黄根收敛止汗；鬼箭羽活血降糖，"清解阴分之燥热"，能止渴清火，通络化瘀，改善血液循环，药理研究证实其所含之草酰乙酸钠能刺激胰岛细胞，调整不正常的代谢过程，加强胰岛素的分泌，朱良春老师誉其"可治可防，实为糖尿病之上选药品"；桑寄生降压平肝，兼疗心痹；加三七补血止血，化瘀通络；虫药水蛭、全蝎破瘀消癥，解痉通络，改善心脑血管及肢体微循环功能。四诊：前方去山茱萸、桂枝、麻黄根，以熟地黄易生地黄，加白僵蚕解痉舒络，平肝降压降糖；枸杞补益肝肾，且能降糖。治疗还以当归六黄汤泻火滋阴、固表止汗以巩固善后；余药方解如前从略。本案辨证论治明确，遣方用药合理，并加用黄连、黄芩、黄柏、桑寄生、白僵蚕、枸杞子、鬼箭羽等降糖、降压中药，以为辅佐，标本兼顾，故收佳效。

### 8. 消渴验案之六（糖尿病伴复发性口疮致咽后壁巨大溃疡）

陆某，女，67 岁。2012 年 9 月 7 日初诊。

口腔溃疡病史 10 年，复发 1 个月，咽峡部左侧后方巨大黏膜溃疡周许。患者有高血压、冠心病、2 型糖尿病病史 10 余年，服药控制。2 年前轻度脑梗死，此后血压基本平稳，偶见心绞痛。血压 138/78mmHg。

因唇内黏膜溃疡，静滴抗生素不愈，2012 年 8 月 23 日就诊于上海某医院黏膜科。查下唇内黏膜溃疡 0.8cm×0.8cm 大小，上唇内黏膜溃疡 0.2cm×0.2cm 大小 2 枚，界清。诊断：复发性口疮（RAU）。带药：甘草锌颗粒（每盒 10 粒，5g）3 盒、复方皮质散（3g/包）2 包、外用溃疡散 0.5g×4 支；并行 "310514001 口腔黏膜病系统治疗""310514003 口腔黏膜病特殊治疗术"，未见好转，经介绍来诊。

刻诊：口唇内上下黏膜溃疡未愈，咽峡部左侧后方巨大黏膜溃疡周许，大小为 0.8cm×1.2cm，"红、黄、凹、痛"悉俱，进食、饮水痛不堪言，赖输液营养支持及抗菌消炎。素有便秘，常服黄连上清丸等药通便，今停药，饮食减少，大便复秘。口中干苦，无明显多尿。有慢性胃炎病史，脘胀疼痛。苔黄，舌红少津，脉弦。

患者积高血压、糖尿病 10 余年，阴虚火旺，心脾肺胃积热，虚火上炎，上灼口舌咽喉而患复发性口疮，本虚标实。两虚相得，此所以口疮复发且不易愈合也。拟干姜黄连黄芩人参汤合白虎汤加减。

黄连 15g，黄芩 20g，淡干姜 6g，西洋参 6g（另炖兑服），制半夏 15g，生石膏 30g（先煎），知母 12g，生地黄 30g，天花粉 30g，生大黄 4g，青黛 15g（包），紫草 15g，北细辛 4g，连翘 30g，金银花 20g，鸡血藤 30g，炙甘草 6g。7 剂。

2012 年 9 月 14 日二诊：初诊药后 1 周，唇内溃疡缩小收敛，咽颊部左侧溃疡显著缩小；咽喉疼痛未减，右甚，见咽颊部右侧后方新生 0.8cm×1.5cm 大小溃疡 1 枚。溃疡凹陷，有黄色伪膜覆盖，周围红肿浸润，疼痛异常，莫可名状，进食疼痛尤殊。眠差。如此巨大口腔溃疡实属罕见，且连续患于咽峡要冲，痛何以堪。脘胀除，无疼痛不适，大便两日一行。昨日餐后 2 小时血糖 11.8mmol/L，血压 138/78mmHg。苔黄，舌红，脉弦。

咽喉乃肺胃之要冲，血糖异常未控，郁热伏毒蕴发未挫使然。原方加减，击鼓再进。

黄连 30g，黄芩 30g，淡干姜 6g，西洋参 6g（另炖兑服），天花粉 30g，生石膏 50g（先煎），知母 20g，生地 30g，青黛 15g（包），紫草 20g，连翘 30g，金银花 20g，鸡血藤 30g，升麻 20g，赤芍 15g，生大黄 4g，炙甘草 6g。15 剂。

2012 年 9 月 29 日三诊：前诊服药半个月，咽颊部溃疡缩小 1/2，唇内溃疡缩小未愈，疼痛减轻。口不渴，胃脘无不适。大便日一行，质软。苔薄，舌红稍淡，津还，脉弦。热毒伏毒势挫，溃疡缩减，祛邪务尽。

黄连 30g，黄芩 30g，淡干姜 6g，西洋参 6g（另炖兑服），天花粉 30g，生石膏 50g（先煎），知母 30g，生地黄 30g，青黛 20g（包），紫草 20g，连翘 30g，金银花 20g，七叶一枝花 20g，鸡血藤 30g，升麻 20g，赤芍 15g，生大黄 4g，炙甘草 6g。另：大蜈蚣（颗粒）3g，日 3 次冲服。10 剂。

2012 年 10 月 8 日四诊：唇内溃疡愈合，咽颊部溃疡表浅收敛，四周浸润充血几近消退，吞咽疼痛轻微能耐。血糖尚高。口不渴。苔薄，舌淡红，脉小弦。前方黄连加量续进。

黄连 35g，黄芩 30g，淡干姜 6g，西洋参 6g（另炖兑服），天花粉 30g，生石膏 30g（先煎），知母 30g，生地黄 30g，青黛 20g（包），紫草 20g，连翘 30g，金银花 20g，七叶一枝花 20g，鸡血藤 30g，升麻 20g，赤芍 15g，生大黄 4g，炙甘草 6g。另：大蜈蚣（颗粒）3g，日 3 次冲服。

上方调治至 2012 年 10 月 27 日，血糖趋常，咽峡部右侧后方巨大溃疡痊愈。原方稍事调整，以资巩固，半个月后停药。半年后随访未见复发。糖尿病合并复发性口腔溃疡常相互影响，辨证论治当从整体着眼，方能收到满意疗效。

**按：** 仝小林教授著《糖络杂病论》一书，对于糖尿病的证治，归结为"治糖"

"治络""治杂病"，其创见和新论，对糖尿病及其相关疾病，包括其并发症和合并症，颇有临床指导意义。本案患者患高血压、糖尿病合并复发性口疮（复发性口腔溃疡），多见阴虚火旺、虚实夹杂证。"以实为主者，重在清火，以虚为主者，重在补益兼以清降"。糖尿病初始即有络脉瘀滞的病理改变。久病入络，"瘀血阻络，脉络不通，一者诸药不能通达病所，故药效差；二者气血运行不畅，口腔黏膜失于濡养，失养则腐；三者瘀久化热成毒，热胜则腐，故应重视活血化瘀通络"（仝小林语）。隋代巢元方《诸病源候论·口舌疮候》说："手少阴，心之经也，心气通于舌；足太阴，脾之经也，脾气通于口。腑脏热盛，热乘心脾，气冲于口与舌，故令口舌生疮也。"口腔为肺胃之门户，肺胃、心脾积热，外感风热之邪，阴虚火旺、阳虚浮火皆可发生口腔溃疡。邪甚生"毒"，"毒邪"由诸多病邪进一步发展而成。毒邪伏匿，是为"伏毒"，虽伏而不觉，却无时不在邪正消长斗争之中，正气虚弱，"伏毒"蕴发，则病情毕现。故初诊取黄连、黄芩清中上二焦之热，苦寒以降糖；干姜辛热以护胃，使连芩苦寒无伤胃之弊，得半夏辛温消痞降逆之助，其效益彰；西洋参益气养阴补虚，天花粉清热养阴生津可治消渴，消肿排脓，可用于痈肿疮疡；生大黄合生地黄、天花粉、知母泄热润肠通便，使邪有出路；知母清热泻火、润燥通便降糖，得石膏、生地黄之助，清泻肺胃之火，亦清血分热毒以治口疮；紫草凉血活血，解毒清透，通利大肠，与青黛相须为用，清热解毒、消痈疗疮之力甚宏，配以金银花、连翘，清肺胃、血分热毒伏邪，治疗复发性口疮，能使溃者速愈，防止复发，屡试不爽；火郁发之，佐细辛辛散，疗口舌生疮，每收良效；甘草益气，调和诸药。二诊去半夏。黄连、黄芩加量，以清热解毒降糖；石膏、知母加量，清肺胃郁热，护阴降糖通腑；升麻易细辛，意在清透伏热伏毒以解毒；加赤芍凉血解毒、散瘀通络。三诊知母加量，加强清热滋阴润肠降糖之力；加七叶一枝花、蜈蚣清热，解毒攻毒，开瘀愈疡，提高免疫力，治复发性口腔溃疡恒用之，每收良效。四诊前方续进，巩固善后。

## 九、其他病证

### 1. 黑毛舌验案（霉菌感染）

季某，男，55岁。2011年10月31日初诊。

偶尔发现舌苔厚腻，舌根部苔黑，满布黑色絮毛，不知何物何时而起。惊恐疑虑，急赴某医院口腔科就诊，诊断"黑毛舌"，嘱注意口腔卫生，建议中医调理。寥寥数语，疑惧未消，急来就诊。观形体偏瘦。询有烟酒茶嗜好，胃纳素旺，进食后脘腹痞胀，不饥，大便日一行，便末溏烂。口气秽浊难闻，舌色偏红，舌苔黄厚干腻，舌根部见黑苔，满布浓密丝状黑毛，脉滑数。

"黑毛舌"难得一见，多由口腔卫生不良，酸性环境使霉菌滋生，抑或使用抗生素不当致菌群失调所致。询近期无抗生素使用史。"有诸内者，必形诸外"。痰湿之体，湿热夹积随胃气熏蒸于舌，故见舌色偏红，舌苔黄厚干腻；舌根属肾，水湿不化蕴热，湿浊瘀结舌根，霉菌滋生，萌生舌根黑苔、黑毛成絮。脉滑数，湿热内蕴可证。治当芳香化浊，兼清胃热，消积祛邪，廓清湿热熏蒸（霉菌滋生）场所。予不换金正气散加味。嘱戒烟、酒、茶，饮食清淡，保持口腔清洁。

藿香梗、佩兰梗各15g，苍术20g，茯苓30g，厚朴10g，陈皮6g，白蔻仁5g（打、后下），黄连10g，黄芩15g，苦参12g，炒莱菔子20g（打），五谷虫30g（包）。另：生鸡内金15g，研末，日3次分服。7剂，后加服3剂。

2011年11月12日二诊：自患黑毛舌病以来，恐惧为"喉癌"，精神紧张，近日觉喉间有异物感，咽之不下，吐之不出，又急去某医院行电子鼻咽喉镜检查，诊断描述云："舌根淋巴滤泡增生，会厌舌面右侧囊肿样物，双侧声带略充血，披裂稍肿，梨状窝无积液。"排除癌症，情绪有所稳定。

究其成因，盖由肝气郁结，痰气交阻，上逆咽喉而成"梅核气"；与"黑毛舌"霉菌邪毒局部刺激，亦不无关系。所幸自觉进食顺畅，脘腹痞胀改善，有饥饿感，大便日一行，成形；且见舌上黑毛减少，黑色腻苔始化，宽心许多，再经心理疏导，患者精神负担尽释。观舌苔厚腻、舌根部苔黑稍化，舌根黑色絮毛减少，按脉象濡细滑数如前。《金匮要略·妇人杂病脉证并治》云："妇人咽中如有炙脔，半夏厚朴汤主之。"此病多见于妇女，男子亦可见。前方加减续进。

藿香梗、佩兰梗各15g，制半夏20g，厚朴15g，茯苓30g，陈皮10g，白蔻仁5g（打、后下），黄连8g，黄芩15g，苦参15g，炒莱菔子12g（打），五谷虫30g（包），生姜3片，苏叶10g。另：生鸡内金15g，研末，日3次分服。10剂。

2011年11月22三诊："黑毛舌"服药20天，舌根黑毛消失，舌苔厚腻色黑化净；余症尽去。前方续进5剂，以图巩固。2个月后，因"上呼吸道感染"使用抗生素1周，"黑毛舌"又起，服中药半个月痊愈。本案随访至2014年春节后，未见复发。

**按：**考"黑毛舌"是在舌背人字沟前方、舌背中央的丝状乳头长成黑色丛毛状的病变。病因尚不清楚。一般认为是由于口腔的局部环境改变，如长期使用抗生素，使口腔内菌群失去平衡；或在某些情况下，口腔pH值下降呈酸性环境，使丝状乳头的角质蛋白脱落延迟，形成毛刺状。酸性环境更有利于霉菌生长，特别是黑根霉菌，产生的黑色素使增长的丝状乳头染色，形成黑毛舌。此外，口腔卫生不良、吸烟过量、长期使用局部消炎药物，也可能导致黑毛舌（黄婉容主编《口腔内科学》）。本案初诊予不换金正气散加味。方取藿香、佩兰、苍术芳香化浊，合茯苓淡渗利湿以健脾运；厚朴行气除满，气行湿化；白蔻仁、陈皮理气和胃化湿；重用黄连，合黄芩、苦参苦寒燥湿兼清胃热，黄连、苦参且有抑制真菌作用；炒莱菔子消积除胀，生鸡内金研末分服，不破坏消化酶，消积化滞，五谷虫功擅消积除疳，合力以健脾运。诸药协同，湿浊积滞分消，霉菌可除。二诊、三诊：前方加半夏、苏叶、生姜。取半夏、厚朴、生姜辛以散结，苦以降逆；茯苓佐半夏利饮引涎；紫苏芳香，以宣通郁气，俾气舒涎去，

沈桂祥临证经验实录

病自愈矣（《医宗金鉴》）。

**2. 复发性口疮验案之一（阿弗他口炎经期加重、多发房性早搏）**

吴某，女，41岁，市某医院内科医师。2009年1月12日初诊。

患复发性口疮20余年，近3年反复发作，此起彼伏，劳累、经期尤甚，口舌溃烂烧灼疼痛，不堪其苦，遍服维生素、抗生素、免疫抑制剂罔效。

末次月经2009年1月9日来潮，口腔黏膜、舌上多处溃烂凹陷，碎痛灼痛加重，大便干结、多发房性早搏已周余，寝食不安。适经行第4天，量少，滞下，少腹冷痛。13岁初潮，7/23天，量中等，高潮腹痛、滞下，杂少许膜样物。经前无明显乳胀。每见房性早搏，口舌溃疡，大便干燥。1-0-6-1，顺产。苔薄白，脉细，偶有歇止。

口腔为肺胃之门户，"心气通于舌"，"脾气通于口"，心脾积热、风热邪毒甚且久矣，劳累辄作，少有宁时，经期加重，伴经行滞下小腹冷痛，而成下寒上热之证。法当温通化瘀调经、清热泻火解毒并举。

川桂枝10g，吴茱萸6g，生姜3片，赤芍15g，当归15g，牡丹皮15g，生大黄10g，黄连6g，黄芩15g，生栀子10g，生地黄15g，青黛10g（包），紫草15g，连翘30g，金银花20g，炒延胡索15g，炙甘草10g。5剂。

2009年1月17日二诊：末次月经2009年1月9~16日。经期缩短，

经去口腔溃疡愈合，房性早搏亦趋消失，为既往所未有者。大便日一行，质软。纳眠俱好。苔薄白，脉细。经去气血平和，口疮愈合。外感内伤，邪甚生毒，疮毒潜伏，是为"伏邪""伏毒"也，正虚辄发，缠绵反复，不易根治。再养阴清热，泻火解毒，以清心脾之郁热，肃口疮之余毒；佐肉桂温下清上，引火归原，导龙入海。

生地黄20g，当归10g，大麦冬15g，五味子10g，连翘30g，金银花20g，青黛10g（包），紫草15g，牡丹皮12g，黄连6g，黄芩20g，生栀子15g，肉桂6g（后下），炙甘草6g。7剂。

2009年1月24日三诊：经去未见口疮再发。又值经前1周、劳累，仅舌痛3天，溃疡未作。心情愉悦舒畅。眠好，间有房性早搏。大便质软，日一行。苔薄，脉细，偶有歇止。

经前舌痛，脏腑郁热，疮毒伏邪欲作。未雨绸缪，亟须疏肝清泄，泻火解毒，温经通脉。

柴胡12g，牡丹皮15g，生栀子10g，薄荷6g（后下），生大黄6g，黄连6g，黄芩15g，赤芍15g，青黛10g（包），紫草15g，连翘30g，金银花20g，川桂枝10g，淡吴茱萸6g，生姜3片，川芎10g，当归12g，炙甘草10g。10剂。

2009年2月7日四诊：经前投疏肝清泄、泻火解毒、温经通脉方药，口疮、经行滞下疼痛未作，偶见房性早搏。因协助新医院筹建规划、科室布局调研所需，除日常门诊查房外，参观、查询资料，虽辛苦至极，仅见舌痛，休息一晚便能恢复。末次月

经 2009 年 2 月 2 日来潮，量增，胀滞基本消失，第 3~4 天量多，无腹痛，今日第 6 天，经将净。大便软，日一行。苔薄，脉细。

复发性口疮顽疾、经行滞下腹痛疗效卓著，但仍须耐心调治。再拟养阴泻火解毒，清肃郁热余毒。

生地黄 20g，当归 10g，大麦冬 15g，五味子 10g，连翘 30g，金银花 20g，青黛 10g（包），紫草 15g，牡丹皮 12g，黄连 6g，黄芩 20g，生栀子 15g，肉桂 3g（后下），益母草 15g，炙甘草 6g。7 剂。

2009 年 2 月 28 日五诊：因工作繁忙辛劳，眠少，药不按时，停药已旬余。口腔溃疡反复第 4 天，仅见唇内上方黏膜轻浅溃疡 1 处（个）。口渴。大便 1~2 日一行，质干。末次月经 2 月 26 日来潮，今日第 3 天，量尚少，昨夜略腹痛。苔薄，脉细略数。再予养阴清热解毒，温经化瘀通脉。寒温并用，火郁发之也。

生大黄 6g，生地黄 20g，知母 6g，天花粉 30g，炒延胡索 15g，连翘 30g，金银花 20g，青黛 15g（包），黄连 6g，肉桂 3g（后下），淡吴茱萸 6g，生姜 3 片，桃仁泥 10g，失笑散 20g（包），地鳖虫 10g，炙甘草 6g。7 剂。

7 日尽剂电告，2009 年 3 月 2 日经去诸症悉平。原方续服 7 剂。因工作繁忙奔波，未再复诊，原方再服 7 剂，停药。直至 2010 年 4 月 9 日发来短信："多年的口腔溃疡去年药后即很少发生，今年没有再发。特告之，谢谢。"

复发性口腔溃疡（阿弗他口炎）又称复发性口疮，具有周期性反复发作的特点。西医学分为轻型口疮、疱疹样口疮和腺周口疮 3 种，以轻型口疮最为多见，好发于口唇内侧、舌尖、舌缘、舌腹、颊部、软腭、腭弓等部位。溃疡期有较剧烈的烧灼疼痛，溃疡凹陷，呈圆形或椭圆形，数量、大小不等，直径 2~4mm，上覆灰黄或黄白色纤维素膜，周围有红晕，有"红、黄、凹、痛"的特征。因其反复发作，治疗颇费周折。余从中医学"疮毒""伏邪""伏毒"立论，辨证论治，疗效尚称满意。

**按：**复发性口腔溃疡又名复发性口疮，中医称"口疮"或"口疡""口疳""口破"。因其反复发作，西医学以"复发性"冠之。隋代巢元方《诸病源候论·口舌疮候》说："手少阴，心之经也，心气通于舌；足太阴，脾之经也，脾气通于口。腑脏热盛，热乘心脾，气冲于口与舌，故令口舌生疮也。"口腔为肺胃之门户，心脾积热、外感风热之邪及阴虚火旺、阳虚浮火，皆可发生口腔溃疡。中医妇科有"经行口糜"一症，是指每值临经或经行时而口舌糜烂、生疮者（新世纪全国高等中医药院校七年制规划教材《中医妇科学》）。口糜（口腔白色念珠菌病）是"口腔溃烂或满口赤烂如米粥状"（高等医药院校五版教材《中医妇科学》）的一种病症，与口疮（口腔溃疡）不同。本案为口疮常年发作经行加重者。口疮、口糜，每多并称，常应互参。邪甚生"毒"，"毒邪"由诸多病邪进一步发展而成。毒邪伏匿，是为"伏毒"，虽伏而不觉，却无时不在邪正消长斗争之中；正气虚弱，"伏毒"蕴发，则病情毕现。复发性口疮常因外感、内伤、饮食、劳倦、经行诸多因素所生发、诱发，故除结合脏腑、虚实、气血、阴阳辨证外，多从"伏邪""伏毒"论治。"伏毒"宜清宜泄，清者，清热凉血解毒；泄者，透也，通利也，使邪有出路。紫草凉血活血、解毒透疹，"与甘草配伍，能预防麻疹"；青黛为大青叶沤制而成，清热解毒，凉血消斑，为治热毒疹斑要药，与紫草相须为用，清热解毒消炎之力甚宏，治疗复发性口疮，能使溃者速愈，防止复发，屡试不爽；他如薄荷、升麻、淡豆豉、白僵蚕酌情选用，亦有良好的清透解毒作用，若与清热解毒、疏散风热、消痈散结之金银花、连翘等合用，功效尤著。黄连解毒汤、泻心汤、竹叶石膏汤、清瘟败毒饮等清泻脏腑气血热毒方药，均可随症选用；若伴经行口疮加重或竟为经行口疮者，则应依据月经病情不同而随症施治。

**3. 复发性口疮验案之二（阿弗他口炎伴鼻衄）**

郁某，女，10岁。2010年3月27日初诊。

复发性口疮伴鼻衄月余，类作两年，西药未效。其母患复发性口疮多年，服药痊愈，携女就医。

口舌溃烂，烧灼疼痛，饮水、进食尤加，时有鼻衄，昨今两日已两次。刻诊：口气秽浊，舌尖、舌缘见溃疡缺失，口疮多发，口唇内侧、颊部均见，溃疡凹陷，上附黄白苔，周围色红浸润。询得本次复发起于感冒咽痛之后。口渴，大便干结，2~3日一行。平素饮食偏嗜，纳少，喜食荤腥，厌食蔬素，脾胃积热由来已久。苔薄，舌偏红，脉细。

土壅木郁，上干于肺，肺胃心脾郁热循经上冲口舌，口舌溃烂生疮、鼻衄。治当泻火解毒，养阴清热凉血。予泻心汤合白虎加地黄汤加减。

生大黄5g（后下），黄连4g，黄芩10g，青黛10g（包），白僵蚕10g，连翘15g，金银花10g，生地黄10g，黑玄参6g，生石膏20g（先煎），知母6g，大麦冬10g，生甘草6g。5剂。

2010年4月3日二诊：口腔、舌上溃疡疼痛显减，未见新生者；鼻衄未作。大便得通，间日而行。口气秽浊，口渴趋缓。苔薄，脉细。热毒减而未彻，宜清，宜泄。

生大黄5g（后下），黄连4g，黄芩10g，青黛10g（包），紫草10g，连翘15g，金银花15g，生石膏20g（先煎），知母6g，生地黄15g，天花粉15g，大麦冬15g，川牛膝6g，生甘草6g。10剂。

2010年4月16日三诊：口腔溃疡完全愈合，无新生者。鼻衄未作。大便日一行。口气秽浊已除，口渴愈。停药3日，大便渐见干结。苔薄，脉细。仍需泻火解毒、养阴清热，以防死灰复燃。

生大黄5g（后下），黄连4g，黄芩10g，青黛10g（包），紫草10g，连翘15g，金银花15g，全瓜蒌10g（打），生地黄20g，黑玄参6g，天花粉15g，大麦冬15g，炙甘草6g。

2010年4月24日四诊：口腔溃疡痊愈，未见新生者。鼻衄愈，未再作。大便日一行。苔薄，脉细。口疮、鼻衄诸症悉愈。

前方改生大黄6g，不后下，与诸药同煎。5剂。药毕继服浓缩知柏地黄丸8丸，1日3次，10日为期。并嘱改变偏食挑食等不良饮食习惯，多食蔬菜水果，少食荤腥甜腻食物，务求大便通畅，俾脾胃湿热不生，升降有序，气化有常，则病安从来？

**按：**母女同病复发性口腔溃疡，中药治疗痊愈，疗效优于西药。复发性口腔溃疡是否与遗传及感染相关，西医学研究尚无定论，值得进一步探索。饮食偏嗜，荤腥甜腻食物蕴热助湿，心脾积热，脏腑阴阳失调；外感六淫（不唯风热），正气虚弱，皆可生发、诱发是证。肺开窍于鼻，阳明经脉上交鼻颊，鼻衄多由肺、胃、肝火热偏盛，迫血妄行所致。肾精亏虚，虚火上炎，或阴虚于下，阳浮于上，脾肾阳虚，气不摄血，亦可导致鼻衄。本案患者年幼，饮食偏嗜，"久而增气"生火，大便闭结，见复发性口疮与鼻衄并作，当从火热论治。

### 4. 复发性口疮验案之三（阿弗他口炎伴齿衄）

陈某，女，37岁。2009年11月12日初诊。

复发性口腔溃疡3年，加重1年。口腔黏膜、舌根侧缘、齿龈反复溃疡疼痛、出血，刷牙吸吮出血尤重。外院服中药半月余，病情如故，经医生介绍来诊。平素多便秘，服中药改善。口干苦，纳少，眠多梦。经行量偏多，有血块。末次月经10月22~29日，量偏多，有血块。15，$\frac{7\sim8}{25}$，量偏多，有血块。无腹痛，无乳胀。2-0-1-2，顺产，置节育环。苔少，舌偏红少津，脉细滑数。

脾胃积热，心火偏旺，阴液不足于下，虚火炎于上，积热生毒，时伏时作，发为口疮、齿衄，经久不愈。治当滋阴降火，清热凉血解毒。

知母10g，川黄柏6g，生地黄30g，大麦冬20g，牡丹皮15g，赤芍15g，阿胶12g（烊冲），黄连6g，黄芩15g，生栀子10g，青黛10g（包），紫草15g，生地榆30g，炙甘草6g。7剂。

2009年11月20日二诊：药后口舌溃疡愈合，近日又见新生者，尚未大作；齿衄改善。渴减，口苦去，眠进步。大便日一行，偶见二行，质好。末次月经11月17日如期来潮，今第4日，昨日高潮，量较前有所减少。无腹痛乳胀。苔薄，舌偏红，津稍回，脉细滑数。郁热疮毒虽折，纵经行中，不可姑息，仍需滋阴降火、清热凉血解毒。

知母10g，川黄柏6g，生地黄30g，大麦冬20g，牡丹皮15g，黄连6g，阿胶12g（烊冲），黄芩15g，生栀子10g，当归10g，赤芍、白芍各15g，生山楂30g，青黛10g（包），紫草15g，生地榆30g，炙甘草6g。10剂。

2009年12月3日三诊：复发性口腔溃疡愈合，无新生者。齿衄未见再作，渴愈，无所苦。末次月经 11 月 17～22 日，量趋常。苔薄，舌红转淡，脉细。再予养阴清热，凉血解毒，以清余毒。

生地黄 30g，大麦冬 20g，五味子 10g，天花粉 15g，牡丹皮 15g，赤芍 15g，黄连 6g，阿胶 12g（烊冲），黄芩 15g，生栀子 10g，蚤休 30g，青黛 10g（包），紫草 15g，炙甘草 6g。10 剂。

2009 年 12 月 15 日四诊：复发性口腔溃疡、齿衄痊愈。末次月经 12 月 11 日来潮，量正常，第 3 日高潮，无血块。今第 5 日，量减少，将去。苔薄，舌淡红，脉细。顽症虽愈，恐多反复，还应养阴清热，凉血解毒，以防复发，佐养血调经以善其后。

生地黄 30g，大麦冬 20g，牡丹皮 15g，赤芍 15g，黄连 6g，阿胶 12g（烊冲），黄芩 15g，生栀子 10g，蚤休 30g，当归 10g，白芍 10g，生山楂 15g，青黛 10g（包），紫草 15g，炙甘草 6g。10 剂。

2010 年 8 月 28 日回访，复发性口腔溃疡、齿衄痊愈，工作紧张劳累亦未见复发。

**按：** 本案属阴虚火旺型复发性口疮，治宜"壮水之主，以制阳光"。用生地黄、麦冬凉血滋阴，黄柏、知母、牡丹皮清泻虚火，补中寓泻，合黄连、阿胶滋阴降火；方中黄连、黄芩、黄柏、栀子合用是为黄连解毒汤，与青黛、紫草、生地榆相合，泻火清热、凉血解毒之功尤巨，愈疮止衄；炙甘草益气和中解毒，调和诸药。辨证明确，方药得当，取效自速。

**结语：** 口疮因其反复发作而冠以"复发性口疮"之名，为常见多发之疑难杂症。余从疮毒伏邪、伏毒立论，辨证施治，疗效满意。案一，复发性口疮经行加重，疮毒伏邪缠绵，根深蒂固，寒热虚实错杂；案二，孩童口疮、鼻衄，肺胃心脾积热由来已久；案三，口疮、齿衄，阴虚火旺。辨证明晰，疗效卓著。然口疮症状，为诸多口腔黏膜病症所共有，例如复发性口疮、创伤性溃疡、白塞病、口腔肿瘤、各种口腔黏膜感染性疾病、大疱性疾病之后期、某些性病，以及血液病、糖尿病、自身免疫性疾病等。其中口腔肿瘤尤当明辨，其表现与复发性口疮"红、黄、凹、痛"之特征不同，有"久、大、硬、翻、木"的特点，即长期不愈、溃疡面积大、溃疡基底硬、边缘菜花状翻出、轻微麻木而疼痛不明显。辨证辨病，切勿轻忽，以免贻误病机。

（以上"复发性口腔溃疡验案"三则发表于《2012 世界中华自然医学高峰论坛. 国际中医药与自然医学高峰论坛论文集》）

### 5. 狐惑病验案（白塞综合征）

付某，女，43 岁，重庆市人。2010 年 4 月 30 日初诊。

口腔溃疡反复发作 2 年余，某市各大医院遍治无功，因药物过敏致体肤颜面疱疹、结痂。

刻诊：下唇内溃疡斑驳，有血痕，舌端、颊面、牙龈有点状溃疡，诉热灼疼痛殊甚。初见口腔内疱疹，溃破则溃疡凹陷、出血。头顶百会穴有比银圆略大之溃疡已月

验案实录

余，创面覆盖脓痂。无目赤，小腿部未发现异常。口渴心烦，脘腹作胀，进食尚可。尿赤，大便干结难解，1周方行，须服肠清茶通便。苔黄，脉细滑数。

此湿热毒邪通彻表里上下之证。治当通腑泻火，清热利湿，凉血解毒。

生甘草10g，生大黄15g（后下），厚朴10g，枳实10g，黄连6g，黄芩20g，蒲公英30g，升麻10g，青黛12g（包），紫草20g，生地黄30g，牡丹皮12g，金银花20g，连翘30g，生石膏30g（先煎），知母10g，土茯苓30g。7剂。

2010年5月6日二诊：6剂毕，口腔黏膜溃疡、疼痛大好。口角内侧、下唇内溃疡基本平复。颊部中、后缘可见较广泛之白腐溃疡面，左甚。鼻腔黏膜溃疡疼痛。头顶百会穴处比银圆稍大之溃疡，脓痂创面分泌物基本消除。前胸一疱疹已半年，溃破后久久不愈。心烦、口渴消失。大便秘结通畅，转稀，间日而行，尿黄。外阴疼痛已旬余，药后减轻。苔薄黄，脉细滑。

综上以观，须排除狐蜜病（白塞病，又称"白塞综合征"或"眼－口－生殖器综合征"）。适经去8～9天，转请妇科医师做妇科检查：两侧大阴唇见数个溃疡，直径0.5cm；阴道畅，黏膜无充血，分泌物少，淡黄色；宫颈口见赘生物0.5cm×1cm大小，无接触性出血，宫颈无举痛；子宫后倾，正常大小，无压痛。两侧附件无压痛及包块。据此，遂又细诘既往有无眼病红赤，告"已有数次，近无"。中西四诊合参，确诊狐蜜病。

本病由湿热虫毒浸淫，蚀于上下所致。治宜清热燥湿，泻火解毒，杀虫消蚀。

生甘草10g，黄连6g，黄芩20g，生大黄15g（后下），生地黄30g，牡丹皮10g，龙胆草10g，紫草20g，青黛12g（包），金银花20g，连翘30g，败酱草30g，苦参15g，生薏苡仁30g。7剂。

2010年5月29日三诊：病情又见反复。因在私企打工，请假不准，且经济困难，5月6日方药自行改为两日一剂，14天后无以为继，取药渣再熬又服1周。口腔、口角内侧、下唇内溃疡，颊部中、后缘溃疡疼痛又起；鼻腔黏膜溃疡疼痛，有虫噬感；阴部、肛门细小溃疡各一，瘙痒；昨胸背又见新生疱疹各一。病情复作，唯头顶疮疡、前胸一疱疹收敛，大便秘结已多日。苔薄，脉细滑。患者经济拮据，不能按时就诊服药，抑郁伤感，气郁生火，病情反复。再予清利湿热，解毒杀虫。

生甘草10g，黄连6g，黄芩20g，生大黄10g，生地黄30g，牡丹皮10g，紫草20g，青黛12g（包），金银花20g，连翘30g，土茯苓30g，龙胆草10g，苦参30g，生薏苡仁30g。7剂。

2011年5月9日，患者因经行身肿加重数月来诊。告去年因左足骨折，不能行走，因此未能继续就诊，坚持原方续服2个月余，病情基本痊愈。今春感冒劳累，目微红，口、外阴溃疡略有复发，服原方亦愈。观其精神体貌，与去年已判若两人。除周体略有肿胀外，颜面已稍有华色。目睛不红，口舌、头顶溃疡和体肤疱疹瘢痕均已荡然无存。诉带下略黄，无明显异常，前后阴部无疼痛不适。

**按：** 狐惑病相当于西医学之白塞病，又称"白塞综合征"或"眼－口－生殖器综合征"。中国中医药学会白塞病专业组1993年拟定狐惑病诊断标准：

主症：①反复发作的口腔溃疡。②皮肤损害，包括结节性红斑，或痤疮样结节，或丘疹脓疱样损害，或毛囊炎，或针刺样反应等。③多发性生殖器溃疡。④眼损害，虹膜睫状体炎，或结膜炎，或前房积脓。

次症：①关节痛或关节炎。②消化道症状（食欲不振、腹胀、腹泻或便秘）。③动脉炎。④神经系统症状。

《金匮要略·百合狐惑阴阳毒病脉证治》云，"狐惑之为病，状如伤寒，默默欲眠，目不得闭，卧起不安，蚀于喉为惑，蚀于阴为狐，不欲饮食，恶闻食臭，其面目乍赤、乍黑、乍白，蚀于上部则声喝（一作嘎），甘草泻心汤主之"；"蚀于下部则咽干，苦参汤洗之"；"蚀于肛者，雄黄熏之"；"病者脉数……目赤如鸠眼……若能食者，脓已成也，赤豆当归散主之"。狐惑病（白塞病）与复发性口腔溃疡相异，湿、热、火、毒是其主要成因。然复发性口腔溃疡以疮毒"伏邪""伏毒"立论，疗效满意，似多借鉴之处，尚待进一步探索。盖湿热生疮蕴毒，疮毒潜伏，是为"伏邪""伏毒"也，正虚辄发，缠绵反复，常因外感、内伤、饮食、劳倦、经行诸多因素生发、诱发。"伏毒"宜清宜泄：清者，清热凉血，解毒杀虫；泄者，透也，通利也，祛湿也，使邪有出路。本案取甘草泻心汤、苦参汤意，用生甘草泻火解毒补虚为主药，配以黄芩、黄连苦寒清热燥湿解毒；大黄通腑清热解毒；生地黄、牡丹皮、紫草、青黛、金银花、连翘凉血清热解毒；土茯苓、龙胆草、苦参、生薏苡仁杀虫祛湿、清热解毒，竟收全功。

### 6. 蛇串疮验案之一（带状疱疹）

周某，男，55岁，工程师。1997年11月8日初诊。

疱疹成簇晶莹，自背脊右侧向前胸呈带状分布，沿肋骨走至胸乳3天。

旬日前右侧胸背疼痛，如蚁如锥，热灼瘙痒，温浴痛痒不减。其后出现红斑、成簇水疱，灼热疼痛。小便热赤，大便间日一行。

刻诊：患侧胸背疼痛如火燎、腋下淋巴结肿痛，心烦易怒，口苦咽干。苔薄黄、干，舌红，脉浮滑数。

四诊合参，病属中医"蛇串疮"（肝胆湿热型），也称"缠腰火丹"等；西医之谓"带状疱疹"。治宜清泻肝火，清热解毒，凉血散瘀止痛。方拟龙胆泻肝汤加减。

龙胆草10g，黄芩15g，生栀子12g，赤芍、白芍各15g，黑玄参20g，生地黄15g，板蓝根30g，连翘30g，金银花20g，升麻10g，牡丹皮12g，青黛12g（包），紫草15g，制乳香、没药各15g，柴胡10g，炙甘草6g。7剂。

1997年11月15日二诊：疱疹收敛干涸，疼痛亦去，尚有灼热感。口苦咽干、心烦、小便热赤亦基本消失。上方小其制，以清余邪。

龙胆草6g，黄芩15g，生栀子10g，赤芍、白芍各10g，黑玄参10g，生地黄15g，板蓝根 30g，连翘 30g，金银花 20g，升麻 10g，牡丹皮 10g，青黛 12g（包），紫草 10g，柴胡 10g，炙甘草 6g。7 剂。

继服 7 剂，痊愈。嘱将息静养，注意营养，期精神体力恢复，以免后遗疼痛之恙。

**按：**"蛇串疮"带状疱疹病，即隋代巢元方在《诸病源候论·疮病诸候》中云："甑带疮者，绕腰生，此亦风湿搏于血气所生。"谓"风湿"者，系风邪湿热毒邪，即今之谓水痘 - 带状疱疹病毒之类也。方取龙胆草、黄芩、生栀子清泻肝胆郁热实火；玄参、生地黄清热凉血，滋阴解毒，增液通便；板蓝根、连翘、金银花合升麻、青黛、紫草清热凉血解毒以治疮疡热毒，升麻"主解百毒"（《神农本草经》）且有升散宣泄之功；牡丹皮合赤芍、白芍凉血散瘀通络，缓急止痛；乳香、没药活血止痛；柴胡引经，疏肝清热；甘草和中，调和诸药为佐使。

### 7. 蛇串疮验案之二（带状疱疹、甲状腺癌术后甲减）

周某，女，70 岁。2012 年 8 月 4 日初诊。

因甲状腺乳头状癌入住省某医院，于 2012 年 6 月 21 日行甲状腺全切除术。适值碘放射治疗前停服甲状腺素第 10 天。渐见畏寒身冷，若感冒状，双手震颤。纳减。左臀上部刺痛 3～4 天，昨天见疱疹萌生，痛痒难忍。诊见疱疹成簇，呈典型带状分布，但数量不多，肤色不红。确认带状疱疹无疑。苔薄白，舌淡有紫气，脉沉细缓。

甲状腺全切除术后，正气虚弱，更兼入院复查前停服甲状腺素，形成"甲减"，免疫功能低下，潜伏水痘 - 带状疱疹病毒乘虚萌生，乃发带状疱疹。治当标本兼顾，温阳补虚托邪，清解"搏于血气"之"风湿"邪毒，兼以散瘀通络止痛。拟阳和汤加味。

肉桂 10g，鹿角胶 12g（烊冲），炮姜 6g，熟地黄 15g，麻黄 6g，白芥子 10g，熟附片 15g（先煎），黄芪 45g，忍冬藤 30g，七叶一枝花 20g，赤芍 12g，紫草 12g，炒延胡索 20g，炙甘草 6g。另：中药免煎颗粒大蜈蚣 3g，日 3 次分服。7 剂。

消毒疱疹区域皮肤，用消毒针具刺破疱疹底部，拭干流出液体，拔罐 8～10 分钟，吸出的液体由透明淡黄转为淡红，有少许紫红色。每日 1 次，连续 3 日。2 日后疱疹次第结痂收敛，拔罐吸出水液递减，疼痛、瘙痒缓解，前后仅五六日，痊愈，无疼痛后遗症。

**按：**阳和汤治一切阴疽，为温阳补虚、散寒通滞名方。今用阳和汤加黄芪、熟附片，温阳补虚托邪，虑其阳气虚弱，疱疹邪毒内陷也。其中熟地黄、鹿角胶温阳补血填精，肉桂、姜炭温阳散寒，温通血脉；白芥子辛散，直达皮里膜外，温化痰湿，通络散结；麻黄辛温通腠，益以黄芪、附子、肉桂，于疱疹速成速愈更有深义。忍冬藤、七叶一枝花清热解毒，通络止痛，抗癌。赤芍、紫草凉血解毒，散瘀通络。《本草汇言》谓赤芍"泻肝火，消积血，散疮疡"。《本草纲目》谓紫草"治斑疹痘毒"，煎剂、紫草素能抗单纯疱疹病毒 I 型（黄兆胜主编《中药学》），紫草清而能透。延胡索活血化瘀止痛。甘草补气和中，调和诸药。张锡纯谓蜈蚣"走窜之力最速，内而脏腑，外而经络，凡气血凝聚之处，皆能开之，性有微毒，凡一切疮疡诸毒，皆能消之"，搜风

沈桂祥临证经验实录

舒挛，疗抽掣瘛疭，解毒化瘀定痛。

治带状疱疹后遗疼痛，非虫药不为功，兼以针刺，能提高疗效。

### 8. 蛇串疮验案之三（带状疱疹后遗疼痛）

亲友高某，男，57 岁。2015 年 4 月 5 日（清明节）初诊。

患带状疱疹 20 天许，初未介意，失治。虽结痂趋愈，不时疼痛，如割如刺，抽掣如电，难以忍受，寝食不安，服芬必得止痛。略渴。右侧前胸后背以中线为界，收敛结痂及其脱落之疱疹瘢痕沿肋间走行，呈簇以带状分布，密匝，肤色暗红。中医学之谓蛇串疮也。苔薄，脉滑而弦。

蛇串疮（带状疱疹）失治，疱疹虽结痂趋愈，肆虐邪毒深居肋间，气血经脉阻滞，不通则痛。治宜破瘀通络止痛，清解余毒。

柴胡 15g，赤芍、白芍各 15g，川芎 10g，天花粉 30g，地鳖虫 10g，制乳香、没药各 10g，徐长卿 20g，蒲公英 30g，七叶一枝花 20g，连翘 30g，金银花 20g，黄芩 20g，炙甘草 6g。另：大蜈蚣 2g，淡全蝎 3g，炮甲片 3g，共研细末，日 3 次分服。10 剂。

半个月后电告，10 天尽剂，疼痛诸症若失，痊愈。随访 2 个月，疼痛未见再作。

**按：**方取复原活血汤意，用柴胡疏肝行气，引诸药入肝经走肋间祛瘀滞，以解毒通络定痛；赤芍、白芍、川芎活血化瘀，通络缓急止痛；天花粉清热解毒，化瘀消肿，和血生津补虚；地鳖中破血逐瘀，通络止痛；乳香、没药活血行气止痛，消肿生肌；徐长卿祛风止痛；蒲公英、七叶一枝花、连翘、金银花、黄芩清热解毒之辈，解毒散结，清里湿热，清泄疱疹余毒；炙甘草解毒益气和中，缓急止痛，调和诸药。蜈蚣、全蝎、炮甲片息风止痉，攻毒散结，搜风通络止痛。诸药协同，共奏破瘀通络止痛、清解余毒之功。

带状疱疹是一种累及神经和皮肤的病毒性皮肤病，由水痘–带状疱疹病毒所引起。隐性感染或水痘病愈后，病毒继续潜伏在脊神经后根和颅神经感觉神经节细胞内，当宿主细胞免疫功能减退时，如月经期、某些传染病（如感冒）、恶性肿瘤（白血病、淋巴瘤）等，病毒被激活即引起带状疱疹（复发性感染），使受侵犯的神经节发炎及坏死，产生神经痛；病毒沿着周围神经纤维至皮肤而发生节段性疱疹。

带状疱疹《中医外科学》以"蛇串疮"名之，其记载最早见于隋代，以皮肤上出现红斑、水疱或丘疱疹，累累如串珠，排列成带状，沿一侧周围神经分布区出现，局部刺痛或伴臖核肿大为特征。多数患者愈后很少复发，极少数患者可多次发病。四季皆有，多发于春秋季节。成年人罹患居多，老年人病情尤重。本病好发于胸胁部，故又名缠腰火丹、火带疮、蛇丹、蜘蛛疮等。

### 9. 自拟消痤汤验案

朱某，男，22岁。2008年9月12日初诊。

颜面痤疮密布3年，加重半年，胸背次之，饮酒、进食荤腥辛辣则显著增多。是以戒酒素食已近月，深以为苦。头面皮肤潮红、油亮、粗糙，颜面痤疮密布，丘疹粗大、色红，顶端多小脓疱，丘疹脓肿多发，有囊性丘疹，且多深褐色陈旧性瘢痕。口渴，溲黄，大便日一行。诉血脂、胆固醇偏高。苔黄，舌红，脉滑数。

过食辛辣肥甘食物，助湿生热，湿热互结，上蒸颜面胸背，阻于毛囊，或郁热生脓，或瘀结为痰，发为痤疮。"诸痛痒疮，皆属于火。"肺主皮毛，阳明之脉萦于面。法宜清泄肺胃郁热邪毒，解毒凉血，健脾化浊，降脂消痤。消痤汤加味。

连翘30g，金银花20g，黄芩20g，生栀子15g，青黛10g（包），紫草15g，地榆30g，赤芍20g，牡丹皮15g，生地黄15g，生石膏30g（先煎），知母10g，生山楂30g，决明子15g，升麻15g，白芷12g，生甘草6g。7剂。

药后痤疮减少，色转淡，脓疱丘疹显减。颜面皮肤潮红、油亮、粗糙如故。渴减，溲黄转淡，大便日一行。苔黄舌红，脉滑。

2008年9月20日二诊：前方加土茯苓30g，蚤休20g。7剂。

2008年9月27日三诊：痘消，颜面皮肤潮红、油亮显减，口不渴，溲不黄，大便日一行。病情大好。苔黄舌红显退，脉滑。原方续进。7剂。

2008年10月4日四诊：痤疮消失，无新生者。渴愈。苔薄，脉细。前方去石膏、知母，加云茯苓20g，白术15g，以助脾运。7剂。

2008年10月11日五诊：痤疮消失无新生者，皮肤粗糙明显改善，颜面潮红油亮、口渴均愈。大便日一行。苔薄，脉细。前方继服10剂。嘱饮食清淡，忌辛辣甜腻，戒酒，多吃新鲜蔬菜水果，保持大便通畅，以资巩固。

随访2年，遵嘱戒酒，忌油腻辛辣，肤润光洁，未见复发。

**按**：痤疮俗称青春痘，也称粉刺，是一种颜面、胸背等处毛囊与皮脂腺的慢性炎症性皮肤病。其特点是皮损丘疹如刺，可挤出白色碎米样粉汁。痤疮好发于青少年，是一种古老而常见且又顽固的皮肤病。《素问·生气通天论》云："汗出见湿，乃生痤痱……劳汗当风，寒薄为皶，郁乃痤。"《增补内经拾遗方论·皶痤》云："夫人于房劳汗出之时，腠理开疏，或当风寒，则风寒外束，遂使脂液凝结于玄府，浅薄而小者为皶，久郁而大者为痤，俗呼为粉刺，又谓之肺风疮。"故痤疮多从肺论治，王冰有"解表已……此皆阳气内郁所为，待暍而攻之，大甚焫出之"[焫（ruò），烧灼，王冰注：火艾烧灼，谓之灸焫]，这是痤疮内治法和外治法较早的文字记载。西医学认为，痤疮的发生与雄性激素偏高、内分泌紊乱、脂质代谢异常、细菌感染、不良饮食卫生习惯诸多因素有关。从中医脏腑、经络、风、火、毒、湿、痰、脂、瘀等着眼，辨证辨病结合，修订消痤清脂汤，疗效尚称满意。若能结合《中医外科学》痤疮的临床分型随证加减，保持大便通畅，使邪有出路，疗效将进一步提高。

自拟"消痤汤"由连翘、金银花、黄芩、生栀子、青黛、紫草、地榆、赤芍、生地黄、生山楂、决明子、升麻、白芷、生甘草组成。其中连翘、金银花、黄芩、生栀子清解肺胃气分热毒；辅生地黄养阴清热，青黛、紫草、赤芍凉血解毒，清泄血分郁热邪毒；地榆凉血解毒敛疮，"地榆含有甾醇、维生素 A、黄酮等有效成分，体外试验对多种细菌有抑制作用，治疗痤疮的机理可能是非特异性的抗炎作用，治疗寻常性痤疮疗效非常显著"（陈红风主编《中医外科学》）；生山楂消食化积，消脂行气散瘀，决明子消脂泄浊清瘀，相须为用以健脾运、祛脂浊；升麻升散透泄，解毒清热，白芷消肿排脓，引经泄浊，两药相须为用；生甘草调和诸药，泻火解毒。初诊予消痤汤加味，凉血清热解毒，健脾泄浊，降脂消痤。加石膏、知母清肺胃之火，止渴除烦，合生地黄、赤芍、牡丹皮、紫草等气血两清以挫热毒之势；二诊湿热蕴毒郁于肌肤，是痤疮成因之一。土茯苓擅"搜剔湿热之蕴毒"，"而以渗利下导为务"（《本草正义》），健脾除湿、清热解毒，更加蚤休清肺泄热，善治热毒疮疡，收效快捷。三诊原方续进，四诊、五诊去石膏、知母之寒凉，加茯苓、白术健脾化湿善后，痊愈。

消痤汤临证加减：肺经风邪蕴热加薄荷、桑白皮；胃肠湿热、苔腻腹胀加茵陈、土茯苓、枳实；痰湿瘀滞，囊肿、结节、瘢痕加半夏、茯苓、夏枯草、皂角刺、炮山甲；颜面、胸背皮肤油腻则重用生山楂、决明子、红曲；热毒肿痛甚加蚤休、白花蛇舌草；热渴甚加石膏、知母；口舌碎痛加黄连、竹叶；便秘加枳实、生大黄或瓜蒌、牛蒡子；经前加重加香附、当归、益母草或丹参。

爱美之心人皆有之，痤疮切忌挤压，以免炎症扩散，变生险症或留下瘢痕。饮食宜清淡，忌辛辣、肥腻、甘甜食物及酒类。多吃新鲜蔬菜、水果，保持大便通畅。

### 10. 肱骨骨折内固定及桡神经吻合术后窦道不愈验案

朱某，男，23 岁，未婚。1993 年 11 月 8 日初诊。

左肱骨中下段粉碎性骨折内固定、桡神经探查吻合术后，两窦道不愈 5 月余。

1993 年 5 月 23 日，患者因车祸颅底骨折，脑挫伤，下颌骨、左第 1 肋骨骨折，创伤性休克、昏迷，经无锡市某医院抢救旬日，化险为夷。6 月 4 日左上臂切开，行肱骨骨折复位内固定及桡神经探查吻合术。术后桡神经瘫痪，切口渗脓，乃至左上臂中下段内外侧形成窦道各一，直径 1cm 许，深达肱骨断端，流脓不止。拟诊"化脓性骨髓炎"，细菌培养证实为金黄色葡萄球菌感染。虽叠经住院手术，创口灌洗引流，青霉素、丁胺卡那霉素、阿莫西林、万古霉素、头孢羟唑等多方治疗而未能愈合。10 月 15 日来我院骨伤科诊治：X 线摄片示左肱骨骨折断端分离，成角 25°。拆除石膏后见假关节活动，改以小夹板固定并做窦道引流，定期换药。口服氧氟沙星片，3 周后窦道流脓如前。遂停服西药，邀中医内科会诊。

今患臂赖小夹板固定，窦道引流脓液稀薄。腕垂，第 1～2 掌骨间背侧肌肉萎陷，拇指外展、背伸功能丧失。面色㿠白，神疲乏力，手足不温，消瘦，偶见耳鸣。纳尚好，眠素差，近益著，且多梦，时或盗汗，大便干结。询无结核病史，胸透无异常。苔白舌淡，边有齿痕，脉沉细濡。

形羸修长，禀赋不足，复因颅脑、下颌、肢体多发性骨折，损伤出血昏厥，经抢救旬日脱险，更加手术创伤，元气大伤，邪毒乘袭，穿骨蚀髓，终成慢性化脓性骨髓炎，与中医"附骨疽"顽症相类。手足不温，窦口脓液涓涓，久久不愈，肝肾精血日损，脾肾阳气日衰，经络壅塞，气血凝滞。所幸胃纳尚好，可任补虚托毒，兼以温阳通滞，宗阳和汤、透脓散意组方。

黄芪、熟地黄各60g，鹿角片、熟附片各10g（先煎），肉桂、补骨脂、当归、穿山甲、皂角刺各10g，白芥子12g，麻黄5g，炮姜5g，丹参、枣仁泥各30g，生龙齿30g（先煎），七叶一枝花20g，炙甘草6g。5剂。

11月15日二诊：药后窦道脓液转稠，量稍减，四肢微温，纳增，佳象也，阳气生发，补托有望。疲乏、眠差、盗汗、便结诸症改善，耳鸣未作。苔白，舌边有齿痕，脉沉细。前方补白芥子12g，以助散结消脓之力。续服7剂。

11月23日三诊：脓液已尽，窦口未愈。肢温，纳旺眠安，盗汗微。苔白，齿痕如前，脉沉细耐按。上方去补骨脂、枣仁，熟附片减量至6g，日1剂。

12月10日四诊：窦道愈合。服药逾月，体重增加，面露华色，神倦乏力已瘥，盗汗止。苔薄白，舌边仍有齿痕，脉细。元气日见恢复，再予益气补肾填精，化瘀生新，以利骨折断端愈合。

黄芪60g，白术20g，熟地黄30g，当归12g，肉桂6g，骨碎补、鹿角胶、桃仁泥各10g，川续断、七叶一枝花各20g，炙甘草6g。日1剂。

1994年1月19日五诊：窦道愈合良好，面色红润。近偶见遗泄，肾气将复之征。苔薄，舌淡红，齿痕浅隐，脉细滑。肾主骨，补肾续断生新。

熟地黄、川续断、鸡血藤各30g，鹿角胶10g（烊冲），山茱萸10g，菟丝子、骨碎补、当归各12g，黄芪20g，党参15g，炙甘草6g。

进15剂后，间日服药2月余，X线摄片示骨折愈合。建议做肌腱移植手术以改善患臂运动功能。

**按：** 急、慢性化脓性骨髓炎与中医"附骨疽"相类，虚人多见，且多见于儿童。多发于四肢长骨，发病急骤，常以寒战、高热始。局部红肿，附筋着骨，推之不移，疼痛彻骨，损伤筋骨，溃后脓水淋沥，不易收口，可成窦道，迁延不愈。本案之初取温阳通滞与补气托毒两法，仿《外科全生集》阳和汤、《外科正宗》透脓散意组方。后以补肾为主，佐益气化瘀为治，用药各有侧重，把握消脓敛疮、续断生新各个阶段，审时度势，随症加减，终收全功。

阳和汤由熟地黄、肉桂、麻黄、鹿角胶、白芥子、姜炭、生甘草诸药组成，马培之云"此方治阴疽无出其右"；透脓散由当归、生黄芪、炮山甲片、川芎、皂角刺组成，透脓托毒，用于痈疽诸毒内脓已成不易外溃者。初诊以大剂熟地黄温补营血、补肾填精，鹿角胶补肾助阳、益精血、强筋骨，肉桂、炮姜入营温阳散寒以通滞，附子温阳通行十二经脉助之，佐麻黄通腠以散寒凝阴毒，白芥子消皮里膜外之痰，减少脓液渗漏，但因药房断货，代之以补骨脂，盖补骨脂辛、苦、温，与白芥子性味相近，能温肾补虚且助脾阳，《开宝本草》谓其"治五劳七伤，风虚冷，骨髓败伤"；大剂黄芪补气托毒，合当归补气养血以扶正，穿山甲、皂角刺攻坚消肿、透脓外达，丹参活血化瘀通络、清心安神，枣仁、龙齿宁心重镇安神、固涩敛汗，佐七叶一枝花清热解毒以疗疮疡，与附桂合用，相反相成，当无苦寒伤阳之弊；甘草补气解毒，调和诸药。药至四诊，窦道愈合良好，正气渐复。以黄芪、白术补气，熟地黄、当归、骨碎补、鹿角胶养血补肾填精，肉桂温阳通脉，配桃仁化瘀通络生新，续断肉补肝肾、强筋骨、疗伤续折，七叶一枝花解毒愈疡清除余邪以善后，甘草益气且调和诸药。五诊药用熟地黄、续断、鸡血藤、鹿角胶、山茱萸、菟丝子、骨碎补大队补肾填精之药，续断生新，加速骨折愈合；合黄芪、当归、党参、甘草补气养血以扶正复原。

　　方中皂角刺、穿山甲"攻坚消肿，透脓外达"，是透脓散主药。两药同为疮疡要药，唯医家常囿于明代缪希雍《神农本草经疏》体虚及已溃者皆不宜用之说，今之《中药大辞典》穿山甲条亦谓："气血不足，痈疽已溃者慎服。"是以透脓散专为痈疽诸毒内脓已成不易外溃者而设。愚以为两药若与温阳补托之药为伍，可以提高疗效，加速愈合，而无虚陷之虑。至于七叶一枝花等清热解毒药辈，虽说药理研究证实对金黄色葡萄球菌等多种细菌病毒有抑制杀灭作用，但若轻忽辨证，着眼局部而不见整体，纵重用之，恐亦难收佳效。

　　"肾主骨"，补肾药能促进骨折愈合，对骨质疏松症等亦有良好的防治效果，良可信也。

　　（本案发表于中国中医研究院《中华名医高新诊疗通鉴》，中医古籍出版社 2000 年 4 月出版）

### 11. 乳疬验案（男性乳房发育症）

顾某，男，33 岁。1991 年 1 月 14 日初诊。

双侧乳房轻度发育 3 个月。排除肝病、肺癌等相关病症及药物引起，由外科转诊。

刻诊：双侧乳房略显增大、对称，乳晕加深，下有硬块，质中等，3cm 许，光整无粘连，有结节感，触痛压痛明显。肝肋下未及，无压痛叩痛。诉性欲降低，痿软早泄，郁郁寡欢。腰膝酸软，时见眠差、盗汗。素喜肥甘，大便 2 天一行，干结。10 年前有急性肝炎病史，近期行肝功能、B 超检查多次，无异常发现。苔薄，舌偏红，脉濡滑略数。

乳头属肝，乳房属胃。疏泄失常，气滞痰聚，瘀结乳中；饮食偏嗜，更兼肾精亏虚，阴阳失衡，性激素比例失调，"雌"高"雄"低，而见性欲降低，宗筋痿软，男子乳房异常发育之症，是以郁郁寡欢，肝失疏泄益甚。腰膝酸软，眠差盗汗，大便干结，苔薄，舌偏红，脉濡滑略数，是为肾中真阴亏虚，阴虚火旺之象。治当疏肝调气，补肾养血益精，调和阴阳，软坚散结缓图。予景岳左归丸加味。

熟地黄40g，怀山药30g，枸杞子30g，山萸肉12g，鹿角胶12g（烊冲），龟板胶12g，川牛膝12g，菟丝子15g，川黄柏6g，知母6g，柴胡10g，白芍10g，橘核、橘叶各10g，皂角刺10g，炮甲片6g，仙灵脾15g。10剂。

1991年1月25日二诊：男性乳房异常发育症，其成也渐，其去也迟，病情尚无明显改观。唯大便日一行，质软，心情略舒，睡眠进步，盗汗未见。舌脉如前。

前方加夏枯草15g，仙灵脾加至30g。10剂。

2月5日三诊：经上法调治，腰膝酸软、性欲低下改善，盗汗偶见。苔薄，脉来濡滑。原方续进。10剂。

2月15日四诊：乳核缩小，盗汗不再。继续调治半个月，痊愈。嘱饮食无偏嗜，营养合理，避免进食、服用影响内分泌协调的食物和药物（在医师指导下服用），性事适度，情志愉悦，以期巩固。

**按：** 男性乳房发育症是一种常见的内分泌疾病。中医称为"乳疬"，是乳下局部如"瘰疬"硬块的病症。提高雄激素水平，填精补肾，调和阴阳，疏肝利气，化痰软坚散结当是不二法门，唯亦应辨证论治，因证而异，各有侧重耳。

本案为肝肾阴虚，虚火内灼，气郁痰结所致。首诊方取景岳左归丸加味。以熟地黄滋肾阴、益精髓，补真阴之不足，用山茱萸补养肝肾、收涩固精敛汗，山药补益脾阴、滋肾固精，鹿角胶补益精血、阳中求阴，龟板胶滋阴降火、填精补血、养心安神止汗，枸杞子、菟丝子、牛膝补肝肾、益精血、填精髓；加仙灵脾温肾壮阳，阳中求阴；黄柏、知母清热除烦、降火止汗；柴胡、白芍疏肝解郁；橘核、橘叶疏肝理气散结；皂角刺、穿山甲化瘀消痰，软坚散结除癥以治乳中结块。二诊、三诊加夏枯草清肝消痰散结；加仙灵脾量以增强下丘脑－垂体－性腺轴及肾上腺皮质轴、胸腺轴等内分泌系统的分泌功能，提高雄性激素水平而收功。

# 妇科病证验案

## 一、月经病证

### 1. 月经后期无序量少验案

陈某，女，21岁，大学生。2008年10月18日初诊。

初潮后月经后期无序9年，量少1年余。

2007年8月11日因停经5个月就诊于市某医院，经人工周期治疗，不定期经行仅数次，且量少，2008年8月25~27日月经来潮，量少。至10月9~11日经水复行，量极少，无腹痛。

13岁月经初潮，其后2~3个月或更长一行，5天净，量中等，或见腹痛，经前有轻微乳胀。带下未见明显异常。刻诊面少华色，带下量少，腰酸。纳眠尚好，大便二三日一行。苔薄白，舌淡，脉细。

病属经行后期，经行量少。盖由禀赋不足，肾气亏虚所致。经水出诸肾，肾虚则冲任不足，气血亏虚，血海不能按时满溢，遂致经行错落后期，月经过少。治宜补肾养血调经，兼以疏肝，使血有所藏，经水自调。

炙龟板15g（先煎），鹿角胶12g（烊冲），枸杞子30g，仙灵脾20g，制首乌15g，黄芪15g，当归10g，熟地黄20g，白芍10g，川芎6g，柴胡12g，香附15g（打），玫瑰花10g，川牛膝15g，炙甘草6g。日1剂。

上方随月经周期加减调治，经前辅以疏肝调经，经后重养血补虚、补肾填精，随症施治。

2008年11月15日四诊：11月7日傍晚经水如期而行，翌日午后经量略见增多，有潮感，1天后量减，11月10日经去，总量偏少，无腹痛。苔薄，脉细。再予补肾养血调经，佐以疏肝。10月18日初诊原方续进。

2008年12月19日五诊：因考试，面少华色，月经后期1周而行，于12月14日来潮，点滴如漏，呈一过性，伴腹痛，得温舒。大便二三日一行，偏干。苔薄白，脉细濡。

禀赋素弱，肝肾本虚，精血不足，阴阳气血并亏而化源不足。更兼考试紧张忧虑，肝失条达，气血瘀滞而为经行量少腹痛。经行腹痛治标，经去审因治本。再予益肾填精，补血养阴柔肝，佐以化瘀调经。

炙龟板10g（先煎），鹿角胶12g（烊冲），枸杞子30g，仙灵脾20g，露蜂房12g，川牛膝15g，肉桂8g（后下），黄芪30g，香附15g（打），茯神15g，白芍10g，川芎10g，当归15g，熟地黄30g，肉苁蓉20g，炙甘草6g。日1剂。

如法调治，或加桂枝温通，桃仁、红花化瘀调经。至2009年1月8日，月经先期6天来潮，第3天高潮，量正常，无不适。第5天经去。至2009年2月10~14日月经如期来潮，量如常，无腹痛。其后，间断服药1个月，月经如期而行，色质量均无异常，无所苦，停药。

**按：** 月经初期错后1周以上，甚至3~5个月一行，经期正常，连续2个月经周期以上者，称为"月经后期"，亦称"月经错后""经行后期""经迟"；月经周期正常，经量明显少于既往，不足2天，甚或点滴即净者，称"月经过少"，亦称"经水涩少""经量过少"。"经水出诸肾。"患者初潮始月经后期无序9年，量少1年余，可见其禀赋素弱，先天肾气不充，天癸虽至而精血匮乏，故有月经失调，后期量少，乃至停经。补肾填精养血，辅以益气以滋化源，为重中之重；"女子以肝为先天"，情志、环境、社会等因素对女子月经产生一定的影响，切莫忽视，药外须愉悦情志，减轻压力；后见经行腹痛，得温则舒，可见其尚有寒凝血瘀征象，药随证转，终须辨证施治。

本案患者为"经行后期"而兼"月经量少"倾向者。初诊取龟鹿二仙胶意，填精补髓，益气养血。龟板、鹿角胶为血肉有情之品，最能峻补肾中阴阳而化生精血，枸杞子益肝肾、补精血，加仙灵脾温肾补虚益精、熟地黄养阴补血填精以为辅助；以黄芪易人参补后天，益中气，俾气血生化有源，助地、芍、归、芎"四物"补血调经；加首乌养血益精补肾，润肠通便；佐柴胡、香附、玫瑰花疏肝解郁调经；牛膝化瘀，补益肝肾，寓补于通；甘草补气和中，调和诸药。二诊、三诊方药从略。四诊方药如初诊。五诊前方加露蜂房壮肾督、温肾阳，合龟板、鹿角胶、枸杞子、仙灵脾，益肾填精以补冲任；以苁蓉易首乌，补肾阳，益精血，润肠通便；牛膝逐瘀通经止痛，补益肝肾；茯神易玫瑰花，宁心安神，合黄芪扶脾以助后天化源；加肉桂温经扶阳，补先天肾火，暖胞宫而化凝滞之经血，且鼓舞精血之化生；"肝藏血，体阴用阳"，白芍、当归、熟地黄、龟板等品补血养阴柔肝以养肝体，助肝用；合川芎、香附理气解郁调肝，藏血以溉冲任胞宫，使经水满溢以时下。此后或加桂枝温通，桃仁、红花化瘀调经得愈。

### 2. 月经稀发验案（多囊卵巢综合征）

方某，女，20岁，大学生。2007年10月5日初诊。

月经失调5~6年，确诊为"多囊卵巢综合征"，辗转数家省市级医院治疗未果，经亲友介绍，由父母陪同来诊。

末次月经2007年5月5~11日，量偏少，无腹痛。15岁初潮，月经少序，1~6个月来潮一次，量偏少，常有半年以上不行者，肌注或口服黄体酮则经行，停则闭。无腹痛及经前乳胀。带少。饮食睡眠尚好，二便无异常。

2005~2007年间，经上海多家医院内分泌检测及B超等相关检查，确诊"多囊卵巢综合征"，是以郁郁不乐，举家忧虑，多方求医。

刻诊：抑郁少语，颜面有痘疹，乳房发育尚可，体形如常，体毛稍浓重，下肢明显，询无乳毛。无明显体重增加、肥胖。苔薄，脉小弦。

《素问·上古天真论》曰："女子七岁，肾气盛，齿更发长；二七而天癸至，任脉通，太冲脉盛，月事以时下……"患者15岁初潮后月经1~6个月一行，至近"三七"而仍无常序，肾气不足、冲任精血亏虚可知；就多囊卵巢局部而论，是为痰凝瘀滞之象。因无明显体重增加、肥胖，坚持服药或尚可调治。"女子以肝为先天"，应怡情悦志，劳逸结合，则于卵巢功能和月经调治大有裨益。辨证辨病，当以疏肝养血、补肾填精、化瘀散结为法。予逍遥散、龟鹿二仙胶加减。

柴胡10g，当归15g，白芍10g，川芎10g，香附15g（打），薄荷6g（后下），黄芩15g，熟地黄15g，炙龟板15g（先煎），鹿角胶12g（烊冲），仙灵脾20g，仙茅15g，赤芍10g，牡丹皮、丹参各15g，茯苓30g，大象贝10g，炙甘草6g。另：淡全蝎3g（研末），加中药免煎颗粒水蛭3g、炮甲片10g，和匀，入胶囊，日3次分服。日1剂。下同。

2007年10月26日二诊：末次月经2007年10月9~15日来潮，量尚可，无腹痛及乳胀。然经行非药力也，本当行耳。10月15日经去，18日响应学校号召，义务献血200mL。刻诊：无明显头昏乏力、肢软、心悸诸症。面少华色，有痘疹一二，色淡红。带下质稀，量不多。纳好，睡中磨牙。苔薄，脉微弦小滑。

月经既行，复又献血，更宜益气补血，以复其营血。前方加黄芪60g，露蜂房10g，补肾阳以摄清稀带下。余药如前。

2007年11月23日三诊：药后带下尚无明显增减，颜面痘疹无新生者。心情愉快，专注学习，已不耿耿于病矣。唯轻微腰酸腹胀。苔薄，脉滑。已见经水将行之象，佐化瘀通经。

柴胡10g，薄荷6g（后下），香附15g（打），茯苓30g，大象贝12g，益母草15g，桃仁泥10g，红花10g，黄芪30g，当归10g，熟地黄15g，川芎6g，白芍10g，仙灵脾20g，鹿角胶12g（烊冲），炙龟板15g（先煎），露蜂房10g，炙甘草6g。另：淡全蝎3g（研末），加中药免煎颗粒水蛭3g、炮甲片10g，和匀，入胶囊，日3次分服。

2007年12月14日四诊：末次月经于11月24~30日来潮，量中等，色暗红，有血块，无腹痛，轻微腰酸。与前次月经间隔45天。刻诊：带下量多质稀，无不适。颜面可见痘疹一枚。情绪、精神、纳眠俱好。苔薄，脉细。

柴胡10g，薄荷6g（后下），黄芩15g，香附15g（打），仙灵脾20g，露蜂房10g，鹿角胶12g（烊冲），炙龟板15g（先煎），山萸肉10g，白芍10g，川芎6g，当归10g，熟地黄15g，茯苓30g，大象贝10g，白芥子12g，生山楂30g，炙甘草6g。另：淡全蝎4g（研末），加中药免煎颗粒水蛭3g、炮甲片6g，和匀，入胶囊，日3次分服。

2008年1月11日五诊：2008年1月10日见透明带，量多。无腹痛及腰酸。1月23

日前后月经当可来潮。今日 B 超：子宫未见明显异常；双附件未见明显异常，右侧可见卵泡大小为 20mm×17mm。已见卵泡成熟排卵迹象。苔薄，脉细。病情有向愈之望。

鹿角胶 12g（烊冲），炙龟板 15g（先煎），仙灵脾 20g，菟丝子 20g，露蜂房 10g，白芍 10g，川芎 6g，当归 10g，熟地黄 15g，红花 10g，桃仁泥 10g，茯苓 30g，大象贝 10g，生山楂 30g，白芥子 12g，炙甘草 6g。另：淡全蝎 4g（研末），加中药免煎颗粒水蛭 3g、炮甲片 6g，和匀，入胶囊，日 3 次分服。

2008 年 1 月 29 日六诊：继正常排卵后月经 1 月 23 日如期来潮、量中等，无腹痛及乳胀。第 2~3 天量多，1 月 29 日经净。苔薄，脉小滑。又将进入月经中期，再予补肾填精、化痰散结通瘀，冀卵子成熟排出。

鹿角胶 12g（烊冲），炙龟板 15g（先煎），枸杞子 30g，菟丝子 20g，巴戟肉 15g，茯苓 30g，大象贝 10g，白芥子 12g，桃仁泥 10g，红花 10g，川桂枝 10g，炙甘草 6g。另：淡全蝎 4g（研末），加中药免煎颗粒水蛭 3g、炮甲片 10g，和匀，入胶囊，日 3 次分服。

2008 年 3 月 1 日七诊：末次月经 1 月 23~29 日。2 月 24 日带多，多透明带，2 月 25 日见小腹两侧疼痛半小时，为排卵期征象。2 月 29 日带下减少。2 月 26 日发热，鼻塞，头痛，翌日热退，无咽痛咳嗽。苔薄白，脉小滑。

正值月经前期，经水将行，毋忘疏肝调气。处方一：

柴胡 10g，香附 15g（打），黄芩 15g，川芎 10g，白芍 10g，当归 10g，熟地黄 15g，桃仁泥 10g，红花 10g，益母草 15g，桂枝 10g，茯苓 30g，炙甘草 6g。另：淡全蝎 4g（研末），加中药免煎颗粒水蛭 3g、炮甲片 6g，和匀，入胶囊，日 3 次分服。

处方二：予 1 月 29 日（六诊）方，经水干净后继服。

2008 年 4 月 4 日八诊：末次月经 3 月 11 日来潮，16 日净、量中等。无不适。此前 2 月 24 日带多，透明，两周后经行。苔薄白，脉小滑。

炙龟板 15g（先煎），鹿角胶 20g（烊冲），仙灵脾 20g，枸杞子 30g，山萸肉 20g，菟丝子 20g，当归 10g，白芍 10g，川芎 10g，熟地黄 15g，露蜂房 10g，桃仁泥 10g，红花 10g，川桂枝 10g，炙甘草 6g。另：淡全蝎 4g（研末），加中药免煎颗粒水蛭 3g、炮甲片 6g，和匀，入胶囊，日 3 次分服。

此后，每月来诊一次，服药由每日 1 剂，最后 2 月，由 3 日 2 剂、间日 1 剂逐渐至 3 日 1 剂，停药。服药常分经前、经行、月经中期（非排卵期）等进行调治。月经分别于 2008 年 5 月 10 日、7 月 7 日、8 月 20 日、10 月 2 日、11 月 15 日来潮。自初诊伊始至 2008 年 11 月 15 日，凡 13 诊，服药 1 年又 2 个月，月经来潮凡 9 次，虽月经周期尚欠恒定，但经前 14 天前后带多，见蛋清样透明带颇有规律，或伴小腹两侧短暂轻微疼痛，自测基础体温双相居多，B 超检测有卵泡成熟排卵征象，内分泌检测恢复正常，多囊卵巢综合征得以逆转，病愈。

**按**：多囊卵巢综合征是以长期无排卵及高雄激素为特征的内分泌综合征。中医无此病名，属"月经失调""闭经""月经稀发""不孕"等范畴；就多囊卵巢局部而论，典型病例可见双侧卵巢增大，白膜增厚硬化，薄膜色灰白，有新生血管，包膜下可见许多呈珍珠串样、直径小于1cm的囊性卵泡，光镜下皮质表层纤维化，是为痰凝瘀滞之象，可属"癥积"范畴，是中西医妇科疑难杂症之一。其黄体生成素（LH）、睾酮（T）、硫酸脱氢表雄酮（DHEA－S）、雌酮（$E_1$）水平明显升高，证实多囊卵巢综合征患者存在性腺轴、肾上腺等调节紊乱，有的患者且存在胰岛素抵抗。其神经、内分泌、代谢多系统调节反馈机制的失调和恶性循环，大大增加了诊断和治疗的难度。其临床常可见闭经，月经失调、后期、稀发，不孕，肥胖，多毛和双侧卵巢囊增大等症。元代朱丹溪认为，"躯脂满，经闭"，"阳常有余，阴常不足"，是符合多囊卵巢综合征临床实际的。肾为先天之本，肾气盛，天癸至，任脉通，太冲脉盛，月事以时下，卵子（肾精）成熟，故能有子。多囊卵巢综合征以肾气（精）亏虚为本，痰血瘀滞为标，治疗以促卵泡成熟、排出最为关键。因此，补肾填精、化痰逐瘀散结当贯彻始终。"女子以肝为先天"，月经常与精神因素有关，肝气顺则气血调，况肝肾同源，精血互生。肝气和则脾胃安，运化升降如常，脾运昌则津液得归正化，气血丰沛，肾气得复。因此，疏肝养血、调畅气机亦非常重要。余治多囊卵巢综合征，在补肾填精、化痰散结的基础上，常结合月经周期变化调整方药：月经后期，养血补肾填精，佐化痰散结；经间排卵期，补肾填精，化痰散结通瘀；排卵后至经前期，疏肝养血调经；月经期，养血化瘀通经，辨证辨病，阳虚、阴虚、痰湿、血瘀各有侧重，以提高疗效。肝脾失调，脾气虚弱者，尚须疏肝扶脾，化痰湿，健脾运，以助气血生化。

初诊取柴胡、当归、白芍、川芎、香附、薄荷、黄芩、茯苓、熟地黄、甘草疏肝解郁，养血调经，薄荷、黄芩且有清透消痘之效；龟板、鹿角胶、仙灵脾、仙茅补肾中阴阳，填精补血；赤芍、牡丹皮、丹参活血化瘀，寓攻于补，且有凉血解毒消痘之功；茯苓、象贝母健脾消痰；甘草补气和中，调和诸药；全蝎、水蛭、炮甲片软坚破瘀散结。二诊经去3日献血后。取当归补血汤意，"有形之血不能速生，无形之气所当急补"。前方加黄芪60g益气补血；露蜂房温补肾阳，固摄奇经带脉，止带下清稀。三诊时前方去仙茅，黄芪减半，加益母草、桃仁、红花活血化瘀行经。四诊时前方去黄芪、益母草、桃仁、红花，加白芥子利气散结、消痰化滞以促排卵，山萸肉补肝肾、温肾阳，通涩并用，生山楂化瘀消癥以促排卵。五诊见排卵迹象。去柴胡、薄荷、黄芩、香附，加桃仁、红花活血化瘀通络以促排卵。六诊取龟鹿二仙加枸杞子、菟丝子、巴戟肉补肾中阴阳，填精血。研究证实，菟丝子能加强性腺功能，增加子宫重量，具有雌激素样活性，对下丘脑－垂体－性腺（卵巢）轴有兴奋作用，对子宫发育不良以致不孕、多囊卵巢综合征患者尤其适宜。茯苓、象贝母、白芥子、桃仁泥、红花化痰散结通瘀。取桂枝辛温通阳为使，助卵子成熟排出。甘草补气，调和诸药。七诊取柴胡、香附、黄芩、川芎疏肝调气；川芎、白芍、当归、熟地黄、桃仁、红花、益母草养血化瘀调经；桂枝、茯苓合桃仁、红花因势利导，活血化瘀消癥（桂枝茯苓丸意，可属"癥积"范畴）；甘草调和诸药。1月29日（六诊）方及其方解见前。八诊方解从略。

### 3. 闭经验案（多囊卵巢综合征倾向）

韩某，女，24 岁，未婚。2008 年 9 月 15 日初诊。

2005 年 5 月后闭经至今已 3 年余，体重明显增加。2008 年 8 月 12 ~ 21 日服黄体酮，8 月 24 ~ 29 日见药物撤退性出血。带下量尚可，无明显异常。平素大便常干结，三五日一行。纳眠如常。

16 岁月经初潮，多后期，30 ~ 50 天一行不等，4 ~ 5 天干净，量偏少，无腹痛及经前乳胀，或有经行烦躁。2005 年 5 月后月经失调，乃至月经闭止不行。形体丰腴，第二性征发育欠佳，乳晕有乳毛数枚，体毛偏浓重。B 超提示：子宫偏小，肌层内部回声尚均匀，内膜线居中。双附件未见明显异常，盆腔未见明显积液。苔薄，脉细。

肾精不足，痰湿瘀阻冲任胞脉，肝失条达，雄激素偏高，而成月经失调，致继发性闭经，且有多囊卵巢综合征倾向。治当补肾填精养血，消痰祛湿化瘀调经，佐以疏肝。仿龟鹿二仙、桃红四物、苍附导痰汤意组方，合虫蚁软坚散结、化瘀除癥。

鹿角胶 12g（烊冲），炙龟板 10g（先煎），仙灵脾 20g，枸杞子 30g，当归 10g，生地黄 30g，川芎 6g，白芍 10g，薄荷 10g（后下），桃仁泥 10g，红花 10g，生山楂 30g，淡黄芩 12g，苍术 15g，制香附 10g，法半夏 12g，茯苓 20g，炙甘草 6g。另：河车粉 6g，淡全蝎粉 4g，加中药免煎颗粒水蛭 3g，和匀，入胶囊，日 3 次分服。

上方调治 20 天，至 2008 年 10 月 6 日三诊，带下略增多。告 9 月 24 ~ 29 日阴道见似带非带、似经非经体液下行，少腹略有不适。此经水也，精血未充，色、质、量尚未复耳。大便日一行。苔薄，脉细。前方续进日服。

2008 年 10 月 14 日四诊：药后带下增多，今日有透明带，质黏稠。苔薄，脉细滑。佳象也，月经有望复行。

炙龟板 10g（先煎），鹿角胶 12g（烊冲），枸杞子 30g，仙灵脾 20g，露蜂房 12g，巴戟肉 15g，当归 10g，熟地黄 30g，砂仁 3g（打、后下），川芎 10g，白芍 10g，香附 15g（打），薄荷 10g（后下），生山楂 30g，制首乌 15g，荷叶 30g，炙甘草 6g。另：河车粉 6g，淡全蝎粉 4g，加中药免煎颗粒水蛭 3g，和匀，入胶囊，日 3 次分服。日 1 剂。

2008 年 10 月 30 日五诊：月经于 10 月 22 ~ 26 日如期来潮，翌日量略增，无明显不适，色暗红，量偏少。带下不多，舌脉如前。前方稍事损益继服。15 剂。

2008 年 12 月 16 日十诊：带下绵绵 5 天，有透明带，少腹见短暂轻度疼痛，此经间期排卵征象。大便日一行，质好。纳眠如常。苔薄，脉濡细滑。前方再进。日 1 剂。

此后，于 2008 年 12 月 24 日月经来潮，翌日量多阵下，1 日半后量减少，28 日经去。经水色、质、量均好，无所苦。又经中药调治近月，停药。2009 年春节结婚，5 月中旬来电告之已经怀孕。翌年春又告足月产一健康男婴。

**按：**中医学认为，女子年逾 16 周岁，月经尚未来潮，或月经来潮后又中断 6 个月以上者，称为闭经。前者称原发性闭经，后者称继发性闭经。闭经又称"女子不月"

"月事不来""经水不通"等。本病以月经停闭不来潮为特征，为妇科常见病，属难治之症，病程较长，疗效较差，值得重视。

本案闭经属肾精不足，痰瘀肝郁型。患者禀赋不足，冲任亏虚，是以子宫、乳房发育不良，16 岁后方得初潮，后期量少，以致闭经；形体丰腴，恒多痰湿，阻滞冲任胞脉而为闭经；肝失条达，气郁化火，是以经行烦躁，月经失调；体胖多毛，显系内分泌失调，阴阳失衡之象。就患者症状体征而论，似有"多囊卵巢综合征"倾向，然 B 超印象"双附件未见明显异常"，尚未质变而成是症。初诊取龟鹿二仙纯阴纯阳、生精补髓，辅枸杞补益肝肾精血，加仙灵脾补命门、益精气，紫河车温肾补精、益气养血；桃红四物补血养血、化瘀调经，加山楂化瘀滞、消积化痰；取《叶天士女科诊治秘方》苍附导痰丸意，用苍术、香附、半夏、茯苓、甘草化湿消痰，和中理气通经；加黄芩清热除烦，薄荷疏肝解郁。四诊：上方去桃仁、红花、黄芩、苍术、茯苓，以熟地黄易生地黄，加制首乌以增养血滋阴、补肾填精之力，加露蜂房、巴戟肉温补冲任肾督奇经胞宫，阴阳双调，煦丽冲任；加砂仁芳香理气健胃，使补不腻膈，加荷叶利湿降脂减肥以为佐使。

### 4. 火郁厥阴阳明，经去乳胀溢乳验案

常某，女，42 岁。2008 年 2 月 1 日初诊。

情志不畅，经前轻微乳胀，经去乳胀加重阵作，如哺乳之"泾"（方言，意为乳汁下行感觉），乳头坚挺周许，左侧乳房可挤出乳白色乳汁少许 2 个多月。

末次月经于 2008 年 1 月 20 日如期来潮，经前略感乳胀，心情烦郁，经行翌日量多有血块，腹痛。1 月 25 日经去，乳胀如"泾"、乳头挺胀、左乳房溢乳少许，昨日乳胀减轻。有乳腺小叶增生及子宫小肌瘤病史。近期某医院行 B 超等相关检查提示乳腺小叶增生症；乳腺导管扩张。查双乳房等大，外观无异常，乳头无内陷，左乳房内侧下 1/4 可扪及乳核结节 2 ~3 枚，左乳头可挤出少许乳汁。

月经、生育史：14 岁初潮，7/28，量中等，有痛经史。1－0－0－1。顺产，未置节育环。带下质稀，无异味。苔薄，脉细弦滑略数。

素性抑郁，气滞血瘀，经行腹痛；乳头、乳房分属足厥阴肝和足阳明胃经，木旺侮土，土壅木郁，气火郁于厥阴阳明，亢害无制。阳明本为多气多血之经，冲脉隶于阳明，经去冲脉经气上行，火郁生乳溢乳，乳胀、乳头坚挺；气郁生火，灼津为痰，痰血瘀结成核成块，乳腺增生、乳核结节，此之类也。法当疏肝解郁调经，泻火通络除胀，消乳以止乳"泾"，消痰软坚散结，以消乳腺增生、乳核。

柴胡 12 g，黄芩 20 g，牡丹皮 12g，生山栀 12g，白芍 10g，川芎 10g，香附 20g，王不留行 20g，蒲公英 30g，茯苓 20g，露蜂房 12g，夏枯草 20g，白僵蚕 15g，生山楂 30g，大麦芽 30g，炙甘草 6g。另：淡全蝎 6g（研末）、中药免煎颗粒水蛭 3g、炮甲片 6g，和匀，入胶囊，日 3 次分服。10 剂。

2008年2月12日二诊：药后乳胀"泾"感、乳头挺胀显减，经去19天，仍可挤出少许乳汁。苔薄，脉细弦滑。再予疏肝解郁，泻火通络，除胀消乳，消痰软坚散结。原方续进。10剂。

2008年2月23日三诊：经去乳胀"泾"感、溢乳、乳头挺胀消失。2月20日月经如期来潮，翌日高潮腹痛，有血块，今日第4天，量少将净。纳眠好，二便调。苔薄，舌偏红，脉细弦略数。

前方加生地黄15g、失笑散15g（包），王不留行加量至30g。7剂。

2008年3月5日四诊：2月26日经去，药后经去乳胀溢乳、乳头挺胀均未再作。原方续进。

2008年3月15日五诊：经水将行，略乳胀，如法遣方用药。

至3月18～23日月经来潮，量如常，无腹痛。经前略见乳胀，经去乳胀溢乳、乳头挺胀不再。药至4月30日，经去乳胀溢乳、乳头挺胀不再已3个月，回访数月，痊愈。

按：情志不畅，经行前后乳胀、乳头挺胀或痒，属经行情志异常、经行乳胀范畴。"乳房属胃，乳头疏肝，冲脉所司在肝而又隶属于足阳明胃经，故冲脉与乳房、乳头相关。若肝气郁结或痰湿阻滞，遇经前经期冲脉气血充盛，瘀滞更甚，令乳络不畅，可致本病发生"（马宝璋主编《中医妇科学》修订版）。溢乳亦称乳泣，病名首见于宋代陈选《妇科秘兰》："妊娠乳自流出者，谓之乳泣。"如今其概念已经外延，"泛指非哺乳期的乳汁溢出症"（罗元恺主编《实用中医妇科学》），而经前乳房轻微胀痛、经去乳头坚挺、一侧乳房挤出乳汁如本案者鲜见。

初诊、二诊方取柴胡、黄芩、牡丹皮、生山栀、白芍、茯苓、甘草疏肝解郁，泻火调经（丹栀逍遥散化裁）；黄连合黄芩、牡丹皮、生山栀清泻肝胃之火；川芎、香附行气化瘀解郁止痛，王不留行通络行滞；蒲公英清泻肝胃之火、解毒消肿散结，夏枯草清肝泻火散结；茯苓、僵蚕化痰软坚散结，佐露蜂房补肾温阳、益元固摄；山楂、麦芽疏肝行气，活血散瘀，化瘀消癥，回（化）乳以消乳泣。全蝎、水蛭、炮甲片搜剔消痰软坚散结以消乳泣。三诊加生地黄养血清热和营、失笑散活血化瘀止痛，王不留行加量至30g，以加强化瘀通经、通络行滞消胀之力。

考露蜂房有益肾温阳之功，或能提高雌激素水平而使泌乳素水平降低，以致溢乳消失？尚待进一步验证。

### 5. 经行头痛验案

袁某，女，40岁，教师。1992年2月20日初诊。

经行头痛昏胀3年，以两侧、前额为主，痛甚则恶心呕吐，时有心烦易怒，经去诸症消失。适经前5天，头痛日甚，略恶心，轻微乳胀、胁痛已周许。有痛经史，多少腹坠胀疼痛，或见持续隐痛。经量不多，有紫暗细小凝块。月经史：14，$\frac{5\sim6}{30}$，生育史：1 - 0 - 1 - 1。无节育环。带下无明显异常。苔白，脉小弦。

沈桂祥 临证经验实录

前额、两侧头痛,阳明、少阳经也,不通则痛;以胀痛为主,发于经前,冲气上逆,经气实也,胀痛亦为风邪头痛之征;乳胀胁痛,心烦易怒,脉弦,木郁不达,肝气郁结使然。经行少腹坠胀疼痛,经量不多,或有持续隐痛,是为血虚肝旺,肝郁气滞之象;血虚肝旺,少阳风木之气夹阳明经气上行,血气相干,脑络阻滞而为头痛。且妇人经期,气血下注冲任,体气不足,易为风邪所伤而引发头痛作胀,如无发热恶寒征象,则常不易觉察。法当祛风通络止痛,疏肝解郁,养血活血,化瘀调经。

柴胡12g,赤芍、白芍各15g,白芷12g,蔓荆子12g,当归12g,川芎15g,茯苓12g,白术10g,黄芩12g,失笑散15g(包),薄荷6g(后下),生姜3片,炙甘草6g。

上方随症调服3个月,经行头痛、腹痛、月经量少消失,随访多年未有复发,痊愈。

**按:**每逢经期或经行前后,出现以头痛为主症者,称为经行头痛,一般以偏头痛为多。其主要发病机理是气血、阴精不足,经行之后,气血、阴精更亏,清窍失养所致;或由痰瘀之邪,值经前经期冲气上逆,上扰清窍所致。常见分型有气血虚弱、阴虚阳亢、瘀血阻滞、痰湿中阻等(马宝璋主编《中医妇科学》)。各型常多兼夹,自当详察,明辨虚实,辨证施治。头为诸阳之会,五脏六腑之气血皆上荣于头。根据经络的循行特点,大抵太阳头痛多在头后部,下连于项;阳明头痛多在前额、眉棱骨等处;少阳头痛多在头两侧,并连及耳部;厥阴头痛多在颠顶部位,或连于目系。本案血虚肝旺,肝气横逆,少阳风木之气夹阳明经气上行,以致经前经期冲气上逆,血气相干,脑络阻滞而为头痛。

故以疏肝解郁、祛风通络止痛为法。"女子以肝为先天。"经行情志失常,对经行头痛,乃至月经失调诸症的发生,不可轻忽。逍遥散本为疏肝解郁、调气养血的代表方,擅治肝气郁结所致之月经失调,而柴胡、白芍是少阳头痛首选之药,故予逍遥散加减。方中柴胡治经行少阳头痛,疏肝解郁,使肝气条达;以白芍敛阴柔肝止痛助之;当归养血活血,合白芍养肝体以助肝用,兼制柴胡疏泄太过;薄荷疏散郁遏之气,透达肝经郁热,清利头目,解郁疏风清热以治头痛;生姜辛散郁热,和胃止呕;加川芎入肝胆经,擅上行头目,治各种头痛;黄芩清少阳郁热,以除烦清热而治头痛;白芷治阳明前额头痛,合蔓荆子祛风止痛,清利头目。逍遥散功擅疏肝解郁、调和肝脾,其白术、茯苓、甘草健脾益气,实脾以御肝侮,使气血生化有源;加赤芍、失笑散(五灵脂、蒲黄)通络活血化瘀以止腹痛,得川芎血中气药之助,其效益彰。诸药协同,前额及两侧头痛可愈,肝旺血虚,经行量少腹痛能瘳。

余尝谓:月经先期、月经后期、月经先后无定期,以及月经量多、量少等疾病当以不间断服药调治为好,即便是经行发热、经行头痛、经行身痛、经行乳胀、肢体浮肿、焦虑、抑郁、失眠等经前期综合征,即反复发生在经前影响妇女身体、精神和行为变化的症候群,月经来潮后症状自然消失的病证,亦当连续服药,标本兼顾为好。证诸临床,信不诬也。

**6. 经行发热身痛验案**

邢某，女，25 岁。1998 年 9 月 11 日初诊。

经行发热身痛 1 年半。

患者 18 岁务农，遂见经行发热身痛殊甚，体肤灼手烫人，4～5 年后自愈。21 岁结婚，24 岁后接连生育 2 胎，流产 1 次，旧症复发至今。乏力神疲，腰膝酸软，纳少。

月经及生育史：16 岁初潮，4/25，2－0－1－2。时有少腹坠胀。末次月经 1998 年 9 月 8 日来潮。经前 2 天发热身痛即起，体温 37.5℃，骨节疼痛，如感冒状，面部或见小丘疹，痒。9 月 10 日经去，2 天后肌肤灼热消失，肢节疼痛随之显减，但仍见腰酸，乏力神萎，短气，少腹坠胀，腰膝酸软。平素带多，色黄质稀有异味。

苔薄白，舌淡，舌边多齿痕，脉濡缓。

禀赋素弱，劳倦伤脾，外感内伤，遂见经行发热身痛，因生活劳动条件改善，脾气渐复，乃得自愈。婚嫁以后，接连产育流产，伤气耗血，脾虚气陷，肝肾亏虚，经行发热身痛旧恙复作。今见经行发热身痛若感冒状，经去热退，身痛未已，当是兼有外感者，且有丘疹瘙痒，湿浊带下。症见乏力短气、纳少、少腹坠胀，应属经行气虚发热身痛。治宜桂枝汤调和营卫，补中益气汤甘温除热。客邪风湿、湿浊稽留，自当廓清兼而治之。

桂枝 10g，白芍 10g，生姜 3 片，大枣 7 枚，黄芪 30g，升麻 10g，柴胡 6g，当归 10g，白术 12g，秦艽 15g，羌活、独活各 10g，桑寄生 20g，川黄柏 10g，炙甘草 6g。5 剂。

1998 年 9 月 16 日二诊：药后身痛已除。带下有异味。乏力神萎、腰膝酸软稍减。苔薄白，舌淡，舌边多齿痕，脉濡缓。上方加椿根皮 30g，生薏苡仁 30g。续进。15 剂。

1998 年 10 月 3 日三诊：精神体力显著改善，纳稍增。带下趋常，异味去。10 月 1 日晚上月经如期来潮，未见发热身痛不适，无所苦。苔薄白，舌淡，脉细濡缓。经行中，发热身痛未见。昨日午前经量增多有潮感，少腹略有坠胀。乏力。前方损益再进。

柴胡 10g，川芎 10g，薄荷 6g（后下），当归 10g，桂枝 10g，白芍 10g，生姜 3 片，大枣 7 枚，黄芪 30g，升麻 10g，白术 10g，秦艽 15g，桑寄生 20g，川牛膝 12g，炙甘草 6g。10 剂。

1998 年 10 月 12 日四诊：月经 10 月 1 日晚至 10 月 4 日午后经去，未见发热身痛。精神好，纳增。如法调治，10 月 29 日、11 月 22 日月经如期来潮，发热身痛夙恙均未见作，痊愈。少腹坠胀、乏力短气诸症亦均消失。停药。

**按：**经行发热是伴随月经周期出现，以发热为特征的病症。热势一般不高，或为低热，或自觉发热，或午后潮热，经净后自然消退。其主要发病机理是气血营卫失调，值经期或行经前后的生理改变而发。常见分型有阴虚、肝郁、血瘀、气血虚弱。

沈桂祥临证经验实录

本案属气虚经行发热且兼身痛者。初诊取桂枝汤调和营卫。补中益气汤（去人参、橘皮）补气血，升清阳，甘温除热。张景岳云："本方以升柴助升气，参术归芪助阳气，此意诚尽善矣。然补阳之义亦有宜否，如治劳倦内伤为助阳也，非发汗也，然有不散而散之意，故于劳倦感寒或阳虚疟疾及脾气下陷等证最宜。"取桑寄生、羌活、独活、秦艽补肝肾，祛风湿，除痹痛，清虚热；取黄柏、白术治湿浊带下。二诊加椿根皮、生薏苡仁清热燥湿、收涩健脾止带。三诊取柴胡、川芎、薄荷、当归、白芍、牛膝疏肝解郁，养血，引血下行使经水顺畅；取桂枝汤调和营卫；补中益气汤（去人参、橘皮）补气血，升清阳，甘温除热；桑寄生、牛膝、秦艽补肝肾，祛风湿，清虚热。补中益气汤是金元时期医家李东垣为治气虚发热而立的一张名方，今合桂枝汤等药治经行发热身痛，竟获卓效。仲景桂枝汤调和营卫，清代尤怡《金匮心典》中引徐彬（明清间浙江秀水县人，从名医李中梓、喻昌游，尽得其传）之说，"桂枝汤，外证得之，为解肌和营卫，内证得之，为化气和阴阳"，病后、产后、体弱见营卫不和者相宜。李东垣《内外伤辨惑论》立补中益气汤治内伤发热。明代赵献可《医贯》谓："邪之所凑，其气必虚，内伤者多，外感者间有之，纵有外邪，亦是乘虚而入，但补其中益其气而邪自退……倘有外感而内伤不甚者，即于本方中酌加对证之药，而外邪自退。所谓仁义之师，无敌于天下也。"

### 7. 经行腹痛呕吐验案

程某，女，16 岁，某市高中一年级学生。2008 年 9 月 6 日初诊。

经行腹痛呕吐 1 年。

13 岁初潮，月经 30 天许一行，量中等。两年后每月经行腹痛、呕吐。末次月经 2008 年 9 月 1～5 日来潮，首日量多，多血块，少腹冷痛如绞，伴呕吐，面色苍白，翌日量减，痛止。经前腰酸。带下无异常。平时喜荤腥生冷饮食，经期无所顾忌，形体略偏胖。苔薄白，舌淡衬紫，脉细涩。

此阴寒客于胞宫冲任，寒凝血瘀气滞，不通则痛。气机逆乱，胃失和降，是以经行腹痛、呕吐作矣。初三课业紧张，忧思气结，肝气失于疏泄，亦当为是证潜因。适经去，当温肾补阳，煦冲任，暖胞宫，调气养血化瘀。若能学习、生活张弛有度，饮食衣着寒温适宜，经行及其前后注意寒温饮食宜忌，当可治愈。予《金匮》温经汤加减。

川桂枝 10g，吴茱萸 10g，川芎 10g，当归 10g，白芍 15g，生姜 3 片，生半夏 15g，白术 15g，熟附片 10g（先煎），露蜂房 12g，艾叶 10g，桃仁泥 10g，红花 10g，小茴香 10g，炙甘草 6g。另：淡全蝎 4g（研末），中药免煎颗粒水蛭 6g，和匀，入胶囊，日 3 次分服。

2008 年 9 月 30 日二诊：服药 10 剂，末次月经 9 月 26 日先期而行，未见腹痛呕吐，第 2 日高潮，今第 5 日，将尽。病情显减。因临近考试，经行头痛，无发热恶寒。苔薄白，舌淡，有紫气，脉细弦涩。前方损益续进。

柴胡15g，川桂枝10g，吴茱萸10g，川芎10g，当归10g，白芍12g，生姜3片，生半夏10g，熟地黄15g，牡丹皮10g，熟附片10g（先煎），艾叶10g，小茴香10g，失笑散20g（包），益母草20g，炙甘草6g。另：淡全蝎4g（研末），加中药免煎颗粒水蛭3g，和匀，入胶囊，日3次分服。

1年后因颜面胸背痤疮云集来诊，告知药后经行腹痛、呕吐诸症痊愈，月经如期来潮，色质量期均无异常。一般来说，治疗痛经应连续服药，待经行腹痛消失2~3个月次，可停药观察。另有每月经前1周至经行期间服药者，则为权宜之计，效次之。患者仅连续两诊，服药不过半个月，获此良效，实属幸事。

**按：**温经汤是《金匮要略》治疗妇人疾病的一张名方，治"妇人年五十所，病下利（校勘：程氏与《金鉴》俱谓当是'下血'，可从）数十日不止，暮即发热，少腹里急，腹满，手掌烦热，唇口干燥"，"曾经半产，瘀血在少腹不去"，"亦主妇人少腹寒，久不受胎，兼取崩中去血，或月水来过多及至期不来"，能温补冲任，养血祛瘀，扶正祛邪。现常用于月经失调、量多不去、经行腹痛，流产，崩漏，宫寒，不孕等症，多有较好疗效。原方由吴茱萸、当归、川芎、芍药、人参、桂枝、阿胶、生姜、牡丹皮、甘草、半夏、麦冬组成。患者年少，以虚寒血瘀为主。今取桂枝、吴茱萸、生姜温经散寒以止痛，当归、川芎、白芍养血活血调经，生半夏、生姜、吴茱萸合白术（易党参）、甘草温中益气、和胃止呕，加附片、艾叶、露蜂房、小茴香温脾肾、暖胞宫，助吴茱萸、桂枝、生姜温经散寒，桃仁、红花活血化瘀，合全蝎、水蛭虫类搜剔，祛瘀务尽。二诊：原方去白术，去桃仁、红花，易以失笑散化瘀止痛，加柴胡，合芍药、川芎疏肝解郁调经且治头痛。诸药协同，经行腹痛、头痛可愈。

### 8. 经行腹痛验案（子宫腺肌病伴巧克力囊肿）

戴某，女，41岁。2011年3月7日初诊。

患者于某市妇幼保健医院确诊子宫腺肌病伴右侧附件巧克力囊肿1年余，建议手术治疗，因疑虑恐惧，来院要求中医调治。

经行量多如冲、少腹剧痛加重1年半。14，$\frac{4\sim5}{30}$，高潮量多，杂血块或筋膜样物下行，伴腹痛坠胀，腰酸。经前无乳胀。23岁结婚，足月顺产一健康女婴。因经水量多，节育环脱落意外怀孕2次，行人工流产术。宫外孕1次，行左侧输卵管摘除术，此后未再置节育环。带下偏多，色黄，有异味。末次月经于2011年2月25日~3月4日，后期1周而行。经前数日乳头胀痛，小腹及其右侧、腰骶坠胀疼痛，肛坠，大便干结难解。平素大便3~4日一行，常服蜂蜜通便。经水黏稠难闻，翌日始量多如冲，腹痛加重，经色殷红紫黑相杂，多血块及筋膜样物，2天后经量减少，腹痛缓解，经去腹痛消失，神萎。今日本院B超提示：子宫后倾，子宫大小为72mm×75mm×50mm，肌层回声不均（肌腺病可能），子宫右方见一33mm×30mm回声增强区（考虑巧克力囊肿）。苔薄，脉细。

子宫腺肌病和巧克力囊肿均由子宫内膜异位引起，属中医经行腹痛、月经过多范畴。肝郁气滞，冲任失调，血瘀胞宫胞脉，久积不化而成。治宜活血化瘀，软坚散结消癥，辅以疏肝调气，清利湿热邪毒，兼以通腑。

川桂枝 12g，茯苓 15g，牡丹皮 10g，桃仁泥 15g，红花 10g，赤芍 30g，失笑散 20g（包），当归 15g，生地黄、熟地黄各 20g，柴胡 15g，黄芩 15g，香附 20g（打），龙胆草 12g，苦参 20g，败酱草 30g，莪术 15g，生大黄 6g（后下），制乳香、没药各 10g，炙甘草 6g。另：中药免煎颗粒淡全蝎 6g、烫水蛭 9g、炮甲片 5g，和匀，入胶囊，日 3 次分服。10 剂。

2011 年 3 月 17 日二诊：带下量减少，色转淡，异味显减。大便日一行。适经前 1 周，已见轻微乳头胀痛、小腹及腰骶坠胀疼痛、肛坠诸症，较既往有所减轻。纳眠均可。苔薄，脉细弦。经期乃除旧更新、新陈代谢之时，当因势利导，加强活血化瘀、通经化癥之力。前方加益母草，生大黄小其量，研末与虫药同服。嘱经期中药照服不停。

川桂枝 12g，茯苓 15g，牡丹皮 10g，桃仁泥 20g，红花 10g，赤芍 30g，失笑散 20g（包），莪术 15g，益母草 30g，当归 15g，生地黄、熟地黄各 20g，柴胡 15g，黄芩 15g，香附 20g（打），龙胆草 12g，苦参 20g，败酱草 30g，炙甘草 6g。另：中药免煎颗粒淡全蝎 6g、烫水蛭 9g、炮甲片 5g，加生大黄 0.5g（研末），和匀，入胶囊，日 3 次分服。15 剂。

2011 年 4 月 2 日三诊：3 月 25～30 日月经如期来潮，经前乳头胀痛、小腹及腰骶坠胀疼痛、肛坠病情减轻，大便日一行。经行首日，乳头胀痛消失，小腹腰骶坠胀疼痛颇剧，经血不稠，异味显减，但仍见滞下不爽。翌日始量多畅行近 1 天半，杂较多紫黑血块和筋膜片状物。此后经量渐见减少，小腹腰骶疼痛、肛门坠胀缓解，经去消失。刻诊经去第 4 天，腰酸，无带。纳眠俱好。苔薄，舌淡，脉细濡。治当益气养血，化瘀软坚散结除癥，解毒利湿通腑。前方损益。

黄芪 30g，莪术 15g，当归 15g，生地黄、熟地黄各 20g，川桂枝 12g，茯苓 15g，牡丹皮 10g，桃仁泥 20g，红花 10g，赤芍 30g，地鳖虫 10g，炙鳖甲 20g（先煎），香附 20g（打），土茯苓 15g，龙胆草 10g，苦参 20g，败酱草 30g，炙甘草 6g。另：中药免煎颗粒淡全蝎 6g、烫水蛭 9g、炮甲片 5g，加生大黄 0.5g（研末），和匀，入胶囊，日 3 次分服。15 剂。

2011 年 4 月 18 日四诊：带下趋常，色白，无异味。便秘瘥。适经前周许，乳头胀痛、小腹及腰骶坠胀疼痛、肛坠未见，神情愉悦。苔薄，脉细滑。还以疏肝调气、活血化瘀通经、软坚散瘀除癥，佐以清热利湿解毒为法。

香附 15g（打），白芍 15g，川芎 10g，当归 12g，生地黄 20g，桃仁泥 15g，红花 10g，牡丹皮 10g，赤芍 15g，失笑散 20g（包），益母草 20g，黄芪 30g，莪术 15g，红藤 30g，败酱草 30g，炙甘草 6g。另：中药免煎颗粒淡全蝎 6g、烫水蛭 9g、炮甲片 5g，加生大黄 0.5g（研末），和匀，入胶囊，日 3 次分服。15 剂。

2011 年 5 月 3 日五诊：4 月 24～29 日月经如期来潮。经前乳头胀痛、小腹腰骶坠胀疼痛、肛坠未见，经初无滞下感，翌日始高潮 1 天半，相对平缓，血块及膜片样物显著减少，无明显腹痛，经量经质趋常，无异味，不黏稠。经去稍感乏力腰酸。自此患者治疗信心大增，言从未有过月经来潮如此舒畅者。苔薄，脉细濡。予益气养血补虚，活血化瘀，软坚散结消癥，清热解毒祛湿。

黄芪 45g，当归 12g，生地黄、熟地黄各 10g，川桂枝 12g，茯苓 15g，牡丹皮 10g，桃仁泥 12g，红花 10g，赤芍 30g，地鳖虫 10g，炙鳖甲 20g（先煎），莪术 15g，香附 20g（打），土茯苓 15g，红藤 30g，败酱草 30g，炙甘草 6g。另：中药免煎颗粒淡全蝎 6g、烫水蛭 6g、炮甲片 5g，加生大黄 0.5g（研末），和匀，入胶囊，日 3 次分服。15 剂。

此后，经期注重调经化瘀，非经期以消散化癥为主，且均应佐以清解湿毒之品。经期乃推陈出新之时，因势利导，可收事半功倍之效。调治半年，经行无所苦，诸症尽释，未见反复，复查巧克力囊肿消失，痊愈。

**按：**西医学认为：当子宫内膜腺体及间质侵入子宫肌层时，称为子宫腺肌病。多发生于 30～50 岁经产妇，约 15% 同时合并子宫内膜异位症，约半数合并子宫肌瘤。虽对尸检和因病切除的子宫连续切片检查发现，10%～47% 子宫肌层中有子宫内膜组织，但其中 35% 无临床症状。其病因同子宫内膜异位症，大致有子宫内膜种植、经淋巴及静脉布散、体腔上皮化生、诱导、遗传、免疫调节和其他 7 种。临床表现为经量过多、经期延长和逐渐加重的进行性痛经，疼痛位于下腹正中（小腹），常于经前 1 周开始，直至月经结束。妇科检查子宫呈均匀增大，或有局限性结节隆起，质硬，且有压痛，经期压痛更甚，可因此作出初步临床诊断。影像学检查有一定帮助，可酌情选择。西医妇科治疗视患者症状、年龄和生育要求而定。采用西药达那唑、孕三烯酮或 GnRH－a 均可改善症状，也可采用局部病灶挖除术，对症状严重、无生育要求或药物治疗无效者，主张行全子宫切除术，是否保留卵巢取决于卵巢有无病变和患者年龄。经腹腔镜骶前或骶骨神经切除术也可治疗痛经，约 80% 患者术后疼痛消失或缓解（乐杰主编《妇产科学》）。中医无"子宫腺肌病"病名，临床治疗多从中医典籍之"经行腹痛""月经过多"等相关论述中求之。

本案患者患子宫腺肌病伴巧克力囊肿，其成因显与原发性痛经、人工流产、宫外孕手术史、炎症相关，以致离经之血积滞子宫胞脉组织之内不得外泄，化为"石瘕""血癥"。初诊以桂枝茯苓丸之桂枝、茯苓、牡丹皮、桃仁、红花、赤芍，加失笑散、乳香、没药活血化瘀、消癥止痛，重用赤芍，合牡丹皮清热凉血，散瘀止血止痛；当归、生地黄、熟地黄养血滋阴，合桃仁、生大黄润肠通便化瘀；柴胡、香附疏肝解郁调经，合黄芩、牡丹皮、龙胆草清肝泻火以治乳头胀痛；龙胆草、苦参、败酱草苦寒清热解毒利湿，除冲任胞宫湿热邪毒；大黄、桃仁共水蛭、虻虫，是为仲景抵当汤，专治下焦血癥、经水不利。今去其虻虫，以大黄、桃仁、莪术合虫类全蝎、蜈蚣、水

沈桂祥临证经验实录

蛭、穿山甲破气散结、破血化瘀、软坚消癥以治血癥、石瘕，治子宫内膜异位之腺肌病、巧克力囊肿，其力尤胜；甘草调和诸药。二诊治法方药如前。加益母草，生大黄小其量，和入虫药内，1日3次分服。经期中药照服不停，意在因势利导，推陈致新，化瘀消癥。三诊：前方去柴胡、黄芩，加黄芪补气，合莪术补气消癥而攻不伤正；合当归、生地黄、熟地黄养血，气血双补以扶正；以地鳖虫、炙鳖甲易失笑散、益母草，合《金匮》下瘀血汤之大黄、桃仁、䗪虫以加强化瘀散结消癥之力；佐土茯苓清热利湿解毒以祛邪。桂枝、茯苓、牡丹皮、龙胆草、苦参、败酱草、炙甘草及虫药胶囊等如故不赘。四诊以桃红四物加香附，养血活血化瘀，疏肝理气调经；牡丹皮、赤芍凉血散瘀止血，失笑散、益母草化瘀通经、止痛止血，通则不痛，瘀化血止；黄芪、莪术补气消癥，莪术"破血祛瘀，行气止痛"，"月经过多及孕妇忌用"，可见其行气破血通经之力较猛，但与黄芪同用而攻不伤正，且有较好的化癥作用；红藤、败酱草清热解毒，擅清下焦之热毒湿邪；甘草调和诸药。另服虫类全蝎、蜈蚣、穿山甲及生大黄胶囊如前，化瘀散结消癥通便。五诊益气养血补虚，活血化瘀，软坚散结消癥，清热解毒祛湿，方解参前从略。

子宫内膜异位症属妇科常见病，治疗颇为棘手，其子宫腺肌病、巧克力囊肿，非手术治疗收效尤难，且不乏复发者。余曾治手术前因故中止转而中药保守治疗陈妇及巧克力囊肿患者多例均获痊愈。《本经》谓水蛭"主恶血、瘀血、月闭，破血瘕积聚，无子，利水道"，临床验证不诬。余用水蛭，审时度势，辨证施治，个人经验，量分三等：轻剂：3g或3g以下；中剂：4~6g；重剂：7~9g或10g以上，甚至更大，均可从小剂量递增。至于《别录》谓水蛭"堕胎"则尚不足信（见不孕验案之三），然《药典》规定"孕妇禁用"，还当谨慎为好。

有报道称，北京中医院王为兰医师"曾治孕妇数人，妊娠6~9周不等，要求堕胎，王为兰用水蛭粉30g，让患者1次冲服，连服3日不见胎下，只有少许血水流出，最终还是做了人工流产手术。故王为兰认为，如孕妇确有瘀血者，亦可酌情使用水蛭，即所谓'有故无殒亦无殒也'"；"水蛭粉生用冲服较煎煮服用为好，量小，可小量递增，从1.5g开始，3g、5g、10g、12g、15g……直至30g，使用是安全的"（见2013年3月14日《中国中医药报》李文芳、李桂兰《王为兰用水蛭治瘀血证经验》）。

### 9. 经行腹痛针刺验案（子宫内膜异位症）

某护士，35岁。1993年6月5日初诊。

患者自1989年开始，因经行腹痛先后求治于多家医院，经妇科、B超等相关检查，诊为"双侧卵巢囊肿""子宫内膜异位症继发痛经"，服药罔效。后慕名求治于在无锡市某医院应诊的上海市某专家，再度确诊如前，配服"子宫内膜异位丸"等药，经行腹痛改善，停药疼痛如旧。1993年6月5日下午2时，因经行腹痛进行性加重3天半、剧痛3小时就诊。

昨日上午月经如期而行。经前2天少腹胀痛，经行少腹胀痛欲裂，随经量增加和膜样碎片排出增多而兼有刀割样、撕裂样疼痛，进行性加剧，至今日中午已无法忍受。遂肌注强痛定50mg而疼痛如故，午后1时追加杜冷丁50mg肌注，疼痛不减，逾半小时再次肌注杜冷丁50mg，毫无效机，疼痛莫可名状。无奈，急邀余针刺镇痛，冀求侥幸。18岁月经初潮即见经行轻度腹痛，30天一行，5~6天经去，量中等。生育史：1-0-1-1。

1984年结婚（26岁），越年行剖腹产，嗣后经行轻度腹痛消失。1989年起经行腹痛复作，呈进行性加剧趋势，为刀割样、撕裂样疼痛。经色暗红，经量偏多，量愈多则痛愈剧，且时有膜样组织碎片排出，或下瘀紫凝块少许，1周后经净，疼痛消失。未见明显乳胀腰酸诸症。1991年行人工流产，其后经痛一度减轻，翌年春转剧，曾用阿托品、654-2肌注无效，乃改用强痛定、杜冷丁等药肌注，疼痛虽能稍解而终不能尽释。苦不堪言。今因离异，心情怫郁，数月来经行腹痛益加。

刻诊：患者仰卧以手护腹，极度痛苦貌，精神疲惫，呻吟不止。告撕裂样疼痛殊剧，且作坠胀。经量多，伴凝块少许和膜样碎片。略感胸闷。视腹部平坦，脐下2.5cm至耻骨联合之腹正中线有一长7cm、宽1.2cm许手术瘢痕，高于皮肤，色泽鲜亮红润，但无紫蓝色结节。腹部拒按，有肌卫。苔薄白，舌暗，有瘀点，脉弦涩。四诊合参，辨证当属经行腹痛，气滞血瘀型。

针刺当以利气行滞、化瘀止痛为法。取穴：气海透关元，用泻法；双侧维道，平补平泻；双侧太冲，用泻法；双侧内关，用泻法。所有穴位待针刺得气后，每5分钟运针1次，15分钟后疼痛减轻，改为7~8分钟运针1次。术中气海、维道行强刺激，酸、胀、重针感均直达少腹，向子宫放射。半小时后疼痛基本停止，35分钟后起针。

翌日，经水续行，腹痛未作。建议针刺服药相兼以治标本，奈其长期苦于针药，深恶之。讵料逾月经行，竟无所苦，一如常人，大喜过望，余亦甚感意外。尔后每月经行如常，仅见轻微不适，虽经量尚偏多，亦有少量膜样碎片排出，经痛终未再作，迄今已逾年半。曾于1994年7月做B超检查，双侧附件囊肿和肥大之子宫均见缩小，但尚未消失和完全复原。

**按**：经行腹痛原因颇多，本案由剖腹产术后，损伤胞宫胞脉，渐致气血乖和，气滞血瘀而为经行腹痛顽症，其后复又人工流产，胞宫再次损伤，终成经痛痼疾，而近因离异怫郁加重。妇科诊为"子宫内膜异位症"，治疗颇感棘手，无生育要求者西医妇科每动员子宫切除以求根除。今仅针刺治疗1次而痛经顽症得除，无怪乎本院医护知情者啧啧称奇。细思之，辨证准确、针刺处方合度、手法运用得当是其根本。

考气海穴为先天元气之海，补肾培元，益气和血，与关元、中极诸穴相配，行气以通冲任诸脉则痛经堪治。但虑关元、中极诸穴悉在下腹正中线手术瘢痕之间，针感未必能达病所，即便是瘢痕顶端上的气海穴，针感传递亦将大逊。故权取与气海相配疗"阴挺"效佳之维道，俾针感直达少腹、子宫，寓通于补，以协同其他诸穴，竟获殊效，似不失为变通之法。然仅此 1 例，不足为训。偶然中是否存在必然之理，祈望专家同道进一步探究验证。

（本案发表于《江苏中医》专辑 1995 年 3 月，全国中医、中西医结合痛症学术研讨会论文集）

### 10. 崩漏验案之一（青春期）

沈某，女，15 岁。2008 年 8 月 8 日初诊。

患者因经行量多如崩，淋漓不去，经介绍由母亲陪同就诊。其母诉：患者父亲原系建筑机械小业主，由老家安徽来无锡创业，因工伤理赔破产。故小女儿小学毕业后便和她 17 岁的姐姐双双辍学，在无锡某私人企业打工，每天工作 10 多个小时。14 岁（2007 年 12 月）月经初潮，量多，半个月未去。此后经频少序，量多，半个多月干净，或有腹痛。末次月经 2008 年 6 月 20 日许来潮，6 月 30 日后量多如崩 20 余天，或见腹痛，至 7 月下旬减少，至今淋漓不绝，前后已 49 天。

刻诊：诉阴道出血不多，色暗红，无血块，或有腹痛。贫血面容，面色萎黄苍白无华。神清，精神尚可。时有头晕，下蹲起立则头晕目花。乏力，肢软，活动后心悸微汗，略口渴。纳少，眠好。大便两天一行。血常规检测：白细胞计数 $9.6 \times 10^9$/L，红细胞计数 $3.34 \times 10^{12}$/L，血红蛋白 65g/L，红细胞压积 23.4%，血小板计数 $313 \times 10^9$/L，中性粒细胞比例 59.4%，淋巴细胞比例 24.9%，单核细胞比例 15.7%。苔薄舌淡，脉来虚细滑数。

本病属室女崩漏。西医之谓青春期功能失调性子宫出血，简称"功血"，属妇科重症、急症，建议输血并住院治疗，因经济困难拒绝。脉来虚细滑数，树欲静而风不止，尚有暴崩厥脱之虞！时不我待，急当塞流。勉拟一方，益气固脱，滋肾益阴，固冲、清热、止血并进。并再三叮嘱：必须住院治疗，以策安全；卧床休息，注意营养；如有变化，就近就医。急取西洋参 20g 煎汤频呷，益气养阴，摄血防脱。

黄芪 30g，党参 30g，大麦冬 15g，五味子 10g，菟丝子 20g，熟地黄 15g，山萸肉 12g，龟板胶 15g（烊冲），墨旱莲 30g，黄连 6g，阿胶 12g（烊冲），白芍 10g，砂仁 3g（打、后下），艾叶 6g，地榆 30g，茜草 10g，乌贼骨 20g，炙甘草 6g。另：参三七 5g，研末，日 3 次分服。5 剂。

2008 年 8 月 14 日二诊：月经量多，先崩后漏已 56 天。药后月经量少将去，色暗淡，无腹痛腰酸。或见行走心悸，微汗。口渴，纳少，大便两天一行或日一行。崩漏险症，如履薄冰。苔薄，舌淡，脉来虚细濡数，营血躁动渐趋宁静，亦主心血虚也。效不更方。

药至 8 月 18 日漏止，自行停药。崩漏前后达 60 天。

2008 年 9 月 5 日三诊：停药 8 天，8 月 26 日月经复行，翌日始量多如冲 5～6 天，后量减淋漓，历时又 11 天。诊见面色苍白，唇舌色淡，头昏目花，心悸。苔薄舌淡，脉细数。仍予益气补肾固冲、养阴清热化瘀止血之方（原方）。7 剂。

2008 年 9 月 12 日四诊：经水先崩后漏，不意昨日突然量多势急崩中，夹少许紫黑血块而下，伴腹痛。举家惊惶。诊见面色苍白，头昏目花，口略渴，微汗，有寒意。血常规检测：白细胞计数 $6.8 \times 10^9$/L，红细胞计数 $3.97 \times 10^{12}$/L，血红蛋白 71g/L，血小板计数 $290 \times 10^9$/L，中性粒细胞比例 47.8%，淋巴细胞比例 35.0%，单核细胞比例 12.2%。苔薄舌淡，脉细虚数。

细思，辨证方药无误，何以病情反复？盖青春期少女经行崩中漏下，多因肾中精气不足，冲任失于固摄所致。今见腹痛，经血杂少许紫黑血块，气虚血瘀、气滞血瘀兼而有之，虚实夹杂，血不归经也。加强补气摄血、化瘀通经之力，塞流固脱。

黄芪 30g，西洋参 15g（另炖兑服），大麦冬 15g，五味子 10g，山萸肉 15g，熟地黄 20g，龟板胶 12g（烊冲），鹿角胶 12g（烊冲），菟丝子 30g，阿胶 12g（烊冲），黄连 6g，白术 10g，益母草 30g，香附 12g，失笑散 10g（包），仙鹤草 30g，炙甘草 6g。另：参三七、紫河车各 6g，共研细末，入胶囊，日 3 次分服。6 剂。

2008 年 9 月 19 日五诊：9 月 15 日量减，翌日后如漏 3 天，9 月 18 日经去。刻下面色、口唇苍白无血色，口渴，心慌，头昏，目花黑蒙。血常规检测：白细胞计数 $7.1 \times 10^9$/L，红细胞计数 $3.29 \times 10^{12}$/L，血红蛋白 61g/L，血小板计数 $335 \times 10^9$/L，中性粒细胞比例 61.0%，淋巴细胞比例 30.4%，单核细胞比例 8.6%。苔薄，舌淡，脉细数。崩漏已止。当以益气养阴、补血填精，脾肾气血兼顾，少佐清热化瘀以复其旧。收住入院，以策安全。

黄芪 30g，西洋参 15g（另炖兑服），大麦冬 15g，五味子 10g，黄连 6g，阿胶 12g（烊冲），生地黄、熟地黄各 10g，当归 10g，龟板胶 10g（烊冲），白术、白芍各 10g，女贞子 15g，墨旱莲 20g，枸杞子 15g，菟丝子 30g，益母草 15g，仙鹤草 30g，炙远志 6g，茯苓 15g，炙甘草 6g。另：河车粉 6g（研末），入胶囊，日 3 次分服。

服药 10 剂，期间输血 400mL。10 月 1 日经水复行，上方加减调服，7 日经净。此后，嘱服归脾丸、乌鸡白凤丸、阿胶口服液 2 个月；辞工休息；加强营养，以复旧善后。

2009 年 5 月随访，休息在家，月经 22～25 日一行，量如常，面有华色，身高体重已略见增加。2013 年 6 月初，患者姐妹陪同母亲就诊，姐妹俩均已亭亭玉立，丰满健康，月经一如常人。（其姐 2008 年稍晚亦因月经量少、闭止不行来诊药愈）

**按：**经血非时暴下不止或淋漓不尽，称为崩漏，常交替而作。前者称为崩中，后者称为漏下。若经期延长达 2 周以上者，应属崩漏范畴，称为"经崩"或"经漏"。《素问·阴阳别论》有"阴虚阳搏谓之崩"，为后世医家研究和治疗崩漏奠定了理论基础。明代方约之提出的塞流、澄源、复旧的治崩大法，至今仍为临床医家所遵循。一般而言，崩漏多虚证、热证，即使是火，也多是虚火，实证、寒证鲜见。

本案患者年仅 15 岁，正处青春期，先天肾气不足。小小年纪，要承受不该承受的家庭、社会、工作、经济等各方面的压力，精神及体力长期处于高度紧张和疲劳之中，这便是正值月经周期、经量、经质生理性自我调节阶段而形成崩漏的重要潜在因素——肾水（肾精）不足，虚热内生，冲任损伤，忧思气结，脾肾并亏，胞脉失约，以致经血妄行。初诊以西洋参频呷，黄芪、党参、甘草益气摄血固脱，防气随血脱之变，此所谓"有形之血，不能遽生"，"无形之气，自当急固"，合麦冬、五味子养阴益气，强心敛汗生脉，以固心神本元；熟地黄、山茱萸、龟板胶滋肾阴，填精血，合菟丝子补肾阳，益精气，阳生阴长，补肾固冲；墨旱莲补肝肾，合地榆凉血止血；黄连、阿胶、白芍、地黄清热，补血养阴止血；佐艾叶温经止血，茜草凉血止血，止而兼通，参三七化瘀止血，三药温凉互济，生用止血之效益彰；乌贼骨固涩收敛止血，与茜草通涩并用，止血而不留瘀；砂仁理气健胃，使补无壅滞腻膈之弊。诸药协同，所以塞其流也。二诊、三诊方药大致如前。四诊以西洋参 15g 易党参，加白术补气摄血固脱；加香附疏肝调气，气行则瘀化。取益母草活血通经，化瘀生新以引血归经；失笑散（蒲黄、五灵脂）化瘀止血止痛，相须为用；仙鹤草收敛补血止血，通涩并用；加河车粉温肾补精，益气养血，大补元气；余药养心敛汗生脉，补肾填精固冲。诸药协同以澄源、塞流、固脱、复旧。五诊仍以西洋参、黄芪、麦冬、五味子益气养阴，生脉敛汗；加枸杞子补益肝肾；女贞子、墨旱莲（二至丸）补肝肾之阴，凉血止血；远志、茯苓宁心安神；余药补肾气，益肾精，养血滋阴，止血化瘀清热兼顾，善其后也。输血之于崩漏的治疗、抢救生命和病后的恢复，具有十分积极、重要的意义。

### 11. 崩漏验案之二（青春期）

张某，女，14 岁。1998 年 9 月 17 日初诊。

去冬月经初潮，延绵 10 余天方净。今年初夏伊始，经频，或量多如冲，数日后漏下淋漓不断，竟月不去，几无宁日。初诸医皆谓"无妨"，辗转各级医院求治，却未能正常。今面色少华，唇舌色淡，月经漏下连绵已 3 个多月，血色暗淡，或有凝块。无腹痛及腰酸。苔薄白，舌淡，脉细。

本证属"经行漏下"。而今经行 3 个月未断，或有漏下久久不愈而致"崩中"之虞，切勿轻忽。青春期学生肾气未盛，"肾气–天癸–冲任–胞宫"功能和脏器尚待发育完善。肾气虚弱，冲任失固，血失统摄，经漏不止。日久气血并虚，何以煦丽冲任？则冲任损伤，无以制约经血，而为肾虚漏下（偏于阳虚）。量少色淡，或有瘀紫凝血，血虚兼寒之征。治宜补肾温阳固冲，益气养血调经，温经止漏。

菟丝子 20g，仙灵脾 15g，山茱萸 10g，阿胶 12g（烊冲），熟地黄 20g，党参 20g，炒归身 10g，白芍 10g，川芎 6g，生蒲黄 10g（包），藕节 20g，艾叶 10g，炮姜 6g，炙甘草 6g。10 剂。

1998 年 9 月 28 日二诊：药后经水漏下递减，无血块，9 月 24 日（第 4 天）阴道下血已净。无腹痛不适。苔薄白，舌淡，脉细。还当补肾固冲，益气养血调经。

菟丝子 20g，仙灵脾 15g，鹿角胶 10g（烊冲），山茱萸 10g，阿胶 12g（烊冲），熟地黄 20g，炒归身 10g，白芍 10g，川芎 6g，黄芪 20g，女贞子 20g，墨旱莲 30g，炙甘草 6g。5 剂。

1998 年 10 月 4 日三诊：经行漏下药止 10 天。昨日又见阴道下血，量多如经行状，阵下。略渴。苔薄白，脉细濡。

菟丝子 20g，仙灵脾 15g，鹿角胶 10g（烊冲），山茱萸 12g，生地黄、熟地黄各 15g，阿胶 12g（烊冲），艾叶 10g，炒归身 10g，川芎 6g，白芍 10g，生蒲黄 10g（包），藕节 30g，黄芪 20g。炙甘草 6g。5 剂。

1998 年 10 月 19 日四诊：末次月经 10 月 3 日来潮，量多，3 天后减少，淋漓不净至今又已半个月，无血块及腹痛。苔薄白，脉细。前方黄芪加量，加鹿衔草 15g，益母草 20g，参三七末 4g，日 3 次分服。日 1 剂。

经水淋漓漏下日减，原方续服，于 10 月 23 日经去漏止，本次月经前后历时 20 天。如法调治至 11 月 1 日月经如期来潮，翌日始高潮 1 天余，腹不痛，无凝血块，3 天后量减少，5 天后经去。继续调治 1 个月，嘱服归脾丸、乌鸡白凤丸 1 个月，月经无异常，经行漏下痊愈。

**按**：《素问·上古天真论》曰，"女子七岁，肾气盛，齿更发长；二七而天癸至，任脉通，太冲脉盛，月事以时下"，明确道出了正常月经产生的机理。青春期少女，发育不全，肾气未盛，天癸、任脉虽至且通，太冲脉却尚不充盛，以致月经异常。受年龄、体质、气候、环境的影响，或致月经周期、经期、经量有所改变。应根据月经不调之久暂、轻重、症状的有无，仔细辨识，不可概作常论，贻误调治良机。

本案初诊取菟丝子、仙灵脾温补肾阳，合山茱萸、熟地黄补肾中阴阳，固冲任以调经止血；党参、熟地黄、白芍、炒归身、川芎补气养血调经；阿胶、艾叶合"四物"（《金匮》胶艾汤）、炮姜，治冲任虚损，温经止血；藕节收敛止血化瘀，蒲黄止血化瘀，无血止留瘀之弊；甘草补气和中，调和诸药。二诊去艾叶、炮姜、藕节、蒲黄。加鹿角胶温补肝肾、益精养血，仍以菟丝子、仙灵脾、山茱萸、熟地黄补肾中阴阳，固冲任以治崩漏下血；以黄芪易党参，合"四物"、阿胶养血调经，治崩中漏下；加女贞子、墨旱莲（二至丸）补益肝肾，养阴固冲调经；甘草补气和中，调和诸药。三诊：上方熟地黄改为生地黄、熟地黄各 15g，加强养阴调经之力，加藕节、蒲黄者，收敛化瘀止血，无留瘀之弊。四诊黄芪加量，补气摄血；加鹿衔草补虚，治（崩中）漏下；加参三七、益母草化瘀止血，塞流、复旧。

#### 12. 崩漏验案之三（育龄期）

韦某，女，30岁，广西瑶族人。2013年4月20日初诊。

入春以来，月经先崩后漏，淋漓不去已3个月经周期。末次月经于2013年4月1日来潮，腰酸腹坠，翌日量多崩冲，8～9天后方减，无血块，淋漓未去至今，前后已半个月。

刻诊：面浮萎黄，语怯，时有头晕，腰酸似折。诉乏力肢软，或见心悸。纳尚可，入眠多梦。大便或间日一行，少腹时有坠感。2006年足月分娩后经水失调，或一个月两次，或两个月一行，月经量多，时有崩漏。2011年春因经崩晕厥，输血救治。月经及生育史：12，$\frac{4～5}{30}$，量中等，无腹痛，经前无乳胀。1－0－1－1，顺产，未置节育环。无避孕措施8年未孕。平时带下量多，无异味。今日血常规检测：白细胞计数$5.85 \times 10^9$/L，红细胞计数$3.70 \times 10^{12}$/L，血红蛋白83g/L，血小板计数$179 \times 10^9$/L。余无明显异常。苔薄，舌淡多齿痕，脉虚细略数。

远离家乡打工谋生不易，忧思多虑，劳倦伤脾，脾气虚陷，冲任失固，血无统摄，以致经行量多崩中，淋漓漏下。气血亏虚，致头晕心悸、面色无华等症。治当健脾益气，固冲止血。方予固冲汤加味。

黄芪45g，白术15g，煅龙骨、牡蛎各30g（打、先煎），山萸肉10g，乌贼骨20g，茜草12g，白芍12g，阿胶12g（烊冲），血余炭15g，酸枣仁30g（打），大麦冬15g，五味子10g，砂仁3g（打、后下），炙甘草6g。7剂。

2014年5月3日二诊：药后经水淋漓日少，1周后经去漏止。头晕、腰酸显减，睡眠安泰，心悸未见。4月30日经水如期来潮，翌日量多，下则如注如崩，卧床静息2天。今日经量稍减，仍见阵下如注，有少许血块，小腹隐隐不适。建议住院观察，以策安全，但患者自觉较前次经行有所缓解，间歇延长，未从。舌脉如前。前方加菟丝子20g，续进。另加参三七末3g，日2次分服。

5月13日三诊：告5月8日经去。予归脾汤随症加补骨脂、鸡血藤、菟丝子、仙鹤草、紫河车等调养2个月，身体复原，经行崩漏未见再作。

**按：**崩漏之病，本乎一证，常因果相干，交替而作，致使病变缠绵难愈，成为妇科的危急疑难重症。引起崩漏的病机主要是冲任损伤，不能制约经血。其常见原因有肾虚、脾虚、血热和血瘀四端。

本案属育龄期妇女经行崩漏脾虚型。初诊方取《医学衷中参西录》固冲汤加减。以黄芪、白术健脾益气摄血；龙骨、牡蛎、乌贼骨固摄冲任；山萸肉、白芍益肾养血、酸收止血，阿胶养血止血；血余炭收涩止血散瘀而不留瘀；枣仁、麦冬、五味子，合黄芪、白术、甘草、白芍、阿胶、龙骨、牡蛎益气养阴、宁心安神，以治心悸怔忡多梦；少佐砂仁理气和胃醒脾，俾无补益壅滞之弊。二诊加菟丝子补肾固冲，参三七化瘀止血。三诊以后，取归脾汤补气摄血，养血调经；或加补骨脂、鸡血藤、菟丝子、阿胶、紫河车等补血填精固本、扶正固冲，康复。

"经水出诸肾"，无论是青春期、育龄期、更年期，崩漏辨证施治的同时，都离不开补肾固冲。

### 13. 崩漏验案之四（更年期）

季某，女，47岁。2007年5月7日初诊。

经乱1年，经行既崩且漏，淋漓不去，甚或首尾相顾已3个月。面色㿠白少华，时见头晕，腰膝酸软，口渴心烦，时见烘热汗出，眠差。无高血压、糖尿病史。

末次月经4月14日～5月2日来潮，翌日始量多势急如冲如注，卧床，腰酸殊甚。5天后经量减少，淋漓不去，或见少腹坠胀，杂少量紫色血块而下，前后18天方去。昨晚腰酸，少腹略有不适，月经将行。17岁初潮，$\frac{3～4}{25}$，量中等偏少，翌日高潮1天。无痛经及经前乳胀。平素带下不多。2-0-0-2。未置节育环。4月23日B超印象：①子宫大小为51mm×39mm×39mm，内膜欠均。②子宫肌层欠均，伴小肌瘤（13mm×12mm×11mm）。③左附件囊肿。苔薄舌淡，舌尖色红，脉细略数。

年逾四十，阴气衰半。素体肾阴亏虚，阴虚内热，热伏冲任，迫血妄行，始崩后漏，淋漓不去，而成崩漏之证。阴虚阳浮则烘热汗出，虚热扰心则心烦多梦少寐，肾精亏虚则腰膝酸软。此皆年近"七七"，天癸将竭，"经断前后"（更年期）之象。经水将行，急当滋肾益阴固冲，辅以清热凉血，收敛化瘀止血。予左归丸加减。

生地黄、熟地黄各10g，怀山药20g，枸杞子30g，山萸肉10g，菟丝子20g，龟板胶12g（烊冲），墨旱莲30g，地榆30g，血余炭12g，黄连5g，阿胶10g（烊冲），黄芩15g，砂仁3g（打、后下），炙甘草6g。另：参三七末5g，日3次分服。7剂。

2007年5月15日二诊：5月7日当晚经行量多，翌日崩冲如注，下少量紫瘀血块，卧床，腰骶酸胀，略见腹痛。5月10日经崩势缓，量减阵下。今日经行第9天，量少淋漓色红如漏，乏力，头晕，腰酸。苔薄舌淡，脉濡细略数。经崩止，漏未已。前方加黄芪30g。

2007年5月25日三诊：5月18日经去，前后12天。刻诊头晕、腰酸止。乏力、烘热汗出、形寒明显改善。原方随证调治3个月，经行如期，量基本正常，崩中漏下痊愈。眠安。头晕、腰酸、乏力、烘热汗出、形寒诸症尽失。嘱左归丸早晚各服9g，2～3个月为期。此后，崩漏未作，于2009年夏（49岁）绝经。

**按：** 本案患者属更年期崩漏肾阴虚型。方予《景岳全书》左归丸加减。取生地黄、熟地黄、枸杞子、山萸肉滋肾阴以填精血；怀山药、菟丝子补肾阳而益精气，阳生阴长；生地黄、龟板胶、墨旱莲、地榆育阴清热，凉血止血；辅以黄连、阿胶清热养阴，降火除烦安神，亦以止血；血余炭、参三七收敛止血化瘀；甘草补气和中，调和诸药。诸药共奏滋肾益阴、固冲止血之效。二诊加黄芪，补气固冲摄血。

"经水出诸肾"。更年期肾气渐衰，或早婚多产、房事不节，损伤肾气。若耗伤精血，则肾阴虚损，阴虚内热，热伏冲任，迫血妄行，以致经血非时而下；或命门火衰，肾阳虚损，封藏失职，冲任不固，不能制约经血，亦致经血非时而下，遂成崩漏。以无周期性的阴道出血为辨证要点，临证时应结合出血的量、色、质变化和全身证候辨明寒、热、虚、实。治疗应根据病情的缓急轻重、出血的久暂，采用"急则治其标，缓则治其本"的原则，灵活运用塞漏、澄源、复旧三法。

### 14. 脏躁验案（经行情志异常）

唐某，女，26 岁，已婚。1994 年 8 月 19 日初诊。

喜悲伤欲哭，不能自主已 2~3 年。每于经前经行或情绪低落、恼怒时多见。作则精神恍惚，泛吐恶心，行为乖张无忆。14 岁月经初潮，$\frac{4~5}{22}$，高潮 1~2 天，量少，色淡，无血块腹痛。经前轻微乳胀触痛 1 周，烦躁易怒。适经前周许，悲伤欲哭已 3 天。情绪低落，无端打骂幼小爱子，由其母亲、丈夫陪同就诊。陈述病情期间，患者犹啼哭不止。纳尚可，眠差，二便无异常。苔薄白，舌淡，脉濡数。

本病为脏躁，属经行情志异常。素禀心血不足，肝气郁结，忧思劳倦伤脾，化源不足，精亏血少。经期血气下注冲任，心血尤为不足，心神失养更甚，神不守舍，情志异常；更兼恚怒伤肝，所欲不遂，疏泄失常，肝气郁而生热。经前冲脉气盛，冲气夹肝热上逆，冒犯神明，情志异常无制，行为乖张，喜悲伤欲哭，发为脏躁。心血亏虚为本，肝气郁结为标。法当补血养心、安神定志，兼予疏肝解郁清热。从甘麦大枣汤合养心汤加味。

淮小麦 30g，大枣 12 枚，炙甘草 10g，黄芪 15g，党参 15g，当归 10g，茯苓、茯神各 15g，五味子 10g，酸枣仁 30g（打），炙远志 6g，生龙骨、牡蛎各 30g（先煎），柴胡 12g，黄芩 12g，牡丹皮 10g，制半夏 12g，菟丝子 15g。

如法调治 3 个月，经行情绪稳定，愉悦。后服甘麦大枣汤 2 个月以资巩固。随访数年未发。

**按：**《金匮要略·妇人杂病脉证并治》曰："妇人脏躁，喜悲伤欲哭，象如神灵所作，数欠伸，甘麦大枣汤主之。"吴谦《医宗金鉴》注："脏，心脏也，心静则神藏。若为七情所伤，则心不得静，而神躁扰不宁也。故喜悲伤欲哭，是神不能主情也。象如神灵所作，是心不能神明也，即今之失志癫狂病也。数欠伸，喝欠也，喝欠烦闷，肝之病也，母能令子实，故证及也。"

本案患者脏躁，心血不足且兼肝气郁结，予甘麦大枣汤合养心汤加减。甘麦大枣汤本为心血（心阴）不足，肝气失和，心神失养而设，是为本案主方。《灵枢·五味》曰："心病者，宜食麦。"是方重用小麦，取其甘凉之性，补心养肝，益阴除烦，宁心安神；甘草甘平，补养心气，和中缓急；大枣甘温质润，益气和中，润燥缓急。三药协同成方，切中病机。辅养心汤加减补益气血，养心安神。方取黄芪、党参补脾益气，当归补血养心，培补气血不足之本；茯苓、茯神养心安神，治神志不宁之标，酸枣仁、远志、五味子补心安神定志，半夏、茯苓、茯神和胃安神、化痰止呕，生龙骨、牡蛎重镇安神宁心；加菟丝子补肾养血，填精益智。另取柴胡、黄芩、牡丹皮疏肝解郁泄热，使肝气得平、心神得安也。

《陈素庵妇科补解·调经门》曰："妇人血分向有伏火、相火，时发多怒。本体虚弱，气血素亏，今经血正行，未免去多血虚，必生内热，加以外受客邪，引动肝火。血分伏火，一时昏闷不省人事，或痰涎上涌，或卒仆口噤，或妄言见鬼。此系血虚火旺，不可汗下，宜凉血清热，则狂言自止。"此论述对于妇人脏躁乃至其他经行情志疾病，颇有参考价值。

### 15. 更年期综合征验案之一

高某，女，51 岁。2006 年 7 月 27 日初诊。

绝经两年，形寒、烘热汗出频仍，眠差，或见盗汗已 3 年。今春伊始，因饮食生冷，大便溏薄，日 1~2 次，量少，不慎受凉辄作。春末至今双肩、膝关节酸痛已 2~3 个月，傍晚加重。

昨夜盗汗，今日清晨烘热、汗出阵作如雨，汗止则寒冷索索。刻诊又见面赤心烦，胸闷如窒，脱衣捶胸。须臾烘热汗出湿体，形寒。今日大便溏薄，昨日 2 次，不成形。否认有不洁饮食史。心电图诊断"窦性心动过缓，S-T 段改变"。苔薄白，脉沉缓。

病属更年期综合征（经断前后诸证）肾阳虚型。阳虚无以敛阴，是以营阴外泄，烘热汗出如浴如漏；汗多伤阴，耗气损阳，肢体寒冷。阳虚火不生土，大便溏薄；阳虚无以御邪，风寒湿三气合而为痹，肾主骨，肾精亏虚，骨质疏松退变而为骨痹。治宜温肾阳，补精血，和营敛汗，补肾蠲痹，益火扶脾。

熟附片 15g（先煎），鹿角胶 12g（烊冲），仙灵脾 30g，熟地黄 12g，山茱萸 10g，厚杜仲 12g，川牛膝 15g，川桂枝 10g，白芍 10g，生姜 3 片，大枣 5 枚，生龙骨、牡蛎各 30g（先煎），炙甘草 9g，五味子 10g，黄芪 30g，白术 15g，补骨脂 12g。

服药半个月，形寒、烘热阵汗、盗汗、多关节酸痛诸症改善。大便已基本成形。苔薄，脉沉细。如法调理至 9 月 29 日，形寒、烘热阵汗、盗汗、多关节酸痛、大便溏薄诸症渐次消失。唯国庆节嫁女操劳，又见心烦眠差。舌脉如前。前方去川牛膝，加酸枣仁、合欢皮、黄连、阿胶收功，并嘱配右归丸早晚各服 6g，1 个月为期，以为巩固之计。

**按**：素禀阳虚，阴阳失调，进入"七七"以后，"天癸竭"，精血衰少，无以涵养冲任二脉，"地道不通"，生理、心理诸症蜂起。方取附子、鹿角胶、仙灵脾培补肾中元阳，温肾填精，燮理阴阳，合熟地黄、山茱萸养阴填精，阴中求阳，俾肾中阴阳得和，烘热汗多、五心烦热诸症能平；附子、仙灵脾合杜仲、牛膝，益肾壮督，补肝肾，强筋骨，祛风湿，蠲痹痛；附子、补骨脂合白术补命火、扶脾阳实大便，得仙灵脾之助效著。取桂枝汤调和营卫以止汗，其旨在"和"，和也者，和阴阳也！桂枝汤加龙骨、牡蛎温阳散寒，收敛固涩，治阳虚自汗盗汗、失眠多梦、心悸怔忡；桂枝、甘草、附子合用，心阳得复，心悸怔忡胸闷可愈；桂枝汤加黄芪、白术、附子、五味子自汗盗汗能止，漏汗得摄，五味子滋肾生津敛汗宁心，制桂附之辛散，亦以和也；桂枝加白术附子，能温散寒湿治风寒湿痹，关节疼痛（桂枝加术附汤，陕西省中医研究院编《中医方药手册》）。诸药协同，和衷共济，使肾中元阳得复，精血真阴得补，阴阳、营卫调和，诸症悉愈。此后因故心烦眠差，前方去牛膝，加酸枣仁、合欢皮、黄连、阿胶养心补肝解郁、清热养阴、除烦安神收功。

### 16. 更年期综合征验案之二

吴某，女，46 岁。2009 年 2 月 28 日初诊。

晨间精神恍惚、眩晕，或有恶心呕吐半年。心烦，手足心热，咽干、烘热阵汗夜甚，少寐多梦，梦中交合。经乱已年余，量少，停经已 3 个月。舌红，苔少，脉细略数。

病属更年期综合征（经断前后诸证）肾阴虚型。阴虚精亏血少，髓海不充，且凤有风痰，而为清晨精神恍惚、眩晕，或有恶心呕吐，"无虚不作眩"，"无痰不作眩"也；阴虚火旺，是以咽干、五心烦热，阳浮则烘热汗出，热扰心神，相火僭越，则多梦少寐、梦中交合；阴精营血衰少，无以灌注冲任，以致月经紊乱量少，乃至经水不行；腰为肾府，腰膝酸软是为肾虚不足之象。治宜燮理阴阳，填精补髓，涵养冲任；滋水涵木，平肝息风，燥湿化痰降逆；滋阴清热，宁心安神。方从左归丸、半夏白术天麻汤、黄连阿胶汤化裁。

鹿角胶 12g（烊冲），炙龟板 15g（先煎），仙灵脾 20g，生地黄、熟地黄各 15g，当归 12g，白芍 15g，生半夏 15g，白术 15g，明天麻 15g，黄连 5g，黄芩 12g，阿胶 12g（烊冲），知母 6g，五味子 10g，酸枣仁 30g（打），生龙骨、牡蛎各 30g（先煎），炙甘草 6g。10 剂。

2009 年 3 月 12 日二诊：清晨眩晕渐见好转，已无恍惚之感，恶心呕吐消失周许。眠进步，梦减少，烘热汗出面赤减少减轻，咽干、五心烦热改善。经水未行已 60 天。舌红苔少显减，脉细。原方续进 10 剂。

2009 年 3 月 26 日三诊：眩晕、精神恍惚、恶心呕吐未见再作。寐安，咽不干，心不烦，心情愉悦。轻微烘热汗出面赤偶见。3 月 24 日经水复行，今日量增多，有潮感，未见腹痛。略腰酸。舌色趋常，苔薄，脉细和。前方去生半夏、白术、天麻、知母，加女贞子 20g，墨旱莲 30g，川续断 12g，以补益肝肾，涵养冲任，乌须发，强筋骨。续进 10 剂。

此后，去酸枣仁、黄芩，加党参 30g，怀山药 15g，茯苓 20g，补益脾胃以养先天，调治 1 个月后，嘱服左归丸早晚各 6g，两个月为期。2013 年冬随访，药后月经来潮维持两年，渐见量少，乃至绝经，但无明显不适，平稳度过更年期。

**按：**肾阴素虚，精血不足，阴阳失调，阴虚阳亢。年逾四十，阴气衰半，年近

"七七"，天癸将竭，髓海不充，更兼风痰上扰，相火僭越，以致精神恍惚、眩晕、呕恶、五心烦热、咽干、烘热阵汗、多梦，以及经乱量少、停经纷至沓来。初诊、二诊取炙龟板、鹿角胶血肉有情之品补肾填精，辅生地黄、熟地黄、当归、白芍补血养阴，培补肾中真阴，仙灵脾温肾填精，阳中求阴；生半夏、白术、天麻化痰息风以治眩晕呕恶，生半夏且有安神之功；黄连、黄芩、阿胶合地黄、当归、白芍、知母滋阴降火、除烦安神，五味子、酸枣仁滋肾宁心生津、补肝养心安神敛汗，龙骨、牡蛎镇心安神止汗；甘草补气和中，调和诸药。三诊方解从略。此后以脾肾双补互济，服左归丸补肝肾，益精血，善后巩固。

### 17. 更年期综合征验案之三

郑某，女，47岁。2009年3月5日初诊。

经乱两年，去年仅二行，停经已5个月。素性抑郁，体质羸弱，乏力，面黄少华，头晕耳鸣。口苦咽干，两胁胀痛，心烦焦躁易怒，常无端猜疑口角。烘热汗出阵作，夜甚，眠差多梦。带少，腰膝酸软。纳尚可。无高血压、糖尿病、甲亢病史。末次月经2008年10月来潮。月经、生育史：17岁初潮，7/30天，量中等偏少，无腹痛。经前乳胀周许。1-0-2-1，顺产。既往带下无异常。苔薄少，脉弦细滑。

病属更年期综合征（经断前后诸证）肝肾阴虚型。禀赋虚羸，肝肾阴虚，不能涵养肝木，疏泄失常，肝郁化火伤阴；更兼素性抑郁，情志不畅，疏泄失常，亦致肝郁化火伤阴，是以肝肾阴虚尤殊。阴损及阳，殊堪虑也。亟宜补肾填精，燮理阴阳，滋水涵木，疏肝清火解郁，宁心安神。方从龟鹿二仙汤、滋水清肝饮化裁，加生龙骨、生牡蛎、酸枣仁、合欢皮。

鹿角胶12g（烊冲），龟板胶15g（先煎），枸杞子30g，党参15g，仙灵脾15g，山萸肉12g，当归10g，生地黄15g，怀山药20g，柴胡12g，牡丹皮12g，生栀子15g，白芍12g，枳壳10g，茯苓15g，生龙骨、牡蛎各30g（先煎），酸枣仁30g，合欢皮20g，炙甘草6g。

药外耐心予以心理疏导，并与其家人联系，使之理解更年期患者性格心理变异，营造家庭和谐氛围，并建议陪同春游，怡悦情志。

2009年3月20日二诊：服药15剂，情志逐渐开朗，心情渐趋宁静。心烦易怒、眠少梦多改善，头晕耳鸣仍著。舌脉如前。原方稍事损益续服3个月，诸症悉愈。

**按**：妇女在经绝前后，出现烘然而热、面赤汗出、心烦易怒、失眠健忘、精神倦怠、头晕目眩、耳鸣心悸、腰背酸痛、手足心热，或伴有月经紊乱等与月经有关的症状，称经断前后诸证，又称绝经前后诸证（马宝璋主编《中医妇科学》），临床泛称更年期综合征，年龄多在45~55岁之间。由于卵巢功能的衰退而出现雌激素水平波动或减少，人体阴阳失衡，参差出现一系列机体及精神心理症状，短者数月，长者迁延数年乃至十数年。此以肾为本，燮理阴阳，兼从心肝脾诸脏入手，重视心理疏导调治更年期综合征的经验足可参考借鉴。

"女子以肝为先天"，肝主疏泄、藏血，主升，体阴而用阳；肝脉络阴器，抵少腹，布两胁。女子以血为本，以血为用，其经、产、乳无不与血相关。且年近七七，冲任二脉精血衰少不足，天癸将竭之际，正值阴阳失衡多事之秋。患者素禀真阴匮乏不能涵养肝木，更兼情志抑郁，木郁火灼重伤阴液，如此恶性循环，疏泄、藏血功能异常，以致气机不畅，气阻络痹，乳胁胀痛诸症叠现，且见口苦咽干、急躁恼怒无制、心烦、寐少、梦多、经乱及量少不行、烘热汗出阵阵不一而足；阳（气）不足则少气乏力，精不足则瘦弱头晕，肾虚则耳鸣、腰膝酸软，已有阴损及阳，阴阳俱虚之虞。方取龟板胶、鹿角胶血肉有情纯阳至阴之品及仙灵脾调补阴阳、生精补髓；辅以枸杞子、山萸肉、生地黄、当归、白芍补益肝肾，填精补血，调和阴阳；党参、茯苓、甘草补益心脾。龟板胶、鹿角胶、枸杞子、人参名为龟鹿二仙胶，是调补阴阳的代表方。柴胡、牡丹皮、生栀子、当归、白芍、茯苓、甘草是为丹栀逍遥散，更加枳壳，旨在清热疏肝解郁，加地黄、山茱萸、怀山药入丹栀逍遥散中（六味地黄丸合丹栀逍遥散去温燥之白术）则为"滋水清肝丸"，擅治阴虚肝郁之胁肋胃脘疼痛，可清肝疏肝解郁扶脾。龙骨、牡蛎、酸枣仁、合欢皮镇心安神敛汗、养心补肝解郁。

**结语：** 更年期综合征的发生与绝经前后生理特点密切相关。其时肾气由盛转衰，无以滋养冲任二脉，以致冲任衰少。在此生理转折时期，受人体内外环境的影响，如素体阴阳有所偏颇，或素性抑郁，或宿有痼疾，或家庭、社会环境改变，则易导致阴阳失调而发病。故其本在肾，常累及心、肝、脾多种脏器。常见证型以肾阳虚和肾阴虚为多。禀赋体质、性格特征对更年期妇女证候表现的影响至关重要。诸如素体抑郁，情志为病。肝之疏泄太过易见焦躁易怒，心烦意乱；肝之疏泄不及常多情绪低落，或见"脏躁"，喜悲伤欲哭……把握其体质、素性、基础疾病、社会家庭环境及其变易情况，有助于辨证论治。

（本案由张敏红、沈桂祥整理）

## 二、带下病证

### 1. 带下色白清稀验案（慢性盆腔炎）

陈某，女，40岁。2004年11月7日初诊。

带下量多数年，某市医院以"慢性盆腔炎"屡治未果。带下清稀如水如涕，色白，无腥臭异味，淋漓绵绵，或下泄如注。腰酸似折，稍劳则汗，小腹冷痛时作，大便少实。夜尿2次，无不适。素体畏寒，手足不温，面少华色，纳眠尚可。月经时有错后，量少腹痛腰酸。末次月经2004年10月25～28日来潮，量少腹痛腰酸，得温则舒。翌日经量略增，有少许血块，色紫。月经史：$13, \dfrac{4 \sim 5}{30 \sim 35}$。生育史：$1-0-1-1$。顺产，未置节育环。苔白舌淡，舌边多齿痕，脉沉细濡。

素体畏寒，肾阳不足，下元虚惫，冲任督带受损，寒湿下注胞宫而带下清稀如水，以致淋漓不绝，少腹冷痛，腰酸似折。阳虚者气虚，不耐劳累，乏力易汗；气虚无以帅血，气虚血滞，经行腹痛。火不生土则脾失健运，致饮食精微不能化为气血精华，是以面色少华、月经量少多后期；脾失健运则湿浊内生，流注下焦而为带下。予内补丸（《女科切要》）加减，温肾培元，固涩止带，辅以健脾化湿。

熟附片15g（先煎），鹿角霜10g，肉桂6g（后下），菟丝子20g，潼蒺藜12g，桑螵蛸15g，露蜂房10g，山萸肉10g，黄芪30g，炒白术12g，茯苓20g，补骨脂15g，当归10g，白芍10g，炙甘草6g。日1剂。

2004年11月21日二诊：药后带下减少，肢体稍温，腰脊酸痛、乏力易汗、大便不实改善。效不更方。

如法调治3个月（经行佐疏肝调气），肢体温热，带下不再，大便成形，腰酸腹痛、乏力、易汗、经行不适诸症尽失。春节回家，停药半个月，原方自服1个月，以图巩固。因未再来锡打工，电告称谢不已。

**按**：带下病以带下增多为主要症状，带下俱是湿证。湿有内湿、外湿之分。外湿又有寒湿、湿热之异，皆因外来寒湿、湿热邪毒侵入胞宫胞脉所致，其中又有寒湿化热而成湿热者。内湿的产生，与脏腑功能失常有关。脾虚运化失职，水湿内停，下注任带；肾阳不足，气化失常，水湿内停，下注任带，且关门不固，精液滑脱，均可导致带下病。此外，素体阴虚，感受湿热之邪，伤及任带，也致带下病。由此可知，脾肾功能失常，是带下病发生的内在条件；任脉损伤，带脉失约，是带下病的核心机理。另外，有带下过少者，亦属病态，恕不赘述。

本案属带下病肾阳虚型。方取内补丸意，温肾助阳，摄精止带，辅以健脾化湿。以附子、鹿角霜、肉桂、菟丝子温肾培元，填精益髓，温补奇经；潼蒺藜、桑螵蛸、露蜂房补肾涩精止带；黄芪益气固摄，辅白术、茯苓益气健脾、化湿止带；附子、肉桂、补骨脂补火生土以健脾化湿；当归、白芍、甘草养血调经，缓急止痛。露蜂房一药，朱良春老师盛赞其疗带下清稀、阳痿久咳，且治遗尿，屡试不爽；菟丝子为妇科圣药，补肾益精，善入奇经，能峻补任脉之虚，而达固摄带脉之功。

**2. 带下色黄稠厚臭秽验案（急性盆腔炎）**

董某，女，29岁，工人。2004年6月19日初诊。

经行量多腹痛，经去带下量多，绵绵不绝已2个多月。西医拟诊急性盆腔炎，经输液等治疗未果。带下量多，色黄质稠如脓，或如水下注，腥臭难闻。阴道瘙痒不堪，影响睡眠，坐浴乃舒。大便黏滞，小便黄赤。性喜辛辣食物。既往有滴虫感染史，因甲硝唑过敏、药疹停药。

刻诊：经去3日，带下量多一如上述，小腹疼痛，腰酸。疲乏神萎，头昏重，心烦易怒，口干苦，饮水不多。月经史：13岁初潮，7/28。生育史：2-0-1-2。苔薄，脉细弦略数。

本证由肝郁脾虚，以致月经失调，量多腹痛；脾虚湿盛，湿热下注，复为湿热虫邪侵染，任脉损伤，带脉失约而成湿热带下之证。当泻肝除烦，清热利湿杀虫，兼以疏肝调经。予龙胆泻肝汤、四妙丸加减。

龙胆草 10g，生栀子 12g，淡黄芩 15g，柴胡 12g，当归 10g，白芍 15g，白术 10g，茯苓 12g，川楝子 12g，桃仁泥 10g，川黄柏 12g，苍术 15g，生薏苡仁 30g，川牛膝 15g，苦参片 20g，败酱草 30g，土茯苓 30g，椿根皮 30g，花椒 6g，炙甘草 6g。

另：蛇床子 30g，花椒 10g，明矾 3g，苦参 30g，百部 30g，川黄柏 15g，龙胆草 15g，水煎，趁热先熏后坐浴，1 日 2 次，经期暂停。

如法调治 2 个月，经行量多腹痛、湿热带下痊愈。

**按：** 湿热带下多见于盆腔炎、宫颈炎等病症，多因湿热、湿毒、虫邪感染侵袭所致，西医学责之细菌、病毒、真菌、滴虫等感染。本案为肝郁脾虚，湿热带下而兼月经失调者。

初诊取龙胆泻肝汤（去泽泻、木通）泻肝胆实火，清利肝经湿热以止带下。龙胆草、黄芩、栀子清泻郁热肝火、燥湿止带，得败酱草、土茯苓、椿根皮、黄柏、苦参、川椒之助，其效益彰。其苦参一药，清热燥湿、杀虫利尿、止痒止带效著，内服外用均效，川椒温中止痛、杀虫止痒，内服外用咸宜。大队苦寒药清热燥湿止带，苦寒伤胃，伍川椒温中护胃也。柴胡疏肝解郁，白芍养血敛阴、柔肝缓急，当归养血补阴，三药同用，补肝体而调肝用，血和肝柔。配黄芩、栀子清泻郁热肝火，得川楝子、桃仁、牛膝行气活血化瘀之助，心烦易怒、口中干苦、经行量多腹痛可调。木郁土衰，以白术、茯苓、甘草健脾益气和中，实土以御木乘，脾健则内湿不生。取黄柏、苍术、薏苡仁、牛膝"四妙"燥湿清热，健脾止带。牛膝补肝肾，强腰膝，引药下行。辅龙胆泻肝汤及土茯苓、椿根皮、苦参、川椒辈，下焦湿热可清，阴中瘙痒可治。

"外治之理，即内治之理，外治之药，亦即内治之药，所异者，法耳"（吴师机《理瀹骈文》）。熏洗坐浴方旨在解毒杀虫、止痒收敛。其中蛇床子杀虫止痒、祛风燥湿，白矾解毒杀虫、收涩止痒，百部杀虫灭虱。余药从略。

肝郁脾虚，湿盛蕴热，湿热虫邪复合感染而兼月经失调量多腹痛案，内服外治并用，终得痊愈。

### 3. 五色带下验案（子宫内膜炎、宫颈炎）

方某，女，28 岁，安徽省安庆市人，常熟市某乡镇企业工人。2007 年 4 月 2 日初诊。

经去 3 天后带下绵绵，量多质稠，臭秽难闻，黑、红、黄、白带相杂而下已两年余，排除宫颈癌变，中西药辗转治疗未愈，经介绍专程来诊。2005 年 2 月 28 日足月分娩，因胎盘滞留行剥离术。哺乳 3 个月后月经来潮，量多如冲 3 天，头晕，腰骶小腹疼痛，7 天经去行房，3 日后经水回潮复行 1 天。其后带浊量多绵绵，黑、红、黄、白带相杂而下，病情加重至今。末次月经2007年3月17～26日来潮，首日腹痛腰酸，量少色黑，无血块，翌日始经量逐渐增多，经色转红，有较大紫色血块，高潮2天，经水略有腥臭。经前、经去稍见腹痛，腰酸疼痛殊甚。经去3天后，带下污秽量多绵绵不绝，黑、红、黄、白相杂，气味臭秽，阴痒阴痛。月经及生育史：13岁初潮，6/40，量多有血块。高潮2天，伴腹痛腰酸。1-0-0-1。

2007年3月28日常熟市某医院检验报告：单纯疱疹病毒（HSV）阴性。阴道分泌物：霉菌阴性，滴虫阴性，阴道清洁度Ⅲ度，白细胞15～20个/高倍视野。2007年2月2日阴道镜检查报告：宫颈一字型，周围呈糜烂样，阴道内见异常分泌物。本院今日B超提示：膀胱未见明显异常，子宫回声欠均，双侧附件未见明显异常，盆腔未见明显积液。去年5月患阿米巴痢疾，治愈。大便日1～2次，有不尽感，或溏。有乙肝病史8～9年，"小三阳"。苔薄微腻，脉小弦滑。

证属五色带下。盖由分娩胎盘滞留剥离致胞宫损伤，产后母乳喂养辛苦，正气未复，且于经水中断未罢、血室尚未完全闭合之际，不洁性交，湿热邪毒侵染，冲任胞脉受损，带脉失约使然，西医妇科之谓"子宫内膜炎""宫颈炎"之类是也。治宜泻肝清火，燥湿解毒止带。予黄连解毒汤、红藤败酱散、龙胆泻肝汤化裁。并嘱服药治疗期间，禁房事，注意个人卫生；经行服药依旧，1日3次，饭后1小时温服。

川黄柏10g，黄芩20g，黄连6g，生栀子10g，败酱草30g，红藤30g，龙胆草10g，椿根皮30g，鸡冠花12g，乌贼骨20g，茜草15g，土茯苓、云茯苓各30g，苍术15g，苦参15g，柴胡10g，赤芍、白芍各10g，炙甘草6g。

2007年4月19日二诊：服药半个月，带下色黄量少，异味、阴痒减轻。黑、红、褐色带下消失。平素月经40天一行，适经前周余，略见乳胀触痛、少腹腰骶坠胀疼痛。大便日1～2次，先干后溏。苔薄，脉细。平素月经量多如冲有血块，有腥臭味，且见腰骶小腹疼痛。此湿热侵染冲任胞宫，瘀热内蕴之征。经水将行，当清热解毒，凉血化瘀，疏肝理脾，泻火燥湿，以调经止带。

红藤30g，败酱草30g，川黄柏10g，黄芩15g，黄连6g，阿胶12g（烊冲），乌贼骨20g，茜草15g，益母草20g，龙胆草10g，苦参15g，柴胡10g，赤芍、白芍各10g，川芎6g，香附15g，牡丹皮10g，生栀子10g，茯苓20g，白术12g，炙甘草6g。日1剂。

2007年5月11日三诊：药后经水于4月25日如期来潮。前2天量多如冲显著改善，有血块，少腹腰骶胀痛较既往亦见减轻。第3天上午经量减少，第4天下午中止，1天后回潮，量不多，4月30日午后经去。经行腥臭味基本消失，经去带下色白微黄，如涕，无异味，阴痒未作，"五色带下"消失未见。大便日1～2次，尚溏薄。肝肾功能无明显异常。苔薄，脉细。

上方去黄柏、苦参、龙胆草，加党参、补骨脂各15g，炮姜6g。续进30天，以为巩固。

7月中旬来电相告："月经每月来潮，量正常，少腹、腰骶不痛，月经没有（腥

沈桂祥 临证经验实录

臭）味了，都已正常；白带好了，没有其他颜色了，难闻的臭味、阴痒疼痛也没有了。"至此，"五色带下"及经行量多异味病证，服药调治历时 3 个半月告愈。

**按：**《傅青主女科》言："夫带下俱是湿症。而以'带'名者，因带脉不能约束而有此病，故以名之。"正常女子自青春期开始，肾气充盛，脾气健运，任脉通调，带脉健固，阴道内即有少量白色或无色透明无臭的黏性液体，特别是在经期前后、月经中期及妊娠期量增多，以润泽阴户，防御外邪，此为生理性带下。若带下量明显增多，或色、质、气味异常，即为带下病。带下病系湿邪为患，脾肾功能失常是发病的内在条件，任脉损伤、带脉失约是带下病的核心机理。临床常见分型可见脾阳虚、肾阳虚、阴虚夹湿、湿热下注、湿毒蕴结 5 型，必须结合全身症状及病史等全面综合分析，方能作出正确辨证。其治疗原则以健脾、升阳、除湿为主，辅以疏肝固肾；同时湿浊可以从阳化热而成湿热，也可从阴化寒而成寒湿，所以要佐以清热除湿、清热解毒、散寒除湿等法（马宝璋主编《中医妇科学》）。带下以少量白色或无色透明、质稍黏稠无臭液体为正。寒湿多见带白，如涕无臭味；化热则黄，可有异味，或稠或稀；带下夹血则红，"妇人带下而色黑者，甚则如黑豆汁，其气亦腥……乃火热之极也"（《傅青主女科》）；倘有黄绿如脓，或浑浊如米泔，质稠，恶臭难闻，则属湿毒重症。带下病多见于阴道炎、子宫颈炎、盆腔炎、宫颈癌等疾病引起的带下增多，见"五色带下"则须高度警惕恶性肿瘤的发生。

本案初诊取黄连、黄柏、黄芩、栀子（黄连解毒汤）清热解毒，燥湿止带；红藤、败酱草、土茯苓（经验方）清热解毒，消痈除湿，化瘀止痛；龙胆草、柴胡、栀子、清肝泻火，解毒止带，合苦参清热燥湿止带，杀虫利尿；椿根皮、鸡冠花清热凉血，止血止带，燥湿健脾，乌贼骨、茜草涩中寓通，治赤白带下、月经过多；苍术、茯苓健脾止泻，化湿止带；赤芍、白芍养血行血，化瘀止痛，合甘草缓急止痛。二诊取红藤、败酱草、黄柏、黄芩、黄连清解胞宫湿热瘀毒，合黄连、黄芩、阿胶清热养阴补血止血，乌贼骨、茜草收敛化瘀通涩并用治月经过多；赤芍、牡丹皮、益母草凉血活血化瘀，调经止痛；柴胡、白芍、川芎、香附、牡丹皮、栀子、茯苓、白术、甘草清火疏肝解郁，健脾化湿止带；佐龙胆草、苦参清泄肝胆湿热相火以清经止带。

#### 4. 火重湿轻赤带验案（子宫内膜炎）

薛某，女，25 岁。1998 年 6 月 29 日初诊。

剖宫产后赤带近 1 年。月经史：14，$\frac{4\sim5}{30}$，无所苦。婚后孕 39 周于 1997 年 6 月 15 日剖宫产，低热月许，恶露 45 天方去，赤带绵绵近 1 年，屡治乏效。1998 年 6 月 14 ~ 20 日经行，腰骶、少腹酸胀坠痛殊甚，翌日量多如冲，杂血块下，第 4 天经量减少，第 7 天经去。此后赤带淋漓至今不减，略有异味。

6 月 24 日妇检：外阴已婚式；阴道畅，轻度炎症；有少量淡红色白带，微臭；宫颈轻度糜烂，口闭，略有举痛；宫体中位，稍大，质中，轻微压痛；双侧附件常大，未触及包块，无压痛。妇科拟诊：子宫内膜炎。建议中药调治。

刻诊：带下色赤褐，淋沥不断，略有异味。腰酸，无明显腹痛。腹平软，小腹轻微压痛，无包块扪及。苔薄，脉细。

产后肾气虚弱，更兼剖宫产手术伤及冲任胞宫、感染湿热邪毒，以致带脉失约，络伤血渗，与湿热互结而成赤带绵绵，西医之谓子宫内膜炎。辨证辨病，法当清热养阴止血，解毒抗炎止带，柔肝疏肝以健脾利湿。予傅青主清肝止淋汤加减。

阿胶 12g（烊冲），生地黄 15g，白芍 15g，当归 10g，牡丹皮 15g，牛膝 15g，黄柏 10g，香附 12g（打），乌贼骨 20g，茜草 12g，女贞子 20g，墨旱莲 30g，七叶一枝花 20g，生地榆 30g。7 剂。

1998 年 7 月 6 日二诊：服药 1 周，今日赤带减少，无明显异味，色淡褐，似血非血，偶见黄白带中有少量血丝，腰骶酸胀疼痛稍减，或见腹痛。口微苦。苔薄，脉细。病情略有改善。前方加龙胆草清肝泻火、解毒燥湿治赤带。7 剂。

1998 年 7 月 13 日三诊：药后赤带几尽，无腹痛，腰骶酸胀疼痛消失。

月经将行，腰骶酸胀坠痛又觉。诉近三四个月，经行量多，经期延长，7～8 天方去，腰骶酸胀坠痛亦见加重。苔薄，脉细。经期是新陈代谢、排出子宫内有害物质（细菌、湿热邪毒、瘀血等生理病理产物）的最佳时机，法当因势利导，佐化瘀通经，亦所以调经并治赤带也。

阿胶 12g（烊冲），生地黄 15g，赤芍、白芍各 15g，当归 10g，川芎 6g，牡丹皮 15g，乌贼骨 20g，茜草 12g，女贞子 20g，墨旱莲 30g，七叶一枝花 20g，生地榆 30g，连翘 30g，香附 12g（打），泽兰叶 15g，益母草 20g。7 剂。

1998 年 7 月 21 日四诊：末次月经 1998 年 7 月 13～18 日来潮，腰骶、少腹酸胀疼痛，翌日量多伴血块下，第 4 天量减少，至第 6 天经去。经量略有减少，经期稍缩短。纳眠二便如常。苔薄，脉细。经去，予初诊方加减。

阿胶 12g（烊冲），生地黄 15g，白芍 15g，当归 10g，牡丹皮 15g，牛膝 15g，黄柏 10g，香附 12g（打），女贞子 20g，墨旱莲 30g，龙胆草 6g，七叶一枝花 20g，生地榆 30g，连翘 30g。日 1 剂。

此后赤带递减，至 8 月 20 日五诊诸症消失，经量经期复常，前后调治 3 个月，痊愈。

**按：**《傅青主女科》谓："妇人有带下而色红者，似血非血，淋沥不断，所谓赤带也。夫赤带亦湿病，湿是土之气，宜见黄白之色，今不见黄白而见赤者，火热故也。"又说："不知带脉通于肾，而肾气通于肝。妇人忧思伤脾，又加郁怒伤肝，于是肝经之郁火内炽，下克脾土，脾土不能运化，致湿热之气蕴于带脉之间；而肝不藏血，亦渗于带脉之内，皆由脾气受伤，运化无力，湿热之气，随气下陷，同血俱下，所以似血非血之形象，现于其色也。"本案起于剖宫产后，内湿、外邪侵袭兼而有之且夹肝热者。西医妇科拟诊子宫内膜炎，盖由各种原因导致子宫内膜结构发生阳性改变，产褥期感染、手术产伤、人工流产等常是引起子宫内膜炎的直接原因。子宫内膜炎分急性和慢性两型，本案属慢性之较轻者。

"赤带之为病，火重而湿轻也"（傅青主语）。初诊方取白芍以平肝，使肝不克土，合当归柔肝养阴，肝气得平而不侮脾，脾得健运而湿化带止。阿胶滋阴补血以润肝肾，且以止血；生地黄养阴清热止血；牡丹皮清血中虚热，凉血而不留瘀，化瘀而不妄行；合黄柏苦寒泻火，清冲任胞宫之邪热，且燥湿清热以止带。佐香附疏肝解郁调肝，复其疏泄之常。乌贼骨味咸微温，补肝肾之虚，止血止带；茜草苦寒，行血止血，生用亦能止血，唯剂量略小。乌贼骨、茜草两药是《内经》治疗血枯经闭的第一张妇科方"四乌贼骨一藘茹丸"的主要组成药物，两药同用能行能止，补肝肾之虚以益精血。女贞子、墨旱莲（《医方集成》二至丸），滋补肝肾，凉血止血以治赤带；地榆清热解毒，凉血止血，具解毒医疮之功，是一味有广谱抗菌作用的良药，生用尤佳，单味即效。子宫内膜炎，内疡也，地榆为上佳之品，具止血、清热、抗菌、消炎之能，疗效确切，合七叶一枝花（亦名"重楼""蚤休"等，2000年版《药典》正名定为"重楼"）清热解毒、消肿止痛，治疗内外疮疡。二诊口苦者，火也，加龙胆草清肝泻火，解毒燥湿治赤带。三诊前方去牛膝、黄柏、龙胆草；加川芎、泽兰、益母草化瘀通经；加赤芍凉血散瘀，合白芍缓急止痛；加连翘清热解毒散结，除宫中郁热，与地榆、七叶一枝花合用，加强杀菌消炎之功，防菌邪耐药性。四诊方解从略。

### 5. 带多色黄如水痼疾验案（老年性阴道炎）

丁某，女，72岁。2014年12月11日初诊。

带多色黄反复不愈4年余，久治无效，排除滴虫、霉菌感染和阴道、宫颈、子宫癌症病变，西医妇科拟诊"老年性阴道炎"。与倍美力软膏（雌激素）局部应用、坤泰胶囊口服治疗，请求中医会诊。

带多色黄如水，涓涓不绝，有异味，腥臭，或杂块状物、赤色带下，每日必洗涤阴部、更换自制棉质护垫数次。外阴部灼热碎痛，或痒。腰酸。此前曾用倍美力软膏及多种阴道栓剂，并口服尼尔雌醇片，经年治疗不愈，苦不堪言。

妇检：阴道萎缩呈老年性改变，皱襞消失，上皮菲薄，黏膜充血，多点状出血斑，多局部表浅溃疡融合成片。白带常规检查：白细胞多，清洁度差。未找到滴虫及念珠菌。

口苦甚，眠差，服安定安眠，纳尚可，常年食粥。便秘，2～3日一行，干结。苔薄，脉细。

带下病湿邪为患，其病缠绵，不易速愈，更兼老年妇女，肾气衰弱，脾失健运，湿浊浸淫下注，化热蕴毒，任脉损伤，带脉失约，是以带下色黄如水不绝，时杂血性带及块状物下。妇检阴道壁萎缩，黏膜菲薄充血，多点状出血斑，多局部溃疡融合成片，为典型"老年性阴道炎"之征。本虚邪实，姑先祛邪，祛邪之所以扶正也。

川黄柏 10g，生薏仁 30g，苍术 15g，川牛膝 15g，红藤 30g，败酱草 30g，苦参 15g，龙胆草 10g，五倍子 10g，赤芍 12g，蛇床子 30g，生地黄 30g，生大黄 6g（后下），炙甘草 6g。肛门缓慢灌注给药，1 日 2 次；留渣煎煮取液熏洗坐浴，1 日 2 次，每次 15 ~ 20 分钟。

2015 年 1 月 6 日二诊：药间小效。因往返医院晕车呕吐不支，中药灌注难以为继，停药半个月。虽倍美力软膏局部应用、坤泰胶囊口服如前，口苦，带下稠黄量多，或见少量血色带下等症如故。大便 2 ~ 3 天一行。苔薄，脉细。

带多如水，下注不绝，阴液流失亏虚，故喜食粥，且见便闭干结，行则一日数次，脾气虚陷之象。前方加黄芪 30g，扶脾益气固本；佐生姜 3 片温胃，防苦寒太过伤胃之弊。改中药汤剂肛门灌注为口服（1 日 3 次、饭后 1 小时）。留渣煎煮取液熏洗坐浴，1 日 2 次，每次 15 ~ 20 分钟如前。

上方内服、坐浴 10 天，带下减少，小便时带中多块状物下，1 个月后，带中夹血消失。

此后，症状递减，带下显著减少，无块状物，血性带偶见，最后消失，无腰酸。3 月 24 日后，带少，眠安，诸症悉除。停用倍美力软膏。

至 2015 年 4 月 23 日：带少，已弃用卫生巾类物品。本院妇检：阴道黏膜有少数散在出血点，无脓性分泌物，溃疡基本愈合。

药随症转，肝、脾、肾同治，扶正祛邪善后。予傅青主完带汤（白术、怀山药、党参、白芍、苍术、甘草、陈皮、黑芥穗、柴胡、车前子）健脾益气，升阳除湿；加蛇床子、五倍子益肾固本，酸涩敛疡止带。又：川黄柏、生薏仁、苍术、川牛膝、红藤、败酱草、赤芍、五倍子、蛇床子、生大黄，煎汤熏洗坐浴如前。

按：老年性阴道炎常见于绝经后的老年妇女，因卵巢功能衰退，雌激素水平降低，阴道壁萎缩，黏膜菲薄，阴道内 pH 值升高，局部抵抗力降低，病原菌入侵繁殖引发炎症所致。本病属中医"带下"范畴，辨证辨病，汤药口服并肛门灌注给药、熏洗坐浴，可以提高疗效。

初诊方取黄柏、生薏苡仁、苍术、川牛膝之四妙丸清热燥湿止带；红藤、败酱草、清热解毒愈疡；苦参清热燥湿止带，泻火解毒，杀虫，疗阴部湿疹，止痒；龙胆草泻火清热，燥湿止带；五倍子酸涩收敛止带，外用消炎敛疮生肌效捷，坐浴熏洗能改善阴道酸性环境；佐蛇床子补益肾阳，固本，提高雌激素水平，燥湿止带，疗阴部湿痒、湿疹，杀虫；赤芍凉血化瘀，解毒愈疡；生地黄补肾养阴，增液润肠；生大黄推陈出新，解毒化瘀，止血愈疡，通便；炙甘草益气和中，调和诸药。坤泰胶囊由《伤寒论》黄连阿胶汤方为主改变剂型而成，内含黄连、黄芩、白芍、阿胶、熟地黄、茯苓等药，功能滋阴降火，除烦安神。此后方解从略。

## 三、妊娠病证

### 1. 妊娠恶阻验案

王某，女，29岁，公务员。2013年3月9日初诊。

结婚5年未孕，求嗣，经服药调治孕40余天，渐见漾漾作泛，厌食恶心，精神萎靡，体重减轻，轻微恶寒，病情日益加重月余。脾胃素弱，今见清晨呕涎，整日频频恶心干呕，食入即吐，不能进食饮水，或见反酸已周许。头晕肢软乏力，由丈夫陪同来诊。

刻诊：早孕已75天左右。面色少华，肢冷恶寒微汗。诉今晨泛呕清水，不能刷牙，早餐稍进稀粥顷刻呕吐殆尽，尚兀自恶心不止，食欲全无，周体无力。苔薄白，舌淡，脉濡细滑。

妇人妊娠，聚阴血以养胎元。脾胃素弱，冲脉之气上逆，胃失和降以致恶心呕吐不能进食。饮食衰少，气血生化乏源，且有养胎之需，是以头晕、肢软、神萎、形寒诸症毕现。阳虚则寒，营卫失调，故见肢冷、恶寒微汗，仲景有"妇人得平脉……名妊娠，桂枝汤主之"之垂范。辅以小半夏加茯苓汤、左金丸、香砂六君丸加减。《素问·异法方宜论》云，"杂合以治，各得其所宜"，病愈可期。并嘱汤药每日1剂，不拘时少量频服，待呕恶稍止后增加，1日2~3次分服。

川桂枝12g，白芍12g，生姜5片，大枣7枚，炙甘草6g，制半夏30g，黄连6g，淡吴茱萸6g，茯苓30g，党参15g，砂仁3g（打、后下），陈皮6g，黄芩15g，白术15g，菟丝子20g。

翌日午后取得代煎汤药，遵嘱小量频服，恶心呕吐渐见减轻停止，无反酸，饮食增加。3月13日晚，索食拉面1碗，14日晨间呕吐1次。此后再无呕吐恶心，饮食如常，精神体力日见恢复。服药3天后肢冷、恶寒微汗消失，妊娠恶阻痊愈。

**按：**妊娠后出现恶心呕吐，头晕厌食，或食入即吐者，称为"妊娠恶阻"，也称"妊娠呕吐""子病""阻病"等。本病始见于《金匮要略方论·卷下》："妇人得平脉，阴脉小弱，其人渴（呕）不能食，无寒热，名妊娠，桂枝汤主之。"《诸病源候论》《胎产心法》都有妊娠恶阻病证的记载。本病是妊娠早期最常见的证候，若仅见恶心嗜酸，择食，或晨间偶有呕吐痰涎，为妊娠早期常见的反应，一般3个月后便可逐渐消失。但见妊娠后剧烈呕吐者，除应排除葡萄胎引起剧吐外，还须与妊娠合并急性病毒性肝炎、胃肠炎、胰腺炎或胆囊疾患、急性阑尾炎等疾病相鉴别，以免贻误病机。"冲脉之气上逆，胃失和降"是本病的主要病机。辨证一般可分胃气虚弱、肝郁化热（肝胃不和）、脾虚痰滞3型。本案初诊以桂枝汤调和营卫，服药无需"啜热粥，温覆"取汗，旨在一个"和"字；重用生姜、半夏和胃降逆止呕，半夏畏生姜，生姜杀半夏毒，两药合用，减毒增效；党参、白术、茯苓补气健脾扶正，减半夏毒；半夏、生姜、茯苓合用，是为小半夏加茯苓汤，和胃化饮、降逆止呕之力尤宏；取左金丸黄连、吴茱萸辛开苦降，苦辛和胃止呕制酸；砂仁、陈皮芳香理气醒胃止呕；治妊娠病当与保胎并重，黄芩、白术同用，清热益气健脾保胎，有"保胎圣药"之誉；菟丝子固肾填精以保胎元。《素问·异法方宜论》说："杂合以治，各得其所宜，故治所以异，而病皆愈者，得病之情，知治之大体也。"余临床数十年，常多复合立法和复方施治，特别是对于疑难杂症、肿瘤病变的治疗，以适应疾病的复杂性、病证的多面性。半夏功擅和胃降逆止呕恶，生用其效倍增，与生姜同煎，解毒增效，治妊娠恶阻，尽可放胆使用，或言有"碍胎致畸"之说，余自临证至今50余年，未之见也。

### 2. 胎漏验案（先兆流产）

李某，女，24岁。1994年6月24日初诊。

孕46天，漏红5天，量不多，色淡，无血块。无腹痛腰酸坠胀。

素体虚弱，面色㿠白，神疲肢软乏力，语怯懒言。孕后漾漾泛恶，食后或见呕吐，眠尚可。二便如常。B超检查提示：子宫、胎儿（孕囊）、胎心搏动无异常。苔薄，舌淡，脉来细滑无力。

气虚冲任不固，不能摄血养胎，证属胎漏。治宜补气养血，固冲止血养胎。嘱卧床，远房帏。

黄芪30g，党参20g，熟地黄15g，阿胶10g（烊冲），艾叶10g，苎麻根30g，菟丝子15g，白术15g，砂仁3g（打、后下），姜半夏12g，生姜3片，白芍12g，炙甘草6g。

1994年6月30日二诊：服药5剂，胎漏止，停药1天复漏，量不多，血黯红。腹不痛，腰骶无酸痛坠胀。B超复查提示：子宫、胎儿（孕囊）、胎心搏动无异常。苔薄，脉濡细滑，双尺沉。禀赋虚弱，停药复漏，虚故也。宜清热、补肾安胎，未雨绸缪。

黄芪30g，党参20g，熟地黄15g，白芍12g，苎麻根30g，阿胶10g（烊冲），艾叶10g，菟丝子15g，川续断12g，桑寄生15g，白术15g，黄芩15g，砂仁3g（打、后下），姜半夏12g，生姜3片，炙甘草6g。

5剂血止。更服5剂，肢软乏力明显好转，纳增，呕恶显减。再服5剂，呕恶消失，停药。调养将息，精神体力恢复。

**按：** 妊娠期阴道少量出血，时下时止，或淋漓不断，而无腰酸腹痛者，称为"胎漏"，亦称"胞漏"或"漏胎"等。多发生在妊娠早期，通常尚未损及胎元。若病情发展，出现腹痛腰酸，即为胎动不安，甚或有流产之虞。本病最早见于《金匮要略方论·卷下》因癥病而见胎漏的记载。隋代巢元方《诸病源候论·妇人妊娠病诸候》谓，"漏胞者，谓妊娠数月，而经水时下……冲任气虚，则胞内泄漏，不能制其经血"，以言其病机。

本案患者禀赋虚弱，属胎漏气虚证型。初诊拟补气养血、固冲止血法，佐以和胃降逆止呕调治。药取黄芪、党参、白术、甘草益气固冲；阿胶、艾叶养血止血安胎，得苎麻根凉血止血安胎之助，止血安胎之力尤著；熟地黄、白芍补血养胎；砂仁理气安胎，芳香健胃化滞，使补而不壅，且能止呕恶；半夏、生姜和胃降逆止呕；菟丝子补肾阳，益肾精，安胎元。二诊补气养血，固冲止血，和胃降逆如前。加黄芩合白术清热安胎；续断助菟丝子补肾固冲安胎，防患于未然，将息调养，终收全功。

胎漏的调治，清代阎纯玺《胎产心法·卷上》说，"三月以前宜养脾胃，四月以后宜壮腰肾补血气，佐以清热"，至今仍有临床参考价值。

西医学之妊娠早期先兆流产和妊娠中晚期的前置胎盘出血，可参照胎漏辨证施治。

**3. 胎动不安验案（先兆流产）**

赵某，女，27岁。1994年5月12日初诊。

孕98天。前天晚间因故与丈夫口角争吵半小时，生气异常，睡中惊梦而醒，尚兀自惊恐不已，多尿。至昨日下午2时，少腹"翻动"难受，恶心呕吐，约20分钟逐渐缓解。当晚少腹坠胀不适，腰酸，阴道下血少量，至今晨仍见漏红，色淡量少。今日B超提示：见胎动，胎心搏动。苔薄白，脉细滑。

怒则气上，恐则气下。恼怒惊恐，惊动胎气，以致胎动不安。法当疏肝调气，益气补肾，摄血固冲安胎。

柴胡10g，白芍12g，黄芩10g，白术12g，黄芪30g，苎麻根30g，阿胶10g（烊冲），艾叶3g，菟丝子30g，桑寄生15g，熟地黄15g，砂仁3g（后下），甘草6g。日1剂。

嘱卧床将息。翌日阴中出血减少，色暗淡，小腹坠胀、腰酸减轻。第3天血止，小腹坠胀、腰酸基本消失。继服3剂，将息而安。至1994年11月足月顺产一健康男婴。

**按**：妊娠腰酸腹痛，胎动下坠，或阴道少量流血者，称为"胎动不安"，又称"胎气不安"。"若母有疾以动胎，治母则胎安；若其胎有不牢固，致动以病母者，治胎则母瘥"（《诸病源候论·妇人妊娠病诸候》）。西医学之先兆流产和先兆早产属本病范畴，可参照辨证施治。

怒则气上，恐则气下。冲脉之气夹胃气上逆则恶心呕吐；胎动下坠则少腹坠胀，腰酸；气机逆乱，冲任不能摄血养胎，肾虚不能固摄胎元，故胎动不安，阴道少量出血。本案患者因恼怒惊恐而胎动不安。方取柴胡、白芍疏肝解郁以调气，黄芩、白术清热安胎，四药合用，疏肝调气、清热安胎相得益彰；黄芪补脾肺之气，举陷固摄安胎；苎麻根、阿胶补血止血安胎，以艾叶小量反佐，加强止血安胎之力；菟丝子、桑寄生补肾固冲安胎，熟地黄补肾填精、养血安胎，砂仁理气和中安胎；甘草益气补虚，调和诸药，合芍药缓急止痛。《景岳全书·妇人规》说："去其所病，即是安胎之法，故安胎之方不可执，亦不可泥其月数，但当随证随经，因其病而药之，乃为至善。"当为治疗胎动不安准则。

**感悟：**胎漏、胎动不安、流产，三者仅一步之遥。"肾主胞胎"，肾精肝血养胎，肾气载胎。三者之中，肾气的健固与否最为关键。故余治胎漏、胎动不安、流产，都会重视补肾系胎之品的选择运用。菟丝子甘、涩、微温，入肾、肝、脾经，补肾阳，益肾精，养肝明目，固精缩尿止带，止泻安胎（张廷模主编《临床中药学》七年制教材），是妇科圣药。一般用量 15～30g，常与续断、桑寄生、阿胶、苎麻根、艾叶等药合用，未病先防，已病防变，每收佳效。

### 4. 滑胎验案（习惯性流产）

董某，女，30 岁。2005 年 8 月 20 日初诊。

再婚半年，孕 50 天，今日午后阴道少量出血、色暗，少腹略坠胀、腰酸，有先兆流产之虞。3 年前孕 50 天后流产凡 3 次，其后夫妇双方经上海某医院检查，丈夫染色体缺陷异常。离异再婚，怀孕 50 天见红，精神紧张，卧床邀诊。纳尚可。苔薄，脉滑数。

患者属先兆流产。但此前因配偶染色体缺陷，连续 3 次怀孕 50 余天流产，已成习惯性流产（滑胎）态势，且见腰腹酸楚坠胀，脉来滑数，堪虑。法当补肾固冲系胎，补脾益气载胎，佐养阴清热安胎。卧床休息，禁房事。冀胎安血止是幸。

菟丝子 30g，川断 10g，桑寄生 30g，阿胶（颗粒）12g，苎麻根 30g，地榆 30g，黄芩 20g，白术 15g，黄芪 30g，党参 20g，升麻 10g，白芍 10g，砂仁 3g（打、后下），茯神 15g，炙甘草 6g。5 剂。

2005 年 8 月 26 日应邀复诊：8 月 20 日初诊当晚进汤药两煎，夜间出血未见增多，少腹腰骶坠胀酸痛略有好转。21 日午后阴道少量出血 1 天，此后量少如漏状。药进 5 天，漏红渐止，已无明显腰腹坠胀。苔薄，脉滑数。

药显效机，原方续进善后。1 周后少腹腰骶坠胀不适基本消失，阴道出血不再。精神稍振，起床活动，稍事劳作，又见阴道少量出血。遂中药继续调治，卧床休养月余方愈。翌年足月产一健康男婴。

**按：**凡堕胎、小产（自然流产）连续发生 3 次或 3 次以上，称为"滑胎"，亦称"数堕胎"（习惯性流产）。各种原因所致胚胎或胎儿发育异常，以致"胎殒难留"（难免流产）者，则保胎无益，当"祛瘀下胎"，可服"《景岳全书》脱花煎加益母草"（马宝璋主编《中医妇科学》）；若能同时进行人工流产、清宫手术，则更安全稳妥。初诊方用菟丝子、桑寄生、续断、阿胶（寿胎丸）补肾填精，固冲养血以安胎；黄芪、党参、白术、升麻、甘草补中益气以载胎；黄芩、白术相伍，有"安胎圣药"之誉，白术健脾益气摄血、养胎安胎，黄芩清热除烦、止血安胎；阿胶、芍药滋肾填精，养血补虚，和营缓急安胎，得苎麻根、地榆、黄芩凉血清热、安胎止血之助，其效尤佳；

沈桂祥 临证经验实录

砂仁理气安胎，芳香醒脾，补而不滞；茯神宁心安神，亦以助脾。诸药协同，俾脾气健旺则胎有载养，肾精（气）健旺则胎有所系而护胎固胎有望。

先天禀赋不足，肾气亏虚；或孕妇体弱，气血两虚；或孕后房事不节，饮食劳倦，大病久病，以致冲任不足失固，胎失所系，不能载胎养胎，以致滑胎。滑胎的治疗时间长短不一，卧床 5~6 个月以上者屡见不鲜。习惯性流产（滑胎）重在预防：进行婚前体检，染色体基因检查；严禁违法近亲结婚；已经自然殒堕者要查明原因；"人流"或其他原因引起流产"半产"者要延长再次怀孕间隔时间；孕前应针对流产或滑胎原因进行相应的治疗。中西医结合治疗滑胎和先兆流产可提高疗效（黄体酮每天 10~20mg 肌注）。本案已非既往染色体缺陷异常引起，且怀孕间隔已 3 年，故能在较短时间内获得痊愈。

### 5. 妊娠后期鼻衄验案

魏某，女。2000 年 10 月 4 日初诊。

孕 7 月余，夜间鼻衄 3 天、6 次，血色鲜红，出血量多染枕，由西医妇科转诊。自妊娠以来，口苦心烦，偶见大便 2~3 日方一行，干结。

刻诊：鼻干，双鼻甲充血。头昏，面黄，口渴心烦，气息重浊。纳好。便干，间日一行，溲黄。血压 132/78mmHg。苔薄微黄，舌红，脉滑数。

胎气有余，蕴热生火，秋令燥气夹火炎上，"阳络伤则血外溢，血外溢则衄血"。治当清热养阴、降火止衄，辅凉血解毒。取玉女煎合黄连阿胶汤加减。

生石膏 30g（先煎），知母 12g，生地黄 30g，大麦冬 15g，地骨皮 20g，侧柏叶 20g，白茅根 30g，黄连 4g，阿胶 12g（烊冲），黄芩 10g，白术 10g，连翘 30g，金银花 30g，炙甘草 6g。5 剂。

服药当晚，鼻衄 1 次，量减半，翌日衄血未作。原方续服 3 剂，鼻衄痊愈，后服归脾丸半个月善后。

**按**：肺开窍于鼻，肺与大肠相表里。手太阴肺经起于中焦（胃），下络大肠，还循胃口，向上穿过膈肌，直属于肺，其分支交于手阳明大肠经。足阳明胃经起于鼻翼旁，夹鼻上行，左右交会于鼻根部，与足少阳经相交，其分支交于督脉；从足背分出，交于足太阴脾经。五脏病变皆可引起鼻衄，而肺、胃、肝火最为多见。或因于外感，或因于肺胃实热、肝（胆）火旺，迫血妄行；或肾阴亏虚，阴虚火炎，血随火升；或气虚不能摄血等。"阳络伤则血外溢，血外溢则衄血。"今者妊娠后期，胎气素旺，蕴热生火，虚实相兼；又因秋燥同气相应，乃发是证。方以石膏、知母、生地黄、麦冬（玉女煎去牛膝）清泻肺胃之火且护肺胃之阴，火降阴复则鼻衄自止；以地骨皮助石膏、知母清热，清降肺火凉血以止血；《本经》谓茅根"除瘀血，血闭寒热，利小便"，地骨皮得侧柏叶、白茅根凉血止血之助，止血力宏而不留瘀；以黄连、阿胶、黄芩（取黄连阿胶汤意）养阴宁心安神，阿胶且有补血止血之功；佐黄芩清热、白术补虚以安胎，连翘、金银花清热解毒以治鼻腔黏膜病变以止血宁络；甘草调和诸药。全方共奏清热养阴、降火止衄之功。另者，妇女经期或经期前后出现鼻衄，俗称"倒经"或"逆经"，这种出血并非真正的月经倒行，而是经期血热，迫血上行伤络所致（邓铁涛主编《中医诊断学》）。但若每月经行周期性鼻衄，亦不排除子宫内膜异位症的可能。《伤寒论》太阳伤寒（表实证）第86条有"衄家，不可发汗，汗出必额上陷脉急紧，直视不能眴，不得眠"之禁。告诫久患衄血之人，阴血逐渐耗损，有阴虚火旺之虞，虽有表证，亦不可径用辛温发汗。此与第50条"营气不足，血少"及第87条"亡血家，不可发汗"之禁理由一致。误汗则津液更伤，营血益虚，血虚生风，就会发生经脉（额角两侧陷脉）拘急、两眼直视、失眠及恶寒振颤等变证，不可不知。

### 6. 胎位不正验案

李某，女，20岁。2005年5月7日初诊。

孕7月余（32周），产科腹部触诊诊断及B超提示：单胎臀位，胎位不正。乏力，腰酸，跗肿。纳尚可。血压90/60mmHg。苔薄，脉濡滑。

素体虚羸，中气不足，冲任虚弱，无力助胎位转动，以致胎位不正。治宜益气养血，固肾安胎转胎。

黄芪50g，党参20g，白术15g，茯苓30g，当归10g，川芎6g，白芍10g，菟丝子20g，杜仲15g，砂仁3g（打、后下），陈皮6g，枳壳10g，山萸肉12g，桑寄生15g，炙甘草6g。每日1剂，日2次分服。另：取艾条灸双侧至阴穴，每日2次，每次15～20分钟。7天为期。

服药、灸疗并举第3天，胎动增强，1周后B超复查提示：单胎头位（枕前位）。胎位得以纠正。乏力、腰酸、跗肿改善，纳稍香。再予前方7剂以益气养血、补肾安胎善后。其后足月顺产一健康男婴。

**按：**胎位不正，也称胎位异常，包括胎头位置异常、臀先露及肩先露，是造成难产的常见因素。今用中药内服和灸至阴穴纠正胎位，取得了满意的疗效。

本案取黄芪、党参、白术、茯苓、当归、川芎、白芍补气养血；合菟丝子、杜仲、山茱萸、桑寄生补肾固胎，辅先天后天之本，冀正气充裕，气血流畅，以促胎儿转动，胎位得以纠正；佐砂仁、陈皮、枳壳行气解郁以助转胎，且以开胃健脾，使补而不滞；其砂仁、白术安胎，与补气养血补肾固胎诸药协同，则虽有枳壳、陈皮、当归、川芎理气活血诸药，而无伤气动胎之虞；甘草益气补中，调和诸药。

艾灸双侧至阴穴治疗胎位不正有很好的疗效（亦可配三阴交、昆仑穴），其于肾阳虚证疗效尤著，是中医传统的治疗方法之一；而采用激光照射至阴穴治疗胎位不正，也有较高的成功率，是现代科技与中医学结合的成果。至阴配足三里穴尚可治疗难产、滞产。

## 四、产后病证

### 1. 产后二便不通伴发热验案

李某，女，23 岁。1991 年 4 月 17 日初诊。

因产后 6 天大便未解、小便不通、发热而邀诊。1991 年 4 月 12 日足月临产，第二产程延长，行胎头吸引术、产钳术后婴儿降生（重 7 斤 6 两），出血较多。产后大便未解已 6 天，无明显便意；小便滞留不通，下腹膨隆胀急疼痛，须用力按压方能解出。分娩翌日发热，体温 37.8℃，其后在 37.3℃ ~ 37.5℃ 之间波动。头晕目眩，口渴，自汗。无恶寒、头痛、鼻塞诸症。泌乳不多，恶露亦少。胃纳尚可。

今日血常规检测：白细胞计数 $4.7 \times 10^9/L$，红细胞计数 $3.3 \times 10^{12}/L$，血红蛋白 102g/L，血小板计数 $140 \times 10^9/L$，中性粒细胞比例 56.4%，淋巴细胞比例 34.6%，单核细胞比例 7.5%，嗜酸性粒细胞比例 1.3%，嗜碱性粒细胞比例 0.2%。昨日小便常规检测无异常发现。舌淡，苔薄微黄少津，脉细数。

胎儿颇大，滞产费力失血多汗，元气津液大伤。滞产，膀胱受压过久，气血瘀阻，膀胱气化不利；失血伤津，肠道失于濡润，更兼产后气虚，传导无力，大小便不通。今见发热而无恶寒、鼻塞诸症，盖由产后阴血骤虚，虚阳浮越，内伤发热。治宜益气生津，滋阴养血清热，润肠通便，养血活血祛瘀，利尿。

黄芪30g，当归15g，生地黄30g，白芍20g，川芎10g，生蒲黄15g（包），益母草30g，冬葵子15g，滑石20g，甘草梢6g，木通6g，枳实10g，生大黄6g（后下），西洋参10g（另煎兑服），大麦冬15g，知母10g。3 剂。

另：立即针刺关元、中极，双足三里、三阴交，平补平泻，得气后留针 30 分钟，8 分钟捻转 1 次。中极、关元穴针感酸胀直至阴中效佳。起针后半小时解小便，初尚酸涩，稍稍按摩腹部，小便排空。

服药半天后燥屎得下，甚多，日行 2 次。中药尽剂，大小便如常，低热、汗出均见改善。原方去生大黄，加制首乌15g，5 剂善后痊愈。

**按：**产后小便点滴而下，甚或闭塞不通，胀急疼痛者，称为"产后小便不通"，又称"产后小便难"，一般多与气虚、肾虚、气滞、血瘀有关。产后小便频数与失禁，除气虚、肾虚、尿路感染外，临产产程过长、胎儿久压膀胱、因产致伤是其重要原因。产后饮食如常，大便数日不解或艰涩难以解出者，称为"产后大便难"，又称"产后大便不通"，多与血虚津亏、脾肺气虚相关。

本案患者产后大小便不通、发热病情悉俱。取黄芪、西洋参补脾肺之气，通调水道，地黄补肾，合白芍养血缓急止痛，当归、川芎、蒲黄、益母草借参芪之力补气活血、祛瘀止痛，冬葵子、滑石、甘草梢、木通通利小便（冬葵子尚能下乳、润肠，有利于泌乳、通大便），诸药协同则膀胱气化可复，小便可通；地芍归芎"四物"能滋阴养血，润燥通便，枳实下气消积，大黄清热化瘀，导滞通便，借黄芪、西洋参、麦冬、知母益气生津、养阴润肠，则产后血虚津亏，大便燥结不通能愈。产后失血伤气，阴虚阳越，无以敛阴，是以发热多汗。取生地黄、白芍、麦冬、知母、西洋参清热养阴，生津补气敛汗，得黄芪之助，其效益彰。小便通则气机活，大便通则腑热清，腑热清则产后发热易愈（此后方解从略）。产褥期间，出现发热持续不退，或突然高热寒战，伴有其他症状者，称为"产后发热"。产后发热当明辨轻重缓急。产褥感染发热，体温较高。若感染邪毒深重，可见高热烦躁昏迷，甚则危及生命，最是危急重症，切勿轻忽，中西医合力救治，更为稳妥。若是一般的产后外感、血虚或血瘀、伤食发热则相对轻缓，辨证施治多可获效。

余曾治产后小便点滴不通谢某，产后 3 天尿液潴留，少腹膨隆，辗转反侧，欲解不能，胀急疼痛不堪，午后导尿 1 次，翌日 9 点小便尚不能自行解出，左下腹可扪及尚未收缩的子宫。用益母草 90g 煎汤饮服，配合针刺而愈。益母草可收缩子宫，有活血化瘀利尿作用，确能提高疗效。针刺治疗产后小便不通，或可收立竿见影之功。

### 2. 剖宫产后恶露不绝验案（胎盘残留）

唐某，女，24 岁。1994 年 2 月 3 日初诊。

去年 5 月 25 日因孕 60 天先兆流产，住某医院保胎成功。妊娠中后期见胆汁淤积症、肝功能异常，谷丙转氨酶达 300U/L 以上。因精神、体力不支，孕 8 个半月，于同年 12 月 6 日（预产期前 20 天）行剖宫产手术。产后胆汁淤积、异常肝功能恢复正常；腹部切口瘢痕未见异常。此后恶露不绝，量或多或少已 60 天许，色鲜红或暗红，有紫瘀血块。

刻诊：面色㿠白，微汗，下血不多，腹软刺痛，轻微压痛，腰酸甚。久坐、哺乳、负重转侧则腰际酸痛益著。泌乳少，口渴，汗出。纳眠尚可，大便日一行，有不尽感。月经史：13，$\dfrac{7}{29\sim30}$，量中等，高潮 1~2 天，略腹痛。经前无乳胀。生育史：1-1-1-1。平素带下较多，无异味。1992 年 4 月 4 日孕 3 个月流产后清宫。1994 年 1 月 24 日市某医院 B 超提示：双附件未见明显异常；宫腔积血块？胎盘残留？苔薄，舌端少苔，舌淡，有瘀点，少津，脉虚数。

孕初先兆流产，胎元不固，肾气虚弱；妊娠中后期胆汁淤积、肝功能异常，木郁土壅，气血化源不足；又因精神体力不支，先期施行剖宫产手术，损伤胞宫胞脉，内积瘀血，故见腹软刺痛、压痛，恶露逾期不去，舌淡有瘀点。失血耗气，元气亏损，冲任不固，血失统摄，恶露不止；剖宫产伤，瘀滞胞宫，子宫收缩无力，新血不得归经，恶露不止。此外，剖宫产后恶露不止，亡血伤津耗气，气阴并亏，故见汗出、口渴、舌淡苔少津少、脉虚数之候。法当兼顾，益气摄血固冲，缩宫化瘀止血，益气养阴敛汗复脉。

西洋参 10g（另煎兑服），白术 15g，当归 10g，熟地黄 15g，赤芍、白芍各 15g，川芎 6g，益母草 30g，桃仁泥 12g，失笑散 20g（包），续断 15g，山萸肉 12g，天花粉 20g，大麦冬 15g，五味子 10g，炙甘草 6g。5 剂。

1994 年 2 月 8 日二诊：恶露多少不一，腰酸、下腹坠胀刺痛稍减仍见，时有暗红紫瘀血块下行。精神体力改善，汗出不多。苔薄，舌端少苔，舌淡，有瘀点，少津，脉虚数。剖宫产后元气精血未复，瘀血阻滞子宫，复旧不全。前方益母草加量至 45g，缩宫止血。

1994 年 2 月 13 日三诊：2 月 12 日少腹坠胀疼痛阵作，腰酸似折，晨间 6~7 时起见下血鲜红量多，杂血块下行，瘀下痛减。中午 12 时许下块状物（2.5cm 许）1 片，其丈夫带来医院查看，经妇产科医生初步判别系"胎盘残留物"。其后下血锐减，腰酸、小腹坠胀刺痛逐渐缓解。刻诊：面色㿠白，微汗，下血不多，色淡，无血块。腰酸空坠，肢软神萎思眠。乳少。微汗，口渴不甚。纳好，眠少。苔薄，舌淡，脉虚数。

气能摄血，血随气行，瘀化血止，通则不痛。重用益母草收缩子宫，复旧止血，恶露迅速减少。血止正复，当在情理之中。

西洋参 10g（另煎兑服），白术 20g，当归 10g，熟地黄 15g，白芍 15g，阿胶 12g（烊冲），艾叶 10g，益母草 30g，生蒲黄 12g（包），地榆 15g，山萸肉 12g，大麦冬 15g，五味子 10g，路路通 10g，炙甘草 6g。7 剂。

**按**：胎儿及附属物娩出后，子宫腔内遗留的余血浊液经阴道排出，称为恶露。产后恶露超过 3 周仍淋漓不止者，称产后恶露不绝。相当于西医学所称晚期产后出血及产后子宫复旧不全出血。余治血证，悉遵明代缪希雍《先醒斋医学广笔记·吐血三要法》"宜行血，不宜止血……宜补肝，不宜伐肝……宜降气，不宜降火"之训，崩漏、产后恶露不止皆然。"产后多虚、多瘀、易寒、易热"，要"本着'勿拘于产后，亦勿忘于产后'的原则，把握'补虚不可滞邪，攻邪切勿伤正'的要领"（罗元恺主编《中医妇科学》），方能达到预期疗效。

本案初诊取西洋参、白术、山茱萸补气益肾、固冲摄血以止血；四物补虚养血，合赤芍凉血散瘀止痛，桃仁、失笑散活血化瘀止痛，瘀去血止；益母草乃产后良药，收缩子宫以止血，新血得以归经；续断补肝肾，强腰脊，止崩漏以止恶露；西洋参、白术、甘草、麦冬、五味子益气生津，敛阴复脉。值得一提的是，天花粉有清热生津、消肿排脓之功，经提取的天花粉蛋白注射液能用于引产和中止妊娠，天花粉煎剂对多种细菌、病毒有抑制作用，并能提高机体免疫力。患者剖宫产后恶露不绝、血室开放 60 天，腹痛口渴，脉虚数，虽系虚热所致，恐亦有化热炎变之虞。起用天花粉清热养阴生津、解毒消炎，未病防变，当有一定的积极意义。二诊重用益母草收缩子宫以止血，使新血得以归经。三诊：前方益母草减量，去川芎辛温升散及失笑散中五灵脂之温通，取生蒲黄化瘀止血而不留瘀；加阿胶、艾叶，合熟地黄、当归、芍药补血养阴止血（《金匮》胶艾汤）；加地榆凉血止血，药理作用证实，地榆有止血、收敛、抗菌、抗炎、促进造血等作用，有助于产后创伤失血的恢复；加路路通通络下乳，合益气补血诸药以促进乳汁分泌。

此后 1 周，恶露转灰白色，乃止。调养月许，面有华色，乳汁增加，体力、精神状态逐渐恢复如常。

### 3. 产后缺乳验案

范某，女，26 岁，某医院妇科医生。1992 年 11 月 13 日初诊。

1 周前足月难产一健康男婴，行胎盘剥离术。产后乳少，不敷乳儿。多汗。恶露色红，量不多，或有腹痛。纳好，眠少。大便间日一行，偏干。苔白，舌有紫气，脉虚细。

产后气血不足，乳汁不下；足月难产，行胎盘剥离术，产程延长，除分娩用力过度、产伤出血，致元气受损之外，恐有感受寒邪之虞，故见表虚不能敛阴而多汗；恶露不多，或有腹痛，苔白，舌有紫气，脉虚细，乃产后多虚、产后多瘀及略感寒邪之象。法当益气补血生乳，辅以调和营卫、化瘀止痛。予傅青主通乳丹加味。

党参 30g，生黄芪 30g，当归 12g，麦冬 20g，通草 12g，桔梗 6g，柴胡 10g，酸枣仁 15g（打），川桂枝 10g，白芍 10g，益母草 20g，熟地黄 20g，炙甘草 6g。水煎。另：七孔猪蹄 2 只，去毛、爪甲，洗净，煮烂熟佐餐；取汁，兑入煎煮汤药中，1 日 3 次温服。5 剂。

药后乳汁渐丰，汗止，恶露、腹痛消失，纳香眠安，二便调畅。

**按：**产后乳汁甚少或全无，称"产后缺乳"，古称"产后乳汁不足""产后乳汁不行"。乳汁由气血所化生，来源于中焦脾胃，《胎产心法》云："产妇冲任血旺，脾胃气壮则乳足。"乳房属胃，乳头属肝，肝主疏泄，脾胃为气血生化之源。脾胃健，气血足，肝气和，疏泄如常则乳汁丰沛盈溢有序。而"血之与乳，又不若气之所化为尤速"（傅青主语）。本案属气血虚弱型产后缺乳，予傅青主通乳丹加味调治。重用党参、生黄芪补气生血化血以生乳汁；当归、麦冬养血滋液，桔梗载药上行，助通草（易木通）宣络通乳；猪蹄乃血肉有情之品，补益滋养通乳。另加柴胡疏肝调气通乳；桂枝、白芍调和营卫，祛风敛汗；熟地黄助当归、麦冬补血养阴润肠；益母草化瘀止血，瘀化痛止；酸枣仁养心安神；甘草和中益气补虚，调和诸药。

产后缺乳分虚实两端。虚者为气血虚弱，实者为肝气郁滞。余曾治产后缺乳 5 天患者唐某，双乳胀急乳汁不下，猪蹄鱼汤未曾少进，乳房胀大有块，两胁酸胀，焦灼心烦。拟诊肝郁气滞型产后缺乳，予疏肝解郁通乳方药（柴胡 10g，白芍 12g，生地黄 15g，当归 12g，川芎 10g，黄芩 10g，王不留行 20g，青皮 10g，桔梗 6g，通草 12g，穿山甲 10g，益母草 20g，炙甘草 6g）加减调治而愈。

产后缺乳调治，以调理气血、通络下乳为原则。虚者补益气血，酌加养血滋阴之药以增乳汁化源，少佐疏肝调气之品，可以提高疗效；实者疏肝解郁，当与补血之品同用，以调肝之郁结。无论虚实，都宜佐入通络下乳的药物，以助乳汁的运行（罗元凯主编《实用中医妇科学》）。

**4. 乳痈验案之一**（急性乳腺炎）

刘某，女，26 岁，农民工。1993 年 7 月 5 日初诊。

哺乳期，右乳胀大有肿块触及近月。初见右乳红肿热痛，经西药抗菌消炎治疗，红肿稍退，乳胀肿块未消，转诊中医。

产后哺乳之初，左乳头破碎疼痛偏乳，更兼乳房肿胀未消，右侧乳房较左乳房增大约一倍半。局部热痛，内侧可触及肿大包块约鸡蛋大小，胀痛。无发热。嘱停止患乳哺乳，按时用吸奶器吸尽乳汁，待乳胀肿块消失、炎症消退方可恢复哺乳。苔黄，脉滑小弦。

本证属乳痈，西医之谓急性化脓性乳腺炎症。虽经抗菌消炎病势已杀，炎症略有消退，还当清热解毒、疏肝化瘀、通乳泄热消痈。

柴胡 15g，赤芍、白芍 15g，王不留行 15g，橘核、橘叶各 15g，皂角刺 15g，穿山甲片 6g，桃仁泥 12g，红花 10g，黄芩 15g，蒲公英 30g，紫花地丁 30g，知母 15g，连翘 30g，炙甘草 6g。5 剂。

1993 年 7 月 10 日二诊：患乳肿胀疼痛显减，局部热灼消失，积乳包块显著缩减约核桃大小，尚坚。苔薄黄，脉滑。

柴胡 15g，赤芍、白芍 15g，橘核、橘叶各 15g，皂角刺 15g，穿山甲片 9，桃仁泥 12g，黄芩 15g，蒲公英 30g，紫花地丁 30g，知母 15g，连翘 30g，夏枯草 15g，象贝母 12g，广郁金 15g，炙甘草 6g。5 剂。

1993 年 7 月 15 日三诊：乳中包块肿胀几近消失，泌乳好，乳头通畅。苔脉如前。前方去广郁金，加瓜蒌皮 12g。7 剂。

1993 年 7 月 24 日四诊：患乳肿胀疼痛完全消失，恢复哺乳。苔薄，脉滑。前方去夏枯草、广郁金、象贝母，续进 5 剂，以图巩固。

**按：**发生于乳房的痈肿称乳痈。其临床特点是乳房结块，红肿热痛，溃后脓出稠厚，伴恶寒发热等全身症状。好发于产后 1 个月内的哺乳期妇女，以初产妇为多。发生于哺乳期的称"外吹乳痈"，占全部病例的 90% 以上；发生于妊娠期的称"内吹乳痈"，少见。本病相当于西医学急性化脓性乳腺炎。

乳房属胃，乳头属肝，足少阴肾经亦借经络与乳房相连。乳汁之泻溢有赖于肝气之疏泄。故情志不畅，肝气不舒，气郁生火化热，热结乳络，乳汁淤积；阳明为多气多血之腑，易化热生火，积乳腐败成痈；更兼乳儿吮乳，或乳头不洁，细菌邪毒入里，与淤积乳汁相搏，败乳酿脓成痈。值此将成未成之际，急当清热解毒、解郁化瘀通络消痈。

首诊方取柴胡、白芍疏肝解郁，柔肝泄热；赤芍清热凉血解毒、活血散瘀止痛，白芍养血柔肝敛阴，一散一收，相得益彰；橘核、橘叶、王不留行疏肝行气，散结止痛，下乳消肿；皂角刺、穿山甲活血消肿，通络下乳，托毒排脓；桃仁、红花活血化瘀，通络止痛；蒲公英清热解毒，消肿散结，入肝胃两经，擅疗乳痈；紫花地丁清热解毒、凉血消肿，黄芩清热凉血、泻火解毒，知母、连翘清热解毒、消肿散结，皆擅疗热毒疮痈；甘草益气和中，调和诸药，和衷共济，乳痈消散可期。二诊去王不留行、红花，加夏枯草、象贝母、广郁金，以清泻肝火，行气散结消痈。三诊加瓜蒌皮散结消痈。四诊方义如前从略。

中药治疗哺乳期乳痈（急性乳腺炎）疗效尚称满意。曾治因前置胎盘大出血剖宫产近月患者张某，32 岁，右乳头闭塞、乳房胀痛 12 小时，右乳房红肿热痛，底部胀满硬痛殊甚，苔黄，脉数。急予柴胡、赤芍、白芍、王不留行、路路通、蒲公英、紫花地丁、知母、连翘、皂角刺、穿山甲、黄芩、夏枯草、瓜蒌皮、甘草等药，7 剂而愈。其中蒲公英 60g，紫花地丁 45g，知母、连翘各 30g，穿山甲 10g。皂角刺、穿山甲活血消肿，通络下乳，托毒排脓，用于痈疽，不论成否，疗效卓著，治疗急性乳腺炎不可或缺。

### 5. 乳痈验案之二（急性乳腺炎）

王某，女，26 岁，浙江黄岩人。2002 年 7 月 22 日初诊。

产后 10 天许，因双侧乳头破碎，乳房胀痛、红肿，抗生素输液治疗 2 天高热不退，要求加服中药，以免痈成开刀之苦。

刻诊：高热面容，体温 39℃，汗出，口渴。双乳房红肿热痛，右侧尤甚，拒按。泌乳量多。恶露将净，色淡，无腹痛。纳差，大便日一行。苔薄，舌红，脉数。

新产体虚，哺乳乳头破碎，风邪热毒（细菌）乘隙而入，与积乳相搏，败乳酿脓蕴毒继发高热，乳房红肿热痛，而成急性化脓性乳腺炎症，或竟成乳痈。治宜清热解毒，通乳消肿散结。

连翘 30g，蒲公英 30g，金银花 20g，七叶一枝花 30g，淡黄芩 30g，柴胡 10g，生山栀 15g，生石膏 30g（先煎），生地黄 15g，漏芦 20g，鹿角霜 12g（先煎），路路通 15g，牡丹皮 15g，桃仁泥 12g，赤芍 20g，炙甘草 6g。日 1 剂。

2002 年 8 月 4 日二诊：7 月 22 日因双乳头破碎致急性乳腺炎痛不可近，抗生素输液治疗 2 天高热不退，来诊兼服中药 10 天消退。停药仅 3 天，昨晚又见左乳房肿痛，高热。双臂多处因输液致局部瘀紫肿胀疼痛，再次要求中药调治。刻诊：体温 38.8℃。双乳房胀大疼痛红肿，左乳房尤甚，无结块。纳尚可，大便日一行。苔薄黄，舌红，脉数。停药 3 天，左乳房肿痛、高热复作。盖由余邪未尽，或为乳头不洁，重复感染，细菌邪毒与积乳相搏再发。前方加减续进。

连翘 30g，蒲公英 50g，金银花 20g，七叶一枝花 30g，生石膏 30g（先煎），生地黄 15g，漏芦 20g，鹿角霜 12g（先煎），炮甲片 10g（先煎），皂角刺 20g，淡黄芩 30g，柴胡 10g，生山栀 15g，赤芍 20g，牡丹皮 15g，桃仁泥 12g，炙甘草 6g。每日 1.75 剂，

1日5次分服（4~5小时1次，相当于3天服5剂中药）。

2002年8月6日三诊：急性乳腺炎。日进中药5次，每次1包（相当于1.75剂，纯中药治疗），双乳房红肿热痛显减，乳络通，高热退，刻诊体温37.1℃。深吸气或见乳房刺痛。苔薄，脉略数。效不更方，服法如前。

2002年8月12日四诊：急性乳腺炎服中药治疗消散。唯泌乳多，乳儿吮吸有余而双乳胀滞，要求稍稍回乳。苔薄，脉滑。嘱饮食稍清淡，以减少泌乳量，待乳儿需要再调整，以促乳汁分泌。

鹿角霜15g（先煎），漏芦20g，路路通15g，炮甲片10g（先煎），皂角刺15g，连翘30g，金银花20g，蒲公英30g，野菊花20g，淡黄芩20g，生山楂15g，大麦芽20g，炙甘草6g。日1剂，1周停药，痊愈。

**按：**急性乳腺炎是乳腺的急性化脓性感染，多见于产后3~4周哺乳妇女，尤以初产妇多见。总因内有肝胃蕴热，复染风邪热毒，以致乳汁淤积（或乳汁淤积在先），乳络不通，气血瘀滞而成。其有积乳结块不能及时消散、酿脓腐肉者，则为乳痈等症。

初诊方用连翘、蒲公英、金银花、七叶一枝花、黄芩、山栀、柴胡、石膏清热泻火解毒、消肿散结，清泄肝胃气分之实热，得生地黄清热养阴凉血之助功效尤佳，且无苦寒伤阴之弊；牡丹皮、赤芍、桃仁清热凉血解毒，通络化瘀散结消滞，得生地黄清热凉血之助，其效益彰；漏芦、鹿角霜、路路通通乳化滞散结；甘草益气和中，清热解毒，调和诸药。全方共奏清热解毒、通乳化滞、散结消痈之功。二诊、三诊：《新修本草》谓蒲公英"主妇人乳痈肿"，《本草备要》谓其"专治乳痈、疔毒"，故蒲公英加量；加穿山甲、皂角刺活血消肿，通络下乳，托毒排脓，疗效确切，盖脓未成可散可消，脓已成可托可排。然穿山甲价格节节攀升，不胜负担，奈何？四诊以小量生山楂、麦芽稍稍回乳。

### 6. 产后咳嗽验案

张某，女，21岁。1992年4月8日初诊。

患者1992年2月1日足月顺产，多汗。于产后24天汗出当风，感冒风寒，经抗生素（青霉素等）治疗近月，咳嗽阵作、形寒身痛未见改善，至今已42天，延余诊治。

刻诊：咳嗽，咳痰色白，咳剧则微喘、胸闷，口唇略紫黯，形寒无汗，肢节酸痛。咳嗽晨昏著。哺乳期，泌乳尚可，产后月余恶露干净。纳不香，大便1~2日一行，便初略干。苔白，脉浮紧。

产后百脉空虚，两虚相得，乃客其形。风寒虚邪外袭客肺，则肺失宣降，咳嗽阵作，咯痰色白；邪客肌肤，则卫阳被郁，收引无汗，肢节酸痛，唇色紫黯。治宜疏风散寒，宣肺止咳，调和营卫。然产后表虚自汗之体，辛散不宜太过，伤其正也！

炙麻黄、麻黄根各10g，光杏仁12g（打），川桂枝10g，白芍10g，当归10g，法半夏10g，浙贝母10g，炙紫菀12g，橘红10g，五味子10g，炙甘草6g。5剂。

1992年4月13日二诊：药后得微汗。3剂，咳嗽减半；5剂，咳止，形寒、肢节酸痛、胸闷、口唇紫黯诸症悉解，纳增，大便日一行。苔薄，脉微和。风寒客邪已解。产后气血虚弱，卫阳不固。还当益气养血固表、调和营卫，以善其后。

黄芪30g，白术15g，防风6g，当归10g，川芎10g，熟地黄15g，川桂枝10g，白芍10g，生姜3片，大枣7枚，砂仁3g（打、后下），炒谷芽、麦芽各15g，炙甘草6g。3剂。毋须"服已须臾，啜热稀粥"，"温覆"以待"遍身漐漐"汗出，令营卫和则愈。

**按：** 本案为产后卫表虚疏，感冒风寒咳嗽之证。初诊取麻黄、杏仁、甘草、生姜（三拗汤）宣肺散寒，止咳平喘：以麻黄之味辛微苦性温、麻黄根味涩性平同用以为对药，制麻黄之辛温过汗，以杏仁止咳平喘、润肠通便；取桂枝发汗解表、温经通脉、助阳散寒，合白芍酸收敛阴，调和营卫，表散风寒，五味子酸涩制桂枝辛温表散过汗，且以止咳；取当归辛润止咳，合白芍养血补虚；取半夏、贝母、紫菀、橘红止咳化痰，甘草益气化痰止咳。《神农本草经》言当归"主咳逆上气"，并为现代药理研究所证实，不可不知。明代张景岳创制的"金水六君煎"中，以当归与熟地黄、半夏、茯苓、陈皮等配伍，治肺肾不足、痰浊阻肺的咳喘痰多之证，本书"支饮验案"咳喘气阴并虚证可资参考。

二诊取玉屏风散益气固表敛汗，表虚以实；取桂枝汤调和营卫；取四物汤养血和血，其中川芎辛温走窜，活血行气，祛瘀止痛，产后多瘀，不可或缺。"四物"得黄芪、白术补气生血之助，气血双补，补虚治本；佐砂仁、谷芽、麦芽芳香行气，和胃健脾，使补不腻膈，无壅滞之弊。

产后多虚，产后多瘀，藩篱虚疏，易为虚邪贼风侵袭，应汗则汗，但切不可过汗；做到补虚而不滞邪，攻邪而不伤正。所谓"不拘于产后，亦不忘于产后"也！遣方用药，自当缜密周详。

## 五、妇科杂病

### （一）不孕病证

#### 1. 不孕验案之一（湿热浊邪侵染，原发性不孕症）

甘某，女，22岁。2010年7月8日初诊。

求嗣。婚前同居1年，结婚2年余，无避孕措施，未孕。基础体温单相。带多色黄有异味已3~4年，有霉菌感染病史。尿频急痛夙恙复作3天。

刻诊：带黄，有异味；小便黄赤，少腹胀滞，腰酸。今日尿常规检查无异常。妇科常规检查：子宫颈糜烂。末次月经6月26~30日，色、质、量无明显异常。腹痛喜温。与前次月经间隔45天。12岁月经初潮，40~45天一行，偶有50天以上一行者，3~4天干净，量偏少，色暗红。伴少腹冷痛。经前无乳胀。同居、结婚3年，无怀孕流产生育史。性生活和谐。丈夫体健，精液检查无异常。苔薄白浮黄，脉沉细濡数。

原发性不孕症。素体虚寒，肝肾精血不足，不能养护卵泡并使之适时成熟排卵，受精成孕；复感湿热邪毒，带脉失约，损伤冲任胞脉，无以吸纳精液受精成孕。治宜标本兼顾。亟予清热解毒、除湿利尿、通淋止带以治其标，少佐补肾填精，以求其本；精血同源，欲求其嗣，亦必先调其经也。

蛇床子30g，蛇舌草30g，萹蓄30g，石韦30g，苦参20g，龙胆草10g，川黄柏10g，苍术15g，生薏苡仁30g，川牛膝15g，土茯苓、云茯苓各30g，熟地黄15g，仙灵脾20g，菟丝子20g，炙甘草6g。日1剂。

2010年7月22日二诊：尚有尿急，小便黄赤显减，带多色黄异味均减。基础体温单相。苔薄，脉沉细。症状改善。清利湿热、补肾益精分途而治。

蛇床子30g，蛇舌草30g，萹蓄30g，龙胆草10g，川黄柏10g，苍术15g，土茯苓、云茯苓各30g，车前子15g（包），仙灵脾20g，巴戟肉20g，炙龟板15g（先煎），菟丝子20g，枸杞子30g，赤芍15g，枳壳10g，莪术15g，炙甘草6g。另：河车粉6g，加烫水蛭6g（研末），中药免煎颗粒大蜈蚣6g、炮甲片10g，和匀，入胶囊，日3次分服。日1剂。

2010年10月4日三诊：上方调治月余，诸症悉愈，基础体温双相。月经逾期未行。近见进食脘胀，或见恶心、呕吐食物或清水，喜辛辣。恶寒身痛，腰酸，夜尿增加，乳胀。今日尿妊娠试验：阳性。苔薄白，脉浮滑利。

冲脉隶于阳明，孕后血聚冲任，冲脉气盛，夹胃气上逆而为呕恶。

现病情已属早孕恶阻，因微感风邪而兼营卫失调之象。治宜调和营卫，和胃降逆，化饮止呕，兼以护胎。嘱护胎养胎，注意宜忌。

川桂枝10g，白芍10g，生姜3片，大枣7枚，炙甘草6g，苏梗10g，白术10g，黄芩12g，砂仁3g（打、后下），姜半夏15g，茯苓15g，陈皮6g。

上方服7剂而安。

**按：**凡婚后未避孕、有正常性生活、同居2年而未妊娠者，称不孕症。婚后2年未避孕而从未妊娠者称原发性不孕症，曾有过妊娠而后未避孕连续2年不孕者称继发性不孕症。1995年世界卫生组织将不孕期限缩短为1年，目的是早诊断、早治疗。

不孕症因女方因素者占40%~60%，其中又以排卵障碍及输卵管因素占多数，而各种细菌、病毒、原虫感染是引起宫颈炎、卵巢病变、输卵管炎致输卵管阻塞不通、子宫内膜炎等各种盆腔器官炎症，导致不孕的重要原因。湿热下注是各种感染引起的盆腔器官炎症的主要病机。因此，除针对各种不孕原因进行辨病、辨证论治外，凡有湿热邪毒浸淫流注下焦，或直接侵犯子宫、胞络、阴户、带脉者，务须遵循急则治标、缓则治本的原则，做到清热利湿（或暖宫化湿）、解毒活血通瘀并举，以改善排卵、精子生存及运动、受精、着床环境，这是提高疗效的关键。

初诊以蛇床子祛风燥湿、温肾壮阳，集辛、苦、温于一身，祛邪而兼通补奇经，蛇舌草清热解毒、利湿通淋愈疡，相须为用；萹蓄、石韦利尿通淋；苦参、龙胆草清热燥湿、泻火解毒、利尿；黄柏、苍术、生薏苡仁、川牛膝清利下焦湿热、止带且治腰酸；土、云茯苓解毒除湿利尿；熟地黄、仙灵脾、菟丝子补血填精补肾，补冲任而益精血，合蛇床子温通奇经而促卵子（肾精）成熟；甘草和中，调和诸药。全方标本兼顾。二诊去石韦、苦参、生薏苡仁、熟地黄，加车前子以加强祛湿利尿通淋之力；仙灵脾、巴戟肉、炙龟板、菟丝子、枸杞子补肾填精，阴阳并补，以促卵子成熟；赤芍凉血散瘀通络，枳壳、莪术理气化瘀散结，以促排卵，炙甘草缓急和中，调和诸药。河车粉大补气血，补肾填精，与虫药水蛭、蜈蚣、穿山甲皆为血肉有情之品，合而用之，其效益彰，且虫药化瘀通络散结，有助于成熟卵泡排出。三诊予桂枝汤调和营卫，疏风祛邪；苏梗行气宽中，理气安胎，合砂仁、陈皮增强止呕安胎之效；生姜为止呕圣药，与半夏、茯苓相配（小半夏加茯苓汤）化饮止呕；胎前宜清，黄芩、白术清热补气，健脾安胎。陶弘景有半夏能"堕胎"之说。先师孙砚孚先生在他的《诊余杂集》中谓"临证五十余年，从未有服半夏而堕胎者"，余临床亦逾50年矣，亦未见之，即便是重症恶阻用较大剂量之生半夏，亦从未发现有致畸者，朱良春老师时常用之，且有病案传世。

**2. 不孕验案之二（子宫偏小伴输卵管通而不畅一侧伞端闭锁积液，原发性不孕症）**

陈某，女，30岁，无锡市人。2010年4月22日初诊。

结婚2年余，无避孕措施，未孕，丈夫体健，精液常规检查无异常，性生活和谐。2009年7月曾做双侧输卵管贯通术，未见受孕。2010年4月15日市某医院子宫附件造影诊断：左侧慢性输卵管炎，输卵管通而不畅。右侧输卵管伞端闭锁积液。子宫较小，位置偏右。末次月经4月11～15日，量中等，高潮2天，未见腹痛，经前乳胀3天。月经史：15岁初潮，5/30，量中等，或见经行少腹坠胀刺痛，喜温。经前多乳胀。生育史：0-0-0-0。带下略增，稍稀，可见少许透明带，无异味。平素肢冷喜暖。苔薄白，脉细弦。

输卵管通而不畅、一侧输卵管伞端闭锁积液，胞络瘀阻以致不孕，且子宫较小、偏右，发育不良，肢冷喜暖，可见先天肾气不足。所幸月经如期而行，经水色、质、量尚无明显异常，或见经行少腹坠胀刺痛，气滞血瘀虚寒兼而有之。治当补肾填精，温阳化瘀通络散结。适值排卵期前，尤当补肾填精，温通以促排卵。

鹿角胶12g（烊冲），炙龟板12g（先煎），仙灵脾20g，菟丝子20g，枸杞子20g，露蜂房10g，赤芍、白芍各15g，泽兰15g，地鳖虫10g，莪术15g，川桂枝10g，车前子15g（包），炙甘草10g。另：中药免煎颗粒淡全蝎、水蛭各6g，炮甲片10g，和匀，入胶囊，日3次分服。日1剂。

2010年5月2日二诊：1周前曾见水样、透明带下。经前周许，乳胀未见。苔薄，脉细弦。经前周许，宜重疏肝调气，予逍遥散加味，辅以活血化瘀、软坚散结通闭。

柴胡 12g，当归 10g，白芍 15g，白术 15g，川芎 10g，薄荷 6g（后下），茯苓 20g，煨姜 6g，香附 15g（打），菟丝子 20g，赤芍 15g，桃仁泥 10g，红花 10g，失笑散 15g（包），地鳖虫 10g，莪术 10g，炙甘草 6g。另：中药免煎颗粒淡全蝎、水蛭各 3g，炮甲片 10g，和匀，入胶囊，日 3 次分服。日 1 剂。

随同经前、经行、经后卵巢功能周期性变化，中药调治至 7 月后，经前经行乳胀、少腹坠胀及刺痛基本消失，已见典型排卵征象，交媾未孕。究其原因，盖与"输卵管慢性炎症"所致粘连、充血、水肿积水尚存、一侧伞端闭锁未通，"癥积"未消，"胞脉（输卵管）"未通相关。兼从"内痈"立论，遂于方中加入红藤、败酱草、白花蛇舌草各 30g，以为清热解毒，消痈化瘀通闭。于 2010 年 9 月 17 日做 B 超检查，印象：左卵巢见优势卵泡。左卵巢大小为 32mm×28mm×26mm，内见 5 个液性暗区，最大的 15mm×13mm×12mm。右卵巢大小为 29mm×30mm×16mm，内见 7 个液性暗区，最大的 6mm×5mm×4mm。建议隔日复查。17、18 日见透明带及丝状带，量多。9 月 18 日复查，左侧优势卵泡消失，已破裂排卵，当月未孕。

2010 年 11 月 12 日末诊：末次月经 10 月 30 日～11 月 4 日来潮，无明显异常和不适。经去 1 周后左下腹轻微不适。今日上午市某医院 B 超示：子宫大小 43mm×30mm×37mm，形态规则，肌层回声均匀，内膜居中，厚约 14mm。附件：右侧卵巢大小 36mm×21mm，内见数个卵泡，较大的 7mm；左侧卵巢大小 31mm×23mm，内见数个卵泡，较大的 13mm。苔薄，脉细涩。散结通瘀促排卵，是其时也。

鹿角胶 12g（烊冲），炙龟板 12g（先煎），仙灵脾 20g，菟丝子 15g，枸杞子 30g，车前子 15g（包），川桂枝 10g，茯苓 30g，赤芍、白芍各 10g，桃仁泥 10g，红花 10g，川芎 10g，地鳖虫 10g，败酱草 30g，炙甘草 6g。另：中药免煎颗粒淡全蝎 6g、水蛭 9g、大蜈蚣 6g、炮甲片 10g，和匀，入胶囊，日 3 次分服。7 剂。

此后，月经未见来潮，1 周后尿妊娠试验阳性，见早孕迹象，经 B 超证实。翌年 7 月产一健康男婴。

**按**：首诊方用鹿角胶、炙龟板"龟鹿二仙"补肾填精，阴阳双补，仙灵脾、菟丝子、枸杞子、露蜂房补肝肾、益精血，温任督，助卵泡成熟；桂枝温经通阳化瘀，合车前子温阳化饮（积水为饮），赤芍、泽兰、地鳖虫活血化瘀通络，使瘀化络通水消，莪术行气散结化癥，气行血行，诸药得桂枝温通之助，其效益彰；白芍、甘草补气和营缓急。虫蚁秉搜剔入血之性，全蝎、水蛭、炮甲片破瘀通络、软坚散结消癥，此所以促排卵、通胞脉以助孕也。二诊：肝藏血，脾统血。经前经行取柴胡、当归、白芍、白术、川芎、薄荷、煨姜、炙甘草（逍遥散）疏肝解郁、健脾养血，加香附疏肝解郁、调理气机，治乳胀腹痛；加赤芍、桃仁泥、红花、失笑散、地鳖虫活血化瘀、调经止痛，莪术（减量）行气祛瘀消癥以通胞络；菟丝子补肾填精，善入奇经，补任脉之虚，有利于调经受孕；炙甘草调和诸药。虫药全蝎、水蛭（减量）、炮甲片如前。7 月以后，从"内痈"立论，处方加红藤、败酱草、蛇舌草解毒消痈通闭，功不可没。末诊取龟鹿二仙汤、五子衍宗丸意，用仙灵脾合鹿角胶、炙龟板血肉有情之品，阴阳双补，补肾气，填精血，合菟丝子、枸杞子、车前子促卵泡成熟破裂以拾取；取桂枝茯苓丸意，用桂枝、茯苓、赤芍、桃仁，加红花、地鳖虫、川芎温通胞脉、祛瘀消癥，为精卵运动受精、孕卵运动着床开道，加重茯苓者，是为利其积水、消其痰湿也，得桂枝温通、车前子利水之助，其力益宏，加白芍养血和营缓急也；败酱草清热解毒、蠲湿热瘀浊，甘草调和诸药。全蝎、水蛭、蜈蚣、穿山甲之类破瘀软坚散结、消癥通闭，促排卵，通胞脉，助拾卵受精运动着床以助孕也，且能预防或减少宫外孕的风险，随沈师临证以来，尚未见因此而宫外孕或经崩者。蜈蚣一药，现代药理研究证实有抗惊厥、抗心肌缺血及动脉硬化、抗菌、抗肿瘤、促进免疫功能的作用，广泛应用于临床。中医除用以息风定惊、开瘀解毒、舒利关节外，还用于益肾助阳治疗阳痿、劳倦，以及杀灭孕卵治疗宫外孕孕卵未终绝者等（《国医大师医论医案集·朱良春虫类药的应用》）。本案末诊用中药免煎颗粒蜈蚣 6g，与水蛭 9g、炮甲片 10g 同用，1 日 3 次分服，未见"杀卵"不良反应。盖用以宫外孕"杀胚"，朱良春老师多以大蜈蚣生药干品 1.5 ~ 2g 研末，1 日 2 次吞服取效。而提取有效成分的中药免煎颗粒，毒性相对较小，使用亦相对安全，不可与蜈蚣生药干品等量齐观，敬希同道谨慎验证。水蛭一药，《本经》谓"主恶血、瘀血、月闭，破血瘕积聚，无子，利水道"，临床验证不诬。沈师审时度势，辨证施治，量分三等。轻剂：3g 或 3g 以下；中剂：4 ~ 6g；重剂：7 ~ 10g，或 10g 以上，均可从小剂量递增。至于《别录》谓水蛭"堕胎"，则尚不足信。然《药典》规定"孕妇禁用"，还当谨慎为好。

（本案由张敏红、龚莉莉、沈桂祥整理）

### 3. 不孕验案之三（双侧输卵管粘连积水不通，原发性不孕症）

柳某，女，26 岁，四川眉山人。2006 年 12 月 29 日初诊。

患者结婚同居 1 年，性生活和谐，未避孕不孕（排除丈夫原因）。小腹时痛，经期尤著，拒按。2006 年 12 月 15 日市某医院输卵管造影摄片诊断：双侧输卵管粘连、积水，不通。建议手术分离贯通而未采纳，来诊要求中药治疗。追询有盆腔炎史。月经史：13 岁初潮，$\dfrac{6}{30 \sim 35}$，有痛经史，高潮 2 ~ 3 天，小腹坠胀疼痛，量或偏多，多血块，或杂较大肉片样物。经前或有乳胀。生育史：0 - 0 - 0 - 0。带多，或有异味。末次月经 12 月 24 日晚来潮，翌日中午量增加，高潮 2 天余，小腹坠胀疼痛拒按、刺痛，左甚，12 月 28 日量减，将净。苔薄，脉细。

痛经合并盆腔炎，双侧输卵管粘连、积水、不通。气滞血瘀，不通则痛。湿热邪毒侵袭，致使输卵管黏膜粘连、积水、不通，精卵遥隔，不能受精成孕。输卵管粘连、充血水肿，或有化脓之虞，内痈也；积水，饮也；阻塞不通，癥积也。法当清热解毒消痈、化湿利水化饮，活血化瘀，软坚除癥。经行调经，排卵期填精补肾，化瘀通塞，有所兼顾。方从验方红藤汤加减。

红藤30g，败酱草30g，白花蛇舌草30g，制大黄9g，莪术10g，王不留行15g，皂角刺15g，泽兰15g，赤芍15g，失笑散15g（包），地鳖虫10g，生薏苡仁30g，川桂枝10g，汉防己10g，白芥子12g，炙甘草6g。另：水蛭、淡全蝎各6g，炮甲片9g，共研细末，入胶囊，日3次分服。

经前经期加柴胡15g、香附20g疏肝调气；经去至排卵期加菟丝子20g、露蜂房10g以填精补肾促排卵。如是调治至2007年3月22日腹痛基本消失，唯经期左小腹局限性疼痛尚见，未能受孕。遂持子宫输卵管造影一应检查资料及病历回乡，通过熟人径直入住成都某医院手术，术间见双侧输卵管通畅，粘连、积水消失，医生护士大为惊讶，对中医药疗效之神，赞许有加。患者欣喜万分，返锡，于4月6日来诊，继续中药治疗。调整处方：经前经期疏肝养血调经为主，经去至排卵期益气补肾填精、化瘀通络为主，均辅以红藤、败酱草各30g（方药略）继续调理，至同年8月受孕，2008年5月足月顺产一健康女婴，3年后再次怀孕分娩一健康男婴。

**按**：除子宫内膜异位症所致的无菌性输卵管炎症不孕外，感染性炎症致输卵管阻塞或输卵管功能障碍，是不孕尤其是继发性不孕症的重要原因。其主要病机是瘀阻胞络，输卵管粘连、充血、水肿、积液、增粗，通而不畅乃至闭塞不通常是其主要征象，中医除从不孕、带下、癥瘕积聚中求之外，尚可参考内痈、局部积饮辨治。本病多虚实夹杂之证，辨证可分气滞血瘀、寒凝瘀阻、湿热瘀滞、气虚血瘀、肾虚血瘀、阴虚血瘀等证型（程泾主编《妇科疑难病现代中医诊断与治疗》），可资参考。本案双侧输卵管粘连积水不通之不孕症，属湿热瘀滞型。取验方红藤汤加减，一以贯之，取得了满意疗效。方用红藤、败酱草、蛇舌草清热解毒，化湿消痈，活血散瘀，通经止痛；大黄"下瘀血，血闭寒热，破积聚……推陈致新"（《本经》）；皂角刺托毒排脓，活血消痈；生薏苡仁利水渗湿，排脓消痈。莪术破血祛瘀，行气止痛；王不留行活血通经，"行而不住"；泽兰活血行水，治血瘀积水；赤芍清热凉血，散瘀止痛，"除血痹，破坚积，寒热疝瘕，止痛，利小便"（《本经》）；地鳖虫咸寒入血，破血逐瘀消癥；失笑散活血祛瘀，通闭止痛，瘀化水消。川桂枝辛温通阳，化瘀化气散饮；防己善清下焦血分湿热，利水；白芥子消皮里膜外水饮痰结；甘草和中补气，调和诸药。辅以经前经期去莪术、皂角刺之辛散温通，加柴胡、香附疏肝调气；经去至排卵期加菟丝子、露蜂房填精补肾促排卵。服药3个月，双侧输卵管粘连充血水肿积水痊愈，并在剖腹手术中得到证实。其后予疏肝调经、益气补肾填精、化瘀通络，佐以清热解毒利湿，综合调治成孕产子。

余治不孕不育，赏用菟丝子。朱良春老师赞"菟丝子擅长补肾填精，不孕不育皆宜，阴阳并补，助阴而不腻，温阳而不燥，善入奇经，能峻补任脉之虚，而达固束带脉之功，胎前有利于调经受孕，妊娠期可以安胎，产后可治缺乳，实为妇科不可缺少的圣药"，实经验之谈。

### 4. 不孕验案之四 （"药流""人流"后热入血室，继发性不孕症）

吴某，女，23岁，已婚。2008年8月12日初诊。

2005年5月结婚后2年未孕。婚前1年内因未婚先孕曾先后两次行药物和人工流产，间隔仅3个月。药流、人流期间，每天工作12小时，未能休息营养。结婚1年后又因输卵管不通行双侧输卵管贯通术。此后渐见乏力腰酸，少腹时痛，带多异常，或见低热，未曾介意。而今小腹及两侧刺痛、隐痛、胀痛、行走震痛，病情反复发作已两年半许，加重已半年余。伴经行量少，经期延长，十天半月方去，带多，有异味。拟诊慢性盆腔炎、附件炎。外院及某镇计生办治疗半年，病情未见改善，经介绍求诊。

末次月经于2008年7月31日来潮，量少，色暗褐，翌日色稍转红，此后量少如漏状，杂带而下，8月10日许方去。经前少腹坠胀疼痛，经行少腹及两侧胀痛刺痛，行走震痛，痛引两大腿内侧缘，腰骶酸楚殊甚。月经史：13，$\dfrac{3\sim5}{30}$，量中等，色暗红，无腹痛及经前乳胀。生育史：0-0-2-0。有过敏性鼻炎史，秋后手足不温。

刻诊：适经去第3天。经行已13天，已入排卵前期。少腹及两侧刺痛，行走震痛。带多质稠色黄，或见水样带下，有异味，阴痒。腰骶酸痛，肛门坠胀有便意。纳眠尚好，大小便无明显异常。小腹及两侧疼痛拒按，压痛明显，无包块扪及。今日血常规、B超检测：白细胞、中性粒细胞略有增多；子宫未见明显异常，右侧卵巢增大，35mm×22mm，形态尚规则，回声欠均匀，其内见数处不规则液性暗区，其中一处大小17mm×13mm；左侧附件未见明显异常。印象：右附件炎。建议消炎治疗后复查。苔薄白，脉细。

本病由两次流产，戕伤正气，冲任精血不充，月经量少，或由人流术中感染，或经期血室正开，失于摄生交合，以致湿热毒邪入侵胞宫冲任，与血搏结，瘀阻胞宫胞脉而成。患者本为虚寒之体，苔白脉细，腹有隐痛，带下或见清稀，有过敏性鼻炎史等即是明证，只因感染湿热邪毒而见寒热错杂之证。法宜寒温并用，标本兼顾。予清热化湿解毒，化瘀止痛，散结化癥通闭；适时充养天癸，俾冲任奇经通调方可言孕。嘱重摄生，节房事，服药调治时禁欲，可收事半功倍之效。

蛇床子30g，露蜂房10g，川桂枝10g，蛇舌草30g，红藤30g，败酱草30g，失笑散20g（包），桃仁泥10g，红花10g，地鳖虫10g，皂角刺20g，三棱、莪术各15g，制乳香、没药各10g，益母草30g，土茯苓、云茯苓各30g，炙甘草6g。另：淡全蝎4g、炮山甲片6g（研末），中药免煎颗粒水蛭6g，和匀，入胶囊，日3次分服。7剂。

2008年10月13日诊：上方加减调服两个月，经前注重疏肝养血调经，经行期注重活血行瘀，经间期注重补肾填精，排卵期更重散结通瘀；软坚化癥通闭、清化湿热一以贯之。带多色黄、阴痒加黄柏、黄芩、龙胆草、白鲜皮，热毒甚选用金银花、连翘、红藤、败酱草、蒲公英、紫花地丁等，小腹及两侧刺痛、隐痛、行走震痛，经行量少，淋漓如漏，经期延长诸症得以改善，带下色黄质稠有异味、阴痒消失。

末次月经9月29日晚至30日点滴而下，第3天量增加，色暗红。经前经行小腹两侧疼痛引股，右甚、刺痛、行走震痛均较既往减轻。10月8日经去。此后带多质稀，小腹尚有隐痛、刺痛。苔薄白，脉细。

湿热毒邪虽挫而清利尚需时日。平素鼻塞喷嚏、风疹出没或作，禀赋阳虚，正值经间排卵之际，温阳补肾正当其时。

熟附片10g（先煎），川桂枝10g，鹿角胶12g（烊冲），仙灵脾15g，露蜂房12g，赤芍、白芍各20g，川芎10g，当归10g，桃仁泥10g，红花10g，茯苓30g，蒲公英30g，红藤30g，败酱草30g，制乳香、没药各10g，炙甘草6g。另：淡全蝎4g、炮山甲片6g（研末），中药免煎颗粒水蛭6g，和匀，入胶囊，日3次分服。7剂。

2008年10月21日诊：小腹隐痛、刺痛大好，带多质稀改善。苔薄，脉细。适经前周许，仍宜寒温并重，养血化瘀调经，软坚散结。

柴胡12g，香附15g，熟附片10g（先煎），川桂枝10g，赤芍、白芍各20g，川芎10g，当归10g，熟地黄15g，桃仁泥10g，红花10g，失笑散20g（包），蒲公英30g，红藤30g，败酱草30g，炒延胡索20g，炙甘草6g。另：淡全蝎4g、炮山甲片6g（研末），中药免煎颗粒水蛭6g，和匀，入胶囊，日3次分服。

2008年10月31日诊：带多质稀明显改善，无异味。末次月经10月28日上午来潮，下午至29日上午高潮量多，今日第4天，量尚可。小腹两侧经前胀痛、刺痛轻微，经行震痛刺痛偶见。苔薄，脉细涩。温经行血，化瘀散结止痛。

熟附片10g（先煎），川桂枝10g，生姜3片，吴茱萸6g，赤芍、白芍各15g，川芎10g，当归10g，桃仁泥10g，红花10g，失笑散20g（包），川楝子10g，炒延胡索20g，益母草30g，红藤30g，败酱草30g，龙胆草6g，炙甘草6g。另：淡全蝎6g、炮甲片6g（研末），中药免煎颗粒水蛭6g，和匀，入胶囊，日3次分服。7剂。

2008年11月8日诊：末次月经10月28日~11月2日，28日下午至29日上午量多，此后经量基本正常，经行量少腹痛明显改善。经去腹痛消失，带稀转稠，绵绵而下，腰酸著。苔薄，脉细。温阳填精，通补奇经，化瘀散结以促排卵。

鹿角胶12g（烊冲），蛇床子20g，露蜂房12g，熟附片10g（先煎），川桂枝10g，赤芍、白芍各15g，川芎10g，当归10g，桃仁泥10g，红花10g，失笑散20g（包），乌药30g，红藤30g，败酱草30g，炙甘草6g。另：淡全蝎6g、炮甲片6g（研末），中药免煎颗粒水蛭6g，和匀，入胶囊，日3次分服。10剂。

2008年11月18日诊：诉1周前见透明带，腹痛著，行走震痛，腰酸，排卵氤氲之期，适时云雨。嘱停药观察。

2008年12月2日来电，告经水逾期未行，困倦乏力殊甚，乳胀，腰酸。自测尿妊娠试验阳性。

2008年12月11日诊：形寒，恶心，纳稍差。B超印象：子宫早孕象。双附件未见明显异常，盆腔未见明显异常。苔薄，脉细滑。遂处一方，调和营卫，和胃益气固肾养胎，以善其后。

　　川桂枝 10g，白芍 10g，生姜 3 片，大枣 5 枚，黄芩 15g，白术 3g，砂仁 3g（打、后下），陈皮 10g，制半夏 20g，党参 20g，茯苓 15g，当归 10g，菟丝子 20g，川断 15g，炙甘草 6g。5 剂。

　　**按：**盆腔炎是指女性内生殖器及其周围的结缔组织、盆腔腹膜发生炎症，中医学无此病名，应从"热入血室""妇人腹痛""经水失调""带下病""不孕"诸疾求之。慢性盆腔炎多由急性盆腔炎未能彻底治疗，或起病缓慢，迁延失治，反复发作演变而来。本案患者虽禀赋阳虚，却因感染湿热邪毒而见寒热虚实错杂之证。治疗应寒温并用，虚实兼顾，清热化湿、解毒消痈、化瘀软坚散结、化癥通闭贯彻始终，适时充养天癸，调补、疏通冲任，终致受孕。然盆腔炎症虽然得控而尚未痊愈，待分娩断乳以后，当继续治疗。治盆腔炎症，兼从"内痈"立论，能提高疗效。与西医学之下丘脑－垂体－卵巢－子宫性腺轴相对应，中医学之肾气－天癸－冲任－胞宫生殖轴，是影响女子生长、发育、经、带、胎、产、乳，一生变化的根本；而一切影响肾气－天癸－冲任－胞宫调节功能的外感内伤致病因子及其病理产物，均为标证。邪正、虚实、寒热各种证型，常相互渗透，正确辨析标本主次的关系，并把握其轻重缓急，是治疗成败的关键。本案 8 月 12 日初诊。取蛇床子、露蜂房相须为用，温补肾阳奇经，促卵子（肾精）成熟，佐桂枝温通以促排卵，此治本之道，蛇床子且能燥湿杀虫止痒并治带下，兼治其标；蛇舌草、红藤、败酱草清热利湿，解毒消痈，活血止痛，治其标也；京三棱、蓬莪术、皂角刺行气止痛，破血逐瘀，乳香、没药、益母草合失笑散、桃仁、红花活血化瘀止痛、利水消肿；土、云茯苓甘淡渗利，解毒除湿，健脾渗湿以治带下；甘草调和诸药。虫药地鳖虫、全蝎、水蛭、穿山甲搜剔破瘀，消痰软坚散结通闭。10月 13 日诊：取鹿角胶、仙灵脾合露蜂房温养奇经，补肾填精，促卵子（肾精）成熟并治带下，用小量附子合桂枝温阳通补以促排卵；白芍、川芎、当归、桃仁、红花、乳香、没药养血活血，化瘀止痛；桂枝、茯苓、赤芍、桃仁、红花祛痰利水，活血化瘀消癥；蒲公英、红藤、败酱草清热利湿，解毒化瘀消痈；甘草益气和中，调和诸药。虫药全蝎、水蛭、穿山甲化瘀软坚，消痰散结除癥通闭如前。10 月 21 日诊：取柴胡、香附疏肝解郁调气；附子、桂枝温经通脉以行血，生姜、吴茱萸温经散寒以止痛；余药如前从略。10 月 31 日诊：取附子温阳补虚，桂枝温通胞络以行血止痛，合生姜、吴茱萸温经散寒止痛；佐龙胆草清热燥湿，泄肝经郁热；养血化瘀调经止痛诸药大致如前，得活血祛瘀之益母草、散寒行气止痛之乌药、疏肝泄热行气止痛之川楝子之助，其效益彰；余药如前从略。11 月 8 日诊：取鹿角胶、露蜂房补肾填精，温养奇经，促卵子成熟，合小量附子温阳补虚、桂枝温通奇经胞络以促排卵受精；赤芍凉血解毒、散瘀通络，川芎补血行气，乌药温肾行气，助白芍、当归、桃仁、红花、失笑散养血活血，行瘀通络止痛化癥以通胞脉，利于排卵受精；红藤、败酱草清热解毒，利湿化滞通络；甘草益气和中，调和诸药。全蝎、

沈桂祥临证经验实录

水蛭、穿山甲搜剔破瘀化癥，消痰软坚散结，通闭助孕。12月11日诊：取桂枝、白芍、生姜、大枣、甘草调和营卫；黄芩、白术、砂仁、陈皮、制半夏、党参、茯苓补气健脾和胃清热，以保胎元，调治恶阻；当归、菟丝子、川断、甘草养血益气，补肾固胎善后。

**5. 不孕验案之五（多囊卵巢综合征及抗心磷脂抗体阳性，解脲支原体感染，原发性不孕症）**

缪某，女，23岁，盐城市人。2010年12月31日初诊。

同居结婚2年余未孕。

经行后期失调，或见停经4个月方行已6年，辗转治疗未果。2009年9月4日～12月25日来诊，拟诊"多囊卵巢综合征"，同年12月14日在南京市某医院生殖医学中心做相关检查确诊。2010年1月始服炔雌醇环丙孕酮片、促排卵西药，以及还少丹胶囊、调经养颜胶囊、归芍调经片等中药治疗1年，见优势卵泡（20mm×17mm），监测有排卵，但未能受孕，再次来我处诊治。

2010年12月28日查抗精子抗体：阴性；抗子宫内膜抗体：阴性；$\beta_2$ - 糖蛋白：阴性；抗心磷脂抗体：阳性；解脲支原体：阳性；人形支原体：阴性；支原体抗原：阴性。月经史：5，5/30，量中等。2年后月经失调，30～40天一行不等，多2个月一行，最长见4个月。经行心烦，或见经前乳胀触痛周许。生育史：0 - 0 - 0 - 0。有甲亢病史，正规治疗年余，功能恢复正常，停药。须毛、腋毛偏重，乳毛无。乳房偏大，无乳核触及。末次月经12月22～28日来潮，经前乳胀5天。经量尚可，首日、翌日有潮感，伴腹痛。适经去第3天，带少。平素带下无明显异常。纳眠好，居空调室内则渴，二便调畅。苔薄白，脉细弦。

肝藏血，主疏泄，女子以肝为先天。肝失条达，肝血不足，则月经无以疏泄来潮。肾主生殖，为先天之本。"……二七而天癸至，任脉通，太冲脉盛，月事以时下，故有子"，"三七"而经行后期少序无子者，肾气虚也。治当疏肝养肝、补肾益精，随月经周期变化而各有侧重。经适去，补肾填精为主。外邪侵袭，抗心磷脂抗体阳性，解脲支原体阳性。前者与血栓形成、血小板凝集、自然流产或宫内死胎关系密切；后者易致不孕不育或流产死胎。还需扶正祛邪，化瘀解毒，经前经期尤当顾及。

鹿角胶12g（烊冲），炙龟板15g（先煎），仙灵脾20g，菟丝子20g，枸杞子30g，柴胡12g，赤芍、白芍各10g，当归10g，熟地黄15g，茯苓15g，五味子10g，红藤30g，败酱草30g，炙甘草6g。另：河车粉6g，入胶囊，日3次分服。日1剂。

2010年1月18日二诊：经去带少，1月10日、11日见透明、丝状带下。1月16日至今右下腹或见一过性刺痛已3天，腹痛与外院用氯米芬促排卵西药时相似。刻诊带少，距末次月经来潮已26天，尚未见经行先兆。纳眠好，略渴。二便调畅。苔薄白，脉细弦。经将行，疏肝养血调经为先。

柴胡 12g，白芍 12g，当归 10g，香附 15g（打），川芎 10g，黄芩 15g，白术 15g，菟丝子 20g，川断 15g，熟地黄 20g，砂仁 3g（打、后下），丹参 10g，蒲公英 30g，败酱草 30g，炙甘草 6g。

自初诊始，如法调治 3 个月，后于 2011 年 3 月 7 日上午 9 时七诊：与前次月经间隔 38 天后，于 1 月 30～2 月 5 日月经来潮。3 月 2 日始恶心干呕，晨昏尤甚，自测尿妊娠试验弱阳性。3 月 6 日上午操持家务，提水，拖地，2 小时后少腹略有不适。中午时分，阴道出血，量少色暗，疑似逾期 7 天之月经来潮。下午 4 时至晚上 10 时许，左下腹持续疼痛。刻诊：腰酸著，恶心干呕消失，阴道出血量少未增。查尿妊娠试验阴性，B 超未见孕囊。苔薄，脉弦滑数。

抗心磷脂抗体阳性，解脲支原体感染，有不孕不育、流产、早产、死胎等风险，病情扑朔迷离，有先兆流产或子宫外孕之虞。慎之！建议住院观察，患者告住地离我院甚近，婉拒。是以再三叮嘱：若有出血量大或腹痛持续、阵发加剧等异常情况，速来院就诊。姑予胶艾汤加味补冲任之虚、化瘀调经，辅以益气补肾、化瘀解毒祛邪。

阿胶 12g（烊冲），艾叶 10g，川芎 10g，当归 10g，熟地黄 15g，白芍 20g，失笑散 15g（包），益母草 15g，炮姜 10g，白术 15g，黄芪 20g，菟丝子 20g，红藤 30g，败酱草 30g，炙甘草 6g。7 剂。

2011 年 3 月 15 日八诊：3 月 6 日经行首日下血不多，腹痛左甚。翌日门诊回家后，中午经量显著增多如冲，腹痛阵作，下血块、肉样块状物 3 块，诉分别为 2cm 许 2 枚和 4cm 许 1 枚。因此后腹痛缓解、出血逐渐减少而未行来院治疗。3 月 12 日血止，前后 7 天。腹痛消失。所下肉样块状物是否与抗心磷脂抗体阳性、解脲支原体感染相关？是否为血小板凝集抑或孕囊？存疑，早早孕流产不能排除。刻诊：神倦乏力，耳鸣，眩晕胸闷心悸，肢冷，偶见小腹隐痛。带下不多。苔薄白，舌边多齿痕，脉虚滑数。

"经行"失血，眩晕心悸，少腹冷痛，为心脾并亏、中阳不足之象。予归脾汤、小建中汤加减以益气养血宁心，温中缓急止痛。并嘱静卧养息，勿进寒凉食物。

黄芪 30g，白术 15g，党参 20g，茯神 30g，当归 12g，广木香 6g，远志 6g，龙眼肉 15g，酸枣仁 20g（打），川桂枝 15g，白芍 30g，炙甘草 10g，菟丝子 30g，红藤 30g，败酱草 30g。7 剂。

2011 年 5 月 12 日十五诊：经前自测 BBT 高温相（36.5℃～36.8℃），14 天后下降（36.2℃），于 4 月 13～20 日月经如期来潮，4 月 29～30 日见透明、拉丝状带。今晨自测尿妊娠试验弱阳性，喜形于色，去医院做稀释绒毛膜促性腺激素（HCG）测定：HCG31.32U/L，稀释 HCG＜1000U/L。疑早早孕，欣喜来诊。乳胀，腹胀或痛，少腹有抽掣不适感。纳好，易饥。苔薄，脉小弦滑。

柴胡 12g，香附 10g（打），白芍 30g，炙甘草 10g，白术 15g，菟丝子 30g，厚杜仲 15g，川断 12g，黄芩 12g，黄连 4g，紫苏 6g，姜半夏 15g，生姜 3 片，苎麻根 30g，黄芪 20g。5 剂。

2011 年 5 月 17 日十六诊：经水未行，尿妊娠试验复查阳性。早孕。欣喜眠差，头昏，耳鸣，乏力，神倦，口渴。胃脘不适，轻微恶心，纳减少。乳胀、腹胀改善，小腹两侧或有轻微疼痛，无坠感，抽掣感消失。苔薄，脉小滑。法宜养阴清热，宁心安神，补肾安胎，和胃降逆。予黄连阿胶汤、寿胎丸、小半夏加茯苓汤化裁。嘱注意将息养胎，远房帏。

黄连 6g，阿胶珠 12g，黄芩 15g，白芍 20g，白术 15g，菟丝子 30g，厚杜仲 20g，川断 12g，苎麻根 30g，苏梗 10g，姜半夏 20g，生姜 5 片，茯苓 30g，五味子 10g，酸枣仁 30g（打），生龙骨、牡蛎各 30g，炙甘草 6g。7 剂。

此后，睡眠安泰，头晕耳鸣、悸眩胸闷、腹痛抽掣均愈。唯漾漾作泛，食入即呕，还于益气固肾安胎方药中加小半夏加茯苓汤、旋覆代赭汤加减和胃降逆月余，呕恶方平，进食渐见正常。6 月 7 日下午 5 时见阴道下粉红色血样液体少许，少腹、腰骶略有坠胀。卧床保胎。投补中益气汤合寿胎丸加苎麻根、黄芩、砂仁、苏梗等药得安。2011 年 7 月 5 日市某医院 B 超示：早孕，宫内孕，存活；左侧附件小囊肿；盆腔积液。至 8 月 1 日，孕 3 个半月，觉胎动。自 2010 年 12 月 31 日始治疗近 9 个月，终使月经正常来潮，排卵受孕。历经经行腹痛量多如冲、屡下大小血块险情及恶阻、先兆流产，诸症悉平，停药。多囊卵巢综合征、不孕症痊愈。叮嘱注意休息、营养，适当活动，定期检查。返乡。

2012 年 1 月 18 日患者短信报喜，孕 39 周，过期剖宫产一健康男婴。

**按：** 多囊卵巢综合征是一种生殖功能障碍与糖代谢异常并存的内分泌紊乱综合征。持续性无排卵、雄激素过多和胰岛素抵抗是其重要特征，是生育期妇女月经紊乱较常见的原因，其病因至今尚未阐明。因 Stein 和 Leventhal 于 1935 年首先报道，故又称 Stein – Leventhal 综合征（乐杰主编《妇产科学》）。中医无此病名，与"月经失调""闭经""月经稀发""不孕"等有极为相似之处，是妇科疑难杂症之一。多囊卵巢综合征患者存在性腺轴、肾上腺等调节紊乱，有的患者还存在胰岛素抵抗。其神经、内分泌、代谢多系统调节反馈机制的失调和恶性循环，大大增加了诊断和治疗的难度。此病多起于青春期，表现常可见经闭，月经失调、后期、稀发，不孕，肥胖，多毛和双侧卵巢囊增大等症状体征。本案初始就诊以中药治疗 3 个月，中途转诊西医妇科中西药调治 1 年，已见优势卵泡，疗效是肯定的，但因抗心磷脂抗体阳性、解脲支原体感染等因素，却未能受孕，最终仍以中药调治收功。

本案初诊取龟鹿二仙合仙灵脾、菟丝子、枸杞子补肾督，壮元阳，填精血，补肾养肝；柴胡疏肝调气，合赤芍、白芍、当归、熟地黄养血化瘀调经，兼治抗心磷脂抗体阳性；红藤、败酱草清热解毒祛湿亦以化瘀，祛邪以治解脲支原体感染；茯苓健脾祛痰，合五味子宁心安神；紫河车乃血肉有情之品，大补元气，功擅补精，养血益气，对促进卵子成熟破裂大有裨益；炙甘草补气和中，调和诸药。二诊用柴胡、白芍、白术、当归、香附、川芎，取逍遥散、柴胡疏肝散意，加黄芩、熟地黄、丹参疏肝解郁，补血养肝调经；鉴于解脲支原体感染、抗心磷脂抗体阳性，有不孕不育、流产、早产、死胎等风险，用菟丝子、续断补肝肾、调经血、助胎孕，黄芩、白术清热补脾安胎，蒲公英、败酱草祛邪解毒，于助孕护胎当有积极意义；甘草补气，调和诸药。七诊有早早孕流产、宫外孕可能。未雨绸缪，取阿胶、艾叶补血滋阴止血，艾叶暖宫治血止崩漏，未病先防，标本并图；地、芍、归、芎"四物"养血活血调肝，芍药、甘草共济缓急止痛；加失笑散、益母草活血行瘀调经，使离经之血得祛，络脉之瘀得化，通则不痛，且于治疗抗心磷脂抗体阳性、抗血小板凝集、血栓形成不无裨益；白术、炮姜健脾补气温经止血，黄芪补气摄血顾护其本；菟丝子补肾养肝益精，平补阴阳以治冲任之虚；甘草益气，兼调诸药；红藤、败酱草祛邪以扶正。八诊"经"去。黄芪、白术、党参、甘草补气健脾，龙眼、当归、茯神、远志、酸枣仁养心安神，少佐木香醒脾理气，使补而不滞，桂枝、生姜、大枣温中补虚，倍芍药合甘草益阴柔肝缓急止痛；菟丝子益肝肾，补冲任之虚；红藤、败酱草祛邪解毒以扶正。十五诊已显早孕迹象。取黄芪、白术补气安胎，合黄芩、苎麻根清热安胎，菟丝子、杜仲、续断补益肝肾以安胎元，防其变也；取黄连、苏叶清胃宽胸，合半夏、生姜防治早孕恶阻呕吐；柴胡、香附疏肝调气，芍药、甘草缓急止痛治少腹抽掣不适。十六诊取黄连、黄芩泻心火之有余，阿胶、芍药补营阴之不足，用阿胶珠意在去其腥味而不易致呕恶；半夏、生姜、茯苓，小半夏加茯苓汤也，和胃降逆亦治悸眩；酸枣仁养心阴、益肝血，合五味子、茯苓宁心安神，生龙骨、牡蛎重镇安神，甘草补气，兼和诸药。余药方解如前从略。考抗心磷脂抗体是一种以血小板与内皮细胞膜上带负电荷的心磷脂作为靶抗原的自身抗体，常见于系统性红斑狼疮及其他免疫性疾病。抗心磷脂抗体阳性、解脲支原体感染，有不孕不育、流产、早产、死胎等风险。运用益气养血、补肾填精、活血化瘀诸药，加红藤、败酱草清热解毒、祛湿化瘀以扶正祛邪，疗效满意，尚待进一步验证。

### 6. 不孕验案之六（免疫性不孕，原发性不孕症）

唐某，女，30岁。1997年10月30日初诊。

结婚11年未孕。6年前在南京某医院妇科检查，生殖系统无异常。半个月前在该院查得精子抗体阳性，确诊为"免疫性不孕症"。16岁月经初潮，30天一行，量偏少，或见淋漓，5~7天干净。有痛经史。末次月经1997年10月25~29日来潮，小腹冷痛喜按，量少色淡，有紫黑血块少许。适经净，面色㿠白，腰酸腹冷，少气懒言，纳少。苔白，舌淡紫胖嫩，脉濡缓。

本病由气血不足，肾阳虚衰，以致寒凝子宫，不能摄精成孕而为宫寒不孕之症。法当养血填精，温肾暖宫，益气助孕。予阳和汤加味，并嘱用阴茎套避孕4~5个月，杜绝抗体生成之源。

熟地黄30g，鹿角胶15g（烊冲），肉桂10g（后下），干姜10g，白芥子10g，麻黄5g，炙甘草8g，黄芪30g，当归10g，丹参12g，仙灵脾15g，菟丝子15g，熟附片10g（先煎）。另：河车粉5g，入胶囊，日3次分服。

调理两个月，基础体温曲线双相。上方稍事损益，守方 3 个月，受孕。

**按**：免疫性不孕症，西医妇科有服用皮质类固醇和使用阴茎套防止精液泄入阴道等法，旨在抗炎及抑制免疫，使精子抗体降低或消失，达到受孕目的。本案属中医"宫寒不孕"范畴，以阳和汤加味温肾暖宫、填精补血、益气助孕，配合阴茎套法提高了受孕成功率。文献报道阳和汤能治多种过敏性疾患，验诸临床，确有疗效。余曾治"精子抗体阳性""子宫内膜异位抗体阳性"免疫性不孕症患者张某，27 岁，结婚 2 年未孕，投疏肝温阳、补肾化瘀之方而受孕。故免疫性不孕症未必不治难治，参用蛇床子 20～30g，当能提高疗效，愿临床家验证。

### 7. 不孕验案之七（黄体功能不全，原发性不孕症）

史某，女，28 岁。2014 年 4 月 25 日初诊。

2011 年春节结婚同居至今 3 年未孕，无避孕措施，性生活无异常。月经周期尚准，或有后期周余来潮者。测基础体温可见阶梯状双相。市某医院诊断黄体功能不全，曾用克罗米芬、黄体酮等中西药调治 2 年余未果；丈夫精液常规检测：精子总数 $36.3 \times 10^6$，活动率 35.3%，向前运动精子 12.4%，精子质量低下异常，外院服中药调治已 4 个月，少效。经介绍双双来诊。

末次月经 2 月 22～27 日来潮，量偏少，无明显潮感。月经史：13 岁初潮，30 天一行，偶见后期 1 周来潮，7～8 天经去；月经量偏少，翌日或有潮感。经前乳胀触痛数日。无痛经史。生育史：0－0－0－0。平素带下不多，无明显透明丝状带。

面少华色，纳眠尚可。大便不实，小便无异常。月经逾期未行，轻微乳胀触痛 2 天，心烦。苔薄白，脉细。

肾阳不足，不能温煦胞宫，涵养肾精，使卵子成熟受精成孕。经水将行，治宜疏肝理气，养血化瘀调经，温阳补肾益精。

柴胡 15g，淡黄芩 15g，香附 20g（打），当归 12g，熟地黄 15g，川芎 10g，白芍 15g，菟丝子 20g，仙灵脾 20g，川桂枝 10g，桃仁泥 10g，红花 10g，炙甘草 6g。7 剂。

2014 年 5 月 4 日二诊：末次月经 4 月 30 日来潮，量偏少，翌日稍增加而无明显潮感。经行无血块，无腹痛，略腰酸，今日第 5 天，量少未去。经前乳胀触痛 5 天。苔薄白，脉细。上方去黄芩，加补骨脂 15g，露蜂房 12g，川牛膝 15g；另加河车粉 3g、中药免煎颗粒大蜈蚣 2g，冲服。10 剂。

2014 年 5 月 15 日三诊：5 月 6 日经去。昨日带下增加，色白，不透明。苔薄白，脉细。上方去柴胡、香附，加鹿角胶 12g（烊冲），加强补肾填精之力。6 剂。

2014 年 5 月 21 日四诊：基础体温升高，呈阶梯状双相。排卵期见透明丝状带，无出血及腹痛。大便溏薄，日数行。苔薄，脉细。治宜补肾健脾。

菟丝子 30g，仙灵脾 20g，鹿角胶 12g（烊冲），补骨脂 15g，露蜂房 10g，炒白术 15g，茯苓 30g，炒当归 10g，炮姜 10g，炙甘草 6g。另：河车粉 6g，日 2 次调服。日 1 剂。

夫妻同病，同步中药调治。其丈夫精液常规检查凡3次，至6月8日检查结果：精子总数$70.7 \times 10^6$，精子活动率53.9%，前向运动精子数53.4%，各指数均已正常。

女方服药至6月3日，基础体温入低温相，月经来潮，当晚量多有潮感。前方日服。

2014年7月13日末诊：末次月经6月3~8日来潮，色、质、量均无异常，无腹痛，经前或见轻微乳胀数日。至排卵期见透明带、锦丝状带4~5天。于6月23日卵泡监测：有优势卵泡（15mm×13mm），2天后消失。

刻诊：月经逾期10天未行。纳好，无呕恶口味改变。苔薄，脉细滑。查尿妊娠试验阳性。早孕。予五子衍宗丸加味以补肾孕胎，未雨绸缪。

菟丝子20g，五味子10g，车前子15g（包），覆盆子20g，枸杞子30g，桑寄生20g，川断15g，白术15g，淡黄芩15g，砂仁3g（后下），陈皮10g，当归10g，熟地黄15g，炙甘草6g。7剂。

**按**：黄体功能不全典型之临床表现为月经周期偏短，经间期出血，量偏多，时间延长，可见排卵征象；孕后易流产，甚或习惯性流产。黄体中期测定孕酮、月经周期第2~3日测定FSH，以了解是否排卵和黄体功能及卵巢基础状态。B超卵泡监测、基础体温测定、阴道脱落细胞涂片检查、宫颈黏液结晶检查、女性激素测定等，是检查黄体功能的主要方法。中医无此病名，多于肾气肾精不足辨证论治。本案夫妻双方同步治疗，疗效尚称满意。

初诊取柴胡、淡黄芩、香附疏肝调气解郁；菟丝子、仙灵脾补肾温阳填精；当归、熟地黄、川芎、白芍养血调经；桂枝、桃仁、红花温经通脉化瘀；甘草补气，调和诸药。二诊取柴胡、淡黄芩、香附疏肝调气解郁；菟丝子、仙灵脾、补骨脂补肾温阳填精；当归、熟地黄、川芎、白芍养血调经；桂枝、桃仁、红花温经通脉化瘀；紫河车、蜈蚣补肾元，益精血，温阳补虚促卵泡成熟；甘草补气和中，调和诸药。三诊方解从略。四诊取菟丝子、仙灵脾、鹿角胶、露蜂房补肾填精温阳；补骨脂温肾健脾，白术、茯苓、炮姜补气健脾温中，当归养血冀气血丰沛；甘草补气和中。紫河车补肾元，益精血。末诊取菟丝子、枸杞子补肾益精，覆盆子、五味子益肾固胎，车前子利水泄热以为反佐，使补中有泄、涩中有利，平补无过；桑寄生、续断补肝肾、强筋骨、安胎，白术、黄芩补气健脾、清热安胎，砂仁、陈皮芳香开胃，当归、熟地黄补血养胎；甘草益气和中，调和诸药。

### 8. 不孕验案之八（卵巢早衰，继发性不孕症）

邹某，女，39岁，广州番禺人。2009年2月6日初诊。

婚后不孕已13年。自2001年（31岁）月经失调至今已9年。初量少后期，后停经不行，服用或肌注黄体酮方见撤退性子宫出血。带少，体重增加。在苏州、上海等医院做B超及相关检查诊断"卵巢早衰"，服中药半年余，继服补佳乐（戊酸雌二醇）

近 2 年，月经来潮，量少。因肝功能异常，谷丙转氨酶 900U/L 以上，遂停服补佳乐，相继出现更年期症状。月经失调，烘热心烦汗出，脾气暴躁，体重增加。住院治疗 1 个月后，肝功能有所恢复，"小三阳"，出院。四处求医未孕，心烦烘热阵汗仍著。2008 年春经人介绍来诊，服药 3 个月，月经如期而行，5 日干净，量略偏少，潮热出汗、心烦失眠诸症基本消失。因企业业务之便，顺道又赴上海、广州求治，终未怀孕。至此，婚后未孕已 13 年，求子心切，再度来诊。尚面少华色，色素沉着，纳少，厌油腻，喜清淡素食。

询得末次月经 2009 年 1 月 30 日至 2 月 3 日来潮，腹痛，高潮 2 天，量尚可，经行心烦易怒，眠差，经前乳胀。平素带下较多。月经史：$9，\dfrac{7}{22 \sim 23}$，量偏多，伴腹痛、经前乳胀。生育史：0 - 0 - 1 - 0。26 岁结婚，婚前"人流"1 次。丈夫精液常规检查无异常。苔薄，脉细。

9 岁初潮已属性早熟，且经量素多。31 岁出现卵巢早衰征象并确诊之，这与年幼之躯肾精耗损当有一定的相关性，虽经中西药治疗得以扭转，肝肾精血不足当是不孕（无排卵）的主要原因之一。肝气失调而心烦乳胀，气血瘀滞而腹痛；纳少，厌油腻，木郁土壅之象，以致化源不足，面少华色。姑拟疏肝解郁，健脾养血，补肾益精。方从逍遥散、五子衍宗丸化裁，缓缓图功，冀能气血冲和顺畅，肾精充沛，适时排卵是幸。

柴胡 12g，白术、白芍各 15g，川芎 10g，当归 10g，陈皮 6g，茯苓 20g，香附 15g（打），薄荷 6g（后下），牡丹皮 10g，桃仁泥 10g，红花 10g，仙灵脾 20g，菟丝子 20g，枸杞子 20g，五味子 10g，炙甘草 6g。日 1 剂。

至 2010 年 4 月 5 日，患者专程来锡，一者报喜，药后怀孕 36 周 +2 天（较预产期提前 4 天，疑为刻意安排），于 2009 年 10 月 14 日在香港某医院剖宫产一女婴，体重 6 斤 3 两，母婴健康，人工喂养，至今已 5 个半月。产后 1 个月月经即行，第 3 个月月经淋漓，45 天方去；二者告头昏晕，面色晦滞，视物有小黑点，下肢酸楚，多梦，索方求治（脉证方药从略）。

患者说：2009 年 2 月服药，月经逾期未行 1 周，尿妊娠试验阳性无误，欣喜不已，因余休息未遇未能及时告知。又因先生企业事务需赴穗急办，翌日（3 月 10 日）即同飞广州返乡。孕期足不出户，养护尤加，体重增加 60 斤。

**按**：卵巢早衰是指女子在 40 岁以前，由于卵巢内卵泡耗竭，或医源性损伤，导致卵巢功能衰竭者，以低雌激素及高促性腺激素为特征，表现为继发性闭经，常伴围绝经期症状，诊断不难，却很难治愈，谓"卵巢功能衰竭为不可逆性"，属妇科疑难杂症之一。西医妇科多予以全身治疗（包括心理治疗）及激素治疗（补充其不足或拮抗其过多）。中医多从肾精匮乏、气血不足论治。《素问·阴阳应象大论》云："精不足者，温之以气，形不足者，补之以味。"常启用鹿角胶、鹿茸、阿胶、紫河车、龟板等血肉有情之品，以充填元阳阴精，非此不能为功。他如虫药蜈蚣，能助阳起废治阳痿，用治女性雌激素低下、性事淡漠亦有良效，因亦属血肉有情之物，且有化瘀通脉、改善卵巢胞宫血液循环作用，与紫河车同用，相得益彰。《素问·上古天真论》云："女子七岁，肾气盛，齿更发长；二七而天癸至，任脉通，太冲脉盛，月事以时下，故有子……七七任脉虚，太冲脉衰少，天癸竭，地道不通，故形坏而无子也。"肾气盛则天癸至，天癸通达灌注于冲任二脉，是维系胞宫行经、胎孕正常的物质基础。肾气的"盛"与"衰"，影响天癸的"至"与"竭"，肾精虚亏耗竭当是"卵巢早衰"的主要原因。女孩 8 岁以前乳房发育、10 岁以前月经初潮，即为女子性早熟症。患者 9 岁经行，经量偏多，过早耗竭肾精，可能对是证产生不良影响。脾为后天之本、气血生化之源，为胞宫的行经、胎孕提供物质基础，天癸虽然来源于先天，必须受后天水谷精微的滋养才能成熟，使胞宫有经、孕、育、产的功能。"女子以肝为先天"，患者肝气失调，木郁土壅，助湿生痰，恶性循环，气血失调，生化乏源，故治疗当随症兼顾。《证治准绳》五子衍宗丸由菟丝子、枸杞子、覆盆子、五味子、车前子组成，功能补肾固精，主治肾虚遗精、阳痿早泄，以及精冷不育、妇女不孕等症。今取菟丝子、枸杞子、五味子，合仙灵脾补肾益精滋阴，调肝宁神；逍遥散疏肝解郁，养血健脾。辨证论治无误，服药排卵受孕，亦在情理之中。但当月即见排卵受孕，似纯属侥幸，应该综合分析方称允当。

此案难得，亦有所启迪，是为记。

## （二）前阴病证

### 1. 阴吹验案

叶某，女，36 岁。2001 年 2 月 26 日初诊。

阴中咕咕有声、气泡外泄 2 年，羞涩难言。带多色黄，腰酸，腹痛。月经或见先期，近著。末次月经 2 月 16～20 日，量如常。纳眠尚可，时有口渴。尿中或见隐血，大便干结。苔薄，脉细略数。

证属阴吹。湿浊外邪侵袭胞宫，产气化热，带脉失约，脾气虚弱，固摄无权，以致咕咕下泄有声也。法当清利湿热，补气升提。

川黄柏 10g，苍术 15g，龙胆草 10g，椿根皮 30g，白鲜皮 15g，土茯苓 30g，苦参 20g，枳壳 20g，升麻 6g，生地黄 30g，生大黄 6g，赤芍 15g，党参 30g，白术 15g，云茯苓 30g，生姜 3 片，炙甘草 6g。

嘱注意个人卫生，保持外阴清洁，避免不洁性生活，以防感染细菌病毒虫邪，不易根治。

2001 年 3 月 6 日二诊：7 剂后，阴吹止，气泡消失，带下色黄量多异味显减，腹痛愈，大便爽利。上方去生大黄，加生薏苡仁 30g，川牛膝 15g。

2001 年 3 月 13 日三诊：上方续服 7 剂，阴吹愈。带下正常，异味去。嘱上药续服半个月，以资巩固。

**按：**阴吹，指阴中时有排气如矢气之状，甚或带有声响的证候。《医宗金鉴·妇科心法要诀》谓："妇人阴吹者，阴中时时气出有声，如谷道转矢气状。"《金匮要略·妇人杂病脉证并治》云："胃气下泄，阴吹而正喧，此谷气之实也，膏发煎导之。"此是阴吹之胃肠燥结兼有瘀血的证治。此外，《医宗金鉴·妇科心法要诀》尚谓："（阴吹）中气下陷者，宜十全大补汤加升麻、柴胡，以升提之。"《温病条辨》则有"饮家阴吹，脉弦而迟，橘半桂苓枳姜汤主之"，以及后世医家之气虚下陷用补中益气汤之说。此病多发生于已生育的妇女，阴吹必须辨证论治。体虚气血不足者固多，见于产气菌感染性阴道炎体盛邪实者亦不少见。本案属阴吹之湿热脾虚型。方取二妙散，川黄柏、苍术苦寒清热、苦温燥湿，治湿热带下，加龙胆草、土茯苓、椿根皮、白鲜皮清热泻火、燥湿杀虫（菌）解毒，治湿浊带下阴吹；生地黄、赤芍、白芍凉血、养阴生津，生大黄通便；升麻、枳壳升降相因、行气除痞，乃沈师常用之经验对药，今以枳壳行气破气，兴奋胞宫平滑肌，排气以消除阴吹，且助生大黄通便以行腑气，升麻散火解毒、清宣湿热；党参、白术、云茯苓补中益气、扶正祛邪，另加生姜3片温胃，以防大队苦寒药戕伐伤胃。全方可使湿热毒邪消除而无以产气，脾气得复，则阴吹自止。二诊取四妙丸意，加牛膝补肝肾，引药下行；加生薏苡仁清热利湿，以治湿热带下阴吹。意在加强清热利湿之力而获全功。湿邪侵染为病，其性下趋，胶着难化，蕴热生毒产气，而成"阴吹"，即所谓产气菌感染性阴道炎者，皆"湿毒菌邪侵染为患"也。某教材《中医妇科学》言其病因病机为："阴吹多因中气不足，谷道欠利；胃肠燥化，腑气不通；气机紊乱，腑气不循常道；或因脾阳不运，痰湿停聚，阻遏腑气下泄而致阴吹。"其在各证型的病机归纳或言气虚→中气下陷→腑气不循常道→从前阴而出→阴吹，或言热盛灼津→胃燥便坚→腑气不得下泄→逆走前阴→阴吹，如此等等。仔细推敲，其"谷道""腑气"显指"肠道""矢气"；"气机紊乱，腑气不循常道"，则明言"矢气"不走肛门，且直言从前阴而出→阴吹，实属牵强附会。女性阴部三岐，尿道、阴道、肛门，各司其职。除各种原因引起的生殖道瘘如膀胱阴道瘘、膀胱宫颈瘘、尿道阴道瘘及直肠阴道瘘等异常外，岂能相通哉？古人不明解剖，不能强求，但今人因袭古人认识误区，中医将如何"现代化"及"与时俱进"？虽说女子胞属奇恒之腑，谓阴吹是奇恒之腑所产之气尚可理解。"谷道""阴道"相混，"矢气""阴吹"不分，云里雾里，似是而非，何有益于辨证论治？导致阴吹的直接原因是湿热菌邪（产气菌）侵袭感染，据此进行辨证分型论治，可以提高疗效。

20世纪80年代改革开放之初，无锡是全国乡镇企业发展的领头羊，前洲镇是无锡乡镇企业最发达的地方。大批外地农民工涌入无锡，由于卫生知识缺乏和居住条件简陋滞后，各种感染性妇科疾病蔓延，阴吹患者众多，以"感染性阴道炎"居多，从外感湿热邪毒立论，寒热虚实辨证施治，取得了良好的治疗效果。

（本案由龚莉莉、沈桂祥整理）

验案实录

## 2. 外阴疮疡验案（前庭大腺炎）

高某，女，37岁。2003年3月1日初诊。

左侧大阴唇后下方肿胀疼痛、刺痛反复发作3个月。曾多次就诊于某市级医院妇科和该市妇幼保健医院，确诊左侧前庭大腺炎，输液抗菌治疗好转，停药不久复发。末次月经2月22～24日来潮，无明显异常。诉经去行房，翌日外阴左侧疼痛，日渐加重。适经去第5天，左侧大阴唇后下方红肿灼热疼痛、刺痛，行走不便。阴道外口左侧肿胀外凸。尿道口疼痛，肛坠胀，有便意，前庭大腺炎复发，经老乡介绍专程来诊，以图根治。此前有宫颈糜烂、附件炎病史1年，间断治疗未愈。月经史：13，3/30，量中等，有痛经，经前乳房胀痛、胁痛。生育史：2－0－1－2。平素带黄，有异味，或有阴痒。苔黄，舌偏红，脉濡滑略数。

本证由湿热互结，下注冲任，蕴结成毒，侵蚀阴部，气血瘀滞，肿胀疼痛，而为"阴肿""阴疮"，甚或化脓成痈破溃。初因治疗未彻，余邪稽留未尽，伺机复发，今因性事邪毒侵染再发。刻诊阴疮脓肿将成未成之际，急当清热解毒、化瘀散结，辅以清泄下焦湿热。方从仙方活命饮加减，冀脓肿消弭于成痈之前。

金银花30g，白芷12g，天花粉30g，象贝母12g，当归尾10g，赤芍20g，皂角刺15g，制乳香、没药各10g，连翘30g，败酱草30g，薏苡仁30g，黄芩20g，生栀子12g，车前子15g（包），生甘草5g。上药浸泡1小时后，头煎、二煎混合，日3次分服；留渣煎煮取汁，日2次坐浴。另：炮甲片10g（研末），日2次分服。5剂。

2003年3月6日二诊：药后病情递减，外阴红肿灼热刺痛轻微，左侧前庭大腺口肿胀外凸基本平复，阴道口、尿道口疼痛亦解，略有瘙痒。带下不多，无异味。苔黄化，脉濡滑。前庭大腺炎得到有效控制，阴疮热毒化脓成痈态势渐见消散。祛邪务尽，切勿养痈遗患。效不更方。5剂。

2003年3月12日三诊：外阴红肿灼热刺痛均消，左侧前庭大腺口肿胀外凸平复，阴道口、尿道口疼痛瘙痒悉除。然湿热邪毒及病虫感染难以迅速荡尽，气血未和，前庭大腺炎彻底痊愈尚需时日。苔薄舌淡白，脉濡滑。还当利湿清热解毒，益气和营化瘀，扶正祛邪并举。

金银花30g，连翘30g，黄芩20g，黄芪20g，白术15g，茯苓30g，当归10g，生地黄15g，川芎10g，赤芍20g，川黄柏10g，苍术15g，生薏苡仁30g，苦参20g，炙甘草6g。12剂。

2003年3月25日四诊：阴疮病情消除尽净，前庭大腺炎痊愈。常有乳胀胁痛，带多。肝气条达则脾土安，脾运健则气血生化有源，水湿痰液得化而邪无以生，治本之道也。苔薄舌淡白，脉濡滑。当予调和肝脾，疏肝解郁，益气健脾化湿，养血和营。要养成良好生活习惯，注意个人卫生，劳逸结合，怡情悦志，方可避免和减少复发。

柴胡10g，赤芍、白芍各15g，枳壳10g，香附15g（打），黄芩20g，川芎6g，当归 12g，黄芪 30g，白术 15g，茯苓 30g，苦参 20g，败酱草 30g，生薏苡仁 30g，炙甘草 6g。

上方坚持服用至 4 月底停药。半年后随访，未见复发。

**按：**前庭大腺位于两侧大阴唇后 1/3 深部，腺管开口于处女膜与小阴唇之间，在性交、分娩或其他情况致外阴污染时，常因葡萄球菌、大肠杆菌、链球菌、肠球菌、淋病奈氏菌及沙眼衣原体感染引起前庭大腺炎，属中医阴肿、阴部疮疡范畴。急性期腺管呈急性化脓性炎症，腺管口每因肿胀或脓液凝聚堵塞，脓液不能外流，积存于内而成前庭大腺脓肿。本案因急性期治疗未彻而多反复，后又因性生活感染引发，宜参考外阴疮疡辨治。阴疮之治，首辨寒热。《女科撮要·卷上》说："妇人因阴中生疮，乃七情郁火，伤损肝脾，湿热下注。"言感受湿热，侵袭下焦，或肝郁犯脾，湿热互结，下注冲任，蕴结成毒，侵蚀阴部，腐肉为脓，而成阴疮。症见外阴红肿热痛，脓水淋漓，是为湿热证型。《外科大成·卷二》云："阴疮，运气皆属于寒。经曰：太阳之胜，阴中乃疡，隐曲不利，治以苦热。"言感受寒湿，瘀血内停，或脾肾阳虚，痰浊内停，痰瘀交阻，冲任阻滞，前阴失养，日久溃腐，成为阴疮。症见阴疮坚硬，皮色不变，溃后脓水稀薄淋漓，迁延难愈，形体虚羸者，是为寒湿证型（马宝璋主编《中医妇科学》）。亦有以热毒、寒凝分型者。临床常见者以湿热瘀毒为多，治则为"热者清之，寒者温之，坚者消之，虚者补之，下陷者托之"。前阴诸病（阴痒、阴肿、阴疮、阴痛、阴吹）重在防护，注意前阴的清洁卫生，防止邪毒、病虫感染，对避免和减少前阴病的发生和复发有重要意义。

本案初诊取仙方活命饮加减清热解毒，散结消痈，清肝泄热祛湿。金银花、甘草清热解毒，白芷疏风消散，当归、赤芍、乳香、没药活血定痛；皂角刺、穿山甲活血软坚散结消肿，天花粉、象贝母散结消肿，诸药合用则痈疽疮毒"脓未成者，服之可使消散，脓已成者，服之可促使外溃"（上海中医学院《中医方剂临床手册》）。连翘为"疮家圣药"，败酱草、薏苡仁利水渗湿，消痈排脓，与金银花、甘草合用，清热解毒，消痈散结，相得益彰，更得黄芩、栀子相助，清热解毒消痈之力尤加，黄芩、栀子清肝泄热燥湿，薏苡仁、车前子利小便除湿清热，使邪有出路。诸药协同，共奏清热解毒、活血消痈、清肝泄热除湿之功，则阴疮消散可期。二诊效不更方。三诊再接再厉，扶正祛邪并举。取金银花、连翘、黄芩清热解毒；黄柏、苍术、薏苡仁、川牛膝"四妙"燥湿清热，治下焦湿热疮毒，苦参清热燥湿杀虫；黄芪补气，合白术、茯苓补脾化湿健运，助气血之生化，当归、生地黄、川芎、赤芍养血补血化瘀，补中有清，合黄芪、甘草补气化瘀、通络和营。四诊疏肝扶脾，益气养血和营治其本。方从柴胡疏肝散、逍遥散、苦参败酱薏苡汤化裁。柴胡、黄芩疏肝解郁清热；血随气行，枳壳、香附、川芎、当归行气和血，合赤芍、白芍化瘀通络、养血柔肝则血无瘀滞之虞，肝气和则脾胃安；黄芪补气，白术、茯苓、薏苡仁健脾去湿，脾运健则气血化生有源，甘草益气和中，调和诸药；自拟苦参败酱薏苡汤由仲景薏苡附子败酱散变化而来，专为湿热病虫感染而设，内服外洗，常用于滴虫、霉菌性阴道炎，多效。

### 3. 外阴湿疮验案（湿疹）

过某，女，36岁。1997年2月25日初诊。

外阴灼热瘙痒年余，经去加重，甚或糜烂渗出，滋水不断，反复发作。西医皮肤病专科拟诊湿疹，久治不愈，不胜其苦。有滴虫性阴道炎史，经治疗而愈。刻诊：外阴湿疮累及大小阴唇，浸润肥厚，局部水肿，多滋水渗溢。诉带下黄白，或稠或稀，或有异味。今日白带常规检查排除滴虫、霉菌感染。苔浮黄，脉细。

湿热互结，浸淫阴部而为湿疮，西医之谓湿疹是也。法当清热利湿、解毒凉血、祛风止痒。并嘱戒辛辣、鱼虾海鲜牛羊肉发物，不穿化纤腈纶内衣裤袜。

川黄柏10g，苍术15g，生薏苡仁30g，苦参20g，蛇舌草30g，蛇床子30g，白鲜皮20g，生地黄15g，紫草15g，炙甘草6g，五倍子10g，龙胆草10g，土茯苓、云茯苓各30g。日1剂，3次分服；留渣煎汤坐浴，1日2次，每次20～30分钟。

药7剂，湿疮基本消失，续7剂，煎服法如前，痊愈。其后注意饮食穿着宜忌，很少复发，原方煎服坐浴，仍效。

**按：** 湿疮是一种过敏性炎症性皮肤病。其特点是皮损对称分布，多形损害，剧烈瘙痒，有湿润倾向，反复发作，易成慢性等。根据病程可分为急性、亚急性、慢性三类。急性湿疮以丘疱疹为主，有渗出倾向；慢性湿疮以苔藓样变为主，易反复发作。本病男女老幼皆可发病，但以先天禀赋不耐者为多，无明显季节性，但冬季常复发。本病相当于西医之湿疹。（陈红风主编《中医外科学》）

本案为阴部湿疮（湿疹）。药取黄柏寒凉苦燥、清热燥湿，其性沉降以清下焦（阴部）湿热，合苍术（二妙丸）辛苦而温，其性燥烈，健脾助运以治生湿之本，芳香化燥以化湿滞之标，合薏苡仁（四妙丸去牛膝）健脾渗湿、泄浊止痒，以茯苓健脾利湿助之；加苦参、土茯苓清湿热、解疮毒，辅以蛇舌草清热解毒、利湿消肿；蛇床子辛苦而温，燥湿杀虫、温肾祛风止痒（尚能治疗外阴白斑），白鲜皮苦辛而寒，清热燥湿、解毒祛风止痒，擅治湿疹疮毒、阴痒阴肿，寒温相济，其效益彰；五倍子收涩敛疮，治湿疮肿毒；更加龙胆草清热燥湿、泻火解毒，生地、紫草养阴清热、凉血解毒祛风以止痒；甘草解毒和中，协同诸药，内服外洗（浸渍），共奏清热利湿、解毒凉血、祛风止痒、消弭湿疹（湿疮）之功。

## （三）腹痛及癥瘕病证

### 1. 子宫左侧混合性包块验案

周某，女，37岁。2008年2月4日初诊。

2008年1月29日午后13时，因突发性左下腹痛13个小时就诊西医妇科，经内、外、妇科会诊诊断为左侧卵巢囊肿扭转，建议手术。16时送某妇幼保健医院进一步诊断治疗期间，疼痛略有减轻。阴道 B 超复查所见：子宫前位，大小为 63mm×55mm×49mm，形态饱满，轮廓欠清。子宫肌层欠均，后壁稍厚。宫内膜厚 10mm，尚均，宫腔内见环影。子宫左侧见混合性包块，大小 53mm×55mm×44mm。右附件未见明显异常。盆腔积液阴性，膀胱不充盈。印象：①子宫稍增大，肌层欠均。②子宫左侧混合性包块（卵巢黄素囊肿？炎性可能？建议复查）。专家建议回院观察，暂不手术。经抗生素输液治疗疼痛改善，B 超见子宫左侧混合性包块，大小如前，于 2008 年 2 月 2 日上午 8 时出院，要求中医治疗。

诉 13 岁月经初潮，26 天一行，7 天经去，量中等，无腹痛，经前 1~2 天乳胀。末次月经 2008 年 1 月 7~15 日，色、质、量均无异常。1-0-0-1。置节育环 13 年余。刻诊：月经逾期 2 天未行。左下腹尚有胀滞不适，略腰酸，带下略有异味。腹平软，左下腹轻度压痛。血常规检测：白细胞计数 $8.5×10^9/L$，红细胞计数 $4.3×10^{12}/L$，血红蛋白 127g/L，血小板计数 $140×10^9/L$，中性粒细胞比例 74.2%，单核细胞比例 5.4%，淋巴细胞比例 20.4%。苔白，脉细。

辨证辨病，子宫左侧混合性包块（卵巢黄素囊肿？炎性可能？）属癥瘕范畴，有内痈之虞。经水将行，因势利导，化瘀通经，软坚散结化瘀消痈，温清并用。

熟附片 6g，川桂枝 10g，炮姜 6g，淡吴茱萸 6g，当归 10g，赤芍、白芍各 15g，川芎 10g，桃仁泥 10g，红花 10g，失笑散 20g（包），莪术 15g，红藤 30g，败酱草 30g，蒲公英 30g，黄芩 20g，炙甘草 6g。7 剂。水煎，日 1 剂，3 次分服。另：淡全蝎 4g（研末），中药免煎颗粒水蛭、炮甲片各 6g，和匀，入胶囊，日 3 次分服。7 剂。

2008 年 2 月 12 日二诊：左侧卵巢囊肿扭转致突发性左下腹痛，缓解消失近半月许。月经后期 6 天，于 2008 年 2 月 7 日来潮，高潮 2 天，量中等，无腹痛。今经行第 6 天，将净。经前带下略有异味，有轻微乳胀。苔薄，脉细。再予化瘀消癥，通经散瘀，清热解毒消痈。

川桂枝 10g，茯苓 30g，赤芍、白芍各 10g，牡丹皮 10g，桃仁泥 10g，红花 10g，失笑散 15g（包），川芎 10g，当归 12g，皂角刺 15g，莪术 15g，红藤 30g，败酱草 30g，蒲公英 30g，炙甘草 6g。水煎，日 1 剂，3 次分服。另：淡全蝎 4g（研末），入中药免煎颗粒水蛭 3g、炮甲片 6g，和匀，入胶囊，日 3 次分服。7 剂。

2008 年 2 月 19 日三诊：2 月 13 日经去，前后 7 天，无明显异常和不适。经去无腹痛及腰酸。刻诊：正值经间排卵期前日，带下不多，无异味及腹痛，未见透明带，腰酸或作。苔薄，脉细。前方续进。7 剂。

2008 年 2 月 26 日四诊：适经前周许，尚无乳胀，带下不多，无腹痛、腰酸。苔薄，脉细。疏肝理气，化瘀散结消癥，清热解毒消痈。

柴胡 10g，赤芍、白芍各 10g，香附 15g（打），夏枯草 20g，当归 10g，川芎 10g，桃仁泥 10g，红花 10g，山慈菇 15g，莪术 15g，白芥子 10g，茯苓 20g，红藤 30g，败酱草 30g，炙甘草 6g。水煎，日 1 剂，日 3 次分服。另：淡全蝎 4g（研末），入中药免煎颗粒水蛭 3g、炮甲片 6g，和匀，入胶囊，日 3 次分服。7 剂。

2008 年 3 月 4 日五诊：今日上午院外 B 超印象：子宫、双附件、盆腔无明显异常。乳胀 3 天，经将行。方药如前。7 剂。

2008 年 3 月 15 日六诊：药后月经 3 月 5 日来潮，3 月 11 日经去，色、质、量无异常。今日复查 B 超印象：子宫、双附件未见明显异常，盆腔未见明显积液。病告痊愈。

**按**：患者因突发性左下腹痛急症入院，经内、外、妇科会诊诊断左侧卵巢囊肿扭转，建议手术，在送上级医院途中，因汽车颠簸使囊肿扭转松解而疼痛缓解，幸免于手术。经抗菌消炎 3 天后，混合性包块如故，要求出院，遂停药，改由中医中药治疗。月经期乃推陈出新之时，经间期排卵，乃卵泡破裂、卵子运动之机，因势利导，活血化瘀，祛痰软坚，散结消癥，治疗卵巢囊肿、子宫肌瘤，常能收事半功倍之效，积数十年之经验，用药是安全的。2008 年 1 月 29 日入院当天 16 时复查 B 超，"子宫左侧混合性包块（卵巢黄素囊肿？炎性可能？建议复查）"，结合体征血象，不排除急性化脓性炎症（内痈）的可能，故清热解毒消痈贯彻始终。而脓液的吸收，常引起局部组织的机化，导致新的瘀血癥积。治病防变，此所以 3 月 4 日经前院外 B 超 "子宫、双附件、盆腔无明显异常"，而仍坚持活血化瘀、虫药软坚散结消癥也。考全蝎、水蛭之属，皆有毒或小毒。《素问·五常政大论》有 "大毒治病，十去其六，常毒治病，十去其七，小毒治病，十去其八，无毒治病，十去其九" 之训，学贵通变，亦有所不循也。初诊以熟附子、桂枝、炮姜、吴茱萸温经散寒止痛；合当归、赤芍、白芍、川芎、桃仁、红花、失笑散活血化瘀，通经止痛；莪术破血行气，化瘀除癥，消积止痛，擅治积聚；红藤、败酱草、蒲公英、黄芩清热解毒消痈；甘草调和诸药。虫药全蝎、水蛭、穿山甲软坚化瘀，散结除癥。上方去熟附片、炮姜、黄芩，加茯苓、牡丹皮，合桂枝、桃仁、赤芍（《金匮》桂枝茯苓丸）活血化瘀消癥，合白芍、川芎、当归则养血行瘀通经；加皂角刺消痈托毒排脓，得穿山甲之助，其功益著；加小量水蛭化瘀，合虫药软坚散结除癥。三诊方略。四诊以柴胡、白芍、香附、茯苓、当归、川芎疏肝理气、解郁调经；夏枯草清肝消肿散结以治乳胀；山慈菇、莪术消痈散结，破血行气，除癥消积，得白芥子去皮里膜外之痰、茯苓健脾渗湿利水之助，以治混合性包块；桃仁、红花、赤芍活血调经，助消痈除癥；红藤、败酱草、蒲公英清热解毒消痈。五诊方药如前。

考卵巢黄素囊肿多因垂体促性腺激素平衡失调，尤以妊娠黄体功能活跃，腔内含有较多液体，如腔体增大，直径超过 2cm 以上，多见于妊娠期、长期或大量应用诱导排卵药物如克罗米芬者。而非妊娠期患者，由于卵巢黄素囊肿的内分泌活动可引起月经周期延迟，月经前的卵巢囊肿增大，当其破裂时，除急腹症症状外，多伴阴道持续性不规则出血，与异位妊娠破裂出血鉴别困难，常需根据剖腹探查及病理学检查始能明确诊断，切勿掉以轻心。

此案随访 1 年半，健康如常，未见复发。

朱良春老师评按：{手写签名}

（辨治分析均当）

### 2. 急性盆腔炎验案（左附件混合性包块）

周某，女，42 岁，江阴市某镇私企工人。2008 年 8 月 30 日初诊。

2008 年 8 月 16 日经去第 6 天在某乡镇医院置节育环。8 月 21 日下午 2 时因腰酸、少腹胀痛、带下色黄有异味，发热不退 24 小时，入住无锡市某医院。妇检左附件触及 7cm 大小包块。B 超示：左附件囊性包块，双附件回声不均；盆腔积液。血常规检测：白细胞计数 $11.4 \times 10^9$/L，中性粒细胞比例 78.7%。白带常规检查示白细胞（＋＋＋＋）。确诊"急性盆腔炎"。予氨曲南、替硝唑静脉滴注抗感染治疗 8 天，病情减轻，腹痛缓解，不听劝阻"自动出院"。继在某纺织公司诊所输液治疗 3 天（药物不详），见左下腹胀痛、刺痛加重，行走震痛，B 超复查提示：左侧附件混合性包块（50mm×49mm，低回声区，有不规则液性暗区，炎性可能）。

诉经行第 4 天，左下腹胀痛、刺痛、行走震痛已 14 天。末次月经 2008 年 8 月 27 日如期来潮，翌日高潮，今经行第 4 天，量多减少，多血块。下腹部胀痛、刺痛、行走震痛如前，左甚。查左下腹压痛，无明显肌卫及反跳痛。月经史：15，$\frac{7 \sim 8}{22}$，量中等，无腹痛。生育史：1 - 0 - 2 - 1。无大出血史。置节育环。平素带多，色黄白相兼，腰酸尚可。苔白糙，脉沉细。

证属内痈范畴。因湿热下注，邪毒虾血瘀结胞宫而成。治以祛湿清热解毒、化瘀散结、除癥消痈为法。

红藤 30g，败酱草 30g，黄连 6g，川黄柏 10g，黄芩 15g，蒲公英 30g，桃仁泥 10g，红花 10g，失笑散 20g（包），苍术 20g，川牛膝 15g，生薏苡仁 30g，土茯苓、云茯苓各 30g，赤芍、白芍各 15g，炙甘草 6g。水煎服，日 3 次。另：淡全蝎 4g（研末），加中药免煎颗粒水蛭、炮甲片各 6g，和匀，入胶囊，日 3 次分服。5 剂。

9 月 4 日二诊：9 月 1 日经去。带下不多，色黄，有异味。左下腹压痛减轻，尚见刺痛。苔脉如前。原方续进。7 剂。

9 月 13 日三诊：药后少腹尚有间歇性、一过性刺痛，或轻微腰酸。带下色黄，见丝状带 3 天，略有异味。苔薄，脉细滑。病情改善。适经间排卵之时，当因势利导，加强化瘀散结之力。

红藤 30g，败酱草 30g，川黄柏 10g，龙胆草 10g，莪术 15g，山慈菇 15g，当归 12g，桃仁泥 10g，红花 10g，土茯苓、云茯苓各 30g，生薏苡仁 30g，白芥子 12g，赤芍、白芍各 15g，川牛膝 15g，炙甘草 6g。虫药胶囊及其服法如前。日 1 剂。

10 月 17 日四诊：末次月经 9 月 24 ～ 30 日，有阵发性刺痛。此刻带下不多，无异味。

双附件无明显压痛及包块扪及。今日 B 超示：子宫及双附件均未见明显异常。盆腔子宫直肠陷凹积液（20mm×10mm），盆腔扫查于膀胱三角区见游离性暗区（30mm×28mm）。服药月余，左附件混合性包块消失，盆腔积液尚著，当与混合性包块破裂消失和（或）排卵期卵泡破裂，其水液渗漏下注相关。略见腰酸腹痛。苔薄，脉细滑。重化湿清利，消盆腔积液。

红藤 30g，败酱草 30g，蛇舌草 30g，蒲公英 30g，猪苓、茯苓各 30g，车前子 20g（包），泽兰叶 20g，益母草 30g，香附 15g，赤芍、白芍各 15g，川牛膝 15g，川黄柏 10g，苍术 10g，生薏苡仁 30g，白芥子 12g，炙甘草 6g。另：淡全蝎 4g（研末），入中药免煎颗粒水蛭 6g，和匀，入胶囊，日 3 次分服。

上方调服半个月，查盆腔子宫直肠陷凹积液及膀胱三角区游离性暗区均消失。

**按：**盆腔炎是指女性的内生殖器及其周围的结缔组织、盆腔腹膜发生的炎症。多因产后、剖宫产后、流产后、月经期交合及妇科手术后，细菌进入创面感染所致。性生活紊乱者、性病患者罹患此症尤多。盆腔炎属妇科疑难杂症，有急、慢性之分。急性者发病急，症状重，可引起盆腔腹膜炎、弥漫性腹膜炎、菌毒败血症、休克，甚至危及生命。慢性盆腔炎多由急性盆腔炎失治或未经彻底治疗，反复发作演变而成，起病缓慢。中医无盆腔炎病名，根据其症状特点，当属"热入血室""带下病""不孕""经水不调""经行腹痛"等范畴。患者湿热下注而带下黄白，经去第 6 天行安置节育环手术，因此感染而成急性盆腔炎症。湿热邪毒瘀结卵巢而为内痈癥积，辨证论治恰当，疗效较佳。中医药治疗此类急、慢性盆腔炎症，疗效是满意的。对于盆腔积液的中医药治疗，当从水湿痰饮论治，兼以活血化瘀，多获良效。初诊取红藤、败酱草、蒲公英、土茯苓清热解毒消痈，红藤、败酱草尚能化瘀止痛，蒲公英、土茯苓兼能利湿；黄连、黄柏、黄芩清热解毒、苦寒燥湿，合茯苓、苍术、生薏苡仁利水化湿健脾，牛膝补肝肾引药下行，清下焦湿热毒邪以消痈；桃仁、红花、失笑散活血化瘀、通经止痛，助消痈散瘀化癥；赤芍、白芍凉血解毒散瘀，合甘草缓急止痛；甘草解毒，益气和中，调和诸药。全蝎、水蛭、穿山甲软坚破瘀止痛消癥，亦以消痈。二诊方药如前。三诊前方去黄连、黄芩、蒲公英、失笑散、苍术；加龙胆草清泄肝经湿毒；莪术、山慈菇破血行气，消痈散结，除癥消积，得白芥子散结，去皮里膜外之痰而效增；当归养血化瘀。四诊前方去龙胆草、莪术、山慈菇、当归；起用蛇舌草、蒲公英以加强清热解毒之力；猪苓、茯苓、车前子利水化饮，以消积液；泽兰叶、益母草加强活血化瘀利水之力，化瘀亦所以化水也。

### 3. 盆腔炎伴卵巢囊肿验案

郝某，女，40 岁。2008 年 10 月 4 日初诊。

素带多色黄，有异味，见少腹疼痛不适莫名有坠感已 2~3 个月，经期延长，腰酸。正值月经中期，带下色黄量多如注，异味烈，阴痒，少腹疼痛坠胀尤甚，腰酸。

诊见微渴，纳减。下腹部压痛，右甚于左，无明显肌卫。体温 37.2℃。末次月经 9 月 21～24 日。此前月经 10 余天方去，或见腹痛。月经史：20，$\dfrac{6～7}{30}$，量偏多，有血块，伴腹痛。生育史：2－0－0－2，顺产，置节育环。妇检：阴道充血，有较多脓性分泌物；宫颈充血、水肿、举痛明显。血常规检测：白细胞计数 $10.8 \times 10^9$/L，中性粒细胞比例 75.8%。白带常规检查示白细胞（＋＋＋＋），找到滴虫。B 超检查：右侧附件囊肿（41mm×43mm），盆腔无积液。苔薄，脉细。西医妇科诊断：盆腔炎，右侧卵巢囊肿。

外感湿热邪毒，侵袭子宫冲任胞脉，热入血室，经期延长；更兼带脉失约、湿热邪毒及虫邪感染，则带下量多色黄秽浊，阴痒不堪，而成盆腔炎症；湿热蕴痰，与血搏结积聚盆腔卵巢则为"卵巢囊肿"，属中医"带下""癥积"范畴。是以气血不畅，不通则痛，腹坠腰酸。予清热泻肝，利湿解毒杀虫，化瘀消痰，散结除癥，冀血热能清，卵巢囊肿可消，盆腔炎症得治。

红藤 30g，败酱草 30g，蛇舌草 30g，蛇床子 20g，川黄柏 10g，苍术 20g，生薏苡仁 30g，川牛膝 15g，龙胆草 10g，土茯苓、云茯苓各 30g，莪术 15g，桃仁泥 15g，失笑散 20g（包），赤芍 15g，牡丹皮 12g，炙甘草 6g。水煎，日 1 剂，3 次分服。另：淡全蝎 4g（研末），加中药免煎颗粒水蛭 3g，和匀，入胶囊，日 3 次分服。5 剂。

10 月 9 日二诊：上方去莪术，加白芍 15g，当归 12g，养血和营调经。虫药如前，化瘀消痰、散结除癥一以贯之。药后带下色白量减，无异味，阴痒、下腹疼痛坠胀、腰酸尽去。5 剂。

10 月 14 日三诊：适值经前周许。前方去苍术、生薏苡仁、茯苓、蛇舌草，加黄连、阿胶、生地黄、当归、益母草以清热养阴、化瘀调经。5 剂。

10 月 20 日四诊：昨日经行，今日高潮量多，少腹略有坠胀。舌边有瘀紫，脉细涩。汤药如前，中药免煎颗粒淡全蝎、水蛭、炮甲片各 6g，加参三七末 4g，和匀，入胶囊，日 3 次分服。冀求散结消癥，经水如期而去而不留瘀。10 剂。

10 月 30 日五诊：带下色、质、量均无异常，异味消失不再。尚见少腹轻微坠胀。末次月经 10 月 19～23 日，翌日高潮量多，少腹略有坠胀，经水杂小血块下，经行 5 天适时而去。苔薄白，舌淡有瘀斑。脉沉细涩。湿热渐去，虚寒本质显现，当标本兼顾，寒温并用。将入经间排卵期，因势利导，活血化瘀、软坚散结正其时也。

熟附片 15g（先煎），川桂枝 10g，土茯苓、云茯苓各 30g，赤芍、白芍各 15g，地鳖虫 10g，白芥子 15g，皂角刺 20g，莪术 15g，桃仁泥 10g，牡丹皮 10g，蛇床子 20g，龙胆草 10g，红藤 30g，败酱草 30g，炙甘草 6g。另：中药免煎颗粒淡全蝎、水蛭、炮甲片各 6g，加参三七末 4g，和匀，入胶囊，日 3 次分服。10 剂。

2008 年 11 月 10 日六诊：带多色黄有异味药后已除，少腹坠胀药后均愈。经间排卵期已过，今日 B 超复查示：右附件囊肿消失未见。苔薄，舌淡，瘀斑浅淡，脉沉细。湿性黏滞，胶着难化，且化热蕴毒，侵袭盆腔器官组织，恐多反复；右侧卵巢囊肿虽消，舌淡瘀斑、脉沉细涩尚见，气血瘀滞自非朝夕可愈，仍宜标本兼顾，以善其后。

黄芪 30g，熟附片 12g（先煎），土茯苓、云茯苓各 30g，蛇床子 15g，苍术 12g，生薏苡仁 30g，龙胆草 6g，桃仁泥 10g，红花 10g，赤芍、白芍各 15g，地鳖虫 10g，红藤 30g，败酱草 30g，炙甘草 6g。另：中药免煎颗粒淡全蝎、水蛭、炮甲片各 6g，和匀，入胶囊，日 3 次分服。

守方加减调治 1 个月，告愈。

**按：** 本案为急性盆腔炎之病情较缓者，伴卵巢囊肿，予清热泻肝、利湿解毒杀虫、化瘀消痰、散结除癥之法，虽服药月余诸症即除，然湿性黏滞，重浊趋下，病情易迁延反复，服药 3 个月方收全功，随访 1 年，未曾复发。值得一提的是：患者初诊"素带多色黄，有异味，见少腹疼痛不适莫名有坠感已 2~3 个月"，乃重感湿热邪毒，从阳化热之象。至五诊湿热渐去而见苔薄白、脉沉细涩，禀赋虚寒渐露端倪，推测湿邪侵袭由来已久。且湿为阴邪，易伤阳气，启用附子，体现了辨证论治、治病求本之旨。

初诊以红藤、败酱草、蛇舌草清热解毒、活血祛瘀止痛、利湿通淋，蛇床子杀虫止痒、祛风燥湿，其性辛、苦、温，亦纠诸药寒凉之偏。方书言"阴虚火旺或下焦有湿热者不宜内服"，然其治滴虫感染特效，而滴虫患者多有湿热带多症状，余常以之与苍术、苦参、龙胆草等配伍，不但杀虫疗效倍增，屡试不爽，且从未有助热生火、助湿生热之弊，用量在 30g 以下，亦未见"口舌发麻，恶心呕吐，或头晕、心悸、心烦、胸闷等中毒现象"；合黄柏、苍术、生薏苡仁、川牛膝主湿热带下、腹胀腰酸，龙胆草清热泻火燥湿，土茯苓解毒除湿，茯苓健脾利水渗湿，则盆腔炎症消弭可期；桃仁、红花、失笑散、赤芍活血调经，化瘀止痛消癥；莪术破血行气，消积止痛化瘀以消囊肿；甘草解毒和中缓急，调和诸药。虫药全蝎、水蛭软坚化瘀、散结除癥以消囊肿（虑穿山甲价昂，暂不用）。二诊上方去莪术，加白芍、当归养血和营缓急。虫药如前。三诊加黄连、阿胶、生地黄，合当归、白芍、赤芍、牡丹皮清经补血、凉血散瘀，并合桃仁、红花、失笑散、益母草、牛膝活血化瘀、调经止痛；余药清热燥湿、解毒杀虫、泻火解毒，以治盆腔湿热虫毒诸邪。四诊全蝎倍量，加穿山甲、三七化瘀软坚散结消癥，调经止血而不留瘀。五诊起用附子温阳补虚，益"少火"以生气，补虚寒之本；以桂枝、茯苓、桃仁、牡丹皮、赤芍（桂枝茯苓丸）合地鳖虫、白芍、甘草活血化瘀消癥，缓急止痛；白芥子行气化痰散结，皂角刺、莪术破血行气、消肿托毒以消囊肿；蛇床子、龙胆草、土茯苓、红藤、败酱草及虫药胶囊如前。六诊黄芪、附子补气温阳，余药解毒利湿化瘀散结，荡涤余邪，标本兼顾善后。

### 4. 子宫肌瘤验案

陶某，女，43岁。1991年11月7日初诊。

经行先期量多10余年，病情加重1年。妇科普查（B超）曾见子宫小肌瘤。末次月经10月17日来潮，3~4天后量多如崩，经用止血敏、安络血、丙酸睾丸酮治疗后，今日方净，行B超检查，提示患有子宫肌瘤（2.4cm×2.7cm），故由妇科转诊中医，冀服药消瘤。

诊见面色苍白无华，语怯。头晕肢软，略腰酸。无痛经和经行乳胀史，平素带下量多清稀。唇舌色淡，脉细。经行先期量多，既崩且漏，带多清稀诸症，盖由脾肾阳气虚弱，肌瘤瘀滞胞脉，不能固摄冲任，血运失常，水湿下注使然。治宜温肾益气，养血固冲，软坚消瘤。

阿胶10g（烊冲），艾叶10g，黄芪20g，当归12g，川芎6g，菟丝子12g，仙灵脾20g，川桂枝10g，茯苓12g，昆布30g，夏枯草、大象贝各10g，生牡蛎30g（先煎），炮甲片6g。

上方加减日服，2个月后经行周期正常，量多崩漏带下诸症均瘥，B超检查子宫肌瘤消失。嘱服乌鸡白凤丸以为巩固之计。随访半年，经行如常。

**按：**子宫肌瘤属中医"癥瘕"范畴，痰血瘀结为其主要病理基础，故消痰软坚散结是其重要治疗法则。如能结合理气行滞、活血通络、化瘀消癥诸法辨证施治，每可获效，通常短则数月，长则一二年，捷如本案者较少。经期乃推陈致新之时，因势利导，适度化瘀消癥，可提高疗效。但对或崩或漏，虚实夹杂者，必须遵循急则治标、缓则治本的原则，治疗时把握虚实，毋伤其正。

### 5. 乳腺小叶增生症验案

边某，女，40岁。1989年12月27日初诊。

双侧乳房乳核胀滞疼痛已8年，经前旬许加重，经行痛减。两乳外上方可扪及小胡桃和花生般大小肿块数枚，触痛，常因忧思恼怒肿痛加重。曾在无锡市某医院专科检查，诊为"乳腺小叶增生症"。

刻诊：适经前周许，双乳胀痛拒按，乳核掣痛引腋，两臂抬举活动则痛加，乳头痛不能触衣。烦躁。平素经行量少，间少量凝块。舌边有瘀点，苔薄，脉细弦。

本病属中医"乳癖""经行乳房胀痛"范畴。气滞血瘀，痰血瘀结成核，不通则痛。治宜疏肝化瘀，消痰软坚散结。

柴胡、赤芍、白芍各10g，失笑散15g（包），桃仁12g（打），当归12g，川芎、莪术、橘核、橘叶、炮甲片各10g，昆布30g，夏枯草、象贝母各10g，龙胆草6g。

经前经期上方日服，经后则以消痰软坚散结为主、疏肝活血化瘀为辅。4个月后乳核消除，经行乳胀掣痛、乳头触痛尽释。嘱服逍遥丸2个月，务求情志愉悦，以善其后。忌食豆浆，减少豆制品的进食，禁服美容类保健品。

**按**：消痰软坚散结法源于《内经》"结者散之""坚者削之""客者除之"之旨，其代表方有内消瘰疬丸（《疡医大全》）、海藻玉壶汤（《医宗金鉴》）等，用治瘿瘤、瘰疬、痰核。余常以昆布、海藻、象贝母、夏枯草、牡蛎、穿山甲等中药消痰软坚散结为主，辨治痰瘀为患之有形癥结，诸如声带结节、咽后壁滤泡增生、甲状腺肿大及肿瘤、结节病、子宫肌瘤、乳腺小叶增生、前列腺肥大等症，时获验效。

"女子以肝为先天"，乳病从肝，总不离乎疏肝、柔肝、泄肝诸法。行气解郁固疏肝也，化瘀、消痰、软坚、散结亦疏肝也。盖乳头属肝，乳房属胃，肝郁气滞，痰血瘀结成核，气血益瘀，乳胀益甚，肝气益滞。肝木克土，土壅木郁是也。唯经行前后，治当各有所宜，各有侧重耳。西医学认为乳腺小叶增生症，系由内分泌功能失调所致。乳腺小叶增生早期，疏肝理气合活血化瘀常可奏效，然乳核乳癖瘤疾，总赖消痰软坚散结诸药为中流砥柱，不宜偏执。

（上两则病案发表于《光明中医》1993年第6期）

### 6. 结节病伴子宫肌瘤验案

胡某，女，46岁。1990年1月13日初诊。

患者因惧子宫肌瘤恶变而欲手术切除，5个月前求治于某妇幼保健医院。术前X线胸透检查，发现"肺部病变"，即转某结核病防治医院，确诊"胸内结节病I期"。经外院中药治疗4个月，结节病、子宫肌瘤均无效应，遂改用激素等药（强的松10mg、氯化钾0.25g、甲烯土霉素0.2g、鱼腥草素片20mg，均1日3次口服）治疗45天，病情尚无丝毫改善，遂停服西药，强的松递减撤除，延余中药治疗。

观患者满月脸型，呈典型之柯氏综合征象。月经周期、色、质均无明显异常，经量偏少已数月，3日净。纳眠尚可，余无不适。X线片示：双侧肺门淋巴结肿大。B超提示：子宫肌瘤（3.2cm×2.5cm）。体检余无异常发现。舌淡，脉细。

朱良春老师称结节病为"痰注"，子宫肌瘤则属"癥瘕"范畴，痰瘀互结而成。结者散之，坚者削之，客者除之，异病同治，冀消痰软坚散结除癥。

昆布30g，海藻20g，象贝母10g，夏枯草10g，白芥子10g，炮甲片6g，皂角刺10g，当归12g，川芎6g，生牡蛎30g（先煎），益母草12g，仙灵脾12g。日1剂，水煎服。

1990年2月16日和3月14日，先后在原结核病防治医院X线摄片复查，谓结节病"病情递减"，疗效满意；2月24日原妇幼保健医院B超复查示：子宫肌瘤1.9cm×1.8cm，较前缩小，遂原方续服。

逾月，于3月26日本院B超检查：子宫肌瘤1.6cm×1.5cm。适经前，略有腹痛。前方参《金匮》桂枝茯苓丸意，活血化瘀，消痰软坚散结。

川桂枝10g，茯苓20g，桃仁10g（打），泽兰叶10g，当归12g，山慈菇10g，海藻20g，昆布30g，夏枯草10g，白芥子10g，生鳖甲15g，益母草15g，仙灵脾15g。

4月8日和4月13日，分别在原妇幼保健医院和某结核病防治医院行B超和X线摄片检查，子宫肌瘤消失，结节病痊愈。前后共服中药80剂。1992年6月22日在本

沈桂祥 临证经验实录

院做 B 超和 X 线摄片复查,未见异常。随访 4 年,未见反复。

**按:** 结节病是一种病因尚未完全明确、可累及全身多种器官的非干酪性上皮样慢性肉芽肿,可以侵犯淋巴结、肺、皮肤、眼、肝、脾、指骨等全身各个器官。有明显的胸部病变,肺门和纵隔淋巴结肿大是结节病最重要的 X 线表现,常可见周围淋巴结肿大。30~40 岁女性多见,但每因无临床症状(体重减轻、乏力,少数患者有发热咳嗽等)或症状不明显而漏诊。朱良春老师依据结节病的症状、体征之表现符合痰证之特点,赞同《丹溪心法》"百病多有夹痰者,世所不知,人身中有结核,不痛不红,不作脓,痰注也",而将结节病归结于"痰注"或"痰核"。

中医无结节病名,临床不多见。抗结核治疗无效,激素有效而有反复。部分病例有自限性,大多预后良好;而慢性进行性、多个器官损害、肺广泛纤维化等则预后较差;病情恶化和死亡率各占 8%(陆再英、钟南山主编《内科学》)。"结节样变"是结节病的主要病理特征,朱良春老师以"痰注""痰核"名之。本案结节病外院曾用中药治疗 4 个月未果,继而改用激素等西药 45 天而无丝毫进展,后据"结者散之""坚者削之""客者除之"治则,予消痰软坚散结除癥方药而获佳效。

子宫肌瘤属中医"癥瘕"范畴。除雌性激素偏高等因素外,脾肾阳气虚弱,水湿聚而成痰,瘀滞胞宫,与血气相结,积而成癥是其成因之一。消痰软坚散结和活血化瘀为治疗妇人癥瘕的大法。患者年过"六七"而肾气渐衰,气血不足,经量偏少,而于消痰散结化瘀方药中加当归、川芎、仙灵脾以为补益精血而获效。而仙灵脾温补肾阳,能提高细胞、体液免疫功能,合消痰化瘀软坚散结诸药,能提高结节病的疗效。结节病与子宫肌瘤二者病机相似,异病同治而尽收全功。

(本案收载于周仲英、范欣生主编《中医药理论与临床研究论丛》,中国商业出版社 1996 年出版)

---

上文写于 1994 年 4 月。此后学习朱良春老师《痰注(结节病)的辨治》等相关文章、医论,获益良多。朱良春老师治结节病,除海藻、昆布、夏枯草、生牡蛎消核软坚外,屡用白芥子、生半夏、紫背天葵、炙僵蚕而获效。气阴并虚而见疲惫乏力、体重下降、时有低热盗汗、胸痛干咳者加太子参、川百合、功劳叶、黄精、葎草补益气阴,散结除蒸;视兼证之不同,分别以黄芪、党参、当归补益气血,麦冬养阴,使气运血活,痰消津还;取炙蜂房祛风、化痰、攻毒;赤芍、地鳖虫、穿山甲活血化瘀;选用仙灵脾、鹿角霜大补肾阳,提高细胞、体液免疫功能,以振奋脾阳,运化水湿,而阻生痰之源;从抗凝剂治疗结节病有效,提出"治痰要治血,血活则痰化",运用活血化瘀一类药物,必然可以提高疗效。以上辨证用药的思路、经验足可师法,对临床很有指导意义。

### （四）其他病证

**子宫内膜腺癌根除术后寒厥呕恶不能食验案**

黄某，女，47岁，无锡市人。2013年1月15日下午2时初诊。

因子宫内膜腺癌（Ⅱ级）行"次广泛全子宫加双附件切除术、盆腔淋巴结清扫术"后20天，各类检查未发现转移灶，"治愈"出院10天，频繁呕吐、恶心，进食、饮水即呕3天，日见加重。肢软神萎思眠。大便日一行，量少，无腹痛。无饮食不节和不洁食物史。

刻诊：形冷肢厥，寒颤，面青晦暗无泽，频繁恶心、呕吐少量苦水，少少与饮即呕，极度痛苦衰惫，语怯神疲，虚馁欲仆。苔白糙，舌淡，脉沉细如丝。血压90/50mmHg。

罹患癌症且行手术根治疗法，切除癌灶子宫及双侧卵巢，脏腑伤残，气血亏虚，先天后天真气大伤，阴阳失衡，身心俱惫。更兼饮食衰少，食入即吐，水与电解质失衡，命火式微，无以温养脏腑四肢百骸。胃气衰微而不能受纳，脾气衰微则无以健运化生水谷精微。是以形冷肢厥寒颤，面青晦暗无泽，频繁恶心、呕吐，语怯神疲。而最初引起纳差、呕吐恶心的原因，殆与手术后大量使用抗生素和甲硝唑等抗菌消炎之药物不良反应有关。但病情于停药1周加重，阳气衰微，火不生土当是重要原因。急当温阳补火，和胃止呕，扶脾消积健运。

熟附片30g（先煎），淡干姜6g，白术15g，党参20g，川桂枝15g，生半夏20g，生姜3片，吴茱萸10g，砂仁5g（打、后下），陈皮10g，茯苓30g，枳实6g，谷芽、麦芽各15g，生鸡内金15g，五谷虫30g（包），炙甘草6g。

**按**：初诊急取附子理中汤温中阳以散寒，健脾胃以复升降。其中附子、干姜回阳救逆，姜附同煎减毒增效，补火生土，党参、白术、甘草补气健脾益胃，合干姜甘温和胃止呕；更加桂枝辛温散寒，通阳以行血脉；取生半夏、生姜和胃降逆止呕，合吴茱萸温中散寒、疏肝降逆止呕，其效益彰。且取半夏生者，其效尤宏。唯其有毒，畏生姜，反乌头，故临床用生半夏者鲜见。其实生半夏入汤药煎煮，毒性已减。生姜为止呕圣药，能杀半夏毒，今生半夏且与相畏之生姜共煎，已无毒性可虑。余于30g以上者或予以先煎，从未见有不良反应者，尽可放胆使用。半夏反乌头。附子是毛茛科多年生草本乌头子根的加工品，与半夏同用，亦未见不良反应；砂仁、陈皮、茯苓理气化湿、健胃降逆，枳实合白术健脾消积，谷芽、麦芽、生鸡内金、五谷虫消积导滞以健脾开胃，甘草补气和中。

当天下午5时许两次分服汤药一碗，呕去半碗。3小时后追加饮服，未见呕吐，仍略有恶心。此后中药1日3次饮服。翌日尽剂，呕吐恶心已愈，能饮米粥，知饥。3剂后能吃米饭，饮食逐渐正常。形寒肢冷寒颤、频繁呕吐恶心、食入即吐诸症皆愈，"一剂知，两剂已"，效如桴鼓。至 2013 年 1 月 25 日复诊，精神萎软好转，乏力仍著。面露笑容，面色晦滞改善。纳香眠安，二便调畅。苔薄舌淡，脉濡。胃气已复，还当补气温中和胃，养阴补肾，以复其元。至 2013 年 2 月 15 日三诊，面无晦色而有光泽，精神体力恢复。予扶正祛邪方药，同时服用虫类药物大蜈蚣 9g、淡全蝎 6g、炮甲片 5g；兼服金龙胶囊 3 个月，1 日 3 次，每次 4 颗，以扫除残存或转移的肿瘤细胞，提高机体的免疫力。

"十八反""十九畏"记载的药物配伍禁忌，并非绝对。现今的中药处方，随着治疗的需要，以复方为多。根据中药"七情"和"四气""五味"的配伍变化，常能取得减毒增效的结果。

# 儿科病证验案

### 1. 胎黄验案（新生儿先天性黄疸）

俞某，足月剖宫产 31 天。2006 年 4 月 26 日初诊。

患儿出生随见皮肤黄染、尿黄，某儿童医院拟诊新生儿黄疸，门诊治疗半个月（用药不详），黄疸未退，建议住院治疗，家属未从，回家转诊中医。

刻诊：身黄，头面尤深，色鲜明，目黄，泪黄，溲黄。腹满且硬、皮急。吮乳如常。大便日 4~5 次，蛋花样。苔薄微黄。

孕母移热于胎儿，湿热蕴毒瘀阻，胆汁外溢，发为"胎黄""新生儿先天性黄疸"。是以木郁土壅，脾失健运。利湿清热、化瘀解毒以利胆退黄，健脾化乳消积。茵陈蒿汤加味。

绵茵陈 10g，淡黄芩 10g，生栀子 10g，生大黄 3g，厚朴 3g，赤芍 15g，炒莱菔子 6g（打），生鸡内金 10g，炙甘草 3g。水煎，取汤药 10mL 许，日 3~4 次，用针管徐徐注入口中，无使呛咳。

服药翌日大便量增加，腹软，腹皮皱，但仍满，食欲稍退。嘱停药，观察 1 天，吮乳复常，中药续进，日 4~5 次，每次 10mL 许，服法同上。此后黄疸渐退，吮乳旺，二便调畅，溲清，大便色黄，半个月后黄疸退净。

**按：**"胎黄"首见于《诸病源候论·胎疸候》："小儿在胎，其母脏气有热，熏蒸于胎，至生下小儿，体皆黄，谓之胎疸也。"该病以婴儿出生后全身皮肤、巩膜发黄色为特征。多与胎禀因素有关，故称"胎黄"或"胎疸"。西医学把未满月（出生 28 天内）宝宝的黄疸，称之为"新生儿黄疸"。盖由新生儿时期胆红素代谢异常，引起血中胆红素水平升高，出现皮肤、黏膜、巩膜及小便等黄染，有生理性和病理性黄疸之分。通常，生理性黄疸大多在出生 2~3 天出现，4~6 天达到高峰，足月儿 10~14 天消退。早产儿黄疸持续时间较长，可见轻微食欲不振。出生 24 小时即出现黄疸，2~3 周黄疸不退，甚至继续加深、加重，或消退后黄疸反复，或出生 1 周至数周才出现黄疸，则均属病理性黄疸。四诊合参，患儿应属"病理性黄疸"，因未做进一步检查，原因不明。婴儿胎毒湿热瘀阻肝胆，胆液外泄，透发于外，面目肌肤黄染发为"胎黄"（"胎疸"）。方用茵陈清热利湿，解肝胆之郁而利胆退黄；伍用栀子、黄芩清热燥湿、解毒利胆助之；佐大黄苦寒清热，通腑利胆泄热，活血行瘀解毒，使邪有出路，退黄之力益增；厚朴、莱菔子、鸡内金理气消积除胀，健脾以化乳食；赤芍活血化瘀，凉血解毒，清血热、胆汁淤积之黄疸，解毒退黄；甘草调和诸药。全方共奏清热利胆退黄之功。辨证用药，<u>丝丝入扣</u>，故收佳效。

## 2. 小儿疳证验案

夏某，女，15 月龄。2000 年 7 月 19 日初诊。

其父母系安徽来锡打工者，经介绍来诊。患儿足月顺产，母乳喂养，母亲泌乳不足，辅食杂投，喂养失当。哺乳 5 个月断乳，过食肥甘生冷，消化不良，厌食。大便酸臭，日 2 ~ 3 次，或溏，略见腹胀。气血生化乏源，面黄肌瘦，毛发枯槁无泽。刻诊躁动不安，哭闹无常。舌淡红，苔白偏厚微腻，脉细数。

证属小儿疳证（疳积），西医学之谓轻中度营养不良、消化不良。法宜消积理脾化疳，予参苓白术散加减。

太子参 10g，白术 5g，茯苓 5g，怀山药 9g，炒扁豆 6g，广木香 3g，枳实 3g，生鸡内金 6g，焦山楂、神曲各 6g，黄连 0.6g，葛根 6g，砂仁 2g（打、后下），炙甘草 2g。上药水煎，1 ~ 2 日 1 剂，不拘时呷服。另：点刺经外奇穴四缝穴，挤出少量黄白色透明状黏液，每日 1 次。

嘱纠正不良饮食习惯，注意营养平衡及饮食卫生；合理安排小儿生活起居，保证充足睡眠和适当阳光照射。陪同其父母去儿保科，请儿保医师完善患儿相关检查，建立儿童保健档案，按时进行"计划免疫"；参加儿保医师营养指导培训班学习。服中药每日 1 剂，针刺四缝穴 6 次后，穴内无黄白色透明黏液挤出，遂停止。2 个月后，食欲、饮食正常，大便日 1 次，偶 2 次，成形，无腥臭味，腹胀消失，少有哭闹，脸庞渐有华色，停药。谷肉果菜，食养尽之，半年后健康如常，活泼可爱。儿童生长指数基本达标。

**按：**疳证是由喂养不当，或多种疾病影响，导致脾胃受损，气阴耗伤，所形成的一种慢性病证。临床以形体消瘦，面色无华，毛发干枯，精神萎靡或烦躁不安，饮食异常为特征（马融、韩新民主编《中医儿科学》）。本案属小儿疳证之疳积。消补兼施是其治疗原则。方取太子参补气生津，合白术、茯苓、扁豆、甘草健脾补气渗湿，山药既补脾气又补脾阴，其性兼涩而能止泻健脾，砂仁芳香化湿、理气和胃；加木香、枳实调气行滞；鸡内金、山楂、神曲消积健脾；黄连、葛根清热化湿，升阳止泻健脾。诸药协同（参苓白术散减莲子肉、桔梗、薏苡仁，加木香、枳实、鸡内金、山楂、神曲、黄连、葛根），使积滞消，脾胃健，化源足，疳证愈。四缝穴是治疳经验效穴，"点刺法"对于疳积、肠虫症、小儿腹泻、百日咳之咳嗽气喘诸症均有疗效。儿保医师的营养、卫生指导和计划免疫的实施，对保障儿童身体的健康成长功不可没。

## 3. 外周性性早熟验案

张某，女，8 岁，无锡市人。2006 年 5 月 6 日初诊。

家长发现女儿双乳房发育隆起、有硬结核块，担心性早熟就诊。因未做内分泌、骨龄等相关检查，身高无明显增高，拟诊：外周性性早熟？询得平时喜荤腥、辛辣甜腻食物，能食。发育、营养良好。余无明显异常。苔薄，舌偏红，脉细弦滑。

治宜滋阴降火，辅疏肝清热。予知柏地黄汤合丹栀逍遥散加减、大补阴丸调治。并嘱控制禽肉类、辛辣甜腻、高热量食品；熄灯早睡，保证睡眠时间；少看电视；功课作业合理安排，减轻心理压力。采取综合措施以消除性早熟诱因。

川黄柏 6g，知母 4g，生地黄 10g，山茱萸 4g，怀山药 10g，牡丹皮 6g，泽泻 10g，茯苓 10g，地骨皮 10g，柴胡 6g，白芍 10g，黄芩 10g，生栀子 10g，炙甘草 4g。另：大补阴丸 6g，日 3 次，口服。

上方调治后，乳核渐消，50 余天后乳核完全消失。停服汤药，以知柏地黄丸、大补阴丸继续调治巩固，至寒假前停药。半年后略有反复，如法调服痊愈。此后于 13 岁末月经初潮。

按：性早熟是一种以性成熟提前出现为特征的性发育异常现象。一般认为，女孩在 8 岁前第二性征发育或 9 岁前月经来潮，男孩在 9 岁前开始性发育，可诊断为性早熟。按发病机制，性早熟可分为中枢性（真性）性早熟和外周性（假性）性早熟两种。中枢性性早熟患儿经检查未发现有器质性病因者，又称特发性性早熟。外周性性早熟是因性激素刺激性征发育，多属假性性早熟和（或）单纯性乳房早发育、单纯性阴毛早发育。性早熟的发生，女性多于男性，男女之比为 1:4～1:5（马融、韩新民主编《中医儿科学》）。肾为先天之本，肾精、肾气具有促进人体生长、发育和生殖的生理功能。小儿肾常不足，在不良致病因素作用下，肾的阴阳失衡，出现肾阴不足，阴血无以制火而妄动，虚火内扰，相火偏亢，则第二性征提早出现，甚至月经早潮。火性炎上，故可表现为五心烦热、面红潮热、盗汗等症。肝藏血，主疏泄，能条达一身之气机。肝经循阴部，抵少腹，布两胁。小儿肝气有余，肝郁化火，引动相火，血海浮动，"天癸"早至。滋阴降火是为治疗大法，辅以疏肝清火，亦所以宁心养阴也。故本案取知柏地黄汤合丹栀逍遥散加减、大补阴丸调治。知柏地黄汤由六味地黄丸加知母、黄柏而成，以"六味"治真阴亏损，阴不制阳，虚火上炎，"壮水之主，以制阳光"，加知母、黄柏滋阴降火，治阴虚火旺，佐地骨皮清泻肾中虚火，壮水制火之力倍增；柴胡、白芍、黄芩、生栀子、牡丹皮、甘草（丹栀逍遥散加减）疏肝解郁，清肝泄热，以为辅佐；大补阴丸由黄柏、知母、熟地黄、龟板、猪脊髓、蜜组成，功能滋阴降火，以熟地黄大补肾阴而生精血，龟板、猪脊髓、蜜滋阴生精、填补阴血而潜其阳亢，黄柏、知母苦寒泻火而清其源，保存阴液，与知柏地黄汤合力，滋阴液，潜相火，令肾中阴阳平和，则性早熟治愈可期。刊载知柏地黄汤合大补阴丸治疗性早熟有效，洵非虚语。全国中医药行业高等教育"十二五"规划教材《中医儿科学》新增"性早熟"章节，补既往教材之缺如，值得称道。

杂

著

## 一、孙砚孚老中医临证经验鳞爪

业师孙砚孚老中医，早年负笈上海国医学院，亲炙于近代名医陆渊雷、章次公诸先生。孙老年逾古稀，诊务不辍，从医50余年，学验俱丰，辨证精详而有胆识，处方遣药颇多新意。惜乎"文革"期间，诊案散佚甚多。兹撷取医案三则公诸同好，以窥一斑。

### 1. 大刀阔斧，连续攻邪治梗阻

章某，男，66岁。1980年1月30日初诊。

便秘宿恙，常服西药导泻。近因服食大量参芪牛膝糯米粉，腹部胀痛殊甚，拒按，3天无大便，无矢气，略有恶心。苔极厚，脉弦滑实。胃纳素好，从不吃粥面软食。年逾耳顺而正气尚旺，可胜功伐，拟大剂大承气汤加味峻下。

生大黄21g（后下），玄明粉12g（冲头煎内），厚朴10g，枳实12g，木香10g（后下）。

上午药后仅排便1次，量极少。下午嘱原方续进，又仅得少量大便，诸症不减。翌日早上再服是方，大便畅行，霍然病愈。

**按**：本案西医外科确诊为不完全性肠梗阻，经多次灌肠，未能通便。患者年龄虽大而正气尚旺，孙老乃当机立断，大刀阔斧，毅然以大剂大承气汤加味峻下，连续三进而瘥，一昼夜竟服生大黄63g、玄明粉36g之多。

孙老尝谓中西医合作治疗肠梗阻，患者家属、西医外科医生、抑或中医本人，每多急躁情绪，常因一次或两次攻下不应，即放弃中医治疗，中转手术。然峻下而不便，属梗阻严重者固然有之，但药物之不道地（司药以制大黄作生大黄配方）、煎药马虎（生大黄未后下）、汤药口服或胃管注入时太热太快以致呕出部分或全部，亦为峻攻不下之重要原因。故患者病情倘无逆变，可注意配方、煎药、服药各个环节，连续攻下，勿急予手术，本案即是较好的例证，其经验足资借鉴。

### 2. 审证求因，芳香化浊治盗汗

郁某，男，35岁。1980年1月6日初诊。

盗汗半个月，每晚如水淋漓，自服人参粉20g无效。食欲不振，胸脘痞闷，漾漾作泛，舌苔腻厚，脉濡滑。湿浊夹积，蕴阻不化。证属湿浊盗汗，治宜芳香化浊，参以消积，盗汗自止。

藿香梗、佩兰梗各15g，厚朴5g，姜半夏、茯苓各15g，苍术5g，陈皮7g，大腹皮10g，鸡内金7g，谷芽15g。3剂。

1月8日复诊：汗止过半。苔厚薄化，略腻。泛恶食欲均见好转，胸脘痞闷渐开。仍以芳化为主，遂以上方去苍术、茯苓、大腹皮，减藿香梗、佩兰梗为各10g。续进3剂，盗汗止，恶心瘥，纳好，诸症悉愈。

**按：**盗汗多属阴虚火旺，亦多阳虚，肝火、湿邪所致者间或有之。本案伊始，患者以为体虚，自服人参粉而盗汗不减，食欲更差，泛恶益甚。据其苔浊厚、胸脘痞闷、漾漾作泛诸症，诊为湿浊夹积盗汗，与阴虚火炎、气虚卫外不固者迥异。观湿浊盗汗，殆成因有二：一者湿为阴邪，易伤阳气，阳气伤则无以摄津敛阴；二者湿热蕴久熏蒸，营阴外泄。凡此，皆邪实所致，祛邪乃安。是以雷少逸芳香化浊法，佐以消积治之。使湿浊化，脾运健，阴阳调和，盗汗自止。治病须审证求因，药证相符，余于临证细玩，得益匪浅。

### 3. 知常达变，验方运用须辨证

邹某，女，32岁，住院号379。1956年12月8日初诊。

胃痛反复发作14年，近20天因胃脘剧痛伴呕吐不能进食，于1956年12月3日急诊入院，经西医内科诊断为消化性溃疡急性发作。5天来经补液、制酸、解痉等对症治疗，呕吐得止而疼痛未消减。12月8日遂延孙老诊治。

患者胃部疼痛剧烈，痛甚则下肢抽搐不已，时或呕酸，终日俯其身躯，以热水袋置胃部以缓其疼痛。舌质淡，苔薄白，脉细数乏力。此属胃寒痛证，久痛入络。爰以章次公先生胃痛验方变通治之。

高良姜3g，乌药、延胡索、生香附各10g，瓦楞子12g，甘松3g，全蝎2.1g，五灵脂、姜半夏、炙甘草各3g。

服上方2剂，胃脘剧痛顿止。因3日未得大便，于前方中加蒌仁12g，槟榔6g，得燥屎数枚，胃纳渐旺，精神亦振。12日上午出院。

**按：**此方从章次公先生《胃疾论治》治郄先生胃痛案加减化裁而来。先祖师章次公先生常以甘松、延胡索、蝎尾、姜半夏等治胃痛，取效甚捷，对久痛入络的顽痛尤宜，孙老时赏用之，且多发挥。

经验良方，救人疾苦，然运用验方，亦必须知常达变，辨证论治，清人赵晴初《存存斋医话稿》著述备矣。是案胃痛反复发作14年，剧痛25日，西药罔效，孙老以胃寒痛、久痛入络辨证，用章次公先生胃痛验方加减，以全蝎解痉止痛，配五灵脂活血化瘀，镇痛之力倍增。《中医大辞典》引《金匮钩玄》谓五灵脂外用能解蝎毒虫伤，诚相反相成之妙。更伍以温中理气、止痛制酸等辈，镇痛之力益著。两剂而胃痛若失，洵非偶然。张景岳云："凡用药处方，最宜通变。"余常以是方加减，辨治妇人经痛诸疾，亦每获良效。

（本案发表于《江苏中医》1988年第9期）

## 二、孙砚孚老中医治偏枯验案

钱某，男，60岁。1972年6月5日初诊。

1972年春患小中风，时而昏迷，舌强言謇，左手足不遂。经西医用降压止血等药，神志虽清而余症如故。曾服中药补阳还五汤多剂，未获效验，遂易诊于孙老。

症见左手足不遂，言语謇涩，渴不欲饮。舌光红无苔，脉弦数。盖阴液亏损，肝阳上亢，痰热内阻，经络不利也。治宜育阴平肝，清化痰热，活血通络。

石决明 30g（先煎），滁菊 10g，生地黄、黑玄参各 20g，天竺黄、陈胆星各 10g，鲜竹沥 30g（冲服），紫丹参 30g，赤芍 12g，广地龙 10g。

先服 5 剂，后稍事损益，共服 20 剂，语言清晰流畅，手能升举握物，足能扶杖行走。后经运动锻炼，行动如常。

**按：**孙老对中风后遗症的诊治，辨证详明，治疗亦不为成法所囿，常谆谆告诫："中风后半身不遂，必须辨证施治，不要概投补阳还五汤。"本案舌光红无苔，脉弦数，其阴液亏损无疑义，且有复中之虑。故予育阴平肝、清化痰热、活血通络之方而获显效。

"中风后遗症，其症多属本虚标实而侧重在本虚，本虚可见气虚、阴虚之证，但以气虚为多见"（《中医实用内科学·中风》），但若概投补气活血通络之补阳还五汤，则未免失之偏颇。盖"肝为风脏，因精血衰耗，水不涵木，木少滋荣，故肝阳偏亢"之证，临床并不鲜见，失治误治，每致一中再中，甚或终致不治。

（本案发表于《江苏中医》1992 年第 9 期）

## 三、曹批《痢无止法解》赏析

引言：近代经方大家曹颖甫先生（1868—1937），江苏省江阴市周庄镇人。精仲景之学，著有《伤寒发微》和《金匮发微》，以及《经方实验录》（门人姜佐景辑录）、《曹颖甫医案》、《丁甘仁先生作古纪念录》等书。1917 年后在丁甘仁创办的上海中医专门学校等中医院校任教，桃李满天下，近代名医秦伯未、章次公、王一仁、沈石顽等，为其入门弟子之佼佼者。先生少时就读南菁书院，31 岁中举。精旧学，擅书画，尤擅画梅，咏梅寄志。初以诗文名于时，医界有"诗、书、画三绝"之誉。

1937 年"九一八"事变后，先生即返故里。是年 12 月 1 日，江阴城陷，日寇烧杀奸淫。7 日上午 10 时许，日寇追逐妇女侵入曹宅，先生拄杖拦截痛斥，大义凛然，惨遭杀戮，肠溢腹外犹痛骂不绝，两天后殉难，是年 70 周岁，岁在丁丑十一月初七日，屈指已 64 年，呜呼壮哉！

业师孙砚孚先生，1913 年生，海内知名医家，好经方，学验俱富，有《诊余杂集》和《诊余杂集拾遗》问世。1932 年 7 月毕业于上海国医学院，亲炙于陆渊雷、章次公先生。时曹颖甫先生在该校任职，业师亦深受教益。1930 年曹颖甫先生曾为其批阅修改文稿《痢无止法解》，全文 300 余字，删去和更动 32 字，修改或补充 25 字。其中删去文首"中医书上的成语，荒谬不经者固多，而具有至理者亦复不少"；改"'痢无止法'为成语中之一"为"'痢无止法'为医家成语之一"；改"是语也，诚有属金玉"为"是语也，诚有确不可易者"；删去"夫医者治病"节末句中"痢端无止法"之"端"字；末节首句"虽然"之后，删去"我又有说焉"及"痢疾非绝对无止法也"

之"对"字；最后，在"故仲师立赤石脂禹余粮汤、桃花汤二方，昭示后人"句后，补充"更有虚气下坠者，另立诃黎勒散专事固涩"句。圈点句读，字斟句酌；眉批"直截了当"，总批"切实不浮"，一丝不苟。书法娟秀清丽，殷殷护犊之情，跃然纸上。吉光片羽，弥足珍贵，珍藏于今已71年，基本完好。兹将业师曹批《痢无止法解》原文和批改后的文章，印影恭录于次以飨读者，并志纪念。文中标点为余所加。

## 痢无止法解

### 孙砚孚

"痢无止法"为医家成语之一。是语也，诚有确不可易者，兹将其原因解释于左。

考痢疾之病原，为湿热夹积交阻大肠，治之之法，当清湿热，下食积。湿热清，食积去，厥疾自瘳也。**（眉批：直截了当）**

设或不此之治，以为既下痢矣，复通其便，是犯虚虚之戒。而投以止涩之剂，则势必愈止愈痢而愈痢愈止，卒之湿热食积无丝毫之去，而元气已耗失殆尽，必致不可收拾。

夫医者治病，虚则补，实则泻，为千古不易之定法。湿热夹积，既为痢疾之病原，则清湿热，下食积，自为不二之治法。若投以止涩剂，则犯实实之弊矣！故云"痢无止法"也。

虽然，治病当知常达变，痢疾非绝无止法也。故仲师立赤石脂禹余粮汤、桃花汤二方，昭示后人。更有虚气（疑是"气虚"之误，笔者）下坠者，另立诃黎勒散专事固涩，因不在本文范围内，不详述。**（总批：切实不浮）**

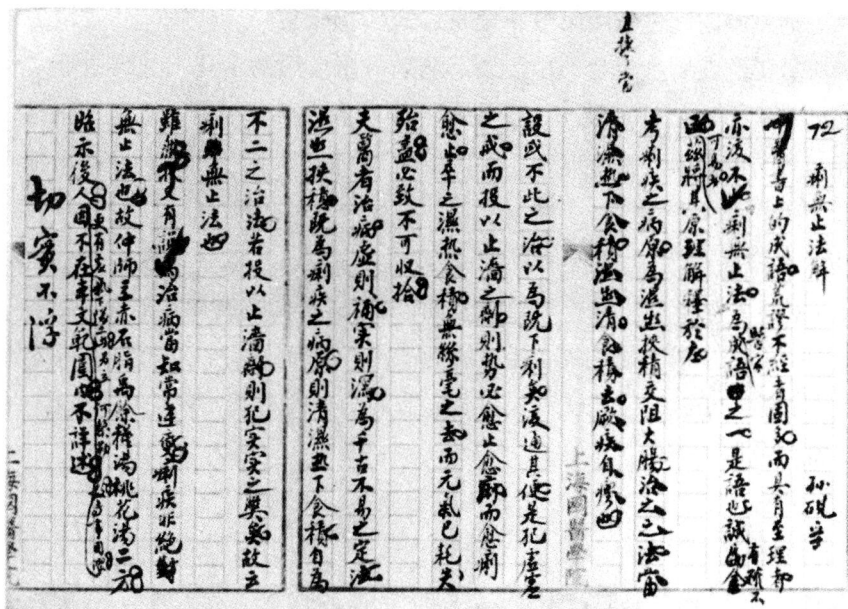

《痢无止法解》影印件

（本文发表于《医古文知识》2001 年第 3 期；《浙江中医杂志》2001 年第 7 期）

## 四、浅谈脾胰同源

"糖尿病病在胰，胰归属于脾，故绝大多数患者从脾论治，治脾即是治胰，脾的运化恢复才是真正的降糖之道"；"西医所说的'胰'包括在中医'脾'的功能中，因此，中医治'脾'，也包含了治'胰'在内"；"中医学的'脾'，主要是一个主运化的功能单位，而非西医学的解剖学单位。"

以上引自国医大师朱良春老师的学生何绍奇在 2002 年 12 月 25 日给我的来信（以下简称《信》，后以《何绍奇谈糖尿病的中医治疗》为题，发表于 2006 年第 6 期的《中医药通报》），以及 2002 年 9 月 2 日绍奇先生在《中国中医药报》发表的《我治糖尿病》和 2003 年 2 月 10 日发表的《关于糖尿病的若干问题答读者问》（以下简称《答问》）。此说开"脾胰同源"之先声，为中医药治疗糖尿病的理论和实践研究，提供了新的思路，具有一定的指导意义。

中医学未明确提及"胰"脏。西医学认为，胰脏是除肝脏之外的第二大消化腺体，它分泌的胰液是消化液中重要的一种。胰岛是分布于胰腺腺泡之间的细胞群，其中 α 细胞分泌胰岛高血糖素，与胰岛素拮抗；β 细胞分泌胰岛素，能降低血糖。就糖代谢而言，血糖升高时，胰岛素分泌增加，使血糖降低；血糖降低时，胰岛素分泌减少，使血糖升高。胰岛素分泌缺陷和（或）生物效应降低（胰岛素抵抗），会使血糖升高，导致糖尿病的发生。

何绍奇先生在《答问》中说："中医的脾，其主要功能是'主运化'，也就是把饮食物的精微，通过肺的气化作用而敷布全身，这一功能又叫'转输''散精'。"西医学认为，胰脏分泌的胰酶参与食物中淀粉、脂肪、蛋白质的消化，并促进脂溶性维生素的吸收；胰岛素参与血糖的调节，促进糖、脂肪的合成与贮存，促进蛋白质、核酸合成的作用，均与中医学"脾主运化"的功能不谋而合。脾胰同源，胰的功能包含于脾的"转输"和"散精"之中。

糖尿病其典型症状为"三多一少"，即多饮、多食、多尿、消瘦，属中医学"消渴"范畴，《素问·奇病论》谓："此肥美之所发也，此人必数食甘美而多肥也。肥者令人内热，甘者令人中满，故其气上溢，转为消渴。"精辟地论述了糖尿病（消渴）的病因病机，与饮食不节，恣食肥美甜腻食物，致脾失健运有关。内热中满，湿热郁积，脾运失司，耗气伤阴，气阴并亏。

《答问》中说，"至于脾虚的原因，主要有四：一是饮食，二是劳倦，三是缺少运动（金代刘河间称之谓'逸病'），四是肝气郁滞，影响及脾（古称'木乘土'）。饮食因素实居其首位"。"脾虚失职，于是上奉者少，流失者多，糖尿病之'尿糖'，就是精微的流失"。又说："脾与胃相表里。胃主纳，饮食太多、太好，或暴饮暴食，远远超过脾胃负担，初尚不觉，久之必然伤胃损脾，既伤脾胃之气，也伤脾胃之阴。气虚则功能衰减，纳化皆失其常，阴虚则热自内生，津液为之消烁。于是'三多'（多饮多食多尿）、'一少'（体重减轻）、'一乏'（乏力）的典型症状就出现了，其合并症如肥胖、高血脂、高血压也纷至沓来，甚至出现得更早，且往往和糖尿病互为因果。"这类患者多形盛气虚，用中药降脂，何《信》谓"不治脾不能为功"，洵非虚言。

《答问》认为："糖尿病初、中期多为气阴两虚，其病在脾；中、后期则肾、心、肝、肺四脏皆受其累。"气虚为主的，常以健脾益气为主，适当佐以养阴药；阴虚为主的，以养脾胃之阴为主，适当佐以益气药，阴虚燥热而渴饮无度、消谷善饥者，则加清胃降火之品。阴虚责之于肾。何文《我治糖尿病》中说："阴虚责之于肾，中老年的阴虚，多为肾阴亏耗（年幼的糖尿病患者，则为先天不足），可由五脏六腑虚损引起。这就是张介宾说的'久病不已，穷必及肾，害必归阴'。阴虚则阳亢无制，水火失衡，五内燔灼……肾阴虚表现为渴而多饮多尿，夜尿多，头晕目眩，腰酸脚软，体重骤减等。"然肾为先天之本，脾为后天之本，互济互补，肾阴虚极，仍须脾肾兼顾；糖尿病气虚阴虚是本，所夹瘀、痰、湿（湿热）、气滞诸证，皆是标证，急则治标，原则上仍应紧扣气虚阴虚之本进行调治。此即所以"绝大多数患者从脾论治"也。

中药降糖疗效确切，中药益气、养阴、活血、健脾，可以有效地预防或推迟诸如心脑血管疾病等并发症的发生。余学习何先生糖尿病从脾论治的学术思想，并参考其辨证用药的经验，如降糖验方"四桑汤"（桑枝或桑叶、桑椹、桑白皮、桑寄生）的运用和变通，疗效显著提高，一些糖尿病的并发症也得以较好地改善和控制。何先生的《信》《答问》及《我治糖尿病》，对于糖尿病的辨证施治、方药的具体运用及案例介绍甚详，兹不赘述。他的"治脾即是治胰"及"脾胰同源"的思想，当是学术上的创新。

（本文发表于《中医杂志》2009年第12期）

267

## 五、何绍奇谈糖尿病的中医治疗——纪念著名中青年中医学家何绍奇先生逝世一周年

2006年7月7日，是我国著名中医学家何绍奇先生逝世1周年纪念日。去年今日，绍奇先生因心脏病突发在香港去世，年仅六十。英年早逝，令人扼腕痛惜，这是中医界的一大损失，天道不公啊！

绍奇先生是朱良春老师的得意门生。2002年11月27日，我作为朱良春老师的学生，在南通参加"著名中医学家朱良春教授从医65周年学术思想研讨会暨良春中医药临床研究所成立10周年座谈会"时，与大师兄绍奇先生最后一次会面（见彩页照片）。是夜，绍奇先生及《上海中医药杂志》主编朱邦贤先生、上海职工医学院教授郑世俊先生和我，畅谈中医现代化、中医学术和临床诸多问题，主要是聆听何、朱二位的高论。绍奇先生还介绍了出国讲学行医期间的一些见闻及其回国后的际遇和感慨，深夜方散。其间，我因他对糖尿病的中医治疗深有研究且见解独到而向其请教，绍奇先生

——作了回答。他认为中药降糖疗效确切，即便是空腹血糖高至 20mmol/L 的疗效也很好。一般 1 个月为 1 个疗程。已先服西药的，服中药半个月后可将西药撤去。辨证分气虚、阴虚和气虚阴虚相兼型。要注意饮食控制，然主粮半斤一天无妨（每餐 1、2、2 两）。其后，我又就糖尿病的中医治疗去电去函求教，他在 2002 年 12 月 25 日的覆信中，将自己的心得体会与辨证用药及理论依据和盘托出，且有案例以为佐证，试之临床，多获良效。今将绍奇先生的复信恭录于次，以飨读者。

桂祥医师：

来信收到，关于糖尿病的治疗，由于报纸为版面所限[1]，好多问题还没有谈到，最近我又补充了一些内容，题作"答读者问"，不久即可见报。

我的体会：如果未接受西医治疗的，即未用胰岛素和降糖药的，用中药效果特别好，用过或正在用，就差一些。这可能与西药的药物依赖性有关。如最近的一例，男性，20 多岁，乡政府的司机，胡吃海塞，饮酒又多，成了胖子，后来发现体重减 20 多斤才去检查，（血糖）空腹 14.9mmol/L，餐后 20.9mmol/L，尿糖（＋＋＋＋），酮体阳性，这才急了，头发在几天内掉了许多，10 月 1 日从藁城来（我一个学生从河北带来），坚持未住院、未用西药。来时见口不渴，也无饥饿感，手麻手抖，脱发，舌淡，齿痕，脉弱。追溯家族史，其祖母曾患糖尿病。从辨证角度说，主要是气虚夹瘀，我用黄芪 60g，党参 15g，山药 30g，黄精 30g，苍术、白术各 10g，以下是活血药归、芎、丹参、益母草、赤芍，配合专方桑寄生、桑枝、桑白皮、桑椹，加一点玄参、黑芝麻、沙苑子（桑麻丸，针对脱发，玄参配桑椹、黄精养阴作为辅佐。针对气阴两虚的本质，气虚为主，补气，佐些养阴药。同样，如燥渴舌红，养阴为主，佐些益气药）。11 月 16 日来复诊，空腹血糖 3 剂药后即降至 12.1mmol/L，尿糖（－），16 剂药后（空腹血糖）8.6mmol/L，11 月 3 日血糖 5.5mmol/L，尿酮体在第 10 剂药时即消失，效果出奇地好。苦瓜汁服了两天，受不了，且腹泻。说明阴虚燥热之体可受，而气虚之体不宜，不是万应灵药，于是食疗方改成猪胰子炖汤。

西药降糖，即使降了，也阻止不了其并发症的发生，中药益气、养阴、活血、健脾，却可有效地预防或推迟诸如心脑血管病等并发症的发生。

糖尿病病在胰，胰归属于脾，故绝大多数患者从脾治，治脾即是治胰，脾的运化恢复才是真正的降糖之道。脾病而肝心肺肾皆受其累，过去多用补肾，晚期固然责之于肾，而中期治肾则必碍脾，即六味地黄丸也有这种弊端。至于阴虚用生地黄则无关系，盖生地黄也滋脾阴，且有活血作用也，生地黄与苍术同用更有燥润相济之用。

我也正在摸索之中，某（主编）叫我写文章，我说不急，几例患者还没有说服力，还得积累更多的治验才真正有发言权。

剂量似也有关系，也有肝郁气滞，用黄芪、黄精量大不受的；也有舌苔厚腻用后胀满的，而糖尿病夹湿，古人很少论及，实际上就是饮食过丰，脾失运化，这类患者同时伴随着脂代谢失常，降脂我常用首乌、泽泻、丹参、干荷叶、枳壳、苡米、苍术、白术。不治脾不能为功。有一患者60剂药后血脂血糖都恢复到正常。

这些粗浅的体会，不知对您有一点帮助否？

"谈医"在中医报[2]上仍在连载，想明年再登一年，然后加工加工，整理成册……到时候定当寄呈指教……

书不尽言，草率之至，遥祝诊安。

何绍奇

12月25日于北京

注：〔1〕、〔2〕均指《中国中医药报》"绍奇谈医"栏目。何信中"（血糖）""（空腹血糖）""mmol/L""g"均为余所加。

大师兄绍奇先生是我的良师益友，他的学识人品倾倒了无数的中医界精英。他站得讲台，坐得诊案，写得文章，质朴无华而无半点虚语，敢说，敢为。他是当代中医药界的一位奇才。

"绍奇谈医"已戛然而止，再次翻阅他的来信，缅怀他对中医药学术研究的突出贡献和成就，为中医药学走出国门，面向世界，开拓创新，与时俱进而不懈努力的精神，禁不住潸然泪下。愿他的经验学识广为流传，发扬光大，济世救民，以告慰他的在天之灵，寄托我们的哀思。

（本文发表于《中医药通报》2006年第6期）

## 六、忆书癖江一平先生

江一平先生，江苏省常熟梅李镇人。早年师从常熟名医徐信滋、吴半淞，1954年毕业于中央卫生部举办的北京中医进修学校，1957年在江苏省中医进修学校（即南京中医药大学前身）结业，资深中医学者。1998年11月南京中医药大学特聘其为该校医史博物馆研究员。江一平先生是常熟市名老中医，常熟市中医院副主任中医师，1987年退休。生于1924年10月6日，卒于2010年2月26日，享年86岁。挚友良师，离开我们屈指已将4年。往事如烟，作文以志纪念。

2005年9月，江一平先生持《江一平中医针灸医论医话论文集》来舍间作客，同年12月31日清晨，由常熟市浒浦镇卫生院书记徐宗裔副主任医师陪同，带着他的藏书珍本中医典籍和当代著名书法家的墨宝等，不顾年迈体弱，自常熟市梅李镇出发，冒着严寒一路颠簸，前来无锡市前洲镇卫生院举行赠书仪式（《无锡日报》作了《江一平赠书纪要》新闻报道）。江老馈赠的书籍有：常熟近代名医余听鸿撰写的《诊余集》、吴中名医《薛性天医案》、周逢儒手写本《无锡周小农年谱》、《中华名医医案集成》、《证治针经》、精装图文版《本草纲目》全集等十余种及常熟归之春先生石鼓文书法横轴。江一平先生深情地说："我同沈桂祥副主任医师是道同而相谋，成了学术上的至交。沈桂祥医师曾先后与我一起主编《中医辨治经验集萃》《古医籍各家证治抉微》等大型学术著作两部，计260余万字，由人民卫生出版社、中医古籍出版社出版。沈医师是著名中医学家朱良春教授和孙砚孚先生高足，学有根基，学术造诣颇深，是无锡地区中医界不可多得的人才，太湖地区杏林精英之一。为弘扬中医事业，故以上述珍本中医典籍相赠，以期物尽其用，泽被后人。"（《江一平赠书纪要》）而今睹物思人，黯然神伤。

1992年春，我收到心仪已久却从未谋面的江一平先生物色《中医辨治经验集萃——当代太湖地区医林聚英》编写合作者的来信，专程去常熟虞山脚下七弦河畔江老居室拜谒，一见如故。稍事寒暄，江老便开门见山地说："拜读您发表的总结令师经验的文章和其他医案、医话随笔，很喜欢。我年老体弱，希望您能和我一起完成编书的事。"江老患有高血压、冠心病、粘连性肠梗阻等疾病，时发心绞痛。但他却不顾体弱多病，以振兴中医为己任，热衷于医史文献的搜集、挖掘、整理和校注工作，夜以继日。他对中医事业忘我执着的精神深深感动了我。我参观了他的藏书室，促膝长谈至深夜。江老如数家珍般地介绍了苏、浙、皖、沪乃至整个华东地区的学术流派及其渊源。我崇尚实干，非常赞成江老汇集整理著名医家的经验、学术流派影响、发展及其渊源的主张，特别是抢救濒临失传的绝学，对于弘扬中医学、培养后继人才，当有不可估量的意义。我们开始了愉快、精诚的合作。经其考察，我和浙江嘉兴储水鑫君不久便先后被委以主编之职，和其他副主编、编委一起，各司其职，数易寒暑，圆满完成了该书的编写工作，于1996年2月由人民卫生出版社出版发行。该书收录了自新中国成立以来（1949~1993年）当代太湖地区涉及苏浙皖三省包括旅外的著名医家204人，以及反映其学术思想（流派）和临床经验的文章348篇，120余万字，各科兼备。体现了新中国成立后在党的中医政策的扶持下，江南水乡中医药防病治病的特色和成就，地区学术流派特点及渊源影响。取材不拘一格，老中青并列，多层次共存，兼收并蓄，展示了承前启后、代有发展的时代风貌。是书"授人以渔"（国医大师周仲瑛语，见该书《周序》），"有助于学术交流"（全国人大原常委、中国工程院院士董建华语，见该书"题词"）。我们做了一件对振兴中医事业、把中医药推向世界、推向21世纪非常有意义的实事。2000年2月，我和储君再度合作，与其他副主编、编委一起，参与江老领衔主编的又一部大型医史文献巨著《古医籍各家证治抉微（古医籍图书抉微）》，由中医古籍出版社出版发行。《抉微》选取明清年代中医典籍各家证治学说为主，以华东地区苏、浙、皖、沪等处医人医事、学术源流、治疗特色为重点，遴选文章340篇，140余万字，内分典籍论著阐微、治学思维特色、古代养生抗衰探微、诊治皇室谈荟、学术源流薪传、各家学术经验、各家证治钩玄、治法遣药妙义、针家流派抉微、中医药对外交流、医坛杂著，11个篇章。"读之令人发思古之幽情，并进而启迪后人当承先启后，继承发展，推陈出新，作出新的业绩"（中国科学院院士、中国中医科学院首席研究员陈可冀语，见该书《陈序》）。

江一平先生一生与书为伴，爱书如癖。他生活俭朴，节衣缩食，省下每一分钱购买书籍。我与江老志趣相投，时有来往。不管是我去常熟看望他还是他来无锡相聚，新华书店和古旧书店是一定要去的，且每次我们都要背一摞淘来的新旧书籍回家，乐此不疲。无锡莲蓉桥堍有家不起眼的古旧书店，一进门老板便笑脸相迎，与江老打招呼。江老不仅是书店的老主顾，他的一位无锡亲戚，还是他的购书"线人"，经常光顾此店，但有新收购的古旧医籍，便会电话通知江老，听取回音。若购得中意书籍、珍本孤本，则欣喜若狂。他赠送我的《金兰昇医案》抄本两册，则是从常熟旧书摊上淘得的。为了搜集、挖掘太湖地区散落民间的医学文献资料，以为医史学术研究之需，"十年浩劫以后，常利用假日，外出访谒同道，遍求前辈遗著手稿、孤本、墨宝。频年以来，得见古籍珍本渐多"（见《江一平中医针灸医论医话论文集·前言》），于是萌生领衔主编《古医籍各家证治抉微（古医籍图书抉微）》，真道中有心人也。

江老藏书宏富，为文化名城常熟市十大民间藏书家之一。虞山脚下七弦河畔居室和常熟梅李江府老宅，均有书屋，除医学书籍外，各类书籍，架上应有尽有，稍有空间，也被打包的一箱箱书籍填满，窄小的甬道侧身才能通过。好多书籍只能打包存放在其他地方。江老去世后，七弦河居室除了书籍，已经少有空间了。2013 年 5 月，我带着我的两位学生去江老两处书斋查阅资料。江老哲嗣旦新先生继承父业，在梅李镇上开设一家针灸诊所。他对我说，为了很好地保存和阅读、利用这些书籍，准备在房屋较为宽敞的岳家另辟书房以藏书。

江老的文章脍炙人口。一生著述颇丰，多刊载于各级（各种）中医药杂志、报纸或在省市学术会议上交流，《江一平中医针灸医论医话论文集》是其集大成者。其读书心得、学术探讨、文献考证、图书评述都颇有参考价值，他校注的《琉球百问》《灵兰要览》《囊秘喉书》《王九峰医案》《吴中珍本医籍四种》《证治针经》《倚云轩医话医案集》等书，倾注了心血，在学术界有较高的评价。

2009 年以后，江老糖尿病进入晚期，并发血管神经性疾病，渐致多脏器衰竭。至2010 年 2 月意识模糊之际，犹念念不忘他放中医资料、平素不离须臾的塑料手提包，令人唏嘘不已。

江一平先生访书、借书、淘书、购书、藏书，只为读书、写书、著书、校书、注书——做学问。

江一平先生是我的益友良师。逝者如斯！一平先生深厚的中医根基，其对中医事业锲而不舍、鞠躬尽瘁的精神是永远值得我们学习和纪念的。

（本文写于 2014 年 1 月 1 日）

### 七、九香虫煎剂致过敏反应一例

张某，女，38 岁。1987 年 9 月 2 日初诊。

前因湿热下注致带下秽浊（尿路感染）近月，过服苦寒清利之剂，诸症虽愈，胃脘疼痛夙恙复作。神倦乏力，胃纳大减，少腹隐痛，略感痞胀，大便溏薄，日行 2～3

次。苔白微腻，脉弱。

遂以香砂六君子汤去党参加苍术、乌药、佛手、山药、薏苡仁、山楂、神曲治之。3 剂后精神大振，纳增，腹胀消失，大便基本成形，但脘腹疼痛减而未止。乃于前方加九香虫 10g，以冀温阳理气止痛。药后见喉间灼热、喑哑、面赤身热，尔后颜面、周身出现片状红斑，瘙痒甚剧。于翌日午后诸症渐次消失。患者苦不堪言，遂停药。

患者服用加有九香虫的煎剂以后，即出现上述症状，停药后未见再现。而服用未加九香虫的原方，并无不良反应。此显系服用九香虫而致的机体过敏反应。余既往在使用全蝎、蜈蚣、僵蚕等虫类药物时，偶亦遇到类似情况，盖均由虫类异性蛋白质刺激所致抗原抗体反应。故临床中凡遇过敏体质患者，对于虫类药物，应以慎用为好。

感悟：朱良春老师擅用虫药，常于虫药方中加徐长卿、地肤子、白鲜皮等药同用，能显著减少、减轻机体过敏反应的发生和病情。

（本文发表于《江苏中医》1988 年第 6 期）

## 八、阳和汤新用举隅（题录）

本文发表于《江苏中医》2009 年第 9 期。案例见前文"肺系病证""经络及痹证病证"。

## 九、消痰软坚散结法临床运用举隅（题录）

本文发表于《光明中医》1993 年第 6 期。案例见前文"腹痛及癥瘕病证"。

医

话

随

笔

## 一、医须周察

乡人李某，年三十得子。1975 年 7 月 11 日，娇儿夜啼。清晨，夫妇抱儿邀余诊视。望气色、精神、指纹，查体温、咽喉、心肺、脘腹，均无异常；问起居、二便，亦均无病变迹象。唯昨日晚间其外婆喂食略多，夜啼殆由此致，"胃不和则卧不安"也。嘱归，少与乳食，观察。

上午 9 时许，李某急步至诊所，汗流气促，口吃不成语："……宝宝撒……绿尿。"原来自早晨看病回家，小儿移时安睡，醒后李某抱着在门口尿尿，发现绿尿，急来告知。细诘，未进任何药物，乳欲亦旺。"绿尿"何来？沉思良久，恍然大悟，不禁哑然失笑：李家坐北朝南，门前有丝瓜棚架遮阴，出诊路过，看绿叶黄花，煞有生机。时值盛夏，那八九点钟的骄阳，透过嫩绿的叶蔓，遂使小便映为绿色。乃告以小儿无恙，若置小儿于无瓜蔓处尿尿，尿色必然清澈。李某将疑而归，依法试之，果如余言。

明代张景岳在《景岳全书·传忠录·论治篇》中说："凡诊病者，必须先探病本，然后用药。若见有未的，宁为少待，再加详察。"昔"默庵诊症，苟不得其情，必相对数日沉思，反复诊视，必得其因而后已"，故"医多神验"（清代陆以湉《冷庐医话》）。医者，人之司命也。治病必须周密观察，仔细检查，条分缕析，穷究其源，方能做出准确诊断，进而论治焉。

（本文发表于《上海中医药杂志》1990 年第 3 期）

## 二、误补益疾

"精气夺则虚"，说的是虚证患者正气虚损不足。"虚则补之"，补有"药补""食补"之分，补之得宜，正气得复，病趋痊愈；补不如法，或"虚不受补"，或"误补益疾"，"闭门留寇"者也。

今者，"虚不受补"姑且不论。谚云"药补不如食补"，说的是一般的阴阳气血虚损或病后体质亏虚，以谷肉果菜，食养尽之，然误补益疾，非独药也。

有方君者，年 55 岁，私企业主，早年曾患肺结核病。2009 年中秋前后患支气管扩张，少量咯血，入住某市肺结核防治医院治疗月余血止，因服用抗结核药致肝功能异常（无肝炎病史），谷丙转氨酶 104U/L，谷草转氨酶 46U/L，谷氨酰转肽酶 450U/L，碱性磷酸酶 159U/L，白蛋白 68g/L，球蛋白 35g/L，白/球比为 1.94，乙肝病毒表面抗原阴性，"防癌 8 项"检测均无异常。遂停药出院，要求中药调治。

诉咽微痒，喉间有异味，脘胁略有胀滞不适，易汗。纳好，小便略黄，大便时溏。平素好酒，工作、应酬颇为辛苦。苔薄微腻，脉弦滑。症由抗结核药戕伐损肝，以及饮食、劳倦内伤，以致肝脾失调，湿热中阻使然。言咽微痒、喉间有异味者，兼夹风邪，湿热之气随胃气上泛故耳。先疏方藿朴夏苓汤加苏叶、苍术、柴胡、枳壳、茵陈、黄芩、麦芽，咽痒去。后以柴胡疏肝散加黄芩、虎杖、茵陈、垂盆草、茯苓、苍术、白术、半夏、陈皮、山楂、麦芽、五味子等，调和肝脾，渗湿清热，少佐护肝降酶之品调治。并嘱戒酒，饮食清淡，劳逸结合。窃思除谷氨酰转肽酶外，其余酶谱1个月内当可基本恢复。服药20天后，肝功能等复查对照，除谷丙转氨酶、碱性磷酸酶有所下降外，谷氨酰转肽酶居高不下，谷草转氨酶由正常转为异常；总胆固醇6.42mmol/L，由正常上升为异常；空腹血糖正常。1个月后诊见喉间异味及脘胁胀滞不适、易汗、口渴、溲黄、便溏病情减不足言，服药3个月，未见明显改善。患者食欲向旺，能吃。告知每天进食野生甲鱼1只、飞鸽2只，以及阳澄湖大闸蟹、宜兴山鸡等，来者不拒，照常加餐，偶尔尚有饮酒应酬，最初30天内体重即增加9斤。鉴此，肝功能及其余病情恢复不良，"误补益疾"彰彰明甚！

然则，何恣啖口福、胡吃海塞至此，置健康、医嘱于不顾耶？患者答曰：出院之日医师嘱咐："您患过肺结核，更应注重营养，凡天上飞的，地上走的，以及海鲜鱼虾等'绿色食物'，只要吃得下，都行。"肺结核也称肺痨，属中医虚损范畴，更兼"支扩咯血"，适当注意营养，本无可非议，然过犹不及。患者无知，闻补则喜，医者投其所好，谓"滋补营养，多多益善"，滋生种种弊端，乃医之过也！再者，为临床科研及医院发展之需，时下医院分科甚细，但若肺科医生只管治肺，肝科、肾科医生只管治肝、治肾，如此等等，其余一概不闻不问，注重局部，忽视整体，何有益于病哉？患者摄入如此丰富的营养食物，助湿生热，且或饮酒重伤其肝，不唯脾胃难以承受，土壅木郁，气机不畅，代谢紊乱，已经受损的肝脏又怎能承受如此重负？误补益疾，其害匪浅，非唯肝也！

于是，患者谨遵医嘱，饮食清淡，戒酒，继续服药调理2个月而愈。

## 三、收涩药运用随感

"痢无止法"，特别是于痢之初期邪盛之际，几乎成了金科玉律。然业师孙砚孚先生，却惯用石榴皮、诃子等酸涩止痢之品，加入清化湿热或温化寒湿之方，疗效显著，数十年来未见有"闭门留寇之弊"，余亦长期惯用于临床，亦收效颇捷。究其源，盖因石榴皮、诃子均有杀菌和抑菌作用。高等中医药院校教材《中药药理学》（1983年版）中说："石榴皮在人体外试验对绿脓杆菌、福氏痢疾杆菌等有抗菌作用，对多种皮肤真菌也有不同程度的抑制作用。"1986年5月版《中药大辞典》"诃子"条："抗菌作用：体外试验证明，对4~5种痢疾杆菌都有效，尤以诃子壳为佳。诃子水煎剂（100%）除对各种痢疾杆菌有效外，且对绿脓杆菌、金黄色葡萄球菌、大肠杆菌、肺炎球菌、溶血性链球菌、变形杆菌、鼠伤寒杆菌亦有作用……"

高等中医药院校教材《中药学》（1984年版）说："收涩药有敛邪之弊，故或表邪未解，或内有湿邪，以及郁热未清，均不宜用。"此仅道出了收涩药使用的一般情况，未免失之笼统。余认为，对于既有收涩固脱作用，又具祛邪功能的中药，应不受上述之限制，若能针对病情，与解表、化湿、泄热诸药同用，或许可收相得益彰之效。

（本文发表于《上海中医药杂志》1989 年第 3 期）

## 四、收涩药与泌乳

《中医杂志》1989 年第 3 期刊载了秦玉久、徐伟的《治疗乳汁难回致慢性乳腺炎 16 例》一文，报道采用镇静安神、固涩收敛、活血化瘀散结之中药夜交藤 30g，远志 15g，枣仁 12g，五味子 15g，麦芽 20g，龙骨、牡蛎、磁石、乌梅、当归、红花各 10g，鹿角霜 20g，治疗因乳汁难回致慢性乳腺炎长期不愈者，收效满意，颇能与人启迪。其文末且谓本方减去当归、红花、鹿角霜，"对哺乳期妇女回乳也有良效"。

考上述方药除麦芽外，均无回乳作用，而单用麦芽 20g，亦难获回乳之效。今合安神收涩之品而得良效，究其因：一者可能由药物之协同作用使然，其机理尚待进一步探索证实；二者婴儿吮乳，能反射性促进乳汁分泌，凡欲回乳断乳者，无不有意减少或停止哺乳，使机体催乳素分泌下降，此亦当是促成回乳之重要原因，非独药也。

愚临证近 30 年来，常以收涩药麻黄根、五味子、乌梅、糯稻根、碧桃干、龙骨、牡蛎等治疗产后盗汗和自汗，或加枣仁、远志以安神宁心敛汗，竟未遇见因此而泌乳减少之病例。殆收涩药除敛阴止汗外，并无直接回乳作用。且针对病因，还常与益气固表之黄芪、党参、白术，养血和营之地黄、阿胶、当归、白芍，以及养阴清热之麦冬、沙参等药物配伍，其益气、补血、生津功能，使乳汁源源不绝。盖乳汁，津液也，气血之所化。清代《傅青主女科》云："无血固不能生乳汁，然二者之中，又不若气之为速……乳全赖气之力以行血而化变也。气旺则乳汁旺，气衰则乳汁衰……治宜补气以生血，而乳汁自下。"其治产后自汗盗汗，每重用参芪。宋代《圣惠方》有纯用龙骨、麻黄根各一两为散，"不计时候，以粥饭调下二钱"，治产后虚汗不止之记载。黄绳武主编之《中国医学百科全书·中医妇科学》，用《傅青主女科》止汗散治产后盗汗，内有麻黄根、浮小麦等收涩药，加五味子、麦冬，心血不足者加酸枣仁。鉴此，收涩药不会直接影响泌乳，确矣。若因秦、徐二君以收涩药等配伍麦芽作回乳之用获效，遂视收涩药治产后诸疾为畏途者，则谬矣。不细心体察收涩药与麦芽同用而促回乳之因，与参芪相合而敛汗尤著之由，诸如此类，焉得有益于病哉！

（本文发表于《江苏中医》1990 年第 7 期）

## 五、此处"必"不作"一定"解

近读陕西科技出版社 1985 年出版的《医古文直译》一书，直译《论治篇》中对"故凡施治之道，必确知为寒则竟散其寒，确知为热则竟清其热"句，译为："因此凡是辨证施治的方法，一定确切诊断为寒证，就全力温散患者的寒邪；确切诊断是热证，就全力清泄患者的热邪。"余认为将句中"必"译为"一定"欠妥，尚有可商之处，以为此处"必"当作"倘若""如果"理解为好。

"必"在古汉语中有"必定""如果"等解释，《小儿则总论》"必其果有实邪，果有火证，则不得不为治标"句中的"必"，便当解释为"如果"。

仔细分析《论治篇》"必确知为寒"的"确"和"知"的含义，"确"有"确实、一定"的意思，"知"有"了解、明白"的意思，在此概括了诊断的全过程及其结论。这样，"确实为寒"就可如译文译作"确切诊断是寒证"。既然已经"确切诊断"，而在此之前再加上表示肯定的"一定"显然没有必要，且"一定确切诊断是寒证"语言累赘。因此，"必确知为寒"的"必"，当另有所释。

从医理上讲，八纲的寒热辨证，应有寒证与热证两种可能。如果把"必"作为假设连词"倘若""如果"等理解，使译文成为"倘若确切诊断是寒证，就全力温散患者的寒邪，（倘若）确切诊断是热证，就全力清泄患者的热邪"，那么于文理、医理显然要晓畅明白得多。

（本文发表于《医古文知识》1989 年第 1 期）

## 六、"摒""屏""迸"辨惑

高等医药院校五版教材《中医内科学》"腰痛篇"所曰"或因体位不正，腰部用力不当，摒气闪挫，导致经络气血阻滞不通"之"摒气闪挫"，其"摒气"一词，当有抑制呼吸或屏气以引发、突发力量的意思，显系"屏气"或"迸气"之误，以"摒"为"屏"，惑矣。

摒（bìng），无论是古汉语或是现代汉语，都没有抑制呼吸和借以引发暴力的意思，而只有摒弃、排除的义项。屏，《古汉语常用字字典》曰，"píng，照壁，对着门的小墙"，引申为"屏风""屏障"；"bǐng，除去，排除"；"bǐng，退，隐退"。《说文解字注》曰，"屏，蔽也"，"引申为屏除"。可见，"屏气""屏弃"皆由此出。《现代汉语词典》曰，"屏（bǐng），抑制（呼吸）：屏着呼吸"，屏着气"；"屏（bǐng）气，暂时抑制呼吸，有意地闭住气"；"屏（bǐng），抛弃、扔掉"。气为血帅，超过生理限度的屏气，虽无体位不正、用力不当等现象，也将导致气血阻滞的不良后果。故似可改作"屏气闪挫"。况除用作屏弃、排除时"屏"可通"摒"（也作摈）外，是不能通假的。

"迸"（bèng）与"屏"（bǐng）虽读音相近，但并无通假关系。《古汉语常用字字典》与《现代汉语词典》谓：迸有"喷射、涌流、溅出、迸发、崩裂"等解释，对"迸气"细作推敲，气亦即力，既有屏息而积聚能量的过程，又有迸发暴力的表现，犹如火山迸发一样。因此，余认为，"摒气闪挫"改作"迸气闪挫"为佳。《江苏中医》1991 年第 2 期中"有负重或突然迸气受伤史"亦是例证。

（本文发表于《中医函授通讯》1992 年第 5 期）

医

史

文

献

研

究

## 一、悠悠岁月　翰墨弥珍

　　——秦伯未先生真迹《医家座右铭》及其生平

　　著名中医学家、中医教育家秦伯未先生工于书法诗文。书法崇赵之谦，因自号"谦斋"，于隶书尤长。常熟市名中医江一平先生，1944年求得秦伯未先生隶书条幅《医家座右铭》，距今已50余年，保存完好。红线方格，大小84cm×42cm。书法娟秀飘逸，墨润纸洁；文辞朗朗上口，予医家以规矩。珠联璧合，相得益彰，弥足珍贵。其文曰：

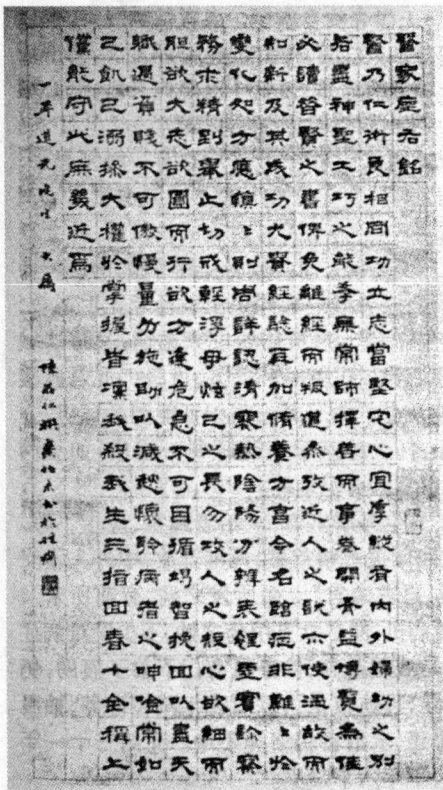

　　医乃仁术，良相同功。立志当坚，宅心宜厚。纵有内外妇幼之别，各尽神圣工巧之能。学无常师，择善而事；卷开有益，博览为佳。必读昔贤之书，俾免离经而叛道；参考近人之说，亦使温故而知新。及其成功，尤贵经验；再加修养，方享令名。临证非难，难于变化；处方应慎，慎则周详。认清寒热阴阳，分辨表里虚实。诊察务求精到，举止切戒轻浮。毋炫己之长，勿攻人之短。心欲细而胆欲大，志欲圆而行欲方。逢危急不可因循，竭智挽回以尽天职；遇贫贱不可傲慢，量力施助以减愁怀。聆病者之呻吟，常如己饥己溺；操大权于掌握，皆凛我杀我生。三指回春，十全称上。倘能守此，庶几近焉。

　　　　　　　　　　　　一平道兄先生　大嘱

　　文首阳文闲章"存仁文存"，下款"陈存仁撰[1]秦伯未书于谦斋"，钤"伯未诗词书画"阴文朱印，无书写年月。

　　早年江老将秦伯未先生真迹装裱入镜框悬于诊室，以资策励。所幸十年浩劫中未遭抄没，常年置之案头，吟诵鉴赏，缅怀先哲勖勉医家拳拳之心。因嘱余将秦氏真迹《医家座右铭》摄影抄录，以飨读者。余感于伯未先生为振兴中医事业不畏艰辛、兢兢业业奋斗终生的精神，作文述其生平大略，以志纪念，展望未来。

　　秦伯未先生（1900—1970），字济之，号谦斋。上海市浦东人。著名中医学家、中医教育家。从事中医教育近50年，学验俱富，著作等身。尝谓：临证是医家学术源头，不临证则源头枯竭。又说：一个中医师要能做到看病好、讲学好、写文章好。注重医德修养并身体力行，为造就无数中医、中西医结合人才，做出了不可磨灭的贡献，"文革"前中医界尊为泰斗。十年浩劫期间，含冤逝世，屈指已28年矣，悲夫！

秦伯未先生出生于中医世家，乃上海儒医秦乃歌之孙。幼承庭训，凡经史子集、诸家医典、书画琴棋，无所不涉。1919年就读于上海中医专门学校（校长丁甘仁），受江浙沪名医曹颖甫、谢利恒、夏应堂、丁仲英辈亲炙，医理诗文尽得薪传。1923年毕业时蜚声医林，应聘母校（后更名为上海中医学院）任教，悬壶应诊，备受中医界器重，乃上海国医公会创始人之一。1927年与包识生等创办中国医学院并执教，同时编辑各种讲义以供教学。他提倡"中医学术革命"，认为"中医真理决不全在于几部古书里"，致力于中医理论整理工作。1930年创办"中医指导社"，编印各种书刊以传播中医知识，解疑析难，交流经验，以函授的形式辅导临床医生及中医爱好者较系统地学习中医课程。开设上海中医书局，经营各类中医图书。

新中国成立后，他积极投身人民卫生事业，历任卫生部中医顾问、中华医学会副会长，第二、三、四届全国政协委员，《药典》编辑委员会委员。任教北京中医学院，为教务长。秦伯未先生勤于治学，终生不辍，著述以千万言计，五六十种。撰写论文、小品、诗词数百篇。主要著作书目详见《中医大辞典》和《中医图书联合目录》，兹不赘述。

秦伯未先生擅以经旨指导临证，融会新知，取诸家之长。详于四诊，精于辨证，其用中医理法方药辨治疑难杂症，诸如血液病、肝硬变、尿毒症、梅毒、脊髓结核等，每起沉疴，在当时中医界享有盛誉。晚年医道益精，学贯中西，处方用药，常于平易中出奇制胜，已不唯以教学见长矣。

伯未先生去矣！他那坐落在上海四马路附近的中医书局，也早已不复存在。余业师无锡名中医孙砚孚先生，今已86岁高龄，早年就读于上海国医学院，课余常驻足书店，翻阅购买中医书籍。店堂医书满架，排列有序。见伯未先生编辑之《中医世界》期刊，书名下方有一地球图仪，不由得引发起要把中医推向世界，成为世界医学的联想。其后上海国医学院校方向学生征集校徽图案，吾师在校名下方，仿《中医世界》封面之意绘一地球，一举中鹄。悠悠岁月，吾师至今尚记忆犹新。

而今，历尽艰辛的中医中药已经走出国门，面向世界。长江后浪推前浪，时不我待！中医药这门古老的东方医学，终将屹立于世界医学之林。其时，伯未先生与无数为之奋斗终生的先哲们，必将含笑九泉耶！

（本文发表于《中医文献杂志》1998年第3期）

## 二、陈存仁和他的《乐天长寿辞》

陈存仁先生，1908年5月出生于上海一个衰落的商人家庭，少小丧父，聪颖过人。及长，才气横溢，先后拜沪上名医谢利恒、丁仲英为师。1923年考入丁甘仁创办的上海中医专门学校，1927年以优异成绩毕业，时方20岁。白天在丁仲英诊寓助医，晚上以古文学问业于姚公鹤和国学大师章太炎，故于训诂、考据、诗词深有造诣。1年后挂牌行医，门庭若市，医名日盛，在上海中医界崭露头角，22岁即受聘上海中国医学院教书，主讲中医内科学。其后编纂《中国药学大辞典》《皇汉医学丛书》《珍本图书集成》等书。20世纪30年代主编《康健报》《康健周刊》等，读者甚众。

1929年2月4日，南京国民政府第一届中央卫生委员会通过了余云岫等人提出的"废止中医案"，明令废止中医，一时间医界沸腾，舆论哗然。张赞臣与蔡济平、蒋文芳、张梅庵、陈存仁、包识生、岑志良、杨志一等人发起和组织了声势浩大的"三一七"全国医药团体代表大会，旨在反对废止中医，争取中医合法地位，影响深远。大会最重要的提案有：请求中医加入学制系统；成立全国医药团体总联合会；定3月17日为"国医节"（后来一直纪念到新中国成立初期）；立即派代表赴南京请愿。陈存仁被推举为请愿团五位代表之一（谢利恒、隋翰英、蒋文芳、陈存仁、张梅庵，张赞臣为随行秘书），积极投身于中医救亡运动。也正是由于中医界无数仁人志士不屈不挠的斗争和社会各界的广泛支持，才迫使南京当局企图消灭中医的倒行逆施未能得逞，于1936年1月22日正式公布《中医条例》。1946年，陈存仁当选"国大"代表，与赖少魂等10人提出"发扬我国固有医药以确保民族健康并塞漏厄而固国本案"。

1949年，陈存仁先生移居香港行医。1953年发行《陈存仁医学丛刊》，随后开办香港中国针灸学院和陈存仁医学讲座，培养了许多中医人才。1951~1953年，先后数次去日本、埃及和欧洲各国考察访问，宣传中国传统医学。20世纪60年代以后仍以行医为主，还撰写了不少中医（科普）文章，至古稀之年未曾停笔。20世纪80年代入选香港著名的东华三院为董事。1985年隐退，移居美国加州洛杉矶安度晚年。1990年9月9日因脑溢血逝世，终年82岁。

陈存仁先生毕生为振兴中医事业做了许多有益的事，功不可没。执业沪港，学验俱丰，出版著作近30种，早年即被视为中医界之"奇才"，堪称一代名医。在20世纪30~40年代里，他的《医家座右铭》言医者准则，由秦伯未隶书写就，珠联璧合，广为流传。1998年夏，余在书画界友人、无锡市国画院院长孙璘先生案头，见到业师孙砚孚先生所赠《中国书法三千年》一书，信手翻阅，竟获张大千先生所书北魏楷书陈存仁在20世纪30年代写的《乐天长寿辞》，惜乎已非真迹，而为大千先生的得意门人凌云超临摹书写。其书曰（标点为余所加）：

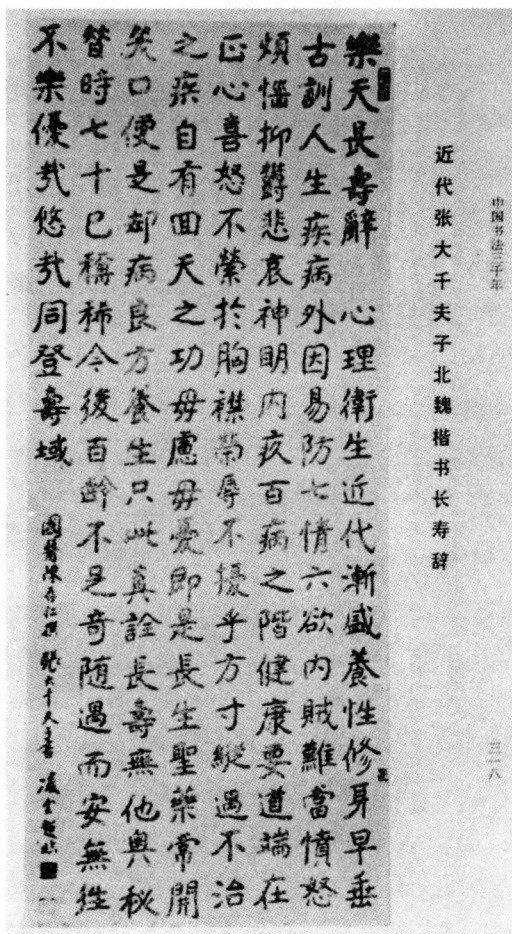

近代张大千夫子北魏楷书长寿辞

心理卫生，近代渐盛，养性修身，早垂古训。人生疾病，外因易防，七情六欲，内贼难当。愤怒烦恼，抑郁悲哀，神明内疲，百病之阶。健康要道，端在正心，喜怒不萦于胸襟，荣辱不扰乎方寸。纵遇不治之疾，自有回天之功，毋虑毋忧，即是长生圣药，常开笑口，便是却病良方。养生只此真诠，长寿无他奥秘，昔时七十已称稀，今后百龄不足奇。随遇而安，无往不乐，优哉悠哉，同登寿域。

　　国医陈存仁撰　张大千夫子书　凌云超临　章

　　文辞朗朗上口，言修性养生真谛，书法秀逸端庄。书载大千先生当年看到凌云超临写其特有行书时，不禁"掀髯而笑曰：'可以乱吾矣。'"故将凌氏临写其师大千先生北魏楷书陈存仁《乐天长寿辞》影印一并刊出，以飨读者。一者以广流传，愿世人健康长寿，共享天年，并纪念陈存仁先生对中医事业的贡献；一者若能从著名书法家凌云超先生笔端，领略几许一代宗师大千先生之书风遗韵，亦乐事也。

（本文发表于《中医文献杂志》2000年第2期）

### 三、挖掘地方名医文献，编纂《金兰升医案》

　　江南太湖流域，古属吴地，乃人文荟萃之处。前辈医学大家，如叶天士、薛生白，力辟时弊，开创并完善了温病学说，其卫气营血的传变规律和治疗法则，以及湿热温病的辨证治疗方法，对中医药理论发展的巨大贡献，自不待言。他如张路玉对《伤寒论》研究的成就，曹仁伯、张仲华对时病、杂病的治疗经验，亦均有传书之作可以查考……若群星灿灿，不胜枚举。

　　晚清年间，江阴柳宝诒先生在前人论治温病的经验中，阐述了伏气温病和新感温病的临床证候与传变规律的不同，创助阴托邪透邪外出之法。而对兼夹痰湿、腑实的病证，主张通上彻下，逐层清泄，因势利导，重六经辨证而不泥其法，遣方用药，补叶氏治温病之不及处。其所编《柳选四家医案》及后来整理刊行的《温热逢源》《柳宝诒医案》等书，向为当代中医界所重视。新世纪全国高等中医药院校七年制教材

《温病学》一书，中篇第九章"春温"病因病机方面，皆补充引证了柳氏《温热逢源》之学说，春温初发证治之黄芩汤加豆豉、玄参等方，以阐明清、养、透三法兼备，是为春温正治之良方。前辈著述中不断创新的临证经验，随着时代的进步，更彰显了中华医药的科学性与实用性。新教材努力挖掘中医药学的经典奥旨，对当今的医疗、教学、科研，当有普遍的指导意义和参考价值。

名医柳宝诒收授学生颇众，常熟金兰升、江阴邓养初、顾山许卓云、华墅柳颂如、杨舍郭吉庆等都是他的入室弟子。但能传承其学术，且有所开拓发展者，当以邓养初、金兰升为最。邓氏潜心医学，有《邓养初医案》及《增评柳选四家医案》（由邓养初、孙梓文增评，许履和、徐福松整理，江苏科技出版社 1983 年 6 月出版）传世。而金兰升医案缺如。2002 年春，常熟市老中医江一平先生，在虞城旧书摊喜获十年浩劫后残存的《金兰升医案》四卷本两册，为金氏再传弟子、常熟市森泉镇文济邦手抄本。其后江老又觅得金氏门人蒋志伊氏抄录《金兰升医案》一册。前后两部汇订成册，虽有少数字迹因受潮霉烂而缺失，却是字字珠玑，吉光片羽，弥足珍贵，实我吴地名医留下的医学文献珍籍。

金兰升医德医风高尚，体恤民众疾苦。金氏自师从柳宝诒后，常随师至因支持新政而被贬回乡的常熟翁同龢相国处诊病。翁见其修养及文才出众，甚为器重，《翁文恭公日记》中曾预言金氏日后必有声名。金氏满师后，翁相邀其定期至翁府彩衣堂设诊，为翁府亲族治病诊脉。未几，金氏便婉言辞谢，原因是乡间众多病员常因此向隅，于心不安。于是翁府设诊遂停。此后，金氏定居常熟金家村，终老乡里。

为便利平民百姓配药疗疾，金氏特在自己药铺配制丸散膏丹，对地方性痼疾及慢性常见多发病，诸如黄疸、鼓胀、肝胃气痛等，常于汤方中配用丸散，以增强疗效。其丸散膏丹，组方严谨，炮制合度。虑及社会良莠不齐，若传非其人，则易挟之以牟私利，祸害百姓。故其门人、晚辈皆郑重保存，不轻易传布。今有常熟市医药界热心人士，将珍藏一生的《金兰升秘制丸散验方集》抄本献出，使《金兰升医案》内容基本完备，惠莫大焉。其高尚的志向，值得称颂。另有金兰升的学生张泳韶所编《食物性味禁忌歌诀》，由张氏弟子高宗明（常熟珍门人，1922—2004）公之于 1987 年常熟市中医药年会，今一并收编入集，取名《金兰升医案》。

（本文由沈桂祥、江一平、高新桥合撰，发表于中华中医药学会《中医药学术发展大会论文集》，2005 年 11 月，杭州）

## 四、《金兰升医案·外感门》四则

金兰升，以字行于世。名清桂，号石如，又号冬青老人，常熟金家村人。生于1867 年（清同治六年），卒于 1938 年。23 岁投江阴名医柳宝诒门下，资质才气过人，尽得柳师真传。其遗著《补缺山房医案》《续惜余医案》《石龛医学丛俎》等，因战乱类多散佚。据《中国医籍大辞典》（上海科学技术出版社，2002 年第 1 版）、《全国中医图书目录》（中国古籍出版社，1991 年第 1 版）记载，尚有抄本《冬青医案》、《医学初步》二卷、《医学刍言》二卷及《金氏医案》，为南京中医药大学和上海中医药大学图书馆收藏。

2003 年夏天，喜得常熟江一平先生所藏金氏再传弟子虞东文济邦手抄本《金兰升医案》之复印件，颇可一读，弥足珍贵，内设痰饮、内风、呕哕、头痛、疝气、诸郁、疟疾、外疡杂症、外感诸门类，计 83 案。今择外感门案例数则，抄录浅析，以飨读者。唯余学识浅陋，毫厘千里之误难免，祈请高明斧正。

［外感门］

**案1**：冯左，湿温伏热，遏于太阴，肌表为寒气所束，午后微有寒热，头有汗而身无汗，头痛不渴。此湿温不达于肌表，太阴有湿，太阳邪束之象。拟与疏表化湿，以达邪机。

炙柴胡　防风　赤茯苓　猪茯苓　黄芩　桔梗　荆芥　羌活　独活　薄荷　制僵蚕　苍术　炙青蒿　焦枳壳　橘红　槟榔　豆豉　茅根肉

**按**：湿温为感受时令湿热之邪，与肠胃内湿交阻酝酿而成的热性疾病。其病势缠绵，病程较长，多留连气分，有湿重于热和热重于湿之分。本案因"太阴有湿"，"肌表为寒气所束"而尚见寒热头痛等卫表征象，以致湿温伏热无以从表透泄。其疏表化湿的治法，旨在给湿温伏热以出路，因势利导，从表透达。此外尚用赤茯苓、猪茯苓利水渗湿；柴胡、黄芩、青蒿清其伏热，合豆豉益增其清透之力；槟榔消积行气以助清热化湿；茅根肉清泄肺胃之热而凉血。用药可谓面面俱到，丝丝入扣。

**案2**：夏左，风温夹痰湿犯肺，咳嗽痰黏，今晨略见血丝，头疼耳聋，背愈恶寒，起于七八日前。拟疏肺化湿。

牛蒡子　石菖蒲　杏仁　防风　荆芥　桔梗　桑叶　牡丹皮炭　黑栀子　连翘　象贝母　广皮　羌活　细辛　甘草　茅根肉

**按**："温邪上受，首先犯肺，逆传心包。"今者，风温之邪夹痰湿侵袭肺系，里热渐炽，故见咳嗽痰黏有血丝；头痛耳聋、背愈恶寒，表邪未解使然。且病起于七八日前，亟当防其逆传之变。其疏肺化痰的治法，辛凉解表、清热透泄肺卫郁热温邪，是为正治。以桑叶、牛蒡、荆芥、防风清泄辛散以祛风，疏解卫表郁热，辅连翘、栀子、牡丹皮、茅根肉协同辛凉解表，清泄肺热、凉血止血而防其传变；杏仁、桔梗、广皮、象贝母宣肃肺气而止咳而祛痰湿；用石菖蒲者，辛香通窍以治耳聋，且化痰湿；甘草祛痰止咳，调和诸药。组方之缜密，足资借鉴。

**案3**：钱左，冒雨之后，寒热日作，咳嗽气急，形瘦耳聋，无汗，脉象细数。伏邪甚深，不可忽视。

鲜沙参　牛蒡子三钱同打　象贝　杏仁　紫菀　桔梗　炙柴胡　苏子　桑皮　地骨皮　连翘　甘草　制半夏　荆芥　广皮　枇杷叶

复诊咳嗽已减七八，寒热旋止，耳聋亦聪，汗亦畅，效力甚速。

党参　杏仁　制半夏　甘草　青皮　陈皮　前胡　白术　茯苓　荆芥　砂仁
百部　枳壳　炙鸡内金　另补血丸一钱四分

**按**：冒雨感邪之后，肺失清肃而见咳嗽气急；寒湿化热无以外达，寒热日作，且见无汗、形瘦耳聋、脉象细数。可知伏寒郁热日久，阴虚津亏之象已露端倪，故有"伏邪甚深，不可忽视"的告诫。急须清热透邪，与辛散苦泄，泻肺肃降而祛邪外出。其师柳宝诒对温病伏邪伤阴、邪不外达者，创助阴托邪法。如"黑膏"（豆豉、生地黄）、"白膏"（豆豉、沙参）等方药配伍，近代比之可与仲景麻黄附子细辛汤助阳托邪法媲美，羽翼仲景，丰富叶氏治温病之法。得其师传，其中鲜沙参清热养阴生津以滋汗源，配牛蒡、荆芥、柴胡、连翘疏风清热透邪，深有意耶。复诊兼以益气运脾补血善后。

**案4**：顾太太，春温骤发，强进凝结之糯食，遂致邪热内闭，无汗，谵语神糊，脉沉郁。表热不扬，新积幸尚未化火。此证郁遏不达，恐有化恶之象。拟表里双解。凉膈散。

厚朴　川毛连　羌活　炙僵蚕　豆豉　甘中黄　金银花　薄荷　苏梗叶　枳实
全瓜蒌　石菖蒲　胆星　茅根肉

复诊汗便两通，拟于前方中去其通滞之品。

豆豉　羌活　独活　苏梗　杏仁　金银花　石菖蒲　山楂肉　焦六曲　蒌仁
黄芩　栀子　薄荷　枳壳　牡丹皮　茅根肉

**按**：春温，伏邪郁遏夹有食积者，虽年老而极早表里双解，使伏邪得以宣化疏泄透达，积滞随泻下而去，邪有出路，汗便两通，迅即获效。金氏运用柳师《温热逢源》内外分解，因势利导，治疗春温伏邪夹积之经验卓识，不致病邪纠缠，中期增变，后期正不胜邪，酿成危症。

## 五、王九峰运用六味地黄丸方十三法

王九峰（1753—1815），清乾隆嘉庆年间名医，江苏省丹徒人。曾召为御医，授太医院院监，名重公卿百姓间，为医者所推崇。学术影响尤以镇江地区为最，为后来孟河学派之滥觞。因其诊务繁忙，所著《王九峰医案》，抄本颇多，由门人弟子集案整理而成。中国中医药出版社1994年出版的《王九峰医案》，由江一平等校注，收载最丰，有病症52个，192案。医案析理深入浅出，平整通达；论证引经发微，要言不烦；病机阐述，洞中窾要；处方用药，颇重扶正补肾、培运中土等法。其重视养生保精、怡悦心情、药养兼济的思想，为其学术特色之一。全书运用六味地黄丸方治疗的病症过半，涉71案，几达医案的37%，可谓擅用者矣。六味地黄丸原名"地黄丸"，内有熟地黄、山萸肉、山药、泽泻、牡丹皮、茯苓诸药，由宋代钱仲阳将《金匮要略》肾气丸去肉桂、附子而成，变补阳之剂为补阴之剂，对后世医家影响很大，广泛应用于肾阴亏虚的各种病症，成为补阴的代表（基础）方剂。王九峰深得其中之意，兹就其应用法则，试作探讨。

**1. 滋阴降火法**

（1）滋阴清降法　方药以生地黄汤加牛膝；六味地黄汤加黄柏、炙龟板；知柏八味丸去山萸肉，加栀子、龟板；生地黄汤去山萸肉、山药，加白芍、麦冬、甘草、黄芩、牛膝、茅根等为代表。（牛膝性平，引火引血下行以降；黄柏清热泻火；龟板微寒，滋阴潜阳以降；栀子泻火凉血以降；去山茱萸之温涩。）

常用于阴虚火炎，齿龈动摇，并无火证火脉可据之"龈血"；火旺阳经，血溢于上之"鼻衄"；阴液有亏，气从少腹上冲则喘之"哮喘"；乃至服泻心汤，火势已杀者。滋阴清降，壮水之主，以制阳光。

（2）滋阴潜降法　方药以熟地黄汤去山萸肉，加鳖甲、龟板、五味子；熟地黄汤加西洋参、黄精、天冬、麦冬、龟板、炙鳖甲、煅牡蛎，蜜水叠丸为代表。（去山萸肉之温涩；加龟板、鳖甲、牡蛎微寒，滋阴潜阳以降，退热除蒸敛汗，重镇安神；五味子收涩，益气生津以降；西洋参、黄精益气养阴，天冬、麦冬养阴清心、润肺益胃以降。）

常用于肾虚不能制火，心火上炽之"舌糜"；心肾乖违，五志化火，甚或水不涵木，曲直作酸，阴不敛阳，心烦意乱，莫能自主，竟夜无眠之"不寐"。加介类潜阳以降其火，以"三才""六味"专培五内之阴。

（3）滋阴和降法　方药以生地黄汤去山萸肉，加白芍、归身、牛膝；六味地黄汤加半夏、秫米为代表。（去山茱萸温涩，加白芍微寒，养血敛阴、柔肝抑阳，与当归、牛膝同用，养血和血降火，引血下行以和降；半夏、秫米和胃安寐。）

常用于酒色、操劳过度，真阴不足，冲任血动，上溢于鼻之"外衄"，当培补真阴，调和冲任，未可作火热论治；肾水不足，心阳上亢，胃失和降之"不寐"，宜滋阴降火，和胃安寐。

**2. 滋阴清火法**

（1）滋阴清心法　方药以生地黄汤；知柏八味丸去山萸肉；熟地黄汤去山萸肉，加牛膝、龟板、地骨皮、麦冬为丸；六味地黄丸去山萸肉，加麦冬、阿胶、小麦等为代表。

常用于火盛水亏，烦热消渴，胸中震动，惊恐不安之"惊悸"；肾虚水亏，心火上炎之"舌糜""舌黑"；龙雷五液交枯，虚热往来，渴不欲饮，自汗不收，痰嗽带血，面色戴阳，声嘶脉软，阴虚出血诸症。宜壮水济火，养阴清心。

（2）滋阴清肺法　方药以熟地黄汤加儿参、麦冬、桔梗、炙甘草、芦根；生地黄汤加牛蒡、阿胶、麦冬、猪肤、乌梅肉；熟地黄汤加归身、白芍、麦冬；生地黄汤去山萸肉、山药，加当归、白芍、阿胶、川贝、紫菀、百部等为代表。

常用于暑湿司令，厥少阴液益伤之"咳嗽"、火灼金伤之"久咳"；金亏水残，龙雷震荡，载血妄行之"咳血"；咳血虽止，痰嗽不已，脉来滑数，阴伤子盗母气，潦暑流行，谨防狂吐诸症。宜益水之亏，制火之炎，滋肾水而清肺金。

（3）养阴清肝（滋水涵木）法　方药以六味地黄汤加银柴胡、白芍、陈皮，蜜水叠丸；生地黄汤去山药，加柴胡、灯心、麦冬、菊花、蒺藜；熟地黄汤加二至丸；六味地黄汤合生脉散，加黑枣、黄粟米、蜜；六味地黄汤去山萸肉，加白芍、麦冬、牛膝、栀子等为代表。

常用于水不涵木，肝火化风之"肝风"，火炎于上之"风火"；水不养肝，木叩金鸣，载血上行之"咳血"，乃至虚劳已著者；肝阳灼炽，耗损肾阴，水亏火炎，与诸阳相牵为患之"心腹痛"。宜滋水涵木，清泻肝火。

（4）养阴清胃（肠）法　方药以生地黄汤去山萸肉、山药，加牛膝、知母、麦冬、甘草；知柏地黄汤去山萸肉，加草薢；生地黄汤去山萸肉、山药，加车前、牛膝、栀子、当归；六味地黄汤加生地黄、槐米、白芍、荆芥炭；生地黄汤去山萸肉，加荆芥炭、黄芩、槐花、侧柏叶等为代表。

常用于阳明有余，少阴不足，阴虚火动，齿衄消渴，脉来浮滑，神倦气怯，便坚溲数之"衄血"；善食而瘦，热结阳明胃经之"中消"，清之防其疽发；瘀停少腹，胀痛不舒，血为热搏，滞涩难行，自汗不寐，呕吐心烦，二便不爽，火在二阳之"心腹痛"，宜先彻胃肠之火，再议行瘀；酒湿伤阴，或湿热肠风，血随经下，常发常止之"便血"，血不养肝，肝不藏血，乙癸同源，当养阴清肠。

### 3. 养阴清心相火法

方药以生地黄汤加石菖蒲、磁石、黄芩、柴胡、木通；知柏地黄丸加木通、柴胡、橘红、茯苓、菊花、麦冬、磁石、童便为丸；熟地黄汤加石莲子、女贞子、旱莲草等为代表。

常用于气火交并于上、肾水不足于下之"耳聋""耳鸣"，清心相火，和肝肾，化痰湿，各有所宜；少年"耳聋"，厥、少不和，心相不宁，宜补真阴，非老年重听可比者，所谓"壮水则火静，火静则痰消，毋拘拘乎化气，勿汲汲乎清心"；心旌上摇，肾火下应，意应于内，精滑于外之"遗精"。精伤无以化气，气虚无以化神，形神慵倦，肢体无力，阴不恋阳，浮火时升，寐来口燥，间有妄梦，证属阴亏，宜滋阴清火敛精。

### 4. 脾肾双培法

（1）固肾培土生金法　方药以六味地黄丸合六君子汤去山萸肉，参用西洋参为丸；生地黄汤加西洋参、白术、陈皮、半夏、甘草、阿胶、百合为丸等为代表。

常用于阴阳两伤，脾肾双亏，以致风伏肺经，哮喘屡发之"哮喘"；秋燥伤肺，痰嗽益甚，气促似喘，内热便泻，上下交损之"咳嗽"。宜固肾培土生金，清上实下辅之，守常调治。

（2）养阴健脾举陷法　方药以六味地黄丸合十味资生丸、补中益气汤加木香、黄连为代表。

常用于精通之岁，阴未和谐，久泻伤阴，寒湿水气，交并中州，腹中气坠，湿郁化热之"泄泻"。养阴以清其热，健脾益气以化其湿。

（3）滋阴益火健胃法　六味地黄丸加枸杞子、制附子、东洋参、白术、归身合附子治中汤（理中丸加青皮、陈皮）为代表。

常用于肾水不足，胃火素亏，服治中汤虽然益火，未能达下之"积聚"。滋肾之阴，益火之本，亦中病下取之法。

### 5. 养阴明目法

方药以六味地黄丸加枸杞子、菊花、当归、白芍、蒺藜、石决明、桑叶、黑芝麻（明目地黄丸合扶桑丸）；熟地黄汤去泽泻，加苁蓉、白术、当归、枸杞子、五味子、天冬、麦冬、洋参、甘草、龟板、橘红、菟丝子、柏子仁，熬膏等为代表。

常用于肝阴不足，气火上炎，掩闭神光之"失明"，此亦养肝清肝法也；肾水素亏，木燥生风，风火交并于上，阴液消耗于下，致令瞳睛暗淡，瞳子无光，色兼蓝碧之"内障"，宜壮水济火，补阴潜阳，兼顾脾气。

### 6. 交通心肾法

方药以六味地黄汤加枣仁、阿胶、鸡子黄；生地黄汤去山萸肉，加柏子仁、归身、枣仁、麦冬、洋参、蜜丸；地黄汤加蜜楂、夜交藤、淡菜等为代表。

常用于心肾两虚，肾水不升，心火不降之"不寐自汗"；壮火食气，气不摄血，湿热相乘之"溺血"，服"知柏八味"不效者，情志所病；先天后天皆虚，劳嗽后频频走泄，时有心悸，体倦食少，劳心耗肾，心肾两亏，脉不宁静，心相火旺，阴虚精遗于下，阳虚热冒于上，心肾不交，水不济火之"遗精"者。当补坎泻离，固肾清心，交通心肾。

### 7. 益肾纳气法

方药以熟地黄汤去牡丹皮、泽泻，加龟板、五味子、磁石、车前子；六味地黄丸加牡蛎、沙苑子；六味地黄丸加归身、五味子；六味地黄汤山萸肉减半，加川贝、麦冬、五味子；熟地黄汤加鹿角霜、五味、胡桃肉；都气丸加龙齿、紫石英等为代表。

常用于衰年下元虚乏，动则气喘之"哮喘"，治用填补，虚喘治肾；金残水涸危症，虚里穴动应衣，宗气无根，孤浮于上之"久嗽"，乃至气促似喘，腹鸣便泄，藩篱不固，有痰涌喘汗暴脱之虞者；水火不济，神志不安，宗气上浮，虚里穴动之"怔忡"时作诸症。治用填补，镇摄纳气固脱。

### 8. 养阴益气生津法

方药以六味地黄丸合生脉散加牛膝为代表。

常用于病久气馁中伤，胃不清和，阴液未能遽复，心烦口渴之"心腹痛"。养阴益气，生津和胃。

### 9. 养阴燥湿利湿法

方药以六味地黄汤加黄柏、苍术、蜜；生地黄汤加橘红、薏苡仁为代表。

常用于肾胃两亏，胃气不能敷布，气血源流不畅，屡发不瘳之"腰痛"，头倾视深，步履欹斜。"六味""二妙"，肾胃兼治，以渐图功；"湿热"生痰，两尺滑数不静。湿热伤阴，利湿伤阴，以三补三泻法，兼以利湿。

### 10. 滋阴润燥法

方药以地黄汤去山萸肉，加五味子、麦冬、杏仁、胡桃肉；六味地黄丸去牡丹皮、泽泻，合生脉散加当归、牛膝、枸杞，蜜水为丸为代表。

常用于阴亏之"燥咳"。金之所畏者火也，金之化邪者燥也，燥甚则痒，痒甚必咳，当滋阴清肺，润燥止咳；高年血燥阴亏，胃不能食，便不能下之"心腹痛"，宜滋阴养胃润燥。

### 11. 滋阴引火归原法

方药以六味地黄汤去山萸肉，加肉桂为代表。

常用于宿疾阴亏，颠顶时痛，面色戴阳，脉来软数，浮阳上扰清空之"头痛"。暂以壮水之主，引火归原。

### 12. 清上实下法

方药以六味地黄汤去山萸肉，加牛膝、车前、天花粉（一作蒌皮）、葛花、橘红、青皮、昆布为代表。

常用于大便结如羊粪、食不能下之"关格"。少阴脏水耗竭，阳明腑火上炎，一任三阳转结，清上则肃降而膀胱之液化，实下则五液充而三阳之结解。

### 13. 滋肾通关法

方药以熟地黄汤去山萸肉，加冬葵子、郁李仁、冬瓜仁、火麻仁、柏子仁、车前子、姜半夏为代表。

常用于脉来洪数，气郁填胸，汩汩有声，隐隐作痛，不能食，二便俱阻之"关格"。宜滋阴通关，赖子仁润而沉降。

小结：本文就王九峰运用六味地黄丸及其加减方药的案例，分析归纳为13法。其所涉金匮肾气丸方病案，不在本文研究范围之内。

六味地黄丸为肝肾阴虚而设。就王氏运用六味地黄丸的案例而言，使用频率最低的是山萸肉，"水不制火，火旺阳经"之血证、湿热、伏邪诸证多去之；其次是牡丹皮、泽泻，"内无实火""血燥阴虚"者去之；阴虚水亏者去茯苓；痰火、湿热者去怀山药。本文谓"地黄丸方"者，必有地黄，且山萸肉、怀山药、牡丹皮、茯苓、泽泻五药，不得少于三味，否则非地黄丸方。

王氏运用地黄丸方时所加诸药，常为立法眼目，除"知柏""杞菊""麦味""归芍"及"明目""都气""左慈"等与加味地黄丸方诸法相类外，立法用药常有巧思，如以沉香纳气、引火归原等，宜细心体会。王氏治病，辨证详明，立法严谨，相互渗透配合，应用自如，叹为观止。其服法剂型，符合轻重缓急原则，丸药汤剂常有"早服""午后服""晚服"等通变方法，以适应治疗之需。

21世纪，医学科技水平与王九峰所处的时代已不能同日而语，他所惯用的五行生克制化的思维模式，自然也更应深入研究，发掘其合理的内涵及其科学的精髓和方法学方面的作用，以适应现今的临床需要。但研究学习历代医家临床学术经验，继承并发扬之，却不落其窠臼，去芜存精，当是现今医家所必须把握的。

（本文由沈桂祥、邓新华合撰，发表于江苏中医药学会内科分会学术年会论文集，2002年4月，南通）

## 六、刊传珍笈遗著　再显吴门医辉——读《吴中珍本医籍四种》

《吴中珍本医籍四种》（以下简称"《医籍四种》"），是江一平先生等校注的若干"明清中医临证小丛书"之一，由中国中医药出版社出版。该书根据清代吴中名医缪遵义（字松心，1710—1794）、曹仁伯（1767—1834）、张大燨（号爱庐，1796—1850），柳宝诒（1841—1902）四大家嫡传或再传弟子之手抄本及其他资料精勘详校、整理后得以面世。内刊珍本医籍依次为《缪松心医案》《曹仁伯医案》《张爱庐临证经验方》《柳宝诒医论医案》，补充了温病学说著述与医家文献。内容丰富，弥足珍贵。

缪、曹、张、柳医案手抄本及散佚之原稿、笔记等资料，最早者适在清代中期乾隆年间，至今已250余年矣，搜集谈何容易，不是歧黄道中之有心人，焉能觅得此等珍贵资料？江一平先生等校注者功不可没，为振兴中医事业做了一件大有裨益的事。

开卷细玩，常有所悟。兹举一二，以飨读者。

### （一）杂病虚劳，缪氏擅用动物药

《医籍四种》所刊《缪松心医案》，由海内孤本《松心医案》和缪氏门人锡山黄堂（字升阶）之《三余纪效》校注而成。两抄本皆为民国初期无锡名医严康甫所藏。

缪松心是清代乾隆年间与叶天士、薛生白齐名的一位医学家，治难病痼疾辄效，立方配伍有巧思。生平以擅用异类血肉有情之品治疗虚劳杂病著称于世，深谙精气神之真谛。试以所刊缪氏医案喘门、失血门为例：喘门8案，13诊。用动物药凡12方；无案不涉；失血门29案，53诊。用动物药计45方，24案。平素除脐带、人乳等入药外，诸如猪、牛、鹿、羊、兔、穿山甲之皮、肉、筋、内脏、脊髓、尾、魇；鸡、鸭、猫头鹰、鱼、鳝、鳗、龟、鳖、海蛇、淡菜；地鳖虫、洋虫、蜗牛、蚕蛹、蚕蛾、蜜蜂、桑虫、地龙等，以及多种动物血，品类繁多，与疾病各有所属，不胜枚举，堪称一绝。即使与叶天士相比，犹有过之而无不及。

## （二）诊案补《柳选四家医案》不足，可师可法

曹仁伯学识精深，治病神验，被清代同辈赞为"叶、薛以后吴中第一人也"。《医籍四种》所刊《曹仁伯医案》，系据曹氏再传弟子严康甫从师黄氏习医时所得精抄珍本校注。所载疾病28种，医案240则，柳宝诒集《柳选四家医案》，仅3则入刊，殆为柳氏未见之书。如今读来，其精案脍炙人口者颇多，可师可法。如疟门龚案，"寒热往来，少阳证也，仲景用和方。然小柴胡汤，如遇口中干，咽中痛，往往撤去半夏而用花粉，盖为热伤阴耳"。"小柴胡去半夏，加栝楼根汤。人参易洋参，加玄参、川贝、白芍、鳖甲"（《医籍四种》130页，下同，仅序页码），师古而不泥古，举一反三。再如，尚有不少散瘀清营之方，值得临床揣摩，启迪后学。

张爱庐善治伤寒时病，为清代嘉庆道光年间吴中名医。《医籍四种》所刊《张爱庐临证经验方》，以清代吴中名医黄寿南手抄本《张氏治病记要》为底本，集医案（病症）76则。柳氏仅从其所得抄本选取24案加以评按，刊入《柳选四家医案》。今《张爱庐临证经验方》的问世，对张氏治病特色的研究，可了然矣。其在《自序》中谓"方不繁而门类较全，案不文而始末必述"（161页），洵非虚语，有极强的可读性。认证用药，丝丝入扣，其诊治时病的功底，不同凡响。唯案语中或有指责同道之处，读者当具慧眼，善体其意，咀华存精，使我辈及后之为医者鉴。

## （三）刊佚文遗案，窥柳氏"伏邪说"机理

柳宝诒对温病学说中"伏邪"发病机制和辨证治法阐发独多，补前辈所未及。除赞同叶天士"风邪上受，首先犯肺，逆传心包"之新感温病理论外，他从《内经》"冬伤于寒，春必病温"立论，并以仲景"太阳病，发热而渴，不恶者为温病"（234页），又阐发伏邪温病学说，主张在进行卫气营血辨证之余，不废六经辨证。对温病伏邪伤阴、邪不外达者，创助阴托邪法。如"黑膏"（豆豉、生地黄）、"白膏"（豆豉、沙参）等方药配伍，近代比之可与仲景麻黄附子细辛汤助阳托邪法媲美，羽翼仲景，丰富叶氏治温病之法；对温热稽恋少阴，浊积与瘀阻、瘀热互结者，与通下化瘀活血等法。虽在其所著《温热逢源》一书中已有阐述，惜因其著述《惜余小品》（《柳选四家医案提及》）的散佚而未窥全貌。今缘《惜余医话》等若干原稿笔记的觅得，借《吴中珍本医籍四种》大白于世，并又补足了源于柳氏嫡传弟子方少纯（252页注）抄本的一部分妇科重要医案，较之20世纪60年代上海张耀卿整理的《柳宝诒医案》未刊者，又增添了数十案。

此外，《医籍四种》把柳氏的医论和医案，包括"肝病证治条例"及附刊柳氏所辑前辈医家"不传之秘"的曹仁伯医话"教言"等，合为《柳宝诒医论医案》，对全面了解其学术见解与治病经验特色，乃至温病学说的深入研究，无疑是十分有益的。近时文献报道钩端螺旋体病之"后发症"，与中医温病伏邪症状颇多相符之处，对柳氏

伏邪温病理论之研究，复又引起重视。

掩卷沉思，欣喜获益良多而慨叹《吴中珍本医籍四种》一书，诚不失为当代研究吴中中医学术流派精粹并用以指导临床实践很有价值的参考书。本书自 1994 年 3 月出版以来，迄将三版，虽未至于"洛阳纸贵"；然是书在医界之影响，却也由此可见一斑。

〔本文发表于《中国中医药报》1997 年第 9 期（学术版）；《古医籍各家证治抉微》，中医古籍出版社，2000 年 2 月出版〕

薪传录

# 业师沈桂祥老中医燮理脾肾辅助肾病综合征激素治疗撤药验案二则

谭晓风

业师沈桂祥老中医，早年师从章次公门人、著名中医孙砚孚先生，后又拜师问业于章次公先生高足、当代国医大师朱良春教授，从医近50载，坚持服务于临床基层第一线，潜心临床研究，几十年如一日，每案均有记录，以擅治疑难杂症著称，学验俱丰。曾任江苏省中医药学会首届医史文献专业委员会委员，2003年被评为江苏省首届优秀基层中医药工作者。难治性肾病综合征是指因使用针对该病的激素治疗无效或依赖或反复发作者，使用激素联合中医中药治疗是当今的一种趋势[1]。今撷取业师运用燮理脾肾法治疗难治性肾病综合征，顺利撤减并最终停用激素而获痊愈，疗效优良者两例，介绍于次，供同道参考。

例1：高某，男，14岁，江苏省无锡市人。2004年2月1日首诊。

病理报告"肾小球轻微病变"，市三级甲等医院住院诊断肾病综合征。就诊前激素治疗近6个月，开始每晨顿服强的松50mg，4个月内渐减至35mg，但尿蛋白增加，日加服骁悉（吗替麦考酚酯）1.5g。病情起伏反复不定，要求中药治疗，以期顺利撤减激素。诉经常感冒，刻下饥饿感明显，查尿蛋白（＋＋），苔薄白，脉细濡。予炙麻黄6g，防风、防己各10g，连翘30g，金银花20g，蛇舌草30g，鱼腥草30g（后下），净蝉衣15g，白僵蚕15g，黄芪30g，白术15g，怀山药15g，熟地黄10g，玉米须20g，薏苡仁20g，土茯苓、云茯苓各30g，山萸肉20g，炙甘草6g。服药1周饥饿感即明显改善，尿蛋白减少。此后减麻黄，加河车粉装胶囊口服，相机调整鱼腥草、金银花用量，加菟丝子、补骨脂等。感冒则加用麻黄、桂枝、制附子、贯众、板蓝根等，始终以燮理脾肾为主。每月复查生化、尿蛋白，渐趋正常并保持稳定。同时逐步减少强的松、骁悉剂量，至2006年10月5日全部停用。中药继续服用2月余，随访3年未见复发，健康如常。

例2：吴某，女，23岁，江苏省无锡市人。2005年3月19日首诊。

市三级甲等医院明确诊断肾病综合征，病情反复不愈3年。服用激素治疗已8月余，就诊时服用强的松25mg，满月脸，多毛（发际），向心性肥胖，多梦，经期下肢浮肿，经前半个月乳胀，舌苔薄白，脉滑数。予川黄柏10g，知母10g，生地黄、熟地黄各10g，泽泻20g，车前草、车前子各15g，土茯苓、云茯苓各30g，连翘30g，金银花15g，山萸肉20g，参三七4g（打粉装胶囊，日3次分服），仙灵脾15g，川牛膝15g，怀山药15g，牡丹皮15g，蝉衣10g，黄芪30g，炙甘草6g。第二诊起加用白僵蚕15g，白术10g，并间加王不留行、黄芩、柴胡、香附、赤芍、白芍、橘核、橘叶、菟丝子，有感冒时加山豆根、贯众、桔梗等，乳胀、浮肿等渐消失，强的松渐减量，至 2006 年 4 月 23 日停服后，复查尿蛋白多次均为阴性，两个月后停服中药，随访至今，健康如常。

沈师认为：肾病综合征以蛋白尿为基本特征，重者可见水肿等症，其基本病理病机当是脾肾先后天亏虚，封藏失职；现代病理学研究认为，肾病是与感染相关的免疫性疾病，故应脾肾同治，卫外解毒。两案之基本方为：黄芪 30g，白术 15g，生地黄、熟地黄各 10g，山萸肉 20g，怀山药 15g，蝉衣 15g，白僵蚕 15g，连翘 30g，金银花 15g，土茯苓、云茯苓各 30g。方含玉屏风散、六味地黄丸之基本用药外，尚用连翘、金银花清热解毒，蝉衣有调节免疫作用[2]，白僵蚕体中所含的蛋白质有刺激肾上腺皮质的作用[3]。现代药理研究证明，黄芪有利尿作用，还可以扩张血管，增加毛细血管抵抗力，降低血肌酐，改善肾实质细胞代谢和肾衰动物的肾功能衰竭，与益母草合用可减少尿蛋白[4]。土茯苓解毒除湿，消除尿蛋白，吾师时常用之，与任继学教授土茯苓消除尿蛋白之经验不谋而合[5]。难治性肾病综合征使用激素治疗的撤除，宁慢毋快，否则易致功败垂成。中医中药辅助治疗，在激素使用盛期，或可见阴虚火旺等征象，应以知柏地黄之类滋阴降火；在激素撤除中观察病情变化最为关键，后期或可出现肾阳相对偏虚的征象，当以桂（桂枝）附地黄之类调之，温肾阳，和营卫，固卫表，药随证转。吾师尝谓"医者当有如临深渊、如履薄冰之心，仔细体察舌脉体征，见微知著，治病防变，方能平稳度过激素撤除期"。沈师分析病机及组方用药，结合了辨证和辨病的原则，以及现代药理研究成果，疗效卓著。

**参考文献**

[1] 蒙木荣，崔杰，奉红梅，等. 辨病与辨证相结合治疗难治性肾病综合征 48 例 [J]. 中国中西医结合杂志，2009，29（3）：271 - 273
[2] 吴晋怀，蔡伟锋. 蝉衣在过敏性疾病中应用体会 [J]. 福建中医药，2003，34（5）：33 - 34
[3] 王金华. 白僵蚕及白僵蛹活性物质的研究与应用 [J]. 时珍国医国药，2003，14（8）：492 - 494
[4] 李仪奎. 中药药理学 [M]. 北京：中国中医药出版社，1992
[5] 童延清. 任继学治疗慢性肾功能衰竭用药经验采菁 [J]. 中医文献杂志，2004，24（1）：34 - 36

（本文发表于《浙江中医杂志》2010 年第 6 期"医案医话"栏目）

# 业师沈桂祥老中医治疗干燥综合征验案一则

孙 毅

业师沈桂祥老中医，师承朱良春国医大师和著名医家孙砚孚先生，为章次公先生再传弟子，以擅治疑难杂症饮誉一方。兹撷其治疗燥痹（干燥综合征）验案一则，以飨读者。

李某，女，64 岁。2008 年 7 月 25 日初诊。

旅居浙江某市，在市某三甲医院确诊，患"干燥综合征"4 ~ 5 年，中西药治疗 3 年未果。2008 年 5 月 22 日于某大学附属医院就诊，再次诊断"干燥综合征，结缔组织病，排除继发性"。建议住院，拒，返乡求治。

诉目红、干涩疼痛，口鼻咽干燥，渴喜饮、漱，口角痛，牙龈肿痛；干咳频作，咳甚则微喘；双膝关节疼痛已数年，右甚，阴雨寒冷加重，登楼疼痛更著。纳尚可，眠安。大便时溏，日 3 ~ 4 次，今日 2 次，质软。查：类风湿因子（RF）阳性；血压 160/95mmHg。有高血压病史。舌碎痛，嫩红而干，多裂纹，脉细略数。燥伤津液，肺胃燥邪热毒炽盛，阴虚火旺，营阴内灼，肝火炎上，故目红、干涩疼痛，口鼻咽干燥，渴喜饮漱，口角痛，牙龈肿痛并作；燥伤肺阴而干咳少痰微喘；风湿痹闭而见双膝关节疼痛不良于行。证属"燥痹"。标本兼顾，姑先养阴清热润燥，凉血解毒通痹。

川石斛 30g（先煎），大麦冬 15g，生地黄 15g，生石膏 30g（先煎），知母 6g，黄芩 15g，黄连 6g，生栀子 10g，龙胆草 6g，葛根 30g，紫草 15g，炙麻黄 6g，北沙参 20g，桑叶 15g，大象贝 10g，牡丹皮 10g，炙甘草 6g。水煎，日 1 剂，日 3 次分服（以下煎服法同此，略）。大蜈蚣 3g，研末，入胶囊，日 3 次分服。

**分析**：方中石斛、麦冬、生地黄、北沙参养阴生津润燥，石斛尚有益肾明目、强筋骨、除痹闭之功能；生石膏、知母、黄芩、黄连、生栀子清肺胃之热毒，以顾护津液；紫草凉血活血，与石膏、牡丹皮同用，凉血清热解毒之功尤卓；龙胆草苦寒，合牡丹皮、桑叶清肝泻火明目；桑叶甘苦性寒，润肺止咳，平肝明目，合象贝、沙参、麦冬等清肺润燥、化痰止咳；脾弱湿胜，大便时有溏泄，葛根生津止渴、升阳止泻，合黄芩、黄连苦寒燥湿，实肠胃而健脾运，脾运健方能为胃行其津液，敷布全身，此所以阴津亏虚而不忌苦寒也；蜈蚣解痉镇咳除痹，专为干咳少痰、双膝关节痹痛而设，合麻黄止咳平喘宣痹，为治痉咳少痰之经验药对；甘草调和诸药，与紫草、麻黄皆有较好的抗过敏作用，三药同用，调节免疫系统功能相得益彰。全方和合，共奏养阴清热润燥、凉血解毒通痹之功。

2008 年 8 月 8 日二诊：口角痛、目赤痛、舌碎痛去，牙龈肿痛减轻，干咳不喘。尚见口渴咽干鼻燥，大便日 1 ~ 2 次，质软。双膝关节酸痛，右甚，微肿。血压 148/98mmHg（未服降压西药）。舌嫩红稍淡，有裂纹，苔微而干。脉细略数。虽肝经肺胃燥火、营阴热毒稍挫，寒痹尚有热化之虞。继以养阴润燥，清热解毒，酌情温宣，加强虫蚁搜剔，以截断化热之机。

川石斛 30g（先煎），大麦冬 15g，生地黄 10g，生石膏 30g（先煎），知母 6g，川桂枝 6g，赤芍、白芍各 15g，炙麻黄 6g，怀山药 30g，太子参 30g，紫草 20g，牡丹皮、丹参各 15g，川牛膝 15g，黄连 6g，连翘 30g，金银花 20g，炙甘草 6g。另：淡全蝎、大蜈蚣各 3g（研末），入中药免煎颗粒炮甲片 6g、水蛭 3g，和匀，入胶囊，日 3 次分服。

2008 年 8 月 21 日三诊：右膝关节肿胀消退。口略渴。饮食失慎，脘痞，大便日行 2~3 次，质松散。舌嫩红多裂纹改善，干灼疼痛减轻，苔微生，津略回，脉细。药后诸症悉减，津液有来复之望。唯双膝关节酸痛减不足言。方伍小量辛温宣散之麻黄、桂枝，未见耗伤阴液之弊。融甘寒养阴、辛寒清热、温宣通痹诸药于一炉，佐消积健脾。嘱慎饮食。

川石斛 30g（先煎），大麦冬 15g，北沙参 20g，生石膏 30g（先煎），知母 6g，川桂枝 6g，熟附片 10g（先煎），赤芍、白芍各 15g，炙麻黄 6g，怀山药 20g，太子参 20g，葛根 30g，焦山楂、神曲各 15g，紫草 20g，牡丹皮 12g，炙甘草 6g。虫药胶囊及服法如前。

**分析：**苔生津回，病有转机。起用附子，一者温命火，补脾阳，健脾运；一者温肾督，散寒湿，止痹痛，一石二鸟。患者双膝关节酸痛，阴雨寒冷加重，虽曾见右膝关节轻微肿胀化热之象，药后肿消，化热之势得以截断扭转，仍现寒湿痹证之态。而目咽口鼻舌干燥疼痛，齿龈、口角疼痛，虚火炎上，上热下寒，起用附子，亦寓引火归原、阳中求阴之意。

2008 年 9 月 6 日四诊：双膝关节酸痛、阴雨及登楼疼痛加重显减，干咳、口渴、脘痞、大便松散、舌嫩红多裂纹灼痛悉见改善。苔微生，津略回，脉细。唯近发眩晕 3 天，昨日天旋地转，步履蹒跚欲仆，今日改善。原方加明天麻 10g，生龙骨、牡蛎各 30g（先煎）以息风。虫药胶囊及服法如前。

2008 年 9 月 13 日五诊：眩晕愈。双膝关节酸痛显减，登楼膝痛尚著。渴减津回，干咳阵作稀疏。脘痞渐开，大便日 2~3 次，少实。眠安。舌红渐退，裂纹减少、表浅，苔薄少，津回，脉小濡。

川石斛 30g（先煎），大麦冬 15g，北沙参 20g，生石膏 30g（先煎），知母 6g，熟附片 15g（先煎），川桂枝 6g，白芍 15g，怀山药 20g，太子参 30g，紫草 15g，牡丹皮 12g，川牛膝 15g，黄连 6g，炙甘草 6g。另：祁蛇 6g（研末），入中药免煎颗粒炮甲片、淡全蝎、大蜈蚣、水蛭各 3g，和匀，入胶囊，日 3 次分服。

2008 年 9 月 20 日六诊：双膝关节酸痛，以及口、眼、鼻、舌、咽干燥灼痛诸症递减。阵咳偶见，大好。脘痞渐开，纳增。大便日 2~3 次，少实。眠安。血压 118/82mmHg。舌淡红、裂纹基本消失，苔薄少，津回，脉小濡。

川石斛 30g（先煎），大麦冬 15g，北沙参 20g，生地黄 10g，知母 6g，熟附片 15g（先煎），川桂枝 10g，赤芍、白芍各 15g，太子参 30g，川牛膝 15g，紫草 15g，牡丹皮、丹参各 15g，黄连 6g，怀山药 20g，炙甘草 6g。虫药胶囊及服法如前。

2008 年 10 月 2 日七诊：诸症大好。干咳止，双膝关节酸痛几去，登楼双足已能交替而行。口、眼、鼻、咽灼痛诸症轻微，唯近因腹泻略有反复，昨泻止。苔少，舌红，舌尖痛，脉细濡。

太子参 30g，白术 15g，茯苓 20g，黄连 6g，葛根 30g，怀山药 20g，川石斛 30g

（先煎），北沙参 20g，牡丹皮 12g，大麦冬 10g，生地黄 10g，川桂枝 10g，白芍 10g，熟附片 15g，乌梢蛇 30g，徐长卿 15g，炙甘草 6g。虫药胶囊及服法如前。

上方随症加减调服至 2008 年 11 月 6 日，干燥综合征痊愈，舌脉如常。双膝关节酸痛亦基本消失，唯劳累阴雨或有所觉，嘱服浓缩益肾蠲痹丸 3 个月，西洋参汤下，以善其后。

按：干燥综合征是一种以侵犯泪腺、唾液腺等外分泌腺体为主的慢性自身免疫性疾病，又称为自身免疫性外分泌腺体病，与类风湿性关节炎同属结缔组织病。根据 Manthorpe 诊断标准（1981 年），具备口干燥症和眼干燥症者为原发性干燥综合征；具备口干燥症和（或）眼干燥症及另一结缔组织病者为继发性干燥综合征。干燥综合征属中医"燥证"范畴，路志正首以"燥痹"命之，治疗常以养阴清热润燥、益气化瘀通痹为大法，但必须强调辨证论治。燥胜则干，易伤阴液，气阴并亏，此所以成干燥综合征也。燥分内外，外燥以"六淫"侵袭为主，有凉燥、温燥之分。入秋燥气当令，夏秋以温燥为多，秋冬以凉燥为多。风为阳邪，乃百病之长，其性开泄，寒、湿、燥、热诸邪恒多与之相合而成风寒、风湿、风燥、风热诸症，极易伤阴而致燥痹；风寒湿三气杂至合而为痹。其风气胜者为行痹，寒气胜者为痛痹，湿气胜者为着痹也。内燥以"七情"内伤为主，太过不及，所谓"五志化火"也。以致伤阴化燥，脏腑气血阴阳失调，气阴并亏，津液敷布和（或）化生失常，瘀血、痰、湿互结，阻滞脉络、肌肤、关节，损伤脏腑而成燥痹。外燥内燥而致燥痹，损伤脏腑，以肺、肝、肾、脾胃为主，阴损及阳，阳损及阴，恶性循环，气阴并亏，故养阴益气、蠲痹通络为基本大法，贯彻始终。《素问·经脉别论》云："饮入于胃，游溢精气，上输于脾，脾气散精，上归于肺，通调水道，下输膀胱。水精四布，五经并行。"脾胃为后天之本，胃为五脏六腑之海，气血津液生化之源，脾健方能为胃行其津液，散精（津液）于肺；肺居上焦，主一身之气，"上焦开发，宣五谷味，熏肤、充身、泽毛，若雾露之溉"，肺气之宣发肃降如常，方能敷布精气、津液，达于周身，清代张隐庵谓"津液随气上行，熏肤泽毛而注于空窍也"；肾为先天之本，肾阴主一身之阴液，肾阳主一身之阳气，津液之运行输布，必须赖肾中精气的蒸腾气化、升清降浊。燥痹损伤脏腑，以肺、肾、肝、脾胃为主，今见双膝关节痹痛，标异而本同，以养阴清热润燥、益气化瘀通痹为大法，寒温同用；虫类药属血肉有情之品，祛邪而不伤正，蠲痹通络，搜剔钻透，通闭解结，直达病所，有其特殊的临床意义，可收事半功倍之效。本案见双膝关节痹痛多年，类风湿因子（RF）阳性，某市三甲医院诊断"干燥综合征，结缔组织病，排除继发性"，似有商榷之处。

本案在沈桂祥老师指导下完成，谨致谢忱！

（本文发表于《江西中医药》2010 年第 9 期）

# 中医药治疗巨大胰腺假性囊肿1例

谭晓风

病例摘要：戴某，女，60岁。2004年2月19日初诊。

患者2002年4月患急性胰腺炎，经保守治疗后痊愈。2003年3月开始渐感上腹部饱胀不适，进食后明显，6月B超检查明确诊断胰腺假性囊肿，当时囊腔5cm×8cm×13cm。2004年2月初，患者上腹部可触及明显较硬的囊性样包块，核磁共振检查（MRI）囊腔增至15cm×16cm×20cm，充满左上腹至髂窝的腹内空间，左侧肾脏有轻度压迫，生化检查肾功能尿素氮轻度异常，外科建议行内引流手术，患者因顾虑术后可能的并发症而转科要求中医药治疗。诊见患者伴有低热，舌苔黑腻且干，脉弦数。

冬瓜子60g，柴胡15g，生地黄20g，赤芍15g，白芍12g，牡丹皮6g，玄参5g，黄芩5g，连翘10g，知母30g，蒲公英30g，半夏10g，车前草10g，旱莲草10g，泽泻10g，大腹皮10g，大黄20g，枳实10g，三棱5g，莪术5g，黄芪15g，白术12g，当归15g，炙甘草6g。日1剂，常法煎服。每月检查B超1次。

服药开始时，患者有明显的水样大便，1日达6~8次，1个月后大便次数逐渐减少。服药3个多月期间，患者逐渐康复，热渐退，黑腻苔渐消，脉渐和。B超显示，囊肿大小每月均持续缩小。2004年5月20日B超显示囊肿大小8cm×6cm×7cm，但其间亦常有口苦、口干反复。6月2日改汤剂为丸剂。

冬瓜子60g，柴胡15g，赤芍、白芍各10g，黄芩9g，黄连9g，栀子9g，知母30g，连翘15g，白芥子10g，大腹皮10g，瓜蒌皮10g，茯苓10g，半夏10g，车前草10g，旱莲草10g，丹参10g，牡丹皮6g，大黄15g，三棱10g，莪术10g，乌药5g，川楝子8g（炒），陈皮10g，青皮6g，木香10g，黄芪30g，西洋参15g，当归15g，大枣10g，甘草6g，九香虫10g，干姜6g，高良姜6g。每日服本药丸约20g，早晚各1次。每月继续复查B超1次。

服药丸开始时，患者大便前伴有腹部疼痛，并稍有口干感觉，无其他不适。患者每日大便1次，质软。治疗过程中，小便逐渐由深黄转清。B超显示囊肿每月持续缩小。服药丸3个月后，患者康复。2004年9月初，复查MRI证实囊腔全部消失，肾功能亦随囊腔消失而恢复正常。2005年3月复查B超显示囊肿无复发。

讨论：假性胰腺囊肿（PPC）是由于胰腺破裂，胰液外溢积累在网膜囊内，刺激周围组织、器官、腹膜等形成的纤维包囊[1]。关于PPC能否自行消退的报道差异很大，主要影响因素涉及急慢性、时间长短、囊肿大小等。张磊等[2]总结认为囊肿直径＜6cm的PPC自愈性较高，保守治疗期间并发症较少。反之，囊肿越大越不易消退，且随时间延长并发症有明显增加。本例中囊肿的囊腔约 4800cm³，亦可算巨大。治疗前患者病程已将近 2 年，能单纯通过中医中药治愈，说明中医药治疗 PPC 确有疗效。

按照 PPC 的定位、病机分析，应归属于中医"伏梁""癥瘕""积聚"等范畴，治则多为通腑泻热、活血化瘀、软坚散结。现代药理研究证明，以此法为组方原则的中药方能抑制胰酶激活，促进胆汁分泌和胆囊收缩，松弛奥狄括约肌，并有抗感染和减轻病变部位的水肿、渗出及促进肠蠕动等作用，在救治难治性 PPC 中起到重要作用[3]。笔者根据张仲景在治疗肠痈的大黄牡丹汤中运用冬瓜子的情况分析，并结合施今墨重用冬瓜子治疗结核性腹膜炎 1 例之体会[4]，认为大剂量的冬瓜子对本病的治疗发挥着重要的作用，有利于抑制患者腹膜炎症，并能使小便持续变清，而使囊肿不断缩小。

### 参考文献

[1] 裘法祖. 外科学［M］. 第 4 版. 北京：人民卫生出版社，1996

[2] 张磊，孟翔凌. 胰腺假性囊肿的治疗选择［J］. 临床医学，2006，26（3）：1

[3] 王长洪，麻树人，张再辉，等. 中西医结合治愈难治性胰腺假性囊肿 1 例［J］. 中国中西医结合消化杂志，2004，12（6）：375

[4] 施小墨，陆寿康. 中国百年百名中医临床家丛书——施今墨［M］. 北京：中国中医药出版社，2001

（本文发表于《江苏中医药》2008 年第 1 期）

# "黄疸"病机的渊源与再思考

谭晓风

中医在黄疸病的认识上源远流长，为研究对黄疸病机认识的历史经验，笔者拟从古医籍中关于黄疸的论述，并结合现代研究对黄疸病机加以探讨，以更好地指导临床。

### 1. 黄疸的含义

黄疸也写作黄瘅，虽然《说文解字》中已明确"疸，黄病也；瘅，劳病也"，因古汉语里通假的情况很多，且"瘅"在古汉语里还有"热，力竭"等含义，"疸"是特指黄病还是有其他的含义就不那么明确了。"疸""瘅"两字均属于形声字。从文献的早晚和应用范围看，"瘅"字的出现应早于"疸"字。因此，"疸"可能是"瘅"在传抄、听写过程中出现的简化字。

基于以上的原因，相信在《内经》时代，"疸"不一定特指黄病，黄和疸或瘅都是描述病症的一个术语，黄可以是单独尿黄、目黄、肤黄或几种黄同时出现，而尿黄不一定有胆红素异常。疸或瘅则复杂得多，如《素问·平人气象论》中"已食如饥者胃疸"，从中医病机方面理解，这里的"疸"应是"热"的意思，而"瘅疟"则字典中已明确把"瘅"解释为"热"。同样黄疸亦不一定是黄病的统一联合名词，可能是"黄"与"乏力"或"发热"等两种症状的描述，如《灵枢·经脉》中两处"黄疸"均与"烦心""心痛"等热象的表现在一起，而四处有"目黄"的条目却并没有出现"疸"，其他部分亦可看出反而是"疸"作为热病出现的概率多得多。

被尊为黄疸分型而治的《金匮要略·黄疸病脉证并治》，可能也应将黄与疸并立起来理解，因为《金匮要略》中不乏将几种病并在一起论述的例子，更重要的是，其中也有"黄疸病，小便色不变"的条目。说明其论述的至少不仅是现代意义上的黄疸，从其方剂中"虚劳小建中汤"看也包括因贫血等而导致黄种人皮肤本色显现的萎黄。这样就不必因女劳疸与慢性肾上腺皮质功能减退有关而困惑，也不必牵强地将黑疸与肝硬化晚期联系在一起，因为这些疾病可以在一定阶段有相同的皮肤变化等表现，很明显其本质不同。虽然晋代葛洪《肘后备急方》就有"……见眼中黄，渐至面黄及举身皆黄，急令溺白纸，纸即如柏染者"的描述，基本包含了现代意义黄疸病症的物理诊断要素，但即使葛洪本人亦将此归为肤黄病，而不是黄疸病，更不要说尿黄、目黄既而肤黄作为黄疸的诊断要点，晚至清代仍可见"眼白或尿色白"的黄疸类型。

可见，在了解西医胆红素导致黄疸的知识之前，医书中的黄疸均可称为描述性的诊断，需要结合其他所有可能的信息进行甄别才能获得古人关于黄疸真正的经验。

**2. 黄疸病位的确定与脾胃的联系**

《素问·阴阳应象大论》有五行说的论述，将"脾"与"黄"和"肌肉"联系在一起，黄为脾之色，肌肉乏力也与脾之功能欠佳有关，"疸"之"劳累、乏力"含义也与脾有关了。绝大多数医家论述黄疸病时将《素问·平人气象论》中"溺黄赤，安卧者，黄疸"作为源头，而这一描述中就是黄与乏力两个要素。至医圣张仲景《金匮要略·黄疸病脉证并治》曰："寸口脉浮而缓，浮则为风，缓则为痹。痹非中风，四肢苦烦，脾色必黄，瘀热以行。"这里"脾"与"黄疸"就明确地联系在一起了。《金匮要略·辨阳明病脉证并治》中亦有"太阴者，身当发黄"的字句。医圣数次提到"小便利者，不能发黄"或"小便不利者，必发黄"，考虑脾之喜燥恶湿的特性，无疑脾在医圣之黄疸病机的认识中占有很重要的位置。"然黄家所得，从湿得之"及"诸病黄家，但利其小便"中"黄家"不妨理解为通常医家称为的"黄婆"，也就是"脾"。

通过用计算机对古代针灸治疗黄疸的循经取穴特点进行分析，可以得出以脾胃经穴为主的结论。对古代医案数据库的统计[1]亦发现，"脾胃湿热"是最常见的临床证型。说明从古至今，在黄疸病的定位上，脾胃有着重要的意义。

从明代张景岳《景岳全书·卷三十一》提出"胆黄"，指出"盖胆伤，则胆气败，而胆液泄，故为此证"，到近代医家吸收西医学有关黄疸知识后有较多的辨证分型"脾胃湿热"改为"肝胆湿热"，虽张启明等[2]质疑为一种错误，笔者认为不妨理解为一种与时俱进的创新，因为西医学已证实引起黄疸的脏器是肝胆。当然，有解剖研究[3]发现，胆管壁内并无产生蠕动的肌层及可能的结构基础，推测胆管在胆汁流动中的变性可能是波动的，且肝炎、肝硬化患者中常有胆道与胃肠道运动的异常。实验研究[4]显示，结扎胆总管后靛氰绿通过肝细胞膜转运至肝细胞内、在肝细胞内的滞留及自肝细胞内向胆管的转运等过程均出现损害。这说明胃肠（脾胃）与肝胆可能在一定阶段互为因果，形成恶性循环，加重肝脏损害。也就是说，脾胃说即使在现代还是有着现实的意义。笔者在外科胆管结石解除梗阻术后胆红素反有上升的会诊中，应用促进胃肠蠕动的方剂能帮助胆红素较快下降也验证了这一点。

目前临床最常见的是病毒性肝炎引起的黄疸，其病位应明确为肝，在中西医趋向融合的大趋势下，不应强调中医固有的理论。虽然肝炎严重到一定程度就会出现纳差、恶心、呕吐等消化道症状，也就是被多数医家认为"肝病传脾"的例证，并强调预先实脾或以脾胃为辨证中心的根据，但在瘀胆型黄疸肝炎中消化道症状可以很轻或没有，而黄疸很深。也许不必固守单一病位的思路，医家张锡纯所谓"肝胆之热，脾胃之湿"就是有益的拓展。虽然宋代《圣济总录》等书籍中所描述的"肺黄"即使从书中"……皆非黄疸之比……其状与热病相似，俚俗能辨之"等字句也能明确推出黄疸病位与肺的联系并不多，但从肺论治黄疸现在也有报道，均是从肺为通调水道的上焦来考虑的，其用药并没有完全放弃茵陈等常见退黄药物。焦克德[5]还提出，通过观察白睛是否黄染浊腻如沉积一层黄色油脂来分清是否湿聚生痰。这只能说明中医重视整体辨证的优势，即有时次要矛盾也能影响主要矛盾的解决，却并没有否定病在肝的定位，具体到用药也包含了现代药理研究有明确利胆退黄作用的药物。

### 3. 黄疸病因、病理的渊源及思考

由于卫生条件的原因，古代传染病是相当流行的，根据文献记载，在前770～1911年的2680年间，平均每4年就有一次大的疫灾，而传染病的第一个特点即是发热，也有很多病毒、立克次体等病原体引起的疾病，可能有溶血、肝损伤而出现黄疸。故而古代将"热"列为黄疸的首要病因是可以理解的，这也许是《内经》中黄疸多与热性病证联系在一起的原因。

有研究将《素问·六元正纪大论》"少阴司天之政……四之气，溽暑至，大雨时行，寒热互至，民病寒热、嗌干、黄疸、鼽衄、饮发"当作湿热致黄疸最早的描述。但从理论的清晰及完备看，湿热论从《伤寒杂病论》开始更为合理。"两阳相熏灼，其身发黄"及"此为瘀热在里，身必发黄"等字句多次出现，既给出了病因，也阐述了疾病的病理生理变化过程。但湿与热在此并非必然联系在一起，尚有寒湿、火逆等描述，当然因为上已论述的原因，这其中也不完全是黄疸的真知。因医圣在中医几千年来的影响，其阐述几已成为黄疸病的定论，几乎无一理论没有他的影子，这是他的伟大历史贡献。但历代医家又均有自己的发挥，如元代罗天益在《卫生宝鉴·发黄》中将黄疸概括为阳黄与阴黄两类，明代张景岳在《景岳全书·黄疸》中首次提出了"胆

黄"的病名等，均在黄疸病机的认识上有了不同程度的发展。

现代医家在黄疸的病因、病机及治疗等方面也作了许多有益的尝试，西医学已明确特异性免疫过度反应在重型黄疸型肝炎中的作用，并曾尝试应用激素，终因副作用过大而放弃。有研究[6]总结说中医黄疸与西医学的诊断标准有吻合之处，这是将中医已有的理论与西医学放在并列的位置上，能否将西医学的各项指标与中医的辨证分型结合起来，从而进一步细化各种分型？因为系统论中不同层面的子系统可以有各自相对独立的特征，西医学的各项指标与中医学诊断手段获得的信息可能反映了不同层面的特征，刻画了黄疸不同的侧面，这样的信息越多才越能反映黄疸的本质。

总之，对黄疸的文献研究既要尊重历史，更要结合不断发展的科学认识，反复重新认识文献中所反映的信息，才能充分利用前辈们创造的经验，不断创新，不断突破，真正体现中医药治疗黄疸的优势。据报道，"我国历代疫病的时空分布规律与地理环境研究"日前正式启动，有关各历史时期疾病谱的演变和疫病的发展规律等信息会有越来越清晰的认识，到那时对古文献中有关黄疸文字的含义肯定会有更进一步的认识，古人的经验会越来越准确地为我们所用。

### 参考文献

[1] 刘立公，顾杰. 黄疸的古代针灸治疗特点 [J]. 上海针灸杂志，2000，19（2）：45－46

[2] 张启明，郑闰承. 肝胆湿热致黄疸质疑 [J]. 辽宁中医杂志，2004，31（9）：736－737

[3] 卢实春，冉瑞图，孟宪钦. 人胆管蠕动的组织学基础研究 [J]. 中华外科杂志，1989，27（2）：116－117

[4] 张建平，张风华，楚立，等. 阻塞性黄疸降低靛氰绿的人鼠肝胆转运过程 [J]. 基础医学与临床，2004，24（1）：65－67

[5] 焦克德. 观察白睛法确定黄疸病痰的存在 [J]. 实用中医内科杂志，2002，16（1）：46

[6] 张琴，刘平. 肝硬化黄疸中医证型研究 [J]. 中西医结合肝病杂志，2001，11（3）：139－141

（本文发表于《中医药管理杂志》2006年第6期）

# 用转化思维指导中西医治疗子宫内膜异位症

王建霞　谭晓风

子宫内膜异位症（EMT）为育龄期妇女常见的疑难疾病，是引起盆腔疼痛与不孕的主要原因之一，其严重影响着妇女的生活质量，且近年发病率呈明显上升趋势，可达10%～15%。中西医临床均存在治疗难、易复发的问题，无论是医史的渊源[1]，还是生物哲学的分析[2]，都提示中西医结合能更好地解决医学问题。转化思维是在解决问题的过程中遇到障碍时，把问题由一种形式转换成另一种形式，使问题变得更简单、更清晰的方式，本文介绍将转化思维用于指导 EMT 中医临床实践的过程。

**1. 转化思维构建 EMT 病理变化模型**

（1）西医单因素病因研究的局限性　西医学关于 EMT 的病因学说有经血逆流种植经典理论，还有遗传性疾病、炎症性疾病、免疫性疾病、出血性疾病、激素依赖性疾病及器官依赖性疾病等，郎景和[3] 提出"在位内膜决定论"认为，其"黏附 - 侵袭 - 血管形成"过程，可以解释 EMT 的病理过程。也有实验[4] 证实，正常的干细胞可以通过旁分泌机制抑制人异位子宫内膜细胞的体外增殖并促进其凋亡。但并没有证据说明存在先天性异常的 EMT 相关干细胞，且在郎景和介绍的后续研究中[3] 也进一步推论其病因为"在位内膜干细胞的微环境"。

关于在位内膜干细胞的微环境，鲁泽春等[5] 设想将局部的缺氧微环境作为异位子宫内膜病灶细胞"种子"选择的"过滤器"，筛选出适应性强的内膜细胞，能够在异位种植、生长，同时雌激素通过有利于血管形成的各种作用而促进异位病灶的形成和增生，并认为中医活血化瘀治疗有效是因为改善缺氧导致的病灶清除速度大于其生长速度。但关于速度的论点缺乏循证依据，其文章中也提到，正常月经期本身存在缺氧过程，并由此促进血管内皮生长因子（VEGF）等分泌而开始内膜修复过程，总结分析活血化瘀中药对血管内皮生长因子影响的研究[6] 可以知道，VEGF 的表达可能有两种情况，在心肌梗死、脑梗死等急性缺血疾病中，活血化瘀中药对 VEGF 的作用表现为先升后降的过程；而在肿瘤、糖尿病眼病等疾病中，活血化瘀药物改善了血供氧供时即表现为 VEGF 的直接下调过程。目前在 EMT 研究中，多数报告显示 VEGF 异常升高，中药有效治疗表现为降低 VEGF 的表达[7]，中医也多数认为 EMT 主要病机为血瘀。所以，EMT 中血瘀环境与内膜细胞需氧量增加孰因孰果尚需更多证据。

还有综述[8] 中提到干细胞可来源于骨髓或其他来源；身体综合素质[9] 中血瘀质、阳虚质与内异症发病率呈正相关；日夜班倒换也可能增加患 EMT 的风险[10]。总之，至少目前尚未找到 EMT 确切的病因源头。

（2）中医治疗 EMT 雌激素变化的矛盾结果　相对来说，西医学关于雌激素在 EMT 中的作用比较明确[11]，并根据"雌激素阈值"学说提出了"反加治疗"和"反减治疗"，目的均为使患者的雌二醇保持在最佳水平上。

中医多应用雌激素水平的变化来验证疗效，但从报道中可以看到治疗后雌激素水平有升[12]、有降[13]，且治疗效果似乎还都很理想，一研究[14] 应用被认为有提升生殖激素作用的中药与具拮抗雌激素作用的丹那唑联合来实验，联合用药组比分别应用中、西药组效果要好。

中医关于雌激素在 EMT 中作用的理解显得比较困惑。

（3）融通 EMT 病理过程　要解释所有客观结果，EMT 的病因可认为是人体适应外

沈桂祥临证经验实录

界能力的下降，其病理病机是由于社会、工作、心理等各种压力的影响，患者机体进入病理状态，机体的变化当然也包含各种已被认识的微观因子等客观物质基础，正常机体原本存在的雌激素、缺氧及各种诱导因子、血管生成诱导因子、干细胞等发生适应性的变化，并且相互之间形成一种正反馈性质的影响，从而表现为放大作用，一方面以满足机体的需求，但在另一方面则表现为致病性的异常作用。在生殖系统，即导致（也许用"表现为"更合适）内膜细胞异位的定植或异位的其他种类细胞异化为生殖性质的细胞而成为异位病灶，同时引起不同部位的疼痛甚至是肿瘤等不同表现的变化。这些因素交替作用，具体到单一个体很难说哪种因素起主要作用或在哪个部位发生作用，这也许可以解释为什么绝经后妇女亦会发生 EMT[15]、为什么非子宫原位内膜干细胞会参与 EMT 的发病、为什么出现疑难性 EMT 各种特殊类型或特殊部位的表现。

从治疗的角度看，目前 EMT 的西药治疗[11]，如通过抑制血管生成或拮抗雌激素等治疗均能获得一定的异位病灶消除率，但均相应地存在过度作用的副反应，因为机体正常情况下也需要这些因子。许多实验及临床研究中针对一种因素的有效治疗能引起其他异常因子同步恢复，是因为任何因子均仅是整体在某一侧面的表现，单一因子先影响整体，整体反过来又调节其他因子恢复。

反过来，中药在引起雌激素水平升高的同时，病情获得缓解也可以获得解释，原因可能是通过改善缺血、缺氧、消除炎症因子等多种途径，或者是因为在病程的某一阶段需要提升雌激素的水平。

**2. 个体化设计 EMT 患者治疗方案**

（1）治疗目标分阶段　目前 EMT 的治疗仍有较高的复发率，鉴于上述病理机制的复杂性及临床表现有诸多不解之处，应承认现阶段临床实践目标的阶段性，病程分析可以让患者对 EMT 有相对充分的认识，阶段性治疗目标的实现，可以增添治愈疾病的信心，也使患者心理向有利于病情恢复的方向变化，实现有益的正反馈循环。治疗目标的阶段性也可以提醒医患双方，治疗过程不应半途而废，应遵循《内经》原则："视其虚实，调其逆从。"使患者得到彻底的康复。当然治疗的终结如何判定还需要更可靠的指标。

如一年轻女性同时有痛经、不孕、异位病灶等病症，患者有生育意向，就可以先采用腹腔镜下电灼术等微创手术快速祛除病灶，促进受孕，完成生育后再考虑进一步的治疗；又如对于有囊肿病灶的患者，不能将囊肿消除等作为最高目标。治疗过程中，不同病症可以因相互关联而同步恢复，亦可能出现似乎矛盾的表现，如痛经程度加重而囊肿缩小，此时就更需要医患之间充分的沟通和理解，保证治疗的顺利实施。

（2）治疗原则从化不从抗　EMT 的最根本病因是个体不能完全适应社会、环境的

"虚"，众多"致病因子"本为机体所必需，应以补为基本治则。应遵循中医气一元理论，化邪气为正气，以恢复机体的适应能力，即以转化为治疗原则，而不是拮抗诸如VEGF等"致病因子"。比如，针对雌激素，主要考虑关键节点的升降失常，即肾阴阳接替不顺畅，治则就不是要将雌激素降低至什么水平，而是基于阴阳互根理论，滋阴以养阳，补阳以运阴，适时促进阴阳转换。而消除囊肿的活血、攻下、逐痰等药物，如《金匮要略》中的大黄甘遂汤等，仅作为治标的攻下药物在观察到的最佳窗口（月经期）短暂应用，并在囊肿消除或大部消除即应不再使用。

（3）治疗组方以精调月经周期为原则　西医学对正常的月经周期与生殖激素的关系已了解得非常精细，南京夏桂成[16,17]中医调周法治疗妇女病也有非常成功的经验，而且中药相对作用力弱、缓，尤其是作者利用生药粉剂装胶囊，每个胶囊可分为调肾（激素水平）、活血、消囊、补气等不同的种类，剂量更小，通过仔细观察，在精确调节雌激素影响的基础上，月经期应用活血、祛痰等方法可以使异位病灶缩减更快，作者体会以保持月节律和日节律为目的，应用调节肾、督阴阳的药物效果较好。月节律的保持考虑在月经期以止痛用药为主，兼顾滋阴，并逐渐增加温肾用药比例，以保证顺利排卵及与之相关的阴转阳变化（进入黄体期），月经前期逐渐减少温肾药物，顺应阳转阴变化，在雌激素两个峰值阶段适当应用滋肾降火药物，其转换节点应精确到第几天或者多少小时，以促进阴阳精确适配；日节律应用主要是子午两时在需要时适当加强降火、温肾用药，以顺应阴阳转换时序特征，达到最佳调节作用。但即使如此，作者实践中仍感觉调节的速度滞后于病情变化，需要更精确的动态观察和预测指标，郎景和[3]从微观的角度提出了在位内膜多种差异基因和蛋白用于更精确的诊断，但正如物理学一些证据只能通过宏观观察宇宙获得一样，EMT患者整体性异常指标亦可能只能从整体的角度来观察，比如说月经周期节律性的精确化反映，可以更好地指导临床治疗的时机、疗程等，可以达到患者生理、心理、社会完全的健康目的。

## 参考文献

[1] 王慧，吴鸿州，叶兴华．略论民国时期西方医学对中医的影响［J］．南京中医药大学学报（社会科学版），2011，12（2）：75-79

[2] 胡文耕．生物学哲学［M］．北京：中国社会科学出版社，2002

[3] 郎景和．以转化医学的观念促进子宫内膜异位症的研究［J］．国际妇产科学杂志，2011，38（4）：261-262

[4] 徐丽南，徐冰南，陈淑琴，等．人脐带间充质干细胞影响子宫内膜异位症细胞的增殖及凋亡［J］．中国组织工程研究，2012，16（10）：1765-1768

[5] 鲁泽春，李亚里．辩证认识缺氧在子宫内膜异位症中的作用［J］．医学与哲学，2012，33（12）：63-65

[6] 储永良，黄清春．活血化瘀中药对血管内皮生长因子影响的研究进展［J］．中国中医药信息杂志，2006，13（8）：96-98

［7］曹玲君，钱静．子宫内膜异位症血管生成及其抑制的研究进展［J］．现代中西医结合杂志，2007，16（14）：2022－2026

［8］袁华，龚健．子宫内膜干细胞在子宫内膜异位症发病中意义［J］．国际妇产科学杂志，2010，37（5）：347－350

［9］程兰，曹立幸，周霞．女性体质类型与子宫内膜异位症发病的相关性研究［J］．辽宁中医杂志，2012，39（2）：300－302

［10］Schernhammer ES, Vitonis AF, Rich－Edwards J, et al. Rotating nightshift work and the risk of endometriosis in premenopausal women［J］. Am J Obstet Gynecol, 2011, 205（5）：476

［11］李宁蔚，王红静．子宫内膜异位症药物治疗新进展［J］．医学综述，2012，18（15）：2452－2455

［12］周映华，纳冬荃，余跃平，等．消内异颗粒治疗子宫内膜异位症31例临床观察［J］．中医杂志，2007，48（7）：608－610

［13］陈栋，陈恕仁，郭凤莲，等．"消异方"配合超声治疗子宫内膜异位症42例临床观察［J］．江苏中医药，2006，27（5）：39－40

［14］周华，齐聪．补肾活血法对子宫内膜异位症模型大鼠细胞凋亡的影响［J］．中医杂志，2009，50（2）：165－168

［15］施君，狄文．65例围绝经期卵巢型子宫内膜异位囊肿临床分析［A］．第四届全国子宫内膜异位症及慢性盆腔痛学术研讨会论文集，2011，158－161

［16］夏桂成．月经周期与调周法［J］．南京中医药大学学报，1998，14（3）：141－143

［17］夏桂成．经间排卵期是妇科未病论治的最佳时期［J］．南京中医药大学学报，2010，26（3）：161－163

（本文发表于《医学与哲学》2013年第8期）

薪传录

# 跋

一部《中国医学通史》，记载了千百年来历代医学大家，上至扁鹊，下至叶桂，但未留著述于世。前者只给我们留下了故事；后者所幸由弟子门人根据记录、口授，留下了一些医案和宝贵的经验。明代名医江瓘父子编集、清代名医魏之琇评注的《名医类案》，以及魏之琇编集、清末名医王孟英点评的《续名医类案》，是集我国古代医案之大成的名著。此后，临床家医案林立，给中医学术和经验的传承及医、教、研工作提供了丰富翔实的临证数据，对于中医事业的发展，大有裨益。《沈桂祥临证经验实录》的问世，无疑是值得称道的。

沈桂祥先生早年从业于章次公先生门人、著名中医孙砚孚先生，又拜师问业于章次公先生高足、国医大师朱良春教授，得其呵护关爱，精心点拨指导，学养益进，得其真传，以为名师高徒，诚我市医界、百姓之幸。志不立天下无可成之事。桂祥先生悬壶50余年，虚心好学，博采众长，坚持基层临床第一线，保持了中医的优良传统，自学医伊始，记录脉案诊籍，一丝不苟，从未间断，以为临床研究之用。他所主诊的中医内、妇科，以擅治疑难杂症饮誉一方。而今年逾古稀，诊务繁忙，求医者日增，早已超越沪宁线及大江南北。据不完全统计，施诊范围已达全国20多个省、直辖市、自治区，患者来自20多个民族。对待病家，不论名人政要、布衣草民、巨富贫寒，一视同仁。工作之余，潜心思考医学之道，对积累的病案研究分析，撰写临证经验实录，数易寒暑，实振兴中医之有心人也。

欣闻大作《沈桂祥临证经验实录》杀青，索跋，有幸先睹为快。洋洋四十五万左右之言，集医案百五十余则，杂著若干，令人感佩，获益良多。国医大师朱良春教授在批阅医案文章中赞曰："论证辨治，丝丝入扣，行文流畅，说理透达，有章门之风，大家风范也。"诚可喜可贺！

中医学和西医学，是当今世界两大医学体系。美国食品药品管理局（FDA）2001年文件（FDA管理指南）称："中国医药学与西方主流医学一样，是一门有完整理论和实践体系的、独立的科学体系，而不仅仅是主流医学的补充。"这应该是西方乃至整个世界对中医药学的科学性最公正的评价。然中西医理论体系迥异，要做到真正意义上的中西医结合而不是简单地凑合，谈何容易。"发皇古义，融会新知"（章次公语），桂祥先生主张"'宗'中参西"，并做了有益的探索。

古人云："太上有立德，其次有立功，其次有立言，虽久不废⋯⋯"孔颖达疏：

"立言，谓言得其要，理足可传。"桂祥先生做到了。《沈桂祥临证经验实录》值得一读，对中医药文化的传承发扬当有所启示，可谓传世之作也！

索《跋》之请，辞让再三未允，却之不恭，乐而为之

同庚 唐尧根

2014 年 6 月 26 日

注：唐尧根先生系原无锡县、锡山市卫生局副局长，锡山市医学会、中医学会会长。《无锡县卫生志》主编，梁溪书友会会员。

# 师傅领我走进中医神圣之门

有关中医的传承，国医大师朱良春教授说过三句非常经典的话："经典是基础，师传是关键，实践是根本。"我的师傅沈桂祥副主任中医师是朱老得意弟子，立足基层，是朱老"传承三言"忠实而优秀的践行者。

数易寒暑，老师精选临床50年中的优秀案例，撰写的《沈桂祥临证经验实录》即将脱稿付梓。国医大师朱良春教授赐《序》，赞其业绩，并在批阅书稿时，欣然写下了"论证辨治，丝丝入扣，行文流畅，说理透达，有章门之风，大家风范也，可喜可贺"及"得扶阳派之旨，可喜也"等评按，肯定了学生得师门真谛和兼收并蓄、博采众长的优良学风。老师常用生药、重剂，常常异军突起，出奇制胜，病案和其他文章，耐人寻味。学习和整理老师的病案，获益匪浅。本书的问世，对于中医学术界，特别是广大基层中医工作者而言，当有一定的参考价值。

说起我和中医的缘分及我和沈桂祥老师的缘分，宛若冥冥中似有神佑，犹如上帝刻意安排一样神奇。

我的青年时期，正是武侠小说流行的时候，小说中侠医行走天下的风范和起死回生的医术让我神往，但那是非常朦胧的。高考的时候填志愿，我的第一志愿全是医学院校，但因当时中医类都是"二本"而被西医医科大学录取。心怀中医情结的我，西医研究生毕业后，从事传染病专业，对中医药治疗各种传染病，特别是感染最广泛的乙型肝炎及其他各型肝炎，乃至高黄疸血症、肝硬化等顽缠棘手病症的确切疗效更加关注，如不能真正应用中医药为我的患者服务，觉得是一种缺憾，甚至是一种罪过。于是再次萌生了学习中医的想法，下定决心报名中医自学考试。庆幸我凑巧遇上第一次本科开考的机会，在不到两年的时间里，考试通过了17门课程，顺利地获得了南京中医药大学中医本科的学历和学士证书。不久，中医自学考试便取消了。其后，牛刀初试，自行处方治愈了母亲胰腺炎后遗的巨大假性囊肿，体会文章在《江苏中医》发表。这以后，我院传染科老主任一直提醒我："学中医没有师傅带教看不好病，更难成大器。"于是，我开始寻觅心目中的老师。

那是2007年6月，老科主任赞赏我中西医结合治疗肝病的努力，同意我参加中华中医药学会举办的"中医、中西医结合治疗常见病研讨会"。真是机缘巧合，我和从未谋面的沈老师乘同一次列车，同一节车厢，同一间卧铺，铺对铺，面对面，去参加同一个学术研讨会。交谈中，科室老主任的忠告一直萦回脑际，难道这就是我的老师？不！

虽然颇负盛名，以前也读过他的文章，但我还得考考他有多少"道行"？三天会议朝夕相处留意考察还不够，我又介绍并陪同患者专程请他把脉会诊，终于被老师的人格魅力和深厚的中医学功底所折服，诚恳地表明了拜师之意。老师欣然接纳了我这位学生，收我为徒，并以他参与主编由人民卫生出版社出版的《中医辨治经验集萃》、中医古籍出版社出版的《古医籍各家证治抉微》巨著赠我。真可谓"众里寻他千百度，蓦然回首，那人却在灯火阑珊处"。

此后，在本职工作之余，我便去跟老师抄方学习。老师看病很是认真，"四诊"非常仔细，碰到各种不同的脉象、舌象时就让我认真体会，让我懂得纯正的铁杆中医是怎样看病的，相比之下，以前我把脉看病，真犹如盲人摸象了。最让我叹服的是，老师每诊治一个患者的记录都有两份，一份患者保存，一份老师留存，年复一年，几十年如一日，那一本本、一箱箱病案资料，是多么珍贵啊！稍有间隙，老师便将患者的情况从头到尾为学生们娓娓道来，诸如患者的家庭、禀赋、病因、病机、治则、方药等，条分缕析，不但让我们见识了一些疑难杂症难以忍受的病痛和中医药的神奇，也指引我们去体悟辨证论治理法方药的真谛，培养我们"进与病谋，退与心谋"的严谨学风。老师引领我们走进了一个多彩而神秘的中医世界。跟着老师学中医，没错！

诚然，西医有西医的长处，思维的定式让我在跟师之初常多困惑和质疑。这时，老师便和我一起讨论，深入浅出地为我排疑解难。让我深刻地理解中医的整体观念、天人合一和辨证论治思想，懂得中医学是一门与时俱进、不断自我发展、自我完善的科学，对疾病的病因、感病、起病、变化、转归等全过程不断分析归纳，提出解决的办法。这种对疾病变化过程中种种表现的把握与处置，便是辨证论治的过程。只有把"四诊"所得的资料，在"八纲"初步分析的基础上，再作进一步的分析与综合，务必抓住疾病的本质，才能判断证候，确定疾病（病名），决定治疗的方法，并在立法组方遣药的过程中体现"未病先防、已病防变"的理念。老师从"中医重视天人合一、整体、宏观、阴阳、五行、藏象……西医重视局部、微观、解剖、组织、细胞"说起，到中医重视患病的"人"、以人为本，西医重视人患的"病"，中医治病重在"纠偏化解""祛邪外出"，西医治病重在"消灭病灶"，让我明了中西医理论体系的差异，理解"中医是无形的科学，西医是有形的科学"（郭博信语），辨证论治只有在中医理论指导下才能取得奇特的疗效。我进一步体会到在运用中医手段治病时，西医学基础比较扎实的我，一定要正确把握"辨证"和"辨病"的关系，"辨证是根本，辨病是参考"（朱老语）。西医非常重视引起感染性疾病的病原微生物的研究，中医对病原微生物的认识，归结于外邪——风、寒、暑、湿、燥、火六淫和疫疠之气（时行戾气、时毒）等范畴。从《内经》《伤寒论》，到《诸病源候论》《温疫论》，对温病的认识已不能同日而语。及至清代叶、薛、吴、王等温病学家确立了以卫气营血、三焦为核心的理论体系，对温病学说的发展，达到了世界高峰（邓铁涛语）。2003年传染性非典型肺炎（SARS）流行，邓铁涛、朱良春等中医药大师运用中医学温病疫毒理论，指导

313

SARS危重病症的治疗，取得了卓越的疗效。熟读中医经典，如食甘饴。中国医药学，是一门有完整理论和实践体系的、独立的科学体系。前途灿烂光明，任重而道远。

老师立足基层，从医逾50年，诊务繁忙，学验俱富。跟师临证，理论联系实际，取得了长足的进步。2010年，总结老师治疗肾病的经验文章便在省级医学期刊上发表。为了开拓学生的视野，老师多次带领学生一起拜见"师傅的师傅"——国医大师朱良春教授。踏进朱老的家门，宛若踏进了灿烂辉煌的中医殿堂，一个更为广阔的中医世界。太老师每次都把亲笔签名的专著赠给我们，亲切地和我们交谈，勉励我们努力学习，振兴中医，让我们领略了大师的风采和中医药泰斗的最高境界。

感谢恩师领我走进了中医的神圣之门！我一定刻苦修行，一步一个脚印，登堂入室，努力步入医学最高殿堂！

学生谭晓风 谨识于甲午年端午节后

注：谭晓风为中国人民解放军101医院传染科副主任医师，质量控制科科长。

# 后　记

雪花纷飞，又是一个不眠之夜。

数易寒暑，《沈桂祥临证经验实录》付梓在即，掩卷沉思，几多辛苦，几多快乐！真是"衣带渐宽终不悔，为伊消得人憔悴"！

余从医临证 50 余年，感谢恩师们的栽培呵护。除书中提及的老师外，尚有全国著名中医肿瘤专家、上海中医药大学博士钱伯文教授，南京铁道医学院陶航、徐淑民教授，以及邑内诸多名医。每思及已故启蒙、实习带教老师刘镕甫、许卫道、杨寿良、苏醒晨、张锡康诸先生，不觉黯然神伤。

谨以是书献给敬爱的老师们并以之汇报。

中医用药"毒"纠偏，书中多大剂甚或超大剂量药物治病的案例，诚一得之见，切毋轻忽辨证，率尔效仿，以策安全。

"春蚕到死丝方尽，蜡炬成灰泪始干。"余愿以毕生精力贡献给人民健康事业，不断总结学术经验，完善自我，为宏伟的中医药大厦添砖加瓦。

是书得到我院（无锡市惠山区前洲镇卫生院，即现今的惠山区康复医院）的支持，并得到无锡市卫生局和惠山区卫生局的大力支持，一并致谢！

最后，谨向所有关爱、支持我的朋友们致以衷心的感谢和崇高的敬意！

沈桂祥

2015 年 2 月 5 日

后

记

315

# 主要参考书目

1. 陆再英、钟南山. 内科学. 第7版. 北京：人民卫生出版社，2008

2. 吴在德、吴肇汉. 外科学. 第7版. 北京：人民卫生出版社，2008

3. 乐杰. 妇产科学. 第7版. 北京：人民卫生出版社，2009

4. 何任. 金匮要略临证发微. 上海：上海科学技术出版社，2008

5. 朱世增. 刘渡舟论伤寒. 上海：上海中医药大学出版社，2009

6. 成都中医学院方剂教研组. 中医治法与方剂. 北京：人民卫生出版社，1975

7. 上海中医学院中药系方剂学教研组，中药学教研组. 中医方剂临床手册. 上海：上海科学技术出版社，1982

8. 朱良春. 章次公医术经验集. 长沙：湖南科学技术出版社，1999

9. 朱良春. 朱良春医集. 长沙：中南大学出版社，2006

10. 朱步先，朱胜华. 朱良春用药经验集（修订版）. 长沙：湖南科学技术出版社，2007

11. 朱良春. 朱良春虫类药的应用. 北京：人民卫生出版社，2011

12. 朱良春. 医学微言. 北京：人民卫生出版社，1996

13. 朱良春. 朱良春医论集. 北京：人民卫生出版社，2009

14. 朱良春. 国医大师朱良春. 北京：中国医药科技出版社，2011